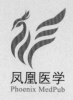

凤凰医学
Phoenix MedPub

Newman and Carranza's Essentials of Clinical Periodontology
An Integrated Study Companion

纽曼－卡兰萨
临床牙周病学精要
综合学习指南

主　编　［美］迈克尔·G. 纽曼（Michael G. Newman, DDS, FACD）
　　　　［美］萨西什·兰戈文（Satheesh Elangovan, BDS, DSc, DMSc）
　　　　［美］伊里娜·F. 德拉甘（Irina F. Dragan, DDS, DMD, MS）
　　　　［印］阿尔卡纳·K. 卡兰（Archana K. Karan, MDS）
编　委　［美］乔治斯·科斯塔基斯（Georgios Kotsakis, DDS, MS）
　　　　［美］李春泰（Chun-Teh Lee, DDS, MS, DMSc）
　　　　［美］惠·威廉森（Megumi Williamson, DDS, MS, PhD）
主　译　徐　艳
副主译　孙　颖　孙　雯　李　璐　王晓茜
译　者（以姓氏笔画为序）
　　　　卢　伟　李俐俐　沈　铭　宋　骁　苟惠清
　　　　范如意　耿　莹　唐　慧　路萌萌　燕　珂

江苏凤凰科学技术出版社·南京

图书在版编目（CIP）数据

纽曼-卡兰萨临床牙周病学精要: 综合学习指南 / (美) 迈克尔·G.纽曼等主编; 徐艳主译. —南京: 江苏凤凰科学技术出版社, 2024.10

ISBN 978-7-5713-3835-0

Ⅰ.①纽… Ⅱ.①迈… ②徐… Ⅲ.①牙周病－诊疗 Ⅳ.①R781.4

中国国家版本馆 CIP 数据核字（2023）第 204379 号

江苏省版权局著作合同登记号　图字：10-2022-157 号

纽曼－卡兰萨临床牙周病学精要：综合学习指南

主　　　编	[美] 迈克尔·G. 纽曼（Michael G. Newman）	
	[美] 萨西什·兰戈文（Satheesh Elangovan）	
	[美] 伊里娜·F. 德拉甘（Irina F. Dragan）	
	[印] 阿尔卡纳·K. 卡兰（Archana K. Karan）	
主　　　译	徐　艳	
策　　　划	傅永红	
责 任 编 辑	杨　淮　蒋铭扬	
责 任 校 对	仲　敏	
责 任 监 制	刘文洋	
责 任 设 计	徐　慧	

出 版 发 行　江苏凤凰科学技术出版社
出版社地址　南京市湖南路 1 号 A 楼，邮编：210009
出版社网址　http://www.pspress.cn
印　　　刷　江苏扬中印刷有限公司

开　　　本　889 mm×1194 mm　1/16
印　　　张　20.25
字　　　数　450 000
版　　　次　2024 年 10 月第 1 版
印　　　次　2024 年 10 月第 1 次印刷

标 准 书 号　ISBN 978-7-5713-3835-0
定　　　价　268.00 元

Elsevier (Singapore) Pte Ltd.

3 Killiney Road,

#08-01 Winsland House I,

Singapore 239519

Tel: (65) 6349-0200; Fax: (65) 6733-1817

参编者名单

主编：

Michael G. Newman, DDS, FACD
Professor Emeritus
Section of Periodontics, School of Dentistry, University of California, Los Angeles, California

Satheesh Elangovan, BDS, DSc, DMSc
Professor
Department of Periodontics, The University of Iowa College of Dentistry, Iowa City, Iowa

Irina F. Dragan, DDS, DMD, MS
Assistant Professor and Director of Faculty Education & Instructional Development
Department of Periodontology, Tufts University School of Dental Medicine, Boston, Massachusetts

Archana K. Karan, MDS
Periodontist
Private Practice, Chennai, India

编委会成员：

Georgios Kotsakis, DDS, MS
Associate Professor
Department of Periodontics, UT Health San Antonio School of Dentistry, San Antonio, Texas

Chun-Teh Lee, DDS, MS, DMSc
Associate Professor
Department of Periodontics and Dental Hygiene, The University of Texas Health Science Center at Houston School of Dentistry, Houston, Texas

Megumi Williamson, DDS, MS, PhD
Assistant Professor
Department of Periodontics, The University of Iowa College of Dentistry, Iowa City, Iowa

原著前言

《纽曼－卡兰萨临床牙周病学精要：综合学习指南》一书的出版得益于爱思唯尔的先进技术和高标准，以及由主编和参编专家组成的国际团队的付出。本书是《纽曼－卡兰萨临床牙周病学》（第13版）（*Newman and Carranza's Clinical Periodontology*）的配套阅读精要。本书的主旨是提供一个以考试为中心的配套读本，以完善并补充第13版教材中的相关内容。本书的特点在于保留最精简的文字内容（仅限于最核心的知识点），并以插图、表格、图表和信息图等易于理解的视觉辅助形式呈现其核心内容。

本书的四大主要特点：

- 每章中都包含相关术语和观点快读，为学生提供了重要术语、关键信息和需要掌握的要点。
- 核心知识使用表格、插图、图表或信息图表等视觉辅助形式，简明扼要地介绍了《纽曼－卡兰萨临床牙周病学》（第13版）各章的核心内容和基础知识点。

- 核心知识中穿插的"基础或临床相关性"标注框，强调基础研究章节中的临床相关性，反之亦然。
- 案例练习使学生能将前述专题中获得的知识应用于相关临床场景。

作为本书的主要资料来源，《纽曼－卡兰萨临床牙周病学》（第13版）的编写任务是多方面的、复杂的，需要各领域众多专家的通力合作，他们的贡献弥足珍贵。我们相信这本书作为《纽曼－卡兰萨临床牙周病学》（第13版）的全新配套读本，将成为世界范围内牙科及相关领域学生和从业者的宝贵参考书。

迈克尔·G.纽曼
萨西什·兰戈文
阿尔卡纳·K.卡兰
伊里娜·F.德拉甘

致 谢

首先，也是最重要的，感谢所有《纽曼－卡兰萨临床牙周病学》（第13版）的编辑和参编者。可以肯定的是，许多分享经验和知识的专家承担了研究、准备和汇编《纽曼－卡兰萨临床牙周病学》（第13版）所需的大量牙周病学相关内容的任务。我们对所有贡献者深表感谢，他们的专业知识、研究成果和辛勤付出成就了这一经典教材。《纽曼－卡兰萨临床牙周病学精要：综合学习指南》作为配套读本，是对教材进一步的补充和完善。

20世纪50年代初以来，《纽曼－卡兰萨临床牙周病学》一直是牙科学生、住院医师、学者、科学家和临床医生值得信赖的牙周病学的宝贵参考资料。迈克尔·G.纽曼博士是该书的高级编者之一，也是《纽曼－卡兰萨临床牙周病学精要：综合学习指南》的主编之一。我们同时感谢《纽曼－卡兰萨临床牙周病学》（第13版）的所有高级编者，包括费尔曼·A.卡兰萨博士、亨利·H.塔凯博士和佩里·R.科洛克沃尔博士。

20世纪中期以来，人们对临床牙周病学的认知和实践水平发生了巨大的变化，基础研究和临床技术的进步极大地扩充了牙科知识体系，以至于个人几乎不可能掌握所有知识。编写《纽曼－卡兰萨临床牙周病学精要：综合学习指南》的主要目的就是为读者提供一本以考试为中心的配套阅读指南，并补充和完善《纽曼－卡兰萨临床牙周病学》（第13版）中的相应内容。

纽曼博士和兰戈文博士对他们的合著者伊里娜·F.德拉甘博士和阿尔卡纳·K.卡兰博士表示了感谢，感谢她们自本书编写以来的参与及贡献；我们特别感谢卡兰博士花费大量时间为核心知识板块绘制的信息图。特别感谢塔夫茨大学口腔医学院的以下编者：诺什·梅塔博士、萨玛·谢赫博士、雷凯博士、普扬·雷法博士、加拉茨·谢诺博士、萨拉·阿尔麦什德博士、劳拉·马尔祖卡博士、杰瑞德·沃斯博士和查尔斯·霍利博士。

我们同样感谢爱思唯尔出版社，特别是亚历山德拉·莫蒂默、乔斯林·杜马和埃里卡·尼森。他们的专业知识和对每个单词、每个概念的仔细斟酌，为一本高质量的图书和一个意义非凡的在线阅读网页做出了巨大贡献。本书的在线版本对我们的读者来说仍然非常重要。爱思唯尔的电子数据库提供了丰富、有益和完整的资源。

感谢我们的父母、家人、同事、朋友和导师一直以来对我们的宽容、鼓励和理解，引导我们迈出了职业生涯的第一步，并帮助我们在该领域施展自己的本领，表达自己的想法。

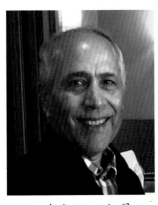
迈克尔·G.纽曼

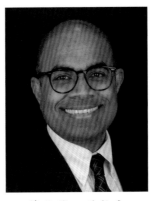
萨西什·兰戈文

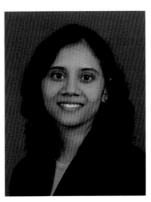
阿尔卡纳·K.卡兰

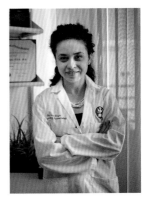
伊里娜·F.德拉甘

目 录

第 1 章

循证临床实践

相关术语

术语 / 缩写	释义
盲法	将干预措施分配的过程对参与临床研究的一个或多个个体保密。如果仅对研究参与者保密，则称为单盲研究；而在双盲和三盲研究中，干预措施的分配分别对参与研究的双方或三方同时保密
病例对照研究	将具有主要关注终点的个体（病例）与没有主要关注终点的个体（对照）进行比较，以确定暴露情况。由于在选择病例和对照时存在固有偏倚，因此进行病例对照研究非常具有挑战性
队列研究	对特定暴露的个体进行纵向监测，并与未暴露的个体相比较，观察主要关注终点的发生情况
混杂因素	在探索暴露与终点之间关联的研究中，重要的是要考虑与暴露相关（即不一定是因果关系）和与终点有因果关系的变量。这些变量被称为混杂因素，它们可以掩盖暴露对终点的真实影响。例如，吸烟是牙周炎与心血管疾病结局关联的混杂因素
PICO 格式	问题的制订（循证牙科的第一步）应该简明，且针对临床情况。它应包含有关以下关键组成部分的信息：问题或人群（problem or population, P）、干预（intervention, I）、对照（comparison group, C）和结果（outcomes, O），因此被称为 PICO 问题
证据	之前进行的所有有效研究的综合，这些研究回答了一个特定的 PICO 问题
暴露和终点	暴露是一种特定的病因或干预措施（例如治疗）。终点是疾病或干预的结局
外部效度与内部效度	外部效度是指研究结果在研究范围之外的应用程度。内部效度是指研究的执行情况（尤其是在避免混杂因素方面）。一项研究中混杂因素控制得越好，其内部效度就越高
随机化方法	在随机对照试验中，使用各种方法对研究参与者进行随机分组，包括抛硬币和通过计算机程序分组
随机对照试验（randomized clinical trial, RCT）	一种用于测试干预效果的临床过程设计，研究参与者被随机（按照既定方案）分成两组或多组，以尽量减少偏倚[1]
时序性	在研究因果关系的研究中，确定原因先于结果是极其重要的。这一准则被称为时序性
真实终点与替代终点	真实终点或有形终点直接反映患者的感受、功能或生存状况。替代终点或无形终点是真实终点的替代物。如牙齿缺失和探诊深度的变化分别代表了真实终点和替代终点

观点快读

循证牙科的组成部分	患者的价值观／偏好、临床经验／判断、科学证据
基于循证医学的临床决策	考虑到患者的价值观／偏好、临床经验／判断和科学证据，在给定临床场景中对临床问题进行决策[2]
基于循证医学的循证临床决策步骤	1. 制订需要回答的临床问题 2. 寻找和获取证据 3. 评价证据／评估证据的质量 4. 在给定的临床场景中应用证据 5. 评估结果[3]
循证牙科的优点	临床医生保持最新状态的有效方法。最大限度地提高成功临床结局的潜力
证据质量	依据证据来源的一项或一组研究的设计和固有偏倚，证据质量／水平从低到高不等
随机对照试验	对于评估干预措施的临床研究，正确设计和实施的随机对照试验将产生高质量的证据，且偏倚最小
研究设计类型	随机对照试验、病例对照研究、队列研究、临床前（动物）研究、病例系列和病例报告
证据来源	直接证据：来自原始研究和出版物 间接证据：来自多个原始研究的组合
高水平的临床证据	临床实践指南代表了最高水平的临床证据。Meta 分析和系统评价综合了多个临床研究的证据，在临床证据等级中位居第二，是间接证据来源的范例
低水平的临床证据	来自病例报告、病例系列或专家意见的证据
系统评价与 Meta 分析	系统评价主要是定性的，而 Meta 分析本质上是定量的。两者都识别并结合精心挑选的研究来回答特定的问题。Meta 分析通常作为系统评价的一个组成部分[4]
系统评价与 Meta 分析的主要优势	它们结合了多项已发表的个别研究，并包含来自这些研究的所有受试者数据，因此有效样本量（研究效能）显著增加

核心知识

引言

临床医生会获取大量与日常临床实践相关的信息资源。因此，医护人员必须具备并培养必要的技能，对他们阅读或听到的信息进行评估。这些评估技能特点如下：

- 与学习临床操作本身一样重要。
- 必须能给医生在终身学习过程中提供帮助，使医生在忙碌的临床工作中，能够找到并过滤出相关可信的和更新的信息，以便将其快速整合到治疗计划中。

循证决策原则

传统的临床问题解决方法与基于最佳证据的问题解决方法之间存在差异。两种方法的临床推理过程各不相同。传统上，人们主要依靠直觉、个人经验，以及来自同事和教科书的知识做出临床决策，而循证决策（evidence-based decision-making, EBDM）是一个正式的过程，让临床医生能够搜索当前最佳的科学证据，并将其快速应用于实践中（图 1.1）。

仅凭证据不足以做出正确的临床决策。如果没有适当考虑临床医生的个人专业知识和患者的意见或情况，盲目遵循最佳证据的搜索结果是不明智的。EBDM 的流程基于几个主要原则（图 1.2）或组成部分，这些原则或组成部分在循证决策流程中得到了很好的整合，使最佳科学证据作为一个重要的维度成功添加到传统临床决策中。

证据的来源和水平

需要培养批判性思维、解决问题和终身学习的特殊核心能力。EBDM 流程以结构化方式构思，以便发展这些技能。在学习 EBDM 的实际过程之前，必须了解证据的来源（表 1.1）。

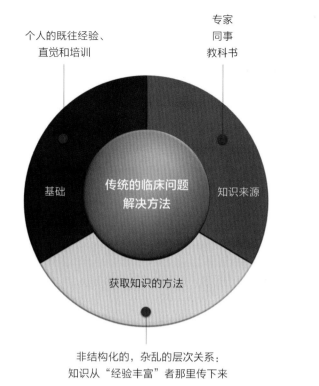

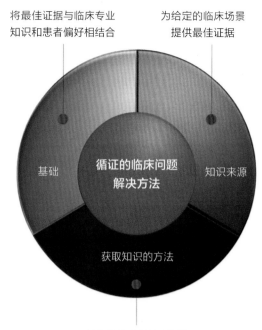

图 1.1　传统与循证的临床问题解决方法。两种临床问题解决方法的区别在于推理过程。传统上，解决临床问题严重依赖主观推理，主要基于经验、直觉和专家意见。循证临床问题解决方法更客观，因为它是一个结构化的正式过程，可以过滤搜索结果，帮助获得相关的、最新的证据。* EBDM，循证决策

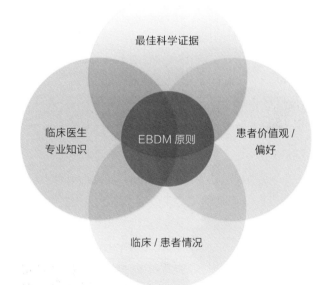

图 1.2　循证决策的原则。循证决策涉及将以下所有原则纳入解决临床问题的整体方案中：最佳科学证据、临床医生的经验和判断、患者的价值观和偏好，以及临床 / 患者情况（美国牙科协会循证牙科中心）[2]

表 1.1　证据来源

直接来源	间接来源
原创的同行评审研究和出版物	将有效的研究和出版物放在一起，以综合并生成临床适用的信息
疗效测试	有效性测试
随机对照试验（RCT）、队列研究	临床实践指南（clinical practice guidelines, CPG）、系统评价（systematic reviews, SR）、Meta 分析（meta-analysis, MA）
仅依赖主要来源证据，进行临床决策时要谨慎	这些是制订治疗计划的更可靠的证据来源，因为它们代表了更高水平的证据

◆ 临床思维拓展

为什么临床医生开展循证决策很重要？

　　虽然有很多方法可以处理特定的临床问题，但对于临床医生来说，了解特定情况下的最佳治疗方式是非常重要的，需要医生具备一定的技能，能够在临床场景中搜索、筛选、获取和应用良好的科学证据。EBDM 流程对于达到这种临床能力水平很重要。

实验研究和观察性研究的类型与其质量之间存在相关性，以指导临床决策。证据的质量／水平与所提出的临床问题的类型直接相关。例如，关于治疗的临床问题以基于 RCT 研究的 Meta 分析和系统评价的 CPGs 作为最高水平的证据，而关于预后的临床问题将给予基于队列研究的 Meta 分析和系统评价的 CPGs 更高的证据层级。

人们必须知道构成最高层级证据的研究类型，以便能够有效搜索和提取最佳证据（图 1.3）。

EBDM 流程和技能

由于技术的快速进步，临床医生必须培养批判性评价技能，以识别有助于治疗计划和患者管理的有效的和有用的信息。正式的 EBDM 流程是结构化的，旨在以最高效率完成这项艰巨的任务。

EBDM 流程包括五个步骤（图 1.4）：

1. 提问　遵循 PICO 格式，提出正确的问题，需要定义临床问题的四个组成部分（问题／人群、干预、比较和结果）。这对于以下 2 个方面很重要：

- 迫使临床医生确定搜索应关注的唯一最重要的结果。
- 确定流程第 2 步所需的关键词。

2. 获取　在 PubMed、EMBASE、DARE 和 NCG 等生物医学数据库中可以找到过滤和未过滤的信息。例如，在 PubMed 的 MeSH（医学主题词）数据库中输入的 PICO 术语，结合使用 AND 和 OR 等布尔运算符，可以高效地搜索相关文献。PubMed 的"临床查询"功能还有助于快速查明所提问题的相关引用。

◆ 临床思维拓展

正式的循证决策过程有哪些优势？

EBDM 需要时间和实践来学习使用。然而，当正确且始终如一地遵循结构化过程时，以下问题的理解便会更轻松：

- 什么构成了"好的"证据？
- 任何新的干预措施收益与风险的量化。
- 什么最符合个人临床专业知识和患者价值观／偏好？

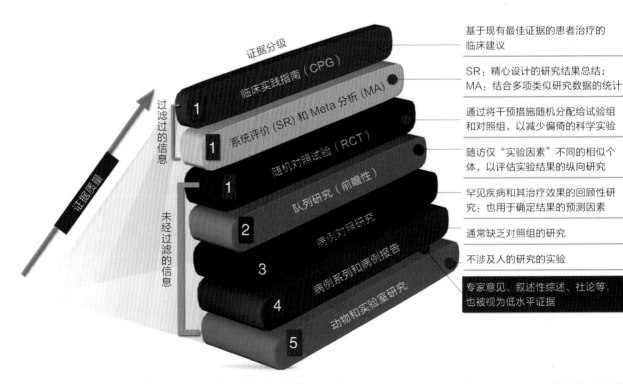

图 1.3　证据级别。该图代表了不同类型的研究设计及其指导临床决策的证据水平。每个级别都有助于整个知识体系。随着金字塔往上，文献数量和偏倚风险显著减少，而相关性却大大增加。过滤过的信息：这些级别代表次要来源的证据，例如基于主要证据来源的关键总结／分析和实践建议。未经过滤的信息：这些级别代表主要来源的证据，例如同行评审期刊中的文章，显示了与调查主题有关的证据[5]

3. 评估　对收集到的所有证据进行批判性评估是一项随着时间推移而习得的技能。清单和表格指导用户完成一系列结构化的"是 / 否"问题，以帮助其完成 EBDM 的这一步骤。一些常用的评估工具包括：

- 用于审查 RCTs 的报告试验统一标准（consolidated standards of reporting trials, CONSORT）声明。
- 用于审查 SRs 的系统评价和 Meta 分析的优先报告条目（preferred reporting items for systematic reviews and Meta-analyses, PRISMA）。
- 用于审查其他类型的研究，包括 RCTs 和 SR 的批判性评价技能方案（critical appraisal skills program, CASP）。

4. 应用　在这一步中，临床医生依靠良好的临床判断，将前三个步骤中获得的最佳科学证据的结果和患者偏好相结合，并将其应用于临床实践。与传统的解决问题的方法相比，这将临床决策的能力提升到了一个全新的水平。

5. 评估和调整　EBDM 流程的最后一步是评估上述四个步骤中确定的干预措施如何有效地带来良好的临床结果。根据解决方案是否有效，通过各种方式与其他医疗服务的提供者共享结果，或对干预措施进行调整，以便为患者提供更好的治疗。

总结

随着 EBDM 逐渐融入临床问题的解决过程，并成为实践标准，临床医生了解批判性思维的重要性、研究方法的严谨性，以及什么是可供临床使用的可信证据变得至关重要。EBDM 过程需要时间来学习和练习。然而，一旦学会，它可通过为医疗服务提供者做出合格的临床决策提供所需的技能组合，有效地将现有最佳科学证据的结果转化为临床实践。

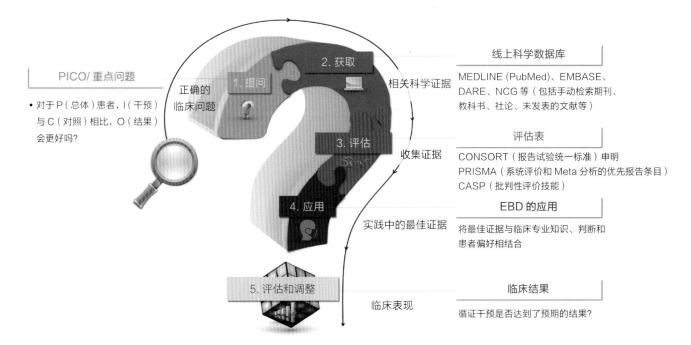

图 1.4　循证决策过程。该过程分为五个步骤（提问、获取、评估、应用、评估和调整）[6]。EMBASE，Excerpta Medica 数据库；DARE，效果评价摘要数据库；NCG，国家指南交换中心

案例练习

临床场景：一名 13 岁女性患者，被垒球击中了面部。医护人员为她排除了其他病症，确定牙外伤是主要伤害。她在受伤 45 分钟后来到牙科诊所。牙齿保留在口内，患者和其父母的诉求是"尽一切可能保留患牙"。经临床检查，右上中切牙完全脱位，左上中切牙和侧切牙侧向脱位（A）。牙槽骨骨折，左上中切牙和侧切牙根被折裂的牙槽骨包裹。医生对牙齿进行了再植，并缝合了牙龈组织。使用稳定且准确固位的 Ribbon 和流动复合树脂夹板固定牙齿（B）并拍摄 X 线片（C）。

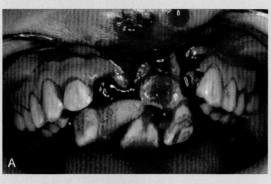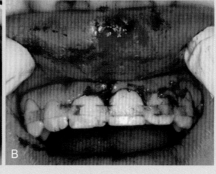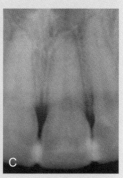

临床图片摘自 Newman, M.G., Takei, H.H., Klokkevold, P.R., et al. (2019). Newman and Carranza's Clinical Periodontology (13th ed.). Philadelphia: Elsevier.

问题

1. 以下与该患者相关的 PICO 问题中，哪一项不是可能的结果？对于再植牙患者（P），长期夹板固定（2~4 周）（I）与短期夹板固定（7~14 天）（C）相比会增加：

a. 患者满意度
b. 功能性牙周愈合
c. 牙齿吸收的风险
d. 成功的牙齿固定

2. 在治疗该患者之前，医生阅读临床实践指南（CPG），以便做出临床决策。CPG 是 _____ 资源。

a. 直接
b. 间接
c. 第三级

3. 从下面提到的研究设计类型中，找出最高证据水平的研究设计：

a. 病例对照研究
b. 队列研究
c. 随机对照试验
d. 系统评价

4. 医生在随访期间评估了所提供治疗的结果。治疗后结果评估是循证牙科过程的一部分吗？

a. 是
b. 不是

本章内容摘自《纽曼－卡兰萨临床牙周病学》（第 13 版）的第 1 章和第 2 章，是对该章节许多重要内容的总结。读者可阅读上述章节，以便全面理解重要的知识点。

答案解析

1. 答案：c
解析：长期夹板固定有助于牙齿的成功固位和功能性牙周愈合，从而确保患者满意度。牙齿吸收的风险随着长期的夹板固定而减少，而不是增加。

2. 答案：b
解析：间接资源是已进行的直接研究的出版物和研究资源的汇总。CPG 是基于之前进行的研究。

3. 答案：d
解析：上述研究设计指导临床决策，并为知识体系做出贡献。在列出的选项中，系统评价代表了最高级别的证据（见图 1.3）。

4. 答案：b
解析：循证牙科不仅涉及在特定的临床场景中应用最佳证据，还包括评估治疗后的结果，并根据评估结果调整临床治疗。

参考文献

[1] Kendall, J. M. (2003). Designing a research project: Randomised controlled trials and their principles. Emergency Medicine Journal, 20(2), 164–168.

[2] Sackett, D. L., Rosenberg, W. M., Gray, J. A., Haynes, R. B., & Richardson, W. S. (1996). Evidence based medicine: What it is and what it isn't. British Medical Journal, 312(7023), 71–72.

[3] Brignardello-Petersen, R., Carrasco-Labra, A., Glick, M., Guyatt, G. H., & Azarpazhooh, A. (2014). A practical approach to evidence-based dentistry: Understanding and applying the principles of EBD. Journal of the American Dental Association, 145(11), 1105–1107. https://doi. org/10.14219/jada.2014.102.

[4] Carrasco-Labra, A., Brignardello-Petersen, R., Glick, M., Guyatt, G. H., & Azarpazhooh, A. (2015). A practical approach to evidence-based dentistry: VI: How to use a systematic review. Journal of the American Dental Association, 146(4), 255–265.e1. https://doi.org/10.1016/ j.adaj.2015.01.025.

[5] Forrest, J. L., & Miller, S. A. (2009). Translating evidence-based decision making into practice: EBDM concepts and finding the evidence. Journal of Evidence-Based Dental Practice, 9(2), 59–72.

[6] Rosenberg, W., & Donald, A. (1995). Evidence based medicine: An approach to clinical problem-solving. British Medical Journal, 310, 1122.

第2章
牙周组织的解剖、结构与功能

🌸 相关术语

术语 / 缩写	释义
固有牙槽骨	由薄而致密的筛状骨构成的牙槽窝内壁
牙固连	• 牙骨质与牙槽骨融合在一起，其间的牙周膜（PDL）消失 • 可能发生在牙骨质吸收的患牙中（即异常牙骨质修复，发生骨性愈合而不是生成修复性牙骨质），也可见于慢性牙周炎症、牙再植、咬合创伤和埋伏牙中 • 暂未明确病因及治疗方法 • 钛种植体的骨整合被认为是其中一种表现形式 • 特征如下： 　• 叩诊为金属音 　• 缺乏正常生理性动度和本体感觉（原因是缺乏牙周膜组织） 　• 患牙不随外力移动，且无法正常萌出
骨组织的细胞	骨组织内的细胞主要有四种类型： • 骨原细胞——成骨细胞的前体细胞 • 成骨细胞——骨形成细胞 • 骨细胞——维持骨组织 • 破骨细胞——骨吸收细胞
骨髓	• 随着年龄增长，新生儿的红骨髓逐渐变为脂肪或黄骨髓 • 红骨髓可见于上颌结节、上下颌磨牙和前磨牙区、下颌联合和下颌角区域，影像学表现为射线透射区
束状骨	• 与牙周膜相邻，含有大量沙比纤维 • 拔牙后会被吸收 • 见于所有有韧带和肌肉连接的骨中
骨松质	• 包围骨髓腔的骨小梁 • 主要见于牙间和牙根间 • 上颌骨较下颌骨多见
细胞黏附蛋白	骨桥蛋白和唾液蛋白，对成骨细胞和破骨细胞的黏附很重要
牙骨质未发育	牙骨质缺失
牙骨质增生	牙骨质过度沉积 • 全牙列牙骨质增生多见于佩吉特病 • 通常情况下，牙骨质增生局限于正在萌出的牙或由牙髓病引起的轻度根尖周刺激的牙
牙骨质发育不全	牙骨质缺乏

相关术语（续）

术语 / 缩写	释义
牙骨质沉积线	• 在显微镜切片中观察到的平行于牙根长轴的沉积线，将牙骨质分隔成一层一层的薄层 • 比相邻牙骨质矿化程度更高，"沉积线"表现了牙骨质在同一位置的生长模式
牙骨质反转线	显微镜下观察可见的一条染色深的不规则线，将新形成的（修复性）牙骨质与牙根区分开来，显示出之前牙骨质吸收的边界
牙骨质棘	牙骨质增生或牙周膜纤维在牙根表面进入牙骨质处钙化形成的棘状赘生物
牙骨质撕裂	牙骨质碎片自牙根表面脱落（可能发生在牙受到严重外伤时）
牙骨质牙本质界	根尖顶端牙骨质与牙本质交界处
釉牙骨质界	牙颈部釉质与牙骨质的交界处
耦合	骨重塑过程中成骨细胞和破骨细胞互相依赖、互相依存
筛状板（固有牙槽骨）	有许多小孔的骨组织结构
骨开裂	牙槽骨未覆盖牙根，且延伸至牙槽嵴顶的骨剥裸区
牙囊	由未分化的成纤维细胞组成；该区域最初与成釉器直接接触，后与牙乳头接触
桥粒	是细胞间形成的黏附连接结构。包括： • 细胞内组分——有张力原纤维插入的两个致密附着斑 • 细胞外组分——细胞外间隙内的一条中等电子密度线
废用性萎缩 / 无功能性萎缩	咬合功能降低导致骨小梁的数量和厚度减少，以及牙周膜萎缩
骨内膜	覆盖于骨腔内表面的组织，由单层成骨细胞（成骨层）和少量结缔组织（纤维层）组成
马拉瑟（Malassez）上皮剩余	残留的上皮根鞘，在牙周膜内形成细胞团
骨开窗	孤立的牙根面骨质剥落区域，牙根表面覆盖着骨膜和牙龈
龈缘高点	牙龈缘最突向根方的部位
半桥粒	在基底上皮细胞与下方基底膜之间起黏附作用的结构蛋白
上皮根鞘	• 位于缩余釉上皮（reduced enamel epithelium, REE）的根方，决定了牙根形态以及形成牙骨质 • 在牙周组织的发育过程中逐渐消失，剩余部分即成为马拉瑟上皮剩余 • 分泌蛋白质（如骨唾液蛋白、骨桥蛋白和釉原蛋白）
陷窝	含有破骨细胞的被侵蚀骨表面，在骨吸收过程中出现
结合上皮	结合上皮（junctional epithelium, JE）由缩余釉上皮与口腔上皮结合形成，是一种持续自我更新的组织结构。它是一条带状的复层鳞状无角化上皮，在龈沟底部有 10~29 层细胞，向根尖方向逐渐变薄，最终变为 1~2 层细胞。在健康的牙周组织中，结合上皮止于釉牙骨质界
硬骨板	邻近牙周膜的致密骨的影像学表现
透明层和致密层	电镜下可见的两层基膜结构。在光学显微镜下，它们共同被称为基底膜（external basal lamina, EBL）
固有层	牙龈上皮以下的牙龈结缔组织
朗格汉斯细胞	来源于骨髓单核细胞前体的树突状细胞，位于上皮的基底上层。在先天性免疫反应中充当抗原呈递细胞。细胞内含有伯贝克颗粒
黑色素细胞	位于基底层和棘层的树突状细胞，合成黑色素

🌸 相关术语（续）

术语／缩写	释义
黑素体	黑色素细胞中的细胞器，是黑色素合成、储存和运输的场所。黑素体在动物细胞和组织中发挥改变颜色和光保护的作用
梅克尔细胞	触觉感受细胞，通过桥粒与相邻细胞相连
正角化	代表完全角化。角质层中未见细胞核，角质层位于清晰的颗粒层之上
成骨细胞	产生骨基质的细胞，由多能牙囊干细胞分化而来
破骨细胞	由造血干细胞分化发育而来，由单核细胞融合形成大的多核细胞。它们皱褶缘的功能和形态可由甲状旁腺激素和降钙素调节
骨细胞	骨细胞由被包埋在骨基质中的成骨细胞形成。骨细胞将突起伸入骨小管以交换氧气和营养
不全角化	角化不完全的角化过程，在角质层中仍残留细胞核
骨膜	骨膜为覆盖在骨外表面的组织。其内层由骨祖细胞包绕的成骨细胞组成；外层由胶原纤维和成纤维细胞组成，富含血管和神经。骨膜内有成束的骨膜胶原纤维穿入其中
牙的生理性移动	随着年龄的增长，牙逐渐发生磨耗，牙邻面接触区变平，牙倾向于向近中方向移动
缩余釉上皮	由成釉器的内釉上皮和外釉上皮形成。缩余釉上皮的根方区域为上皮根鞘
点彩	• 位于附着龈 • 牙龈组织内的结缔组织突起，在牙龈表面呈现出微小的隆起和凹陷 • 点彩不一定表示健康，光滑的牙龈组织也不一定表示疾病
沟内上皮	薄的、无角化的复层鳞状上皮，无上皮钉突
紧密连接	又称封闭小带。参与细胞间黏附，允许小分子从一个细胞传递到另一个细胞
张力原纤维	角蛋白纤维结构，在上皮组织中形成张力纤维
咬合创伤	超过牙周组织承受能力的力对牙周组织造成的损伤

🌸 信息速览

口腔黏膜的三种分类	• 咀嚼黏膜（牙龈、硬腭），角化 • 特殊黏膜（舌背），角化 • 被覆黏膜（除咀嚼黏膜和舌背黏膜以外），无角化
牙龈分类	• 游离龈 • 龈沟 • 附着龈 • 牙间乳头（锥形或谷形）
牙周探诊检查	可受以下因素影响： • 探针直径 • 探诊压力 • 炎症程度
附着龈宽度	• 从膜龈联合处至龈沟底外表面的距离 • 与角化龈不同 • 切牙区最宽，后牙区较窄（最窄处为下颌前磨牙区）
牙龈上皮的功能	• 机械、化学、水和微生物屏障 • 信号功能

🍀 信息速览（续）

牙龈上皮的结构完整性	维持方式： • 细胞与细胞间通过桥粒、黏附连接、缝隙连接和紧密连接等方式连接 • 细胞与基底膜间通过半桥粒连接 • 角蛋白细胞骨架的机械支撑
牙龈上皮的细胞分类	• 角质形成细胞（主要类型） • 非角质形成细胞： 　• 朗格汉斯细胞（吞噬细胞、抗原呈递细胞） 　• 黑色素细胞（黑色素生成细胞） 　• 梅克尔细胞（触觉受体）
龈沟的发育	• 缩余釉上皮与口腔上皮结合并转化为结合上皮
口腔上皮细胞生命周期	• 上腭、舌和颊部上皮为 5~6 天 • 牙龈上皮为 10~12 天 • 结合上皮 1~6 天。上皮细胞快速脱落可有效去除细菌，并作为抗菌防御机制的一部分
牙龈结缔组织中的三种结缔组织纤维	• 胶原纤维，I 型主要位于固有层，IV 型见于基底膜和血管壁 • 网状纤维 • 弹性纤维
牙龈结缔组织中的细胞	• 成纤维细胞（主要） • 释放组胺的肥大细胞 • 巨噬细胞（吞噬细胞） • 组织细胞（吞噬细胞） • 脂肪细胞 • 临床健康牙龈沟底部附近可见少量炎性细胞（中性粒细胞和浆细胞）
牙龈的血供	• 骨膜上动脉——沿着牙槽骨颊面和舌面延伸，发出毛细血管延伸至沟内上皮和上皮钉突之间 • 牙周膜血管——延伸到牙龈并与龈沟区的毛细血管吻合 • 微动脉——从牙间骨嵴出现并平行于骨嵴延伸，与牙周膜血管吻合
生理性色素沉着	牙龈、口腔黏膜和皮肤有正常色素沉着是因为上皮内存在非血红蛋白衍生的棕色色素，即黑色素
龈沟液	• 健康时很少，在炎症期间增加 • 能够清洁龈沟中的物质，并含有血浆蛋白，从而改善上皮与牙间的黏附 • 具有抗菌特性
牙周膜的形成	• 在牙萌出期，胶原纤维被激活，逐渐获得一定的方向（向牙倾斜） • 牙槽骨沉积与牙周膜形成同时发生 • 发育中的、成熟的牙周膜都含有未分化的干细胞，这些干细胞具有分化为成骨细胞、成牙骨质细胞和成纤维细胞的潜力
牙周膜细胞	• 结缔组织细胞（主要是成纤维细胞、成牙骨质细胞和成骨细胞） • 马拉瑟上皮剩余 • 免疫细胞 • 与神经血管成分相关的细胞

✿ 信息速览（续）

六组牙周膜纤维	• 越隔纤维：无骨附着 • 牙槽嵴纤维 • 水平纤维 • 斜形纤维：数量最多的一组纤维 • 根尖纤维 • 根间纤维
支配牙周膜的感觉纤维	• 作为痛觉感受器的游离神经末梢（疼痛传递） • 作为机械感受器的鲁菲尼小体（Ruffini ending）、迈斯纳小体（Meissner ending）/触觉小体和纺锤状神经末梢
牙周膜细胞间质	• 70% 水 • 糖胺聚糖（透明质酸和蛋白聚糖）和糖蛋白（纤维连接蛋白和层粘连蛋白）
牙周膜的生理功能	• 保护血管和神经免受机械损伤 • 将咬合力传递到骨（斜形纤维承受大部分轴向力） • 连接牙与牙槽骨 • 维持牙龈组织相对于牙的合适位置 • 抵抗咬合力的影响（减震作用）
正畸牙移动与牙周组织	• 特异位点的非炎症性骨重塑 • 张力刺激成骨细胞骨形成，而压力促进破骨细胞骨吸收
旋转轴	• 牙周膜形状像沙漏，在旋转轴区域最窄 • 多根牙：旋转轴位于牙根之间的牙槽骨 • 单根牙：旋转轴位于根尖 1/3 和根中 1/3 之间的区域
四种牙骨质（施罗德分类）	• 无细胞无纤维牙骨质（靠近冠端） • 无细胞外源性纤维牙骨质（颈 1/3） • 有细胞混合性分层牙骨质（根尖 1/3） • 细胞固有纤维牙骨质
牙骨质有机基质	• I 型胶原（90%）和 III 型胶原（5%） • 沙比纤维主要为 I 型
牙骨质吸收（牙根吸收）：病因和发病机制	• 局部因素：咬合创伤、正畸移动、牙错位萌出的压力、根尖周病和牙周病 • 全身因素：缺钙、甲状腺功能减退、遗传性纤维性骨营养不良、佩吉特病 • 多核巨细胞和巨噬细胞导致牙骨质吸收
牙骨质厚度	• 与其他牙周组织（上皮组织、结缔组织、牙槽骨和牙周膜）不同，牙骨质不会持续更新，但因它能在同一位置持续沉积，将随着年龄的增长而增多 • 根尖区和根分叉区比牙颈部存在更多的牙骨质沉积，以补偿牙的磨耗。因此，尽管牙高度降低了，但随着牙继续缓慢萌出，上下颌牙仍可保持咬合接触，完成咀嚼功能 • 牙骨质沉积在牙远中较多，近中较少，用以补偿牙的生理性近中移动
釉牙骨质界	通常可以看到三种类型： • 60%~65% 为牙骨质覆盖牙釉质 • 30% 为牙骨质和牙釉质端端相接 • 5%~10% 为两者不相连接
牙骨质和牙槽骨中常见的非胶原分子	• 骨涎蛋白 • 骨桥蛋白

🌸 信息速览（续）

牙骨质特有的非胶原分子	• 牙骨质附着蛋白：与牙龈成纤维细胞 / 角质形成细胞相比，有助于成骨细胞和牙周膜成纤维细胞优先黏附到牙根表面 • 牙骨质衍生生长因子：增强牙龈成纤维细胞和牙周膜细胞的增殖
牙骨质的功能	• 固定——牙骨质主要功能；通过牙周膜纤维将牙固定到牙槽窝中 • 适应——牙骨质的持续沉积（尤其是在根尖部位），用以补偿牙磨损和近中移动 • 修复——发生根折、牙根吸收等牙根损伤时，可通过新牙骨质沉积进行修复
牙槽突	• 上颌骨和下颌骨中形成牙槽窝并起支撑作用的部分 • 牙萌出时形成，用于牙的骨附着，牙脱落后消失
骨松质和骨皮质	这些结构具有相同的细胞和细胞间基质，但在其成分的排列方式上有所不同： • 骨密质：骨紧密地包裹在同心排列的骨板中 • 骨松质：骨松散地排列成骨小梁网络，其间穿插着骨髓腔
骨的组成	• 2/3 无机物和 1/3 有机质 • 人体 99% 的钙离子来自骨 • 90% 的有机基质是 Ⅰ 型胶原
骨重塑	骨形态改变的主要途径；通过破骨细胞的骨吸收与成骨细胞的骨形成，抵抗外力，修复伤口，维持体内钙磷的动态平衡
骨重塑的调节	• 血钙减少导致甲状旁腺激素（parathyroid hormone, PTH）释放 • PTH 刺激破骨细胞生成（破骨细胞的产生） • 破骨细胞吸收骨，将钙离子释放到血液中 • 正常的血钙水平通过反馈机制抑制 PTH 的分泌
釉牙骨质界到牙槽嵴顶的距离	• 青壮年为 0.75～1.49 mm • 随年龄增长而增加，平均为 2.81 mm（不仅由于年龄增长，也可能是牙周疾病的累积效应）
骨形貌	颊侧和舌侧骨板的高度和厚度受以下因素影响： • 牙排列 • 牙根相对于牙槽骨的角度 • 咬合力
牙槽骨形成	• 牙槽骨在牙发育过程中围绕牙囊发育 • 在胎儿生长期间通过膜内成骨形成 • 牙发育过程中，牙槽骨与单独发育的基骨合并成为一个连续的结构
年龄对牙龈宽度的影响	理论上，在没有创伤的健康牙周组织中，附着龈的宽度随着年龄的增长而增加。这是由于咬合面不断磨耗，牙继续缓慢萌出，而龈缘则随着牙的萌出进行冠向移动
衰老对牙周疾病进展的影响及对牙周治疗的反应	• 临床上，因衰老增加的牙周组织丧失风险微不足道，它并不是牙周疾病真正的危险因素 • 衰老本身对牙周治疗的个体反应没有影响，或者影响很小
增龄对牙龈结缔组织和牙周膜厚度的影响	因牙周组织中成纤维细胞变得更少、更不规则，牙龈结缔组织和牙周膜变得更加致密和粗糙
膜龈联合与增龄	• 在整个成年期保持静止，而牙齿咬合面不断磨耗，牙继续缓慢萌出 • 因此，附着龈的宽度随着年龄的增长而增加

核心知识

引言

牙周组织的四个主要部分作为一个整体为牙提供支持功能：

- 牙龈
- 牙周膜
- 牙骨质
- 牙槽突

牙龈

牙龈是口腔黏膜的一部分，覆盖牙槽突，包绕牙颈部。按部位不同，牙龈可分为：

1. 边缘龈　也称为"游离龈"，它形成围绕牙颈部周围的末端游离的牙龈边缘。它有时通过游离龈沟与附着龈分开。

2. 龈沟　边缘龈与牙面之间的浅 V 形缝隙，内壁为牙，外壁衬以沟内上皮，龈沟底为结合上皮冠方。

3. 附着龈　坚韧而有弹性，附着龈在游离龈根方，紧密附着在牙和牙槽嵴表面。在颊面，附着龈移行为可移动的牙槽黏膜并继续向根尖延伸，以膜龈联合为界；在上颌骨腭面，它移行为坚硬的腭黏膜；在下颌骨舌面，它移行为牙槽黏膜，融入口底黏膜。

4. 牙间乳头/龈乳头　指龈缘在相邻两牙之间的高起处，位于两牙接触区龈方外展隙中。龈乳头在前牙之间呈锥形（一个尖端/尖端向接触区倾斜），在后牙之间呈谷形（颊侧和舌侧的两个尖端在两牙接触区龈方外展隙中凹陷，呈山谷状）。

牙龈的微观结构包括：

- **上皮成分**　初始细胞类型为角化细胞的复层鳞状上皮。在牙龈内可能有三种程度的角化（在浅层形成角蛋白鳞片的过程）：
  - **正角化**：完全角化，表面角质层边界清楚，无核，底层颗粒层边界清楚。
  - **不全角化**：分化程度低，角化程度低，最浅层细胞核固缩；颗粒层界限不清。这是最常见的牙龈上皮成分。
  - **无角化**：表面细胞有核，无角化现象。

- **结缔组织成分**　由细胞和含胶原纤维的细胞外基质构成结缔组织核心，位于上皮成分的基底部位。

牙龈上皮的结构特征和临床特征见图 2.1 和表 2.1。

牙龈由上皮组织和结缔组织组成并附着在牙齿表面。结合上皮和结缔组织内的支撑性牙龈纤维作为一个整体发挥作用，称为龈牙单位（图 2.2）。

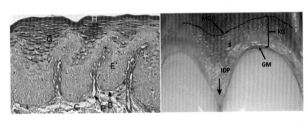

图 2.1　牙龈的结构。（左）正常人牙龈 PAS 染色。上皮（E）通过基底膜（B）与下面的结缔组织（C）分开。上皮由表面角化层（H）和下面的颗粒层（G）组成。注意结缔组织乳头状突起（P）中的血管壁。（右）颊侧牙龈，（GM）表示牙龈边缘。角化龈（KG）和牙间乳头（IDP）由膜龈联合（MGJ）与牙槽黏膜分离。注意健康牙龈的点状（S）外观

摘自 Newman, M.G., Takei, H.H., Klokkevold, P.R., et al. (2019). Newman and Carranza's Clinical Periodontology (13th ed.). Philadelphia: Elsevier.

◆ 临床思维拓展

牙周翻瓣术后，结合上皮被从牙表面机械"分离"，上皮附着将如何重建？这和手术切除整个牙龈附着（如牙龈切除术）的过程是一样的吗？

理论上这两种手术通过不同的机制进行愈合。在牙周翻瓣术中，通过机械分离结合上皮在牙面的附着，因此仍有一些结合上皮细胞残存在牙表面[因此称为 DAT 细胞或"直接附着于牙面（directly attached to the tooth）细胞"]，这些细胞可在约 7 天内增殖并恢复上皮附着。而牙龈切除术是完全切除结合上皮，没有 DAT 细胞可以启动上皮细胞增殖；相反，一种新的上皮附着物从邻近的口腔上皮形成，细胞从切割的口腔上皮边缘向牙根表面迁移，完整的结合上皮再生至少需要 2 周时间，它将在根面向根尖方向生长，直到遇到牢固附着在牙骨质上的胶原纤维。

表2.1 牙龈上皮不同区域的结构和功能特征

	口腔上皮	沟内上皮	结合上皮
功能	• 保护	• 保护	• 附着和宿主防御
位置	• 覆盖边缘龈顶端 • 边缘龈和附着龈的外表面	• 从结合上皮的冠方延伸到边缘龈顶端	• 环状的复层上皮带环绕牙颈部
角化程度	• 大部分不全角化，部分正角化	• 无角化	• 无角化

特征	• 有上皮钉突并与基底结缔组织互相交错
	• 主要由角化细胞组成，但也有无角化细胞 / 透明细胞存在：
	  • 朗格汉斯细胞——抗原呈递细胞协助宿主防御
	  • 黑色素细胞——黑色素生成细胞
	  • 梅克尔细胞——感知触觉的神经末梢
		• 通常不包含梅克尔细胞或上皮钉突
		• 如果暴露在口腔中，或龈沟内菌斑完全清除，则有可能发生角化
		• 对细菌和组织液具有半渗透性（比结合上皮渗透性差）
			• 无上皮钉突；在龈沟底部有10~29层细胞，向根尖方向逐渐变薄，最终变为1~2层细胞
			• 可渗透龈沟液和炎症 / 免疫细胞
			• 细胞更新速度极快（持续自我更新），所有细胞层都具有有丝分裂活性

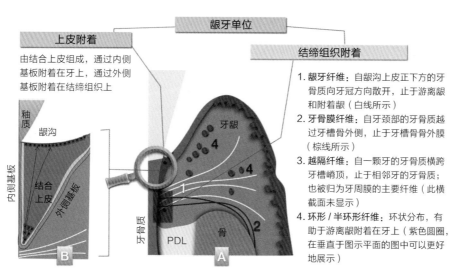

图 2.2 **龈牙单位**。牙龈由上皮组织和结缔组织组成并附着在牙表面。结合上皮和结缔组织作为一个整体发挥作用，称为龈牙单位。在该图中，A 部分（右侧）代表整个龈牙单位，主要包括结合上皮（蓝色区域为附着上皮）和牙龈纤维群（红棕色区域为结缔组织附着）。牙龈中的三种上皮：口腔上皮（棕色）、沟内上皮（绿色）和结合上皮（蓝色）。B 部分（左侧）显示了上皮附着的放大图，包括：
1. 结合上皮——包含蓝色细胞的蓝色区域，夹在灰色区域之间。
2. 内侧基板——朝向牙表面；包括透明层和致密层；可附着于牙釉质、牙骨质，有时甚至可附着于牙本质。
3. 外侧基板——远离牙表面、朝向牙龈的结缔组织成分（也包括透明层和致密层）。基膜通过半桥粒与结合上皮细胞相连。结合上皮在牙颈部为 10~29 层细胞，向根尖方向逐渐变薄，最终变为 1~2 层细胞。在上皮附着的根方，结缔组织附着以胶原纤维的形式插入牙表面。红色箭头表示结合上皮细胞在分化和更新过程中的方向，逐渐沿冠方移动到龈沟底，并进入缝隙（图中结构为非比例图示，仅用于解剖结构的理解）。

牙龈的功能

- 牙龈上皮：
  - 形成物理屏障以对抗外来物的刺激。
  - 协助宿主防御。
  - 快速更新，特别是结合上皮细胞，确保有效清除侵入龈沟的细菌及其代谢产物。
- 牙龈结缔组织：
  - 细胞和胶原基质的快速更新确保良好的修复和再生潜力。
  - 丰富的血液和神经供应确保了牙龈的健康状态，术后迅速愈合并几乎不留瘢痕。

◆ 临床思维拓展

主动萌出和被动萌出有何区别?

主动萌出是牙的殆向移动，而被动萌出是牙龈的根方移动。主动萌出与磨耗互相协调，主动萌出是为了补偿因咬合而发生的牙磨耗。被动萌出最初被认为是正常的生理过程，但现在已归为病理过程。被动萌出因结合上皮从釉牙骨质交界处向根方后退，引起牙龈退缩。

牙周膜

牙周膜（PDL）位于牙槽骨和牙根之间：

- 在冠方延伸至牙龈固有层，并在根尖孔处与牙髓组织融合。
- PDL 是一种富含血管和细胞的结缔组织，包含多种纤维，其中大部分是胶原纤维，以特定的方向排列，以抵抗牙遇到的外力。这些胶原纤维（主要是 I 型）被称为牙周膜主纤维（图 2.3）。

牙周膜的组成

牙周膜组织构成：

- **牙周纤维**
  - 主纤维——胶原纤维以一定方向排列成规则束状（图 2.2）。
  - 未成熟弹性纤维——耐酸纤维（沿垂直方向平行于牙根表面，弯曲并进入牙颈部附近的牙骨质；被认为可以调节牙周膜内的血液流动）和中期弹性纤维。

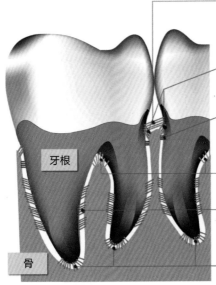

越隔纤维
- 同属于牙龈纤维和牙周纤维
- 从一颗牙的牙骨质到相邻牙的牙骨质，无骨附着
- 即使在骨破坏后重建，也依然沿着牙槽嵴倾斜

牙槽嵴纤维
- 起于结合上皮下方的牙骨质，向外下方走行，止于牙槽嵴顶
- 抵抗牙脱位和侧向移动

水平纤维
- 起于牙骨质，垂直向外，止于牙槽嵴
- 抵抗水平力和倾翻力

根间纤维
- 根分叉处，牙骨质和牙槽嵴之间呈扇形排列的纤维组织
- 抵抗倾翻、扭转和脱位力

斜形纤维
- 起于牙骨质，斜向牙冠方向延伸至束状骨
- 是牙周膜中数量最多的纤维，用于抵抗垂直力和嵌入力

根尖纤维
- 起于根尖区牙骨质，呈放射状止于根尖周围牙槽骨
- 不可见于未完全形成的牙根
- 抵抗牙翻转和脱位

牙根

骨

图 2.3 牙周膜的主要纤维。牙周膜内的胶原纤维嵌入牙骨质和牙槽骨两端，在牙骨质和牙槽骨之间提供缓冲。根据位置和方向，它们通常被分为以下类型：（1）越隔纤维（绿线），（2）牙槽嵴纤维（红线），（3）水平纤维（紫线），（4）根间纤维（橙线），（5）斜形纤维（灰线）和（6）根尖纤维（蓝线）。除了主要的纤维，较小的胶原纤维（无差别的纤维丛）在不同的方向与它们相连。牙周膜细胞对所有纤维进行有序重塑，以应对和适应刺激的变化

- **细胞成分**
  - 结缔组织细胞：
    1. 成纤维细胞——数量最多，负责胶原蛋白的更新、合成和降解。
    2. 成牙骨质细胞——负责牙骨质形成，沿牙周膜的牙根侧排列。
    3. 成骨细胞——负责骨形成，沿牙周膜的牙槽骨侧排列。
    4. 破骨细胞——负责骨吸收。
  - 马拉瑟上皮剩余——是赫特维希（Hertwig）上皮根鞘的残余物，在靠近牙骨质的牙周膜内呈链状或簇状。马拉瑟上皮剩余受到刺激时会增殖形成根尖周囊肿和根侧囊肿，钙化后形成牙骨质小体。马拉瑟上皮剩余可能参与牙周修复和再生。
  - 防御细胞——中性粒细胞、巨噬细胞、嗜酸性粒细胞、肥大细胞等也存在于牙周膜中。
  - 与神经血管相关的细胞。
- **基质**　填充纤维和细胞之间的间隙，组成如下：
  - 糖胺聚糖——透明质酸和蛋白多糖。
  - 糖蛋白——纤维连接蛋白、层粘连蛋白。

牙周膜的功能

- **支持作用：**
  - 在牙周围提供软组织"套管"。
  - 把咬合力传向牙槽骨。
  - 连接牙与牙槽骨。
  - 保持牙龈组织与牙的适当关系。

◆ 临床思维拓展

　　在口腔修复实践操作中，为什么要考虑牙周膜的变化？

　　牙周膜的厚度由牙的功能运动调节；如果没有咬合接触，牙周膜将变薄且功能不全，而在过度咬合力的作用下，牙周膜会变宽。对于长期失去咬合功能的牙，当其作为可摘义齿或固定桥的基牙，或当其与新义齿相对产生咬合力时，牙周膜很难承受突然施加的咬合负荷。在义齿修复后，患者可能无法立即适应新义齿，须给予牙周膜适当的时间进行适应和调整。

- 抵抗咬合力的影响（即减震）。有两种理论解释这种现象：
  1. 张力理论——牙周膜主纤维在减震中起主要作用。施加在牙上的力通常会导致波浪状的胶原纤维变直，并传递到牙槽骨。当这些力超过牙槽骨的承受能力时，将传导至基底骨。
  2. 黏弹性理论——牙周膜内的液体成分在减震中起主要作用，主纤维起次要作用。施加在牙上的力会导致牙周膜内的液体向外移动到牙槽骨中，从而导致牙周膜内的纤维束收紧。这反过来又对纤维之间的血管施加压力，导致血管收缩变窄和液体外溢，从而补充流失到牙槽骨的液体。
- **形成作用**　牙槽骨、牙骨质和含牙周膜内细胞的结缔组织：
  - 适应牙移动。
  - 适应施加在牙周组织上的外力。
  - 修复受损组织。
- **再生作用**　在成纤维细胞和间充质细胞的帮助下，牙周膜不断发生细胞和纤维的更新，这些细胞在需要时分化为成骨细胞和成牙骨质细胞。
- **营养作用**　血管从牙周膜向牙骨质、牙槽骨和牙龈提供营养。牙周膜内也存在淋巴回流。
- **感觉作用**　神经纤维沿牙周膜内的血管走行，并终止于以下神经末梢：
  - 游离末梢：失去髓鞘，最终形成树枝样分支；能感觉疼痛。
  - 鲁菲尼小体：在根尖区发现的机械感受器。
  - 迈斯纳小体：卷曲的神经末梢，在根中区发现的机械感受器。
  - 梭形末梢：纤维包裹，位于根尖区，传递压力和振动感觉。
- **调节牙周膜宽度（体内稳态）**　牙周膜内存在负责形成牙槽骨、牙骨质和牙周膜结缔组织的细胞群，它们的代谢和空间位置受到严格调节和精确控制，以确保牙周膜宽度相对稳定。

牙骨质

牙骨质是一种间充质来源的无血管钙化组织，覆盖于牙根表面。牙骨质被认为是牙和牙周组织的一部分。主要成分包括：

- 有机物：
  - 胶原纤维（外源性纤维和固有纤维）。
  - 细胞（成牙骨质细胞和牙骨质细胞）。
  - 钙化基质。
- 无机物（45%～50%）：羟基磷灰石，低于骨（65%）、牙本质（70%）或牙釉质（97%）。

牙根表面牙骨质上主要表现为两种形式（图 2.4）：

- 无细胞（原发性）牙骨质。
- 有细胞（继发性）牙骨质。

牙骨质内的两种胶原纤维：

- **外源性纤维**　也被称为沙比纤维，是插入牙骨质内的牙周膜纤维钙化部分。它们主要垂直于根面，源自牙周膜成纤维细胞。
- **固有纤维**　沉积在牙骨质内，主要平行于牙根表面，源自牙骨质的成牙骨质细胞。

表 2.2 详细讨论了不同类型的牙骨质。

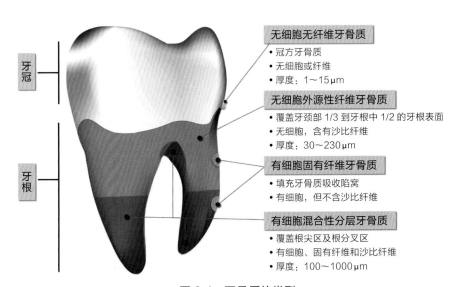

图 2.4　牙骨质的类型

（图中标注）

牙冠

牙根

无细胞无纤维牙骨质
- 冠方牙骨质
- 无细胞或纤维
- 厚度：1～15μm

无细胞外源性纤维牙骨质
- 覆盖牙颈部 1/3 到牙根中 1/2 的牙根表面
- 无细胞，含有沙比纤维
- 厚度：30～230μm

有细胞固有纤维牙骨质
- 填充牙骨质吸收陷窝
- 有细胞，但不含沙比纤维

有细胞混合性分层牙骨质
- 覆盖根尖区及根分叉区
- 有细胞、固有纤维和沙比纤维
- 厚度：100～1000μm

表 2.2　无细胞牙骨质和有细胞牙骨质鉴别 [1]

	无细胞（原发性）牙骨质	有细胞（继发性）牙骨质	
一般特征	• 在牙萌出至咬合接触之前缓慢形成 • 没有细胞 • 覆盖牙颈部及根面的一半 • 主要功能是固定	• 牙建立咬合后迅速形成 • 牙骨质陷窝内含有牙骨质细胞，并通过骨小管进行沟通 • 覆盖根尖和根分叉区 • 主要功能是适应和修复	
类型	无细胞无纤维牙骨质	无细胞外源性纤维牙骨质	有细胞混合性分层牙骨质	有细胞固有纤维牙骨质
细胞	• 无	• 无	• 牙骨质细胞	• 牙骨质细胞
胶原纤维	• 无	• 沙比纤维	• 沙比纤维 • 固有纤维	• 固有纤维
纤维来源	—	• 牙周膜成纤维细胞	• 牙周膜成纤维细胞 • 成牙骨质细胞	• 成牙骨质细胞

牙周再生手术后，理想的牙骨质类型是什么？

无细胞外源性纤维牙骨质是牙周再生手术后最理想的类型。有细胞混合性分层牙骨质对于牙在牙槽窝内的固位也很重要。这两种牙骨质类型都含有外源性纤维，即插入牙骨质的牙周膜纤维，从而能够协助松动牙的固位。

牙骨质与骨组织的比较

牙骨质和骨密质非常相似；两者都是特殊的结缔组织，具有某些共同的化学和结构特征。然而，骨组织的血管丰富且有神经支配，而牙骨质没有血管且无神经支配。

牙骨质比牙槽骨更能抵抗吸收，这一特性使正畸治疗成为可能。正畸矫治过程中施加在牙骨质和牙槽骨上的力是相同的。当对牙施加适当的正畸力时，牙骨质的无血管特性使其比血管丰富的骨组织更不易吸收。

牙骨质功能

- **固定作用**　主要来自无细胞外源性纤维牙骨质，部分来自有细胞混合性分层牙骨质。这两种类型牙骨质中的沙比纤维都可以将牙固定在牙槽窝内。
- **适应性作用**　主要通过有细胞牙骨质来实现。通过持续的牙骨质沉积，尤其是在根尖和根分叉区域，补偿牙的磨耗。因此，尽管牙高度降低了，但随着牙继续缓慢萌出，上下颌牙仍可保持咬合接触，完成咀嚼功能。牙骨质沉积在牙远中较多，近中较少，用以补偿牙的生理性近中移动。
- **修复性作用**　主要通过有细胞固有纤维牙骨质来实现。修复性牙骨质形成于牙骨质吸收

牙髓失活后，牙骨质修复能否发生？牙骨质修复最重要的标准是什么？

牙骨质修复可以发生在活髓牙和死髓牙中，该过程需要邻近牙骨质吸收区的结缔组织参与。在牙骨质修复愈合过程中，如果上皮组织增殖到牙骨质吸收区，牙骨质修复将无法进行。

处和牙骨质折裂线。牙骨质在修复过程中迅速沉积，且沉积的牙骨质中通常不含任何起固定作用的外源性纤维。

牙槽突

支撑和容纳牙的牙槽骨与其他骨组织一样，具有一些共同特征，回顾这些共同特征可以帮助我们更好地理解本节内容。

骨组织特性

人体骨的一般特征

- 具有韧性和弹性，且具有活力。
- 肌腱、韧带和肌肉的附着部位。
- 钙、磷等矿物质的储存部位。
- 为血细胞的发育和储存提供介质（骨髓）。

骨的分类

- 基于发育特征的分类：
  - 软骨内成骨——由骨组织替代软骨（如躯干、四肢）。
  - 膜内成骨——不需要软骨形成，由骨组织直接替换结缔组织膜形成膜内骨（如下颌骨、牙槽突）。
- 基于微观结构的分类：
  - 成熟骨：
    1. 骨密质／骨皮质／板层骨——成层排列的坚硬骨质。
    2. 骨松质／海绵状骨／骨小梁——骨髓腔呈蜂窝状。
  - 未成熟骨／编织骨：最初形成的骨，骨细胞埋进快速形成的骨基质和不规则排列的胶原纤维中。

骨的主要结构：

- 骨组织的细胞（骨原细胞、成骨细胞、骨细胞和破骨细胞）。
- 骨衬组织（骨膜和骨内膜）、哈弗斯系统／骨单位（图 2.5）。

骨的成分　骨由有机物和无机物组成：

- 无机物／矿物质含量（占 2/3）——主要是羟基磷灰石形式的钙和磷，含有微量镁、钾等。
- 有机基质（占 1/3）：
  - 胶原蛋白（90%）——主要为 I 型和 V 型。

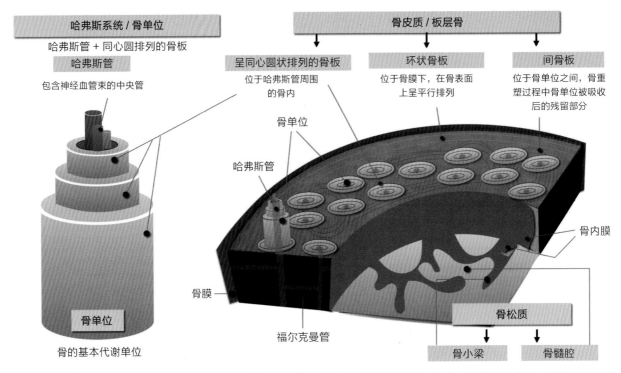

图 2.5　骨组织学结构。骨组织由外层骨皮质（板层骨）和内层髓质（骨松质）组成。由以下成分构成完整的骨结构：

- **哈弗斯系统 / 骨单位**——骨的基本代谢单位（存在于骨皮质和骨小梁中），由以下结构组成：
  - 中央哈弗斯管，其中包含神经血管束。
  - 呈同心圆状排列的板层骨，其内含有骨陷窝及嵌入其内的骨细胞，可通过骨小管与附近的细胞沟通。
- **福尔克曼管**——贯穿哈弗斯系统，并与周边哈弗斯管相连接的管。内含血管，构建骨皮质内丰富的血管网络。
- **骨衬组织**——骨内外侧均被覆软组织：
  - 骨膜——双层结构（外层纤维层、内层骨原细胞层），包裹骨皮质的外表面。
  - 骨内膜——薄细胞层，排列在面向髓腔的骨皮质内部和骨松质表面。
- 骨皮质由骨单位和板层骨（环状骨板、同心圆排列的骨板和间骨板）组成。
- 骨松质由骨小梁和骨髓腔组成。

- 非胶原蛋白（10%）——骨钙蛋白、骨桥蛋白、骨唾液蛋白、骨粘连蛋白、骨形态发生蛋白等。

　　骨重塑是一种生物学现象：指破骨细胞骨吸收和成骨细胞骨形成过程的耦合，这是一个终身的重塑过程。骨不断变化，以适应施加在其上的力，修复骨折伤口，并维持钙和磷的稳态。这个复杂的过程受激素（如甲状旁腺激素、降钙素）和局部因子（如破骨细胞在骨吸收部位分泌的酸性磷酸酶和组织蛋白酶）的调节。

　　骨重塑过程：

1. **骨吸收**　来自血液的破骨细胞通过哈弗斯管"隧道"进入骨，吸收板层骨。破骨细胞不规则地排列在被称为吸收陷窝的骨凹陷中，局部形成密封的酸性环境，使骨组织脱矿，并暴露有机骨基质以供酶降解。这种在

◆　**临床思维拓展**

为什么拔牙后牙槽突会发生吸收？

　　牙槽突高度血管化，且对牙槽窝中牙周膜纤维传递的张力和压力刺激极为敏感。牙槽突不断地对这些刺激做出反应，并在牙周围保持一定的骨体积。而拔牙后，这种刺激将不再存在，牙槽突发生废用性萎缩。因此，拔牙后牙槽突的吸收是因为无牙周膜纤维持续传递力的刺激，牙槽突不再需要行使支撑牙的基本功能，产生了废用性萎缩。

哈弗斯系统内形成的骨吸收通道被称为"骨吸收锥（cutting cone）"。

2. **骨形成**　在骨吸收停止后（通常 3 周左右），成骨细胞取代破骨细胞，并从骨吸收停止的部位开始沉积新骨。这些区域可见特征

性"反转线"。活跃的骨形成区域所含的整个哈弗斯系统/骨单位称为"骨形成锥（filling cone）"。

牙槽骨的特性

牙槽骨（牙槽突）是上颌骨和下颌骨中形成牙槽窝并容纳牙根的部分。它的形成是为了让牙周组织纤维在牙根周围形成骨性附着。在牙缺失后，牙槽骨将发生吸收。它包括：

- 表面的皮质骨板。
- 固有牙槽骨：形成牙槽窝内壁的薄层骨皮质。
- 支持性牙槽骨：夹在内外骨皮质之间的骨松质。

关于包绕并容纳牙根的牙槽骨，详细描述请参见图 2.6。

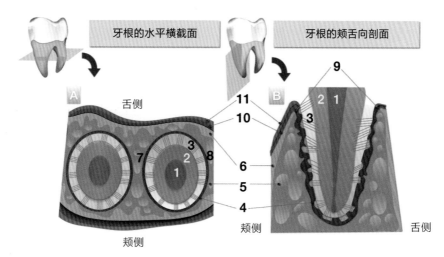

图 2.6　牙槽骨的结构。牙槽骨包绕牙根，位于牙龈下方。该图显示了磨牙牙根处牙槽骨两个不同方向的截面：（A）牙根中部的水平横截面（牙间和根间的牙槽骨均可见）；（B）颊舌向纵剖面（可见牙槽嵴）。数字表示图中的结构。图中结构为非比例图示，仅用于解剖结构的理解。

牙的结构：

1. 牙髓——包含神经血管束。
2. 牙根——表面被牙骨质覆盖。

牙周膜的结构：

3. 牙周膜（PDL）内含胶原纤维束连接牙骨质和牙槽骨。

牙槽骨的结构：

4. 固有牙槽骨：直接排列在紧邻牙周膜间隙的皮质骨板。也被称为：
- 束状骨——因为其内含插入其中的沙比纤维束。
- 筛状板——组织学层面上，由于其多孔性，使得牙周膜纤维插入并且存在神经和血管。
- 硬骨板——放射学层面上，在 X 线片中显示为在牙根周围的白色阻射线。
5. 骨松质——可见于束状骨周围。牙（尤其是下颌切牙）的颊侧可能没有骨松质，导致这些区域只有骨皮质（由固有牙槽骨和表面的皮质骨板融合而成）。
6. 骨皮质——由致密的板层骨和哈弗斯系统构成。
7. 根间牙槽骨——磨牙牙根间的骨松质多于颊侧或舌侧。
8. 牙间牙槽骨——包括夹在相邻牙的束状骨之间的骨松质；牙的近中生理性移动有时会导致骨重塑，则牙间牙槽骨可能在不同的骨形成和骨吸收阶段由束状骨组成，几乎没有骨松质。
9. 牙槽嵴——外层骨皮质和固有牙槽骨的交汇处，通常位于釉牙骨质界下方 1.5～2 mm 处。

骨膜的结构：

10. 内层细胞层——该成骨细胞层包含成骨前体细胞和骨衬细胞（排列在骨表面的扁平成骨细胞）。
11. 外层纤维层。

牙槽骨的功能

牙槽骨：

- 容纳牙根。
- 通过沙比纤维将牙根固定到牙槽窝。
- 帮助分散咬合接触时产生的咬合力。
- 为牙周组织提供血管。
- 协调乳牙和恒牙的萌出。

衰老与牙周组织

由于全球老龄化进程的加速，了解增龄对牙周组织的影响至关重要。牙周组织的增龄性变化如下：

- 牙龈的角化程度和厚度降低。

- 附着龈宽度增加。
- 牙龈结缔组织中胶原蛋白含量增加。
- 牙周膜内纤维增多、细胞减少。
- 牙骨质持续沉积，牙骨质宽度增加（尤其是在牙根的根尖和舌侧）。
- 牙槽骨的成骨潜能降低。

事实上，增龄的生物学效应对牙周治疗的个体反应没有影响，或者影响很小。然而，老年人的认知和运动技能往往受到年龄的影响，他们难以维持口腔卫生；这一重要因素必须与生物学变化一起考虑，以便更好地了解牙周组织的增龄性变化。

案例练习

临床场景：患者女，72岁，主诉"牙龈退缩"。患者已戒烟20年，无全身系统性疾病，常规补充铁剂，此外没有服用其他药物。患者不定期使用牙线，每天刷牙2次，曾接受牙周治疗。检查发现牙周探诊深度为1~3mm，15%的牙探诊出血，存在广泛的牙龈萎缩。

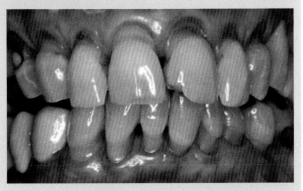

图片摘自 Newman, M.G., Takei, H.H., Klokkevold, P.R., et al. (2019). Newman and Carranza's Clinical Periodontology (13th ed.). Philadelphia: Elsevier.

问题

1. 肉眼观与镜下观，除了 _____，以下所有解剖结构都是牙龈的一部分。

a. 牙龈边缘

b. 结缔组织

c. 马拉瑟上皮剩余

d. 牙间乳头

2. 牙龈结缔组织的特征为 _____。

a. 协调宿主防御

b. 抵抗外来刺激的物理屏障

c. 细胞和胶原基质存在自我更新潜能

3. 牙周膜主纤维主要是 _____ 胶原蛋白。

a. Ⅰ型

b. Ⅱ型

c. Ⅲ型

d. Ⅴ型

4. 牙骨质中有机物含量为 _____。

a. 30%~35%

b. 40%~45%

c. 50%~55%

d. 60%~65%

5. 牙周组织增龄性变化的特征不包括 _____。

a. 附着龈宽度增加

b. 牙龈结缔组织中胶原含量增加

c. 牙槽骨成骨潜能增加

本章节内容在《纽曼－卡兰萨临床牙周病学》（第13版）第3章和第4章的基础上进行更新，是对该著作章节许多重要内容的总结。如需全面理解本部分内容，请参阅原著。

答案解析

1. 答案：c

解析：肉眼观，牙龈可分为四个解剖区域：龈缘、龈沟、附着龈和牙间乳头。马拉瑟上皮剩余位于牙周膜中。

2. 答案：c

解析：前两个选项针对牙龈上皮。牙龈结缔组织中细胞和胶原基质的自我更新潜能，确保了其具有良好的修复和再生潜力。

3. 答案：a

解析：牙周膜主纤维是 I 型胶原。它们按特定方向排列成规则的束状（见图 2.2）。

4. 答案：c

解析：有机物含量为 50%～55%，由胶原纤维、细胞和钙化基质组成。无机物主要为羟基磷灰石，含量为 45%～50%。

5. 答案：c

解析：除选项 c 外，衰老与其他所有列出的牙周变化有关。事实上，衰老将导致牙槽骨的成骨潜能降低。

参考文献

[1] Bosshardt, D. D., & Selvig, K. A. (1997). Dental cementum: the dynamic tissue covering of the root. Periodontology, 2000, 13, 41–75.

第3章

牙周病的分类

 相关术语

术语 / 缩写	释义
侵袭性牙周炎	2017 年国际牙周病和种植体周围疾病和状态分类研讨会之前使用的术语,用于描述全身健康而牙周疾病进展迅速的病例 • 通常适用于牙槽骨破坏严重的年轻人 • 不要与潜在的全身疾病导致的牙周疾病快速进展相混淆(见相关术语表中的"牙周炎作为全身性疾病的表现") • 在当前的分类方案中,大多数"侵袭性牙周炎"病例将被归类为"C 级"牙周炎 • 在新分类中,如果疾病是局限型侵袭性的,可使用术语"磨牙–切牙型"辅助描述疾病的分期,体现这种情况病损的独特程度(如磨牙–切牙型、Ⅲ期、C 级牙周炎)
牙髓–牙周病变	牙髓感染导致牙周韧带和相邻牙槽骨的破坏
牙龈炎	牙龈常见的炎症状态,与滞留的牙菌斑(生物膜)相关,没有牙槽骨丧失
膜龈异常	牙龈和牙槽黏膜形态明显异常,可能涉及下方牙槽骨,例如牙龈退缩、角化龈缺失、假性牙周袋(龈袋)
坏死性牙周病	以急性表现为特征,常伴有全身症状(如发热)。疼痛明显,并总是影响邻间龈乳头。病变会导致结合上皮的坏死和破坏,并且不以牙周袋的加深为特征(牙周袋的形成和加深需要有结合上皮的迁移)
牙周–牙髓联合病变	牙周袋的细菌感染导致附着丧失和牙根暴露,炎症通过侧支根管或副根管扩散到牙髓,导致牙髓坏死(逆行性牙髓炎)
牙周炎	由特定微生物或微生物群引发的牙齿支持组织的炎症性疾病,导致宿主诱导的牙周韧带和牙槽骨进行性破坏,伴探诊深度的增加、牙龈退缩,或两者兼有
牙周炎作为全身性疾病的表现	指一组独特的血液学和遗传性疾病,这些疾病与患病个体牙周炎的发生发展有关。除非潜在的全身疾病得到控制(在可能的情况下),否则这些患者的牙周病变对常规牙周治疗反应不佳
假性牙周袋	炎症引起的牙龈增生导致龈沟向釉牙骨质界冠方加深,可能被误认为是(真性)牙周袋

✤ 观点快读

新分类概述	• 2017 年，美国牙周病学会和欧洲牙周病学联合会召集来自世界各地的牙周病学专家，制定了牙周健康、牙龈疾病、牙周炎、全身性疾病的牙周表现和种植体周围疾病的最新定义。这个新分类系统取代了 1999 年牙周疾病与状态分类 • 当前的牙周疾病分类基于多维度的分期和分级系统 • 分期（Ⅰ ~ Ⅳ期）主要取决于就诊时疾病的严重程度 • 分级（A~C 级）与牙周炎进展的风险相关 • 种植体周围状态是分类的一部分，分为种植体周围健康、种植体周围黏膜炎、种植体周围炎和种植体周围软硬组织缺陷 • Cairo 等人[1] 的黏膜牙龈退缩分类已被采纳，该分类基于相对于退缩缺损相邻的齿间组织的龈缘水平评估
牙龈疾病诊断的关键	• 牙龈疾病可能发生于没有附着丧失的牙周组织，或者发生于附着丧失已经稳定的牙周组织（即曾经附着丧失，已接受牙周治疗者），并且目前没有活动性骨吸收 • 牙龈炎诊断的关键因素是牙龈外观的变化（水肿、色红、球状龈乳头）和牙周探针探查龈沟时牙龈出血 • 虽然较罕见，但非菌斑引起的牙龈疾病可表现为牙龈炎症，通常是由自身免疫性或特发性病因导致
牙周病诊断的关键	• 牙周炎区别于牙龈炎的临床特征是前者由于牙周韧带和牙槽骨的炎性破坏，存在临床可探查到的附着丧失 • 仅检查探诊深度不足以评估牙周炎，因为龈缘退缩可能会低估附着丧失的程度。相反，如果龈缘由于炎症而位于釉牙骨质界冠方，探诊深度的增加则可能无法反映真正的骨丧失（见相关术语表中的"假性牙周袋"）
种植体周围疾病诊断的关键	• 种植体周围健康的特点是没有肉眼可见的炎症及探诊出血 • 种植体周围健康很难定义，因为种植体植入和修复的参数决定了每个独特部位的健康种植体周围组织的维度。因此，疾病的最佳预测指标是相对变化，根据植体负载后全面的基线记录确定；最终种植修复体使用 1 年后，X 线骨水平的进行性骨吸收是诊断种植体周围炎最重要的标志 • 在没有初始 X 线片和探诊深度记录的情况下，骨丧失不小于 3 mm 的影像学证据和（或）探诊深度不小于 6 mm 伴探诊大量出血时，表明发生了种植体周围炎
伴有牙髓病变的牙周炎	• 在大多数情况下，牙髓感染先于牙周病变（即牙髓 – 牙周联合病变）。建议将牙髓治疗作为牙周干预之前的第一项干预措施
与牙齿相关的局部因素	• 如果牙周组织整体健康但存在孤立的牙周病变，可能是牙体解剖因素、修复体或牙折裂所致。开始牙周治疗之前，必须考虑诸如颈部釉突、畸形舌侧沟和釉珠等可能的致病因素
药物相关性颌骨骨坏死（medication-related osteonecrosis of the jaw, MRONJ）	• 取代了双膦酸盐相关的颌骨骨坏死（bisphosphonate-related osteonecrosis of the jaw, BRONJ）这一旧术语，包含越来越多可能导致颌骨坏死的药物。由于 MRONJ 没有有效的治疗方法，因此在每次牙周治疗之前，详细询问患者的系统病史及用药史至关重要

核心知识

引言

为了适应自 1999 年国际牙周病分类以来新的知识进展和模式转变，2017 年由美国牙周病学会（American Academy of Periodontology, AAP）和欧洲牙周病学联合会（European Federation of Periodontology, EFP）共同举办了国际牙周病和种植体周围疾病和状态分类研讨会。本次研讨会的共识报告提出了一个新的分类系统，并于 2018 年正式发布和出版。本章提供了新分类系统相对于 1999 年分类系统的内容更新、知识拓展和分类依据。

牙周病与种植体周围疾病和状态新分类方案：目的及与旧系统的比较

新分类系统的目的：

- 建立一个可以在日常牙科实践中实施的简单分类系统。
- 建立一个既考虑当前牙周状态（通过牙周病分期评估），又考虑未来牙周病易感性（通过牙周病分级评估）的系统。
- 建立一个考虑患者个体情况，制订治疗计划的系统。
- 建立一个可适应定期更新，并囊括新的研究知识（如生物标志物）的实时/动态系统。

1999 年国际分类系统有八个类别，2017 年分类系统将牙周病与种植体周围疾病和状态分为四大类：

1. 牙周健康、牙龈疾病和状态。
2. 牙周炎。
3. 影响牙周组织的其他状态。
4. 种植体周围疾病和状态。

表 3.1 显示了 1999 年的分类如何被纳入新的分类系统。表 3.2 讨论了 2017 年牙周病和种植体周围疾病和状态的完整分类。

牙周炎：分类和诊断

当前分类的主要变化是牙周炎患者的完整诊断包括疾病的分期和分级。确定患者当前的疾病状态（通过分期）和未来的疾病易感性（通过分级）是重要的步骤，尤其是在过去接受过牙周治疗的患者中。在这个过程中要考虑几个因素（表 3.3 和表 3.4）：

1. **分期**　基于以下因素，疾病被分为四期：
   - 严重程度（通过临床附着丧失程度最大位点的附着丧失水平或骨丧失/失牙的影像学证据来衡量）。
   - 治疗的复杂性（通过探诊深度、骨吸收类型、根分叉病变、牙松动度、余留牙数等来衡量）。

◆ 临床思维拓展

临床医生在诊断和治疗牙周病时必须注意新分类系统的哪些主要变化？

有四个主要变化需要牢记：

1. 新分类系统首次将具有如下特征的患者定义为牙周健康、牙龈疾病和状态[3]：
   - 牙周组织完整。
   - 牙周炎以外的原因导致的牙周组织减少。
   - 牙周炎导致的牙周组织减少。
2. 术语"慢性牙周炎和侵袭性牙周炎"已被弃用，因为没有足够的证据表明它们是不同的疾病。目前认为它们是"牙周炎"这一疾病过程的不同形式。
   - 唯一例外的是典型的局限型青少年（侵袭性）牙周炎。它虽有明确定义的临床表型，但仍不能作为一个独立分类。因此，除了"局限型"和"广泛型"牙周炎，它在描述牙周炎的"范围"时被称为"磨牙－切牙型"。
   - 对牙周炎进行分期（该流程旨在评估就诊时疾病的严重程度）和分级（该流程旨在评估患者未来的疾病易感性，包括危险因素分析）是牙周炎诊断和分类的重要组成部分，为治疗计划的制订提供指导。
3. 膜龈缺损及状态的分类发生了重大变化。例如，关于牙龈退缩，之前的分类只是描述了性质，包括评估缺损与膜龈联合的关系和邻间牙槽骨的影像学表现。当前的分类基于循证医学证据，并根据当前牙周成形手术后根面覆盖率的预测，对牙龈退缩进行分类。
4. 牙周病分类系统中首次纳入了种植体周围疾病和状态的分类。

2. 范围与分布
- 局限型（累及牙低于 30%）。
- 广泛型（累及牙不低于 30%）。
- 磨牙 – 切牙型。

3. 分级　根据快速进展的风险分为三级（直接证据，如有影像学表现的骨丧失或临床附着丧失；间接证据，如骨丧失 / 年龄比）。

确定牙周炎的诊断包括两个步骤：
1. 确定牙周炎的范围，然后进行分期和分级（如局限性牙周炎，Ⅱ期，B 级）。
2. 记录危险因素[如 2 型糖尿病（HbA1c 6.9%）和当前吸烟（8 支 / 天）]。

| 表 3.1　1999 年诊断分类及其在新分类系统[2]中的归类 |||||

| 2017 年分类系统（4 类） | 牙周疾病和状态 |||种植体周围疾病和状态 |
	牙周健康、牙龈疾病和状态	牙周炎	其他影响牙周组织的状态	
1999 年国际分类系统（8 类）：纳入新系统分类	Ⅰ. 牙龈疾病	Ⅱ. 慢性牙周炎 Ⅲ. 侵袭性牙周炎 Ⅳ. 全身性疾病的牙周表现 Ⅴ. 坏死性牙周病	Ⅵ. 牙周脓肿 Ⅶ. 伴有牙髓病损的牙周炎 Ⅷ. 发育性或获得性异常和状态	–（2017 年新引入的类别）

| 表 3.2　2017 年牙周病和种植体周围疾病和状态分类[1] ||||

| 牙周疾病及状态 |||种植体周围疾病和状态 |
牙周健康、牙龈疾病和状态	牙周炎	其他影响牙周组织的情况	
牙周和牙龈健康： • 完整的牙周组织 • 牙周组织减少	坏死性牙周病： • 牙龈炎 • 牙周炎 • 口炎	影响牙周组织的全身性疾病 / 状况	• 种植体周围健康 • 种植体周围黏膜炎 • 种植体周围炎 • 种植体周围软硬组织缺损
菌斑生物膜诱导的牙龈炎： • 菌斑生物膜诱导的 • 全身或局部危险因素诱导的 • 药物性牙龈肥大	牙周炎： • 分期：Ⅰ ~ Ⅳ • 范围：局限型、广泛型、磨牙 – 切牙型 • 分级：A、B、C	其他牙周状况： • 牙周脓肿 • 牙髓 – 牙周联合病变	
非菌斑生物膜诱导的牙龈疾病： • 基因 / 发育性 • 感染 • 炎症 / 免疫状态 • 反应性进程 • 肿瘤 • 内分泌 / 代谢疾病 • 创伤病损 • 牙龈色素沉着	反映全身疾病的牙周炎	膜龈异常和状态： • 牙龈表型 • 牙龈退缩 • 前庭沟变浅 • 系带 / 肌肉牵拉异常 • 牙龈过量 创伤性咬合力： • 原发性𬌗创伤 • 继发性𬌗创伤 • 正畸力 牙齿和修复体相关因素	

经 Caton[2] 等人授权改编

表3.3 牙周炎分期的关键要素

	牙周炎分期	I 期	II 期	III 期	IV 期
严重程度	临床附着丧失	1~2 mm	3~4 mm	≥5 mm	≥5 mm
	影像学骨丧失	根冠 1/3	根冠 1/3	根中或根尖 1/3	根中或根尖 1/3
	牙周炎导致的失牙	无	无	≤4 颗	≥5 颗
复杂程度		• PD ≤4 mm • 以水平骨吸收为主	• PD ≤5 mm • 以水平骨吸收为主	除 II 期复杂程度外： • PD ≥6 mm • 垂直骨吸收不低于 3 mm • II 度或 III 度根分叉病变 • 中度牙槽嵴缺损	除 III 期复杂程度外： • 还需复杂调整的因素：咀嚼功能障碍，牙齿松动，咬合紊乱，病理性牙移位，余留牙少于 20 颗
范围与分布	• 局限型（累及牙少于 30%） • 广泛型（累及牙不少于 30%） • 磨牙－切牙型				

经 Tonetti, M.S.[4] 等人授权改编

表3.4 牙周炎分级关键要素

	牙周炎分级		A 级：慢速进展	B 级：中速进展	C 级：快速进展
初始标准（尽可能使用直接证据）	进展直接证据	影像学骨丧失或临床附着丧失	超过 5 年无丧失	超过 5 年少于 2 mm	超过 5 年不少于 2 mm
	进展间接证据	骨吸收/年龄（%）	<0.25	0.25~1	>1
		病例表型	大量的菌斑生物膜沉积，但牙周破坏程度低	牙周破坏程度与生物膜沉积程度相匹配	牙周破坏程度超过生物膜沉积量，其临床表型提示快速进展和（或）早发病例
级别调节因素	危险因素	吸烟	不吸烟	<10 支/天	≥10 支/天
		糖尿病	无糖尿病	糖尿病患者 HbA1c<7%	糖尿病患者 HbA1c≥7%

经 Tonetti, M.S.[4] 等人授权改编

因此，诊断将包含分类、当前病变范围和严重程度、未来易感性和危险因素评估等所有必需信息；示例如下：

诊断：局限型牙周炎，Ⅱ期，B 级，伴 2 型糖尿病和吸烟。

图 3.1 显示了牙周炎各期的临床和影像学图像。

总结

本章概述了当前的分类系统，以及其背后的基本原理。读者可以参考教科书相关章节（见第 5 章）以及官方分类研讨会记录，详细阅读各个类别的描述。

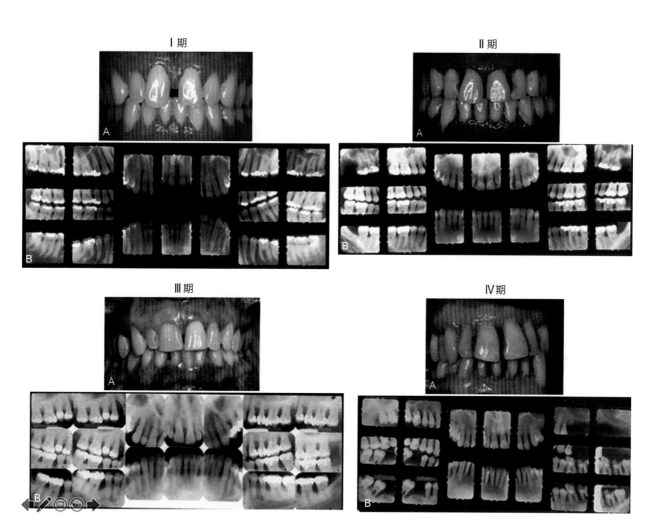

图 3.1　根据 2017 年疾病分类的各期牙周炎的临床和影像学表现

摘自 Newman, M.G., Takei, H.H., Klokkevold, P.R., et al. (2019). Newman and Carranza's Clinical Periodontology (13th ed.). Philadelphia: Elsevier.

案例练习

临床场景：一位 37 岁的女性患者称"我的牙龈出血，疼痛，牙齿也很松动"。该患者是一名护士，她发现近 3 年她的牙齿变化很大。她有高血压病史，最初使用氨氯地平，后来改用赖诺普利。临床检查发现（A）：全口牙龈肿大，探诊深度为 6~11 mm，广泛探诊出血和牙齿松动，继发性咬合创伤，根分叉病变、菌斑和牙石沉积。影像学检查发现（B、C 和 D）：广泛的轻度至中度牙槽骨吸收，局部重度骨吸收，尤其是上下颌前牙区。

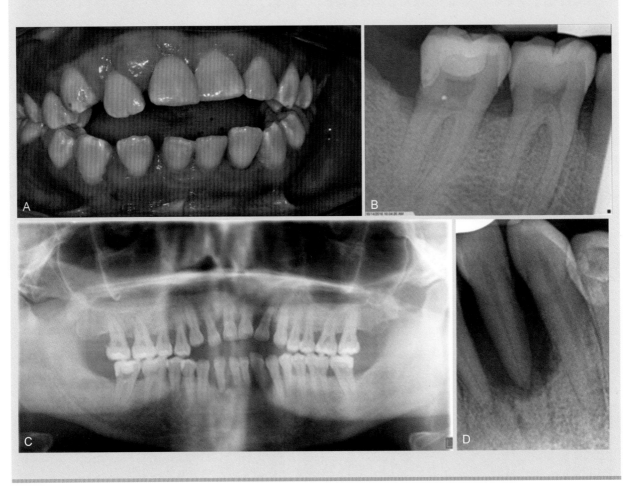

问题

1. 下列不属于 2017 年新分类主要类别的是
_____。

a. 牙周健康、牙龈疾病和状态

b. 牙周炎

c. 全身性疾病和获得性疾病的牙周表现

d. 咬合创伤

2. 评估牙周炎严重程度时，需要考虑的临床指标是 _____。

a. 松动度

b. 探诊出血

c. 邻面附着丧失

d. 根分叉病变

3. 左下中切牙（31）的 X 线片（图 C）中骨丧失严重程度为 _____。

a. Ⅰ 期

b. Ⅱ 期

c. Ⅲ 期

d. Ⅳ 期

4. 根据临床和影像学表现（图 A、B 和 C），适合该患者的分级是 _____。

a. A 级

b. B 级

c. C 级

本章内容摘自《纽曼 – 卡兰萨临床牙周病学》（第 13 版）的第 5 章，是对该章许多重要内容的总结。读者可阅读参考相关章节，以全面理解重要内容的知识点。

答案解析

1. 答案：d

解析：四个主要类别是 A、B、C 和种植体周围疾病和状态。咬合创伤曾经是 1999 年分类中的一个主要类别，但现在已作为创伤性咬合力，是 C 类的一部分（亚类：影响牙周组织的其他情况）。

2. 答案：c

解析：与 1999 年分类相比，主要变化是牙周炎的完整诊断包括疾病的分期和分级。严重程度通过影像学骨丧失最严重区域牙齿的邻间临床附着丧失来衡量。

3. 答案：b

解析：在评估 X 线片时，我们可以注意到左下中切牙（31）牙槽骨角形吸收至根冠 1/3（15%~33%）；根据 2017 年新分类，该牙处于 II 期。

4. 答案：c

解析：在评估临床和影像学表现时，由于近 3 年的骨丧失百分比和患者相对年轻，因此疾病分级为快速进展或 C 级。

参考文献

[1] Cairo, F, Nieri, M, Cincinelli, S. The interproximal clinical attachment level to classify gingival recessions and predict root coverage outcomes: an explorative and reliability study. J Clin Periodontol. 2011;38(7):661–666. https://doi:10.1111/j.1600-051X.2011.01732.x.

[2] Caton, J. G., Armitage, G., Berglundh, T., Chapple, I. L. C., Jepsen, S., Kornman, K. S., et al. (2018). A new classification scheme for periodontal and peri-implant diseases and conditions – Introduction and key changes from the 1999 classification. Journal of Clinical Periodontology, 45(Suppl 20), S1–S8.

[3] Dietrich, T., et al. (2019). Periodontal diagnosis in the context of the 2017 classification system of periodontal diseases and conditions – implementation in clinical practice. Br Dent J. 11;226(1): 16–22.

[4] Tonetti, M. S., Greenwell, H., & Kornman, K. S. (2018). Staging and grading of periodontitis: framework and proposal of a new classification and case definition. Journal of Periodontology, 89(Suppl 1), S159–S172. https://doi.org/10.1002/JPER.18-0006.

第 **4** 章

牙周病的发病机制

🌸 **相关术语**

术语 / 缩写	释义
厌氧菌	在缺氧条件下生长的细菌
抗原呈递	T 细胞仅能识别位于细胞表面的抗原片段；因此，为了刺激适应性免疫，抗原呈递细胞（APC）需要对抗原进行摄取、加工、处理，并且通过表面的 MHC-Ⅱ 分子呈递给 T 细胞
抗原呈递细胞	专职抗原呈递细胞包括巨噬细胞、树突状细胞和朗格汉斯细胞
B 细胞	参与适应性免疫反应的细胞，来源于骨髓，可分化为浆细胞。它们主要参与体液免疫
趋化性	细胞的运动与特定物质的浓度梯度相对应。例如，中性粒细胞会从 IL-8 浓度较低的区域向 IL-8 浓度较高的区域移动
临床附着水平（CAL）	牙周探诊时，釉牙骨质界至牙周探针尖端的距离
补体系统	补体系统是先天性免疫反应的重要组成部分。补体是一组可溶性蛋白质效应分子，主要在肝脏中合成，并参与血液循环。补体是参与级联反应的一组酶，最终产生膜攻击复合物（membrane attack complex, MAC），从而在细菌细胞壁上形成孔隙（杀菌作用）。级联反应的副产物是调理素和趋化素
菌群失调	菌群失调是一种微生物失衡，在外界环境等因素的刺激下，有害细菌群体数量增长，影响扩大，抑制了占主导地位的有益细菌群体的生长
成纤维细胞	位于结缔组织内的细胞，主要负责胶原蛋白的代谢过程（形成和破坏）
牙龈素	牙龈卟啉单胞菌分泌的主要毒力因子，能降解宿主蛋白质的一组酶（蛋白酶），包括赖氨酸特异性的牙龈素（lysine-specific gingipain, Kgp）与精氨酸特异性的牙龈素（RgpA 和 RgpB）
龈沟液（GCF）	通过结合上皮和龈沟渗出的组织液，炎症过程中龈沟液分泌增多
白细胞介素（IL）	白细胞介素是一类细胞因子，是由白细胞产生的一类糖蛋白，用于调节免疫反应。它们既可以促进炎症进展（如 IL-1），也可以抑制炎症进展（如 IL-10）
结合上皮（JE）	结合上皮是复层鳞状无角化带状上皮，呈领圈状紧密附着于牙面
脂多糖（lipopoly-saccharide, LPS）	是革兰阴性菌的细胞壁成分，也称为内毒素，具有极强的抗原性
脂磷壁酸（lipoteichoic acid, LTA）	是革兰阳性菌的细胞壁成分，也称为外毒素
巨噬细胞	当单核细胞从血液迁移到组织中时，它们会分化成巨噬细胞，参与抗原的吞噬，加工处理和呈递过程
基质金属蛋白酶（MMP）	是一组破坏宿主结构蛋白（胶原纤维、细胞外基质成分）的酶，主要由多形核白细胞和成纤维细胞合成释放。可被基质金属蛋白酶组织抑制剂（TIMPs）和四环素类抗生素抑制

🍀 相关术语（续）

术语 / 缩写	释义
骨保护素（OPG）	骨保护素作为诱饵受体竞争性与细胞 NF-κB 受体活化因子（RANK）的配体（RANKL）结合，抑制 RANK-RANKL 通路，阻止祖细胞分化为骨吸收细胞，抑制破骨细胞骨吸收
牙周膜（PDL）	是牙和牙槽骨之间的软组织连接；由不同方向的胶原纤维组成，以适应施加在牙上的力
吞噬作用	吞噬细胞可以吞噬细菌和死细胞等。它既可以起到清除碎屑的作用，也可对吞噬的物质进行加工，并将其部分成分作为抗原提呈给免疫细胞。吞噬细胞包括多形核白细胞和巨噬细胞
浆细胞	参与适应性免疫反应（体液免疫）的细胞，来源于分泌免疫球蛋白（抗体）的 B 细胞
袋壁上皮	复层鳞状上皮，围绕牙周围形成一个有一定深度的袋状结构，由龈沟上皮和结合上皮衍生而来
多形核白细胞（polymorphonuclear leucocyte, PMN）	主要是中性粒细胞（neutrophil），具有吞噬作用的含大量溶酶体颗粒的白细胞。先天性免疫的第一道防线；"呼吸爆发"作用释放氧化自由基和分解酶，导致组织破坏
细胞 NF-κB 受体活化因子（RANK）	破骨前体细胞表面的受体。当被配体激活时，刺激破骨前体细胞进一步分化为破骨细胞（骨吸收细胞）
RANK 配体（RANKL）	可与破骨前体细胞表面的 RANK 结合，也可以与诱饵受体 OPG 结合
龈沟上皮（SE）	复层鳞状无角化上皮，形成龈沟的软组织侧壁衬里，并将结合上皮与角化口腔上皮连接起来
共生	共生指宿主和微生物之间的关系，两者都从中受益。通常，微生物对宿主可以是有益的也可以是有害的。共生群落是一种成熟的菌斑生物膜，其中有益菌通过与有害菌竞争而占主导地位
T 细胞	来源于胸腺组织的参与适应性免疫反应的细胞，可分化为辅助 T 细胞、细胞毒性 T 细胞和调节 T 细胞。它们主要参与细胞免疫
基质金属蛋白酶组织抑制剂（TIMP）	抑制基质金属蛋白酶的分子
毒力	致病能力的危害程度

🍀 观点快读

牙周病发病机制	• 发病机制一词被定义为"疾病的起源和发展" • 牙周病发病机制或牙周病因学是指一个或多个致病因素导致牙周病发生发展的循序渐进过程（即牙周组织结构和功能的一系列变化）
牙龈炎与牙周炎	• 牙龈炎在牙周炎的初期发生，但并非所有牙龈炎都会发展为牙周炎 • 在牙龈炎中，炎症病变仅限于牙龈；在牙周炎中，炎症病变累及牙龈、牙周膜和牙槽骨
宿主 - 微生物间相互作用	牙周病是龈下菌斑引起的炎性疾病，宿主的牙周组织对菌斑产生免疫反应（免疫炎症事件），两者之间存在复杂的相互作用。这种相互作用导致的组织损伤在临床上被称为牙周炎
失调的免疫炎症反应	正常情况下，龈下菌斑生物膜造成一种慢性低度感染，宿主对其产生具有保护性的轻微炎症反应。然而，对疾病易感的宿主会对龈下菌斑的刺激产生过度或失调的免疫炎症反应，导致组织分解破坏增加
牙周炎的最终结局	牙周组织炎症变化的最终结局是牙周膜纤维断裂，导致牙周附着丧失和牙槽骨吸收。如果不予治疗，牙周炎最终会导致牙脱落

核心知识

引言

牙周炎是一种以非线性方式发展的复杂疾病过程；换句话说，微小的病因可以产生与之不成比例的严重影响。本章将讨论牙周病的发病机制，以及牙周病进展时牙周组织结构和牙周功能发生的一系列变化。在讨论牙周病发病机制时，需要牢记以下两点：

- 细菌是牙周炎的始动因子，但细菌并不是牙周炎的唯一病因。
- 宿主最初对菌斑刺激产生保护性反应（炎症反应），但如果宿主对牙周炎易感，在初期炎症无法控制时，将会导致疾病向慢性感染转变。

> **◆ 临床思维拓展**
>
> **为什么我们需要研究一种疾病的发病机制，并紧密跟进最新科学进展？**
>
> 发病机制是指疾病发生发展的过程。
>
> 任何疾病的治疗策略，都是在根据充分理解其发病机制的基础上提出的。然而，即使是以前被认为合理的治疗措施，在未来也很可能会被否定。这是由于随着科学研究的进展，疾病发病机制的揭示逐步深入，我们对疾病的理解也日益深刻，可能推翻原来比较浅显的疾病认知。因此，紧密跟进疾病研究的最新科学进展至关重要。

因此，目前的研究认为，牙周炎对牙周组织的破坏主要是宿主无法解决炎症反应的结果，而不是最初炎症反应本身的结果。

牙周病的组织病理学

1976 年，Page 和 Schroeder 尝试描述了在牙周炎病程的不同阶段中，组织学层面牙周组织的变化（图 4.1）。这些组织学层面的描述，不能作为临床诊断的依据。图中所描述的组织病理学变化大致对应四个不同阶段的临床表现：

1. 初始病损——临床表现为正常牙龈。
2. 早期病损——临床上可检测到龈沟液（GCF）增多；这一阶段在儿童患者中持续时间较长，但成人患者则很快发展到下一个阶段。
3. 确立期病损——袋壁上皮破损，可表现为探诊出血；这一阶段在抵抗力强的成人患者中可能无限期地持续下去，而不会发展到下一个阶段。
4. 晚期病损——临床检查发现牙周附着丧失，影像学检查可能发现骨丧失。

> **◆ 临床思维拓展**
>
> **牙周袋是怎么形成的？**
>
> 第 1 步：微生物病原体引起的牙龈组织炎症会导致牙龈肿胀和探诊深度增加。
>
> 第 2 步：炎症反应的扩散导致牙周结缔组织中的胶原蛋白分解。
>
> 第 3 步：由于牙周结缔组织中的胶原蛋白分解，结合上皮逐渐向根尖方向迁移，并继续保持牙周围密封的完整上皮屏障；因此形成探诊深度增加的牙周袋（可能与牙槽骨丧失有关）。
>
> 第 4 步：菌斑微生物也随着牙周袋的加深，继续向根尖方向延伸，并在牙周袋的厌氧微环境下大量繁殖。牙周炎随着牙周袋的加深逐步加重，由此形成恶性循环。

牙周组织的炎症反应

虽然堆积的龈下菌斑可导致微生物和宿主同时释放炎症分子（图 4.2），但目前证实，牙周炎的牙周组织损害主要来源于宿主的免疫反应失调。牙周炎症反应可以分为：

- **急性（多形核白细胞的过度活跃）**——多形核白细胞被牙周组织内高水平的趋化因子激活时，脓肿和急性炎症发生。在"呼吸爆发"活动后，多形核白细胞释放大量的溶酶体酶，介导宿主牙周组织的破坏。
- **慢性（巨噬细胞的过度活跃）**——在慢性炎症中，细菌代谢产物刺激巨噬细胞 -T 细胞信号轴，进而改变驻留成纤维细胞，使其分泌破坏组织的次级介质（如 MMPs、PGE_2）。

读者可参考本书第 7 章中关于牙周组织炎症反应的章节，以便更详细地了解细胞和细胞因子及其在牙周炎发病机制中的作用。

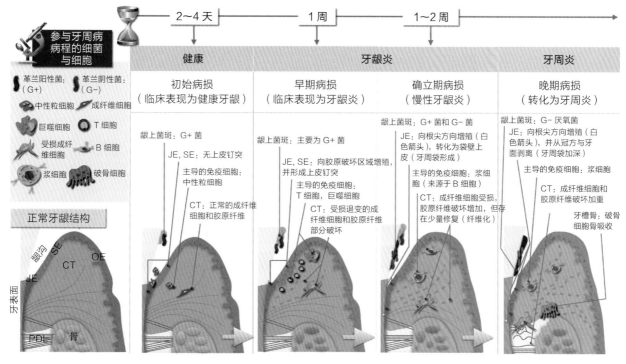

图 4.1　牙周病的组织病理学。 该图显示了牙周病病程不同阶段的组织病理变化

- 左上角的方框显示了参与牙周病病程的关键细菌与细胞
- 左下方的图表显示了健康牙龈组织的组织学构成，包括结合上皮（JE）、沟内上皮（SE）、口腔上皮（OE）、上皮下结缔组织（CT）、牙周膜（PDL）和牙槽骨的位置
- 该图显示并描述了在牙周病病程中，发生组织病理学变化的几个主要区域，即菌斑区、龈沟区、JE/SE 区、上皮下结缔组织区和牙周膜 / 牙槽骨区。当牙菌斑持续存在时，组织学上可观察到四个进展阶段：初始病损、早期病损、确立期病损和晚期病损。这些组织学表现描述了牙周病发生发展的组织学过程：炎症组织内免疫 / 炎症细胞的大规模浸润，与组织破坏有关的蛋白酶释放，从而导致结缔组织结构的破坏（胶原纤维消失），结合上皮细胞向结缔组织破坏区增殖，临床表现为附着丧失和牙周袋形成[1]。注：该示意图为非比例图示。B 细胞，骨髓来源的淋巴细胞；PMN，多形核白细胞 / 中性粒细胞；T 细胞，胸腺来源的淋巴细胞

将牙周炎发病机制与临床症状联系起来

在牙周炎进展过程中，牙周结缔组织破坏和牙槽骨吸收这一过程极为复杂，涉及许多细胞、分子和调节介质，主要包括（图 4.3）：

- 刺激分子——LPS、LTA（细菌来源）；IL-1、TNF-α（宿主来源）。
- 效应细胞——成纤维细胞、破骨细胞。
- 效应分子——MMPs（促进结缔组织分解）；PGE2（促进破骨细胞骨吸收）。

骨吸收和重塑

RANKL 和骨保护素（OPG）是参与骨重塑的关键调节因子，它们直接调控破骨前体细胞和破骨细胞的分化、激活和存活。

◆ 临床思维拓展

"附着丧失"是什么意思？当发生附着丧失时，应着重关注哪部分牙周组织？

"附着丧失"是指牙周膜（PDL）纤维的破坏，这种破坏开始于牙周膜纤维最靠近牙冠的部分，并可以向任何方向发展（向根尖方向的破坏为主要方向）；同时，因失去牙周膜纤维附着，牙也失去了牙槽窝内的支持作用。此处提及的关键特征是牙周膜纤维的破坏，但不包括牙周膜纤维的重塑。尽管牙槽骨吸收可能由软组织炎症进一步扩散而引发，但附着丧失不一定会引起骨丧失。因此，牙周组织受附着丧失影响最大的是牙周膜。

参与牙周组织炎症反应的分子来源

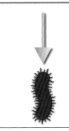

细菌的毒力因子

- 细菌菌体结构：LPS、LTA 等
- 细菌酶：牙龈素（Kgp、RgpA、RgpB）等
- 细菌代谢产物：有机酸（丁酸、丙酸）、硫化氢等
- 协助微生物入侵宿主组织细胞的分子：纤毛等
- 细菌 DNA 与菌体外 NDA（eDNA）

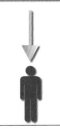

宿主来源的炎症因子

- 细胞因子：白细胞介素（IL）、肿瘤坏死因子（TNF）、趋化因子等
- 前列腺素：PGE_2
- 基质金属蛋白酶（MMPs）

图 4.2　参与牙周组织炎症反应的分子来源。虽然龈下菌斑生物膜可直接释放破坏组织的有毒物质，但其诱发宿主免疫炎症反应导致的牙周组织损伤在牙周病发病机制中占主导位置，并且这种损伤比细菌直接造成的损害更为严重。图中列出了牙周组织中参与炎症反应的重要分子，它们有些来自微生物，有些来自宿主的免疫应答[2]。LPS，脂多糖／内毒素；LTA，脂磷壁酸；Kgp，赖氨酸特异性的牙龈素；Rgp，精氨酸特异性的牙龈素；H_2S，硫化氢；PGE_2，前列腺素 E_2

RANK/RANKL/OPG 系统包括：

- **受体：RANK**——位于破骨前体细胞上的受体，该受体被激活时，破骨前体细胞分化为成熟的破骨细胞。
- **配体：RANKL**——该配体需要与 RANK 受体结合，以激活破骨细胞分化，形成骨吸收细胞池。
- **诱饵受体：OPG**——作为诱饵受体与 RANKL 配体结合，通过拮抗 RANK–RANKL 相互作用来抑制破骨前体细胞分化为破骨细胞。
- **RANKL/OPG 比率**——两种分子表达比率的改变影响骨代谢；例如，RANKL 表达越高，RANKL/OPG 比率越高，则骨代谢平衡向骨吸收亢进转变。

控制炎症

清除炎症不仅是要被动减少促炎信号，而是要积极地促进病损组织恢复。清除组织内的致病因子，这是恢复牙周组织动态平衡的关键一步。当炎症免疫反应失衡时，免疫细胞除了清除细菌等病原体，还攻击机体正常的组织细胞。炎症的消退是由特定分子介导的，包括一群内源性促炎症消退的脂质因子，这些因子可能为牙周炎的治疗提供新的思路。

读者可以参考本书第 7 章来进一步了解这方面内容。

促炎症消退策略：

- 抑制多形核白细胞浸润和迁移。
- 刺激单核细胞浸润和巨噬细胞吞噬死亡细胞，但不刺激释放促炎因子。

促炎症消退介质：

- 脂氧素。
- 消退素。
- Maresins。
- 保护素。

牙周病病程中的免疫反应

免疫炎症反应最初由多形核白细胞和巨噬细胞（先天性免疫的效应细胞）介导。

多形核白细胞对细菌的作用包括：

- **渗出**——血管通透性增加，多形核白细胞向组织浸润。
- **趋化**——向感染部位移动。
- **吞噬**——吞噬、裂解、消化抗原。
- **呼吸爆发**——具有杀菌活性的氧自由基快速释放。
- **分泌炎症介质**——前列腺素（PGE_2）、白三烯（LTB4）、细胞因子（IL-1）。

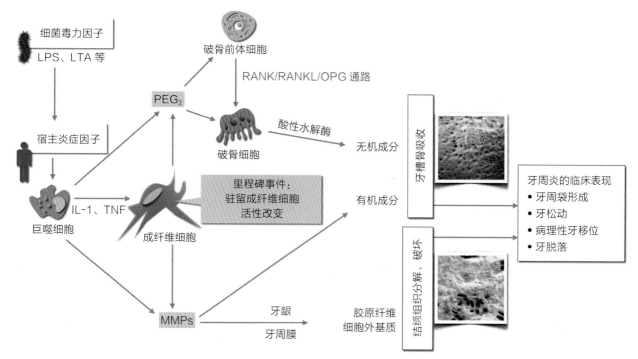

图 4.3　附着丧失：导致牙周病临床症状的重要病理事件[2]。当龈下菌斑持续存在时，牙周组织慢性炎症会进一步加重。细菌毒力因子（如脂多糖/LPS）可激活巨噬细胞产生包括白细胞介素（IL-1）和肿瘤坏死因子（TNF-α）等细胞因子，它们刺激驻留成纤维细胞内部结构改变，产生过量的胶原降解酶，如基质金属蛋白酶（MMPs）和炎症介质（如PGE₂）。基质金属蛋白酶（MMP）会破坏牙龈和牙周膜（PDL）组织内的胶原纤维和细胞外基质成分，并导致牙槽骨的有机成分分解。PGE₂促进破骨细胞分泌酸性水解酶，破坏牙槽骨的无机矿化成分。破骨前体细胞向破骨细胞的分化高度依赖于 RANK/RANKL/OPG 通路，PGE₂可间接增强该通路，从而促进破骨细胞分化，促进骨吸收。总之，菌斑微生物及其产物，以及宿主的免疫失衡反应，共同导致了牙周结缔组织破坏和骨吸收。在临床上，表现为牙龈/牙周膜纤维在牙表面的附着丧失、牙周袋形成、牙松动移位，甚至牙脱落

部分图片摘自 Newman, M.G., Takei, H.H., Klokkevold, P.R., et al. (2019)、Newman and Carranza's Clinical Periodontology (13th ed.)、Philadelphia: Elsevier。OPG，骨保护素；RANK，细胞 NF-κB 受体活化因子；RANKL，细胞 NF-κB 受体活化因子配体

巨噬细胞对细菌的作用包括：

- **吞噬作用**——吞噬和裂解微生物、抗原 - 抗体复合物。
- **抗原处理和呈递**——巨噬细胞是一种专职抗原呈递细胞（APC），可以加工处理被吞噬和裂解的微生物抗原，并将其呈递给 T 细胞。
- **细胞毒性**——杀死含有细胞内抗原的宿主细胞（抵抗病毒、肿瘤细胞、细胞内寄生虫）。

如果先天性免疫无法消除感染，那么适应性免疫系统的效应细胞（淋巴细胞：T 细胞和 B 细胞）就会被招募至炎症部位。免疫应答实际上并不是简单的"线性进展"，而是先天性免疫和适应性免疫紧密结合，一起对抗牙周炎的致病因素（图 4.4）。

宿主易感性的概念

因个体对牙周病的易感性不同，人群中牙周病病程进展也不尽相同。这种差异受遗传、个体和环境因素的影响。虽然细菌是引发牙周病发生的必要条件，但宿主易感性也是导致牙周组织损伤的重要因素（图 4.5）。

宿主对牙菌斑的早期免疫反应	巨噬细胞的激活 & 抗原呈递	慢性免疫反应与附着丧失
第一道防线的招募（先天性免疫） 1. IL-8 招募中性粒细胞（第一道防线）至感染部位 • 吞噬作用 • 呼吸爆发 • 释放炎症介质 多形核白细胞 2. 补体系统：血管通透性的增加使血清蛋白质（补体系统）容易向组织内浸润。补体通过分泌 MAC（膜攻击复合物），在先天性免疫中起杀菌作用 补体蛋白通过一系列级联反应，最终产生 MAC 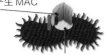 MAC 在细菌的细胞壁上形成孔隙，破坏其完整性，使菌体裂解（杀菌作用）	向适应性免疫转变： 参与该过程的两个分子事件 1. 巨噬细胞：当单核细胞从血液迁移到组织中时，它们会分化成巨噬细胞。巨噬细胞又称为"哨兵细胞"，对病原体抗原分子进行模式识别，并吞噬识别的病原体 2. 抗原呈递标志着先天性免疫向适应性免疫的转变，适应性免疫系统（淋巴细胞）被激活，特异性识别和消灭病原体 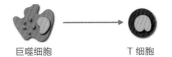 巨噬细胞　　　　　　T 细胞 巨噬细胞吞噬微生物，处理微生物病原体的抗原并呈递给 T 细胞	适应性免疫 1. T 细胞：靶向作用于宿主细胞内病原体产生的抗原（细胞介导的免疫反应），并激活 B 细胞分化，处理细胞外环境中的可溶性抗原 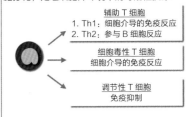 辅助 T 细胞 1. Th1：细胞介导的免疫反应 2. Th2：参与 B 细胞反应 细胞毒性 T 细胞 细胞介导的免疫反应 调节性 T 细胞 免疫抑制 2. B 细胞 / 浆细胞：分泌的特异性抗体靶向细胞外环境中存在的大量可溶性抗原 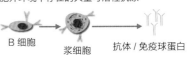 B 细胞　　浆细胞　　抗体 / 免疫球蛋白 浆细胞在组织损伤中起主导作用

图 4.4　牙周病发病机制中的免疫反应。宿主对菌斑微生物的免疫反应，始于龈沟内微生物释放的有害产物，之后结合上皮细胞感受到刺激，并分泌 IL-8。随后，多形核白细胞（PMN）被招募到宿主抵御菌斑微生物的第一道防线，并沿着 IL-8 的浓度梯度从上皮下结缔组织内向龈沟移动。另一方面，多形核白细胞分泌的炎症介质，以及随后的血管反应，能够刺激血清蛋白系统（急性期蛋白、补体系统）来抵御病原体。然后，巨噬细胞被招募至牙周病损处；如果先天性免疫无法遏制菌斑微生物的威胁，抗原呈递细胞就会对抗原进行摄取、加工、处理，并将抗原呈递给适应性免疫中功能更复杂、更精细的效应细胞：T 细胞和 B 细胞。T 细胞主要参与细胞介导的免疫反应，靶向作用于宿主细胞内病原体产生的抗原和试图逃避宿主免疫监视的细胞内病原体。B 细胞分化为浆细胞，浆细胞分泌的特异性抗体处理细胞外可溶性抗原。注：该示意图为方便理解有所简化，不能代表所有参与免疫反应的反馈机制和交互关系

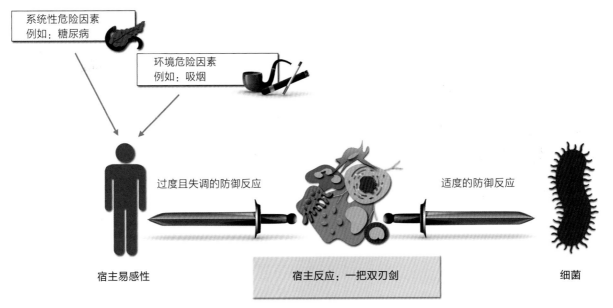

图 4.5　牙周病的宿主易感性[3]。牙周病的表现和病程进展速度取决于宿主对牙菌斑中细菌复合物的免疫反应。根据免疫反应的性质，该疾病可能维持现有阶段而不进展，也可能继续发展并导致慢性炎症性疾病。易感的宿主会因牙周组织破坏而导致临床附着丧失，然而，即使牙菌斑持续存在，不易感的宿主牙周组织也不会产生病损。个体对牙周病的易感性受到各种因素的调节，包括系统性危险因素（如糖尿病）和环境危险因素（如吸烟）

案例练习

临床场景：患者，男，56 岁，主诉：有严重口气，刷牙时牙龈出血。无相关用药史，有吸烟史（已于 6 个月前戒烟，烟龄 15 年，平均每天 20 支）。口腔卫生维护一般，无牙周治疗史，日常使用手动牙刷，每天刷牙两次，每次最多 1 分钟。在过去几个月中，中切牙之间的间隙保持不变。口腔检查发现，牙周探诊深度为 5~8 mm，探诊出血（BOP）阳性位点约 70%，左上中切牙（9 号牙）Ⅰ度松动。全景片显示上颌磨牙区进行性骨吸收（骨吸收超过 80%）。

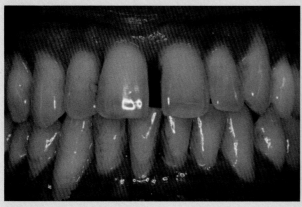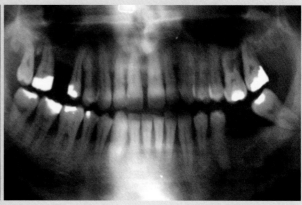

图片摘自 Newman, M.G., Takei, H.H., Klokkevold, P.R., et al. (2019). Newman and Carranza's Clinical Periodontology (13th ed.). Philadelphia: Elsevier.

问题

1. 该牙周病的准确诊断是 _____。
a. 牙龈炎
b. 牙周炎
c. 健康牙周
d. 牙周牙髓联合病变

2. 该牙周炎最可能的病因是 _____。
a. 菌斑
b. 不良修复体
c. 开𬌗
d. 牙根形态异常

3. 该病例中 BOP 过高，最可能的原因是 _____。
a. 吸烟史
b. 戒烟
c. 菌斑引发炎症
d. 𬌗因素

4. 上颌磨牙区为何容易出现严重骨丧失？
a. 宿主易感性
b. 吸烟史
c. 开𬌗
d. 难以清洁

本章内容是在《纽曼 – 卡兰萨临床牙周病学》（第 13 版）的第 7 章的基础上，进行了更新，并对该章节许多重要内容进行了总结。如需全面理解本部分内容，请参阅原著。

答案解析

1. 答案：b
解析：根据临床和影像学检查，同时存在牙菌斑堆积这一局部刺激因素，可推断出这是一例牙周炎病例。

2. 答案：a
解析：口腔卫生不良和菌斑微生物长期刺激导致牙周组织慢性炎症。宿主的炎症免疫反应具有保护作用，但它也会导致牙周组织损伤，发展为慢性牙周炎。不良修复体、开𬌗和牙根形态异常为牙周炎的促进因素，但不是病因。

3. 答案：c
解析：口腔卫生不良和菌斑微生物长期刺激导致牙龈和牙周组织慢性炎症。牙周探针在探诊时容易穿透发炎的结合上皮，进入结缔组织，导致探诊出血。值得注意的是，吸烟会使微血管收缩、痉挛；而戒烟导致微血管不再异常收缩，看似引起牙龈出血增加，但这不是导致探诊出血的主要原因。

4.答案：d

解析：上颌磨牙区常有严重的骨丢失，是因常规的口腔卫生措施难以充分清洁该区域，尤其是上颌磨牙的邻面。随着牙周炎症进展，累及根分叉区时，清洁将变得更加困难，导致上颌磨牙区病变进一步加重。

参考文献

[1] Page, R. C., & Schroeder, H. E. (1976). Pathogenesis of inflammatory periodontal disease: a summary of current work. Laboratory Investigation, 33, 235–249.

[2] Cekici, A., Kantarci, A., Hasturk, H., & Van Dyke, T. E. (2014). Inflammatory and immune pathways in the pathogenesis of periodontal disease. Periodontology 2000, 64, 57–80.

[3] Knight, E. T., Liu, J., Seymour, G. J., Faggion, C. M., Jr., & Cullinan, M. P. (2016). Risk factors that may modify the innate and adaptive immune responses in periodontal diseases. Periodontology 2000, 71, 22–51.

第5章

牙周微生物学

🏵 相关术语

术语 / 缩写	释义
获得性膜	获得性膜中有机物包括多肽、蛋白质和糖蛋白，其在牙表面形成，是细菌的黏附部位
伴放线聚集杆菌	• 革兰阴性、兼性厌氧球杆菌 • 属于绿色复合体 • 与局限性侵袭性牙周炎的发病机制高度相关 • JP2（血清型 b）为高白细胞毒性克隆
异发演替	由外部、非微生物因素（如吸烟）引起的细菌群落组成的变化
自发演替	由微生物因素（如细菌间的相互作用）导致的细菌群落组成的变化
牙石	通过牙菌斑矿化形成的沉积物，通常被一层未矿化的牙菌斑所覆盖（被认为是牙菌斑滞留的因素）
白色念珠菌	• 通过黏膜和血液感染 • 与念珠菌病有关
共聚集	两种不同类型的细菌之间通过特定的分子相互附着并影响生物膜生长的现象
玉米棒样和试管刷样结构	通过球菌（玉米棒样）或革兰阴性杆菌（试管刷样）共聚集于革兰阴性丝状菌上而建立的结构，菌斑生物膜中共聚集的例子： • 玉米棒样结构形成见于龈上菌斑：其中心为革兰阳性丝状菌表面附有球状菌 • 试管刷样结构形成见于龈下菌斑：革兰阴性杆菌附着在丝状微生物上
柯萨奇病毒 A	• 小核糖核酸病毒，无包膜、单链 RNA 病毒 • 与疱疹和手足口疾病有关
牙菌斑	• 高度组织化的牙菌斑生物膜，主要由埋藏在基质（唾液糖蛋白和胞外多糖构成）中的细菌组成 • 不能通过冲洗去除，咀嚼纤维食物或舌运动也无法去除
生态失调	• 微生物群落发生改变 • 有益菌群数量减少，致病菌群数量增加
艾柯病毒	• 小核糖核酸病毒，无包膜、单链 RNA 病毒 • 与疱疹性咽峡炎和吉兰 – 巴雷综合征相关
生态菌斑学说	• 于 20 世纪 90 年代提出 • 牙菌斑总量及其特定微生物构成的变化都可能成为疾病诱因 • 炎症反应导致环境变化，破坏了常驻菌群的动态平衡，从而导致疾病的发生
肠道病毒	• 小核糖核酸病毒，无包膜、单链 RNA 病毒 • 与疱疹性咽峡炎、手足口病（肠道病毒 71 型）相关

🍀 相关术语（续）

术语／缩写	释义
EB 病毒（EBV）	与伯基特淋巴瘤、传染性单核细胞增多症、霍奇金淋巴瘤和 B 淋巴细胞增生性疾病相关，为有包膜双链 DNA 病毒
纤毛和菌毛	与细菌黏附相关的丝状结构
牙龈素	牙龈卟啉单胞菌产生的毒力因子。属于半胱氨酸蛋白酶家族，在黏附、组织降解和逃避宿主反应中发挥重要作用
单纯疱疹病毒 1 型	• 为有包膜双链 DNA 病毒，与原发性坏死性龈口炎（原发性 HSV-1 感染）、复发性口唇病相关 • 潜伏在三叉神经节
单纯疱疹病毒 2 型	• 与生殖器感染相关的有包膜双链 DNA 病毒 • 潜伏在感觉神经节
人疱疹病毒 8 型	• 有包膜双链 DNA 病毒 • 与卡波西肉瘤有关
人类免疫缺陷病毒 1 型	• 逆转录病毒，有包膜单链 RNA 病毒 • 全身感染 • 感染含有 CD4 受体的细胞（辅助性 T 细胞和巨噬细胞系）
人类免疫缺陷病毒 2 型	• 逆转录病毒，有包膜单链 RNA 病毒 • 感染主要发生在非洲中西部 • 比 HIV-1 毒性小
关键病原体学说	• 某些病原体即使数量很低也可能会触发微生物内稳态的破坏，从而导致牙周病的发生 • 牙龈卟啉单胞菌是关键病原体学说的典型范例
白细胞毒素	由伴放线聚集杆菌产生的毒力因子，且对免疫细胞具有白细胞毒性（膜穿孔）作用
脂多糖	• 是革兰阴性菌细胞壁外壁的组成成分，是由脂质和 O 抗原多糖构成的内毒素 • 被 Toll 样受体 4（TLR4）识别 • 诱导强免疫反应
软垢	• 由唾液蛋白、细菌、脱落上皮细胞和食物碎片逐渐积累而成 • 易被冲洗去除
生态位（小生境）	口腔生态系统中特别适合微生物生存的功能空间／结构。例如： • 牙表面 • 靠近牙面的龈下区域 • 颊侧和腭侧上皮、口底 • 舌背 • 扁桃体 • 唾液
非特异性菌斑学说	• 20 世纪中期提出 • 牙周病是由"非特异性的口腔正常菌群混合感染"导致
乳头状瘤病毒	• 无包膜双链 DNA 病毒 • 与生殖器和皮肤疣、宫颈癌和肛门生殖器癌、尖锐湿疣和复发性呼吸道乳头状瘤相关
早期定植菌	细菌（如链球菌、放线菌、二氧化碳噬纤维菌、艾肯菌、韦荣球菌）黏附在获得性膜上，并为晚期定植菌提供新的结合位点

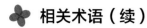 相关术语（续）

术语 / 缩写	释义
群体感应	• 生物膜中细菌之间的通信方法 • 细菌分泌的信号分子在局部环境中累积，一旦浓度达到临界阈值，就会触发一系列反应： 　• 调节抗生素耐药基因的表达 　• 促进生物膜中优势菌的生长 　• 抑制生物膜中竞争菌的生长
晚期定植菌	晚期定植菌缺乏直接定植在清洁牙面的能力，需要黏附在菌斑中已定植的早期定植菌上
Socransky 红色复合体	牙龈卟啉单胞菌、福赛斯坦纳菌和齿垢密螺旋体
特异性菌斑学说	• 在 20 世纪 60 年代早期提出 • 含有特定细菌病原体的菌斑可能是牙周病的致病因素
龈下菌斑和牙石	• 位于龈缘下方 • 以革兰阴性杆菌、丝状菌和螺旋体为主 • 牙石的无机成分主要来自龈沟液，如果牙石出现绿色或深棕色表示存在龈下出血情况
龈上菌斑和牙石	• 位于龈缘上方 • 以革兰阳性球菌和短杆菌为主 • 牙石的无机成分主要来自唾液
易位	细菌通过唾液、探诊从一个小生境传播到另一个小生境
水痘 – 带状疱疹病毒	• 与带状疱疹、水痘和亨特综合征相关，为有包膜双链 DNA 病毒 • 潜伏在感觉神经节
毒力因子	由微生物产生的特定分子，使其能够有效地逃避宿主免疫反应，从而在宿主生态位上定植

观点快读

与牙周健康相关的细菌种类	扁平杆菌、心杆菌、棒状杆菌、金氏菌、二氧化碳嗜纤维菌、真杆菌、消化链球菌、拟普雷沃菌、霍氏菌、约翰森氏菌和支原体
与牙周炎相关的细菌种类	卟啉单胞菌、产线菌、密螺旋体、梭杆菌、坦纳菌、链球菌、放线菌和韦荣球菌
从口腔中清除微生物	非黏附性细菌可通过以下途径去除： • 吞咽、咀嚼或擤鼻子 • 舌头、口腔卫生习惯 • 唾液、鼻液和龈沟液的冲刷 • 鼻腔和鼻窦壁上纤毛的主动运动
在软组织表面的细菌黏附	• 脱落（脱屑）是软组织本身的一种自我更新机制 • 致病菌对不同上皮的黏附率与患者对某些疾病的易感性呈正相关
口腔为微生物种群生长提供的独特环境	口腔提供了细菌难以附着的软组织表面（上皮细胞持续更新）和利于细菌附着的硬组织表面（如牙面，微生物可以在此定植）
龈下菌斑生物膜的组成	• 牙周袋的深度会影响细菌的种类 • 牙周袋的根方主要是螺旋体、球菌和杆菌 • 牙周袋的冠方主要是丝状菌

🌸 观点快读（续）

菌斑生物膜形成的过程	1. 牙面上获得性膜的覆盖 2. 细菌附着 3. 菌斑生物膜成熟
细菌附着的过程	1. 运动到获得性膜表面 2. 通过范德瓦尔斯力和静电斥力实现的初始可逆性黏附 3. 强附着
牙菌斑的微生物组成	随着牙菌斑的逐渐成熟，微生物组成从最初的球菌转变为丝状菌和杆菌，随后转变为弧菌和螺旋体（厌氧菌和革兰阴性菌增多）
菌斑形成中的个体差异	影响菌斑形成的因素有： • 局部因素：吸烟、义齿和修复体的存在，口腔卫生措施 • 宿主因素：唾液中的抗菌因子，菌斑生物膜中的化学成分，牙表面的湿润度，相对唾液流量 • 细菌因素：在唾液冲击下细菌群体的稳定性，细菌的聚集作用 • 其他因素：饮食、咀嚼纤维性食物
在牙列不同位置菌斑形成的差异	菌斑形成更快： • 下颌比上颌菌斑形成快 • 颊面比腭面菌斑形成快 • 邻面比颊面或舌面菌斑形成快
牙龈炎症和唾液对菌斑形成的影响	• 与健康牙龈相比，牙龈边缘发炎的牙表面菌斑形成更快 • 炎症等情况导致龈沟液增加会促进菌斑的形成
年龄对菌斑形成的影响	• 年龄对新菌斑的形成没有影响 • 老年人的灵活性降低可能会影响菌斑形成的数量
牙周有益菌	其有益方面体现在： • 占据可能被病原体定植的生态位 • 积极地阻止病原体黏附在组织表面 • 对病原体的活力或生长产生不利影响 • 影响病原体产生毒力因子的能力 • 帮助降解毒力因子
感染中病原体的鉴定标准	可疑病原体的确认必须符合郭霍法则（Koch's postulates）： • 该特殊病原体能从患者体内分离培养并获得纯种 • 该特殊病原体一旦被分离，便能在实验室中提纯培养 • 该纯种病原体培养物接种至易感动物，能产生同样病症 • 自人工感染的实验动物体内能重新分离得到该病原体
鉴定牙周病原体的标准	因多种致病微生物存在，牙周炎等疾病病原体的确认无法应用郭霍法则。Socransky标准应运而生： • 关联性——与健康部位相比，病损部位的病原体数量必须更高 • 消除性——清除病原体必须阻止疾病进展 • 宿主反应——宿主必须存在对该病原体的免疫反应 • 毒力因子——病原体必须具有导致疾病发生和进展的毒力因子 • 动物模型——在动物实验中必须引起类似的牙周病症状

🍀 观点快读（续）

从健康到牙周病过程中微生物的变化	其特征是：
	• 革兰阳性菌转变为革兰阴性菌
	• 球菌变成杆菌（在后期阶段转变成螺旋体）
	• 不可动到可动微生物
	• 兼性厌氧菌转变为专性厌氧菌
	• 从碳水化合物发酵（糖酵解）能力到蛋白水解能力
牙龈素	• 由牙龈卟啉单胞菌产生的毒力因子
	• 在黏附、组织降解和逃避宿主免疫反应中发挥重要作用的多功能蛋白
	• 负责至少 85% 的宿主蛋白质降解活动
	• 根据三种酶切割精氨酸 – 或赖氨酸 – 肽键的能力，将它们分为 "精氨酸特异性的牙龈素"（RgpA 和 RgpB）或 "赖氨酸特异性的牙龈素"（Kgp）
白细胞毒素	与伴放线聚集杆菌相关的毒力因子，具有直接抑制人体免疫系统的重要成分（如中性粒细胞、免疫球蛋白、补体）的能力
有助于黏附到宿主表面或其他微生物（共聚集）的毒力因子	• 纤毛（牙龈卟啉单胞菌主纤毛和次纤毛）
	• 菌毛（伴放线聚集杆菌菌毛）
	• 黏附素（齿垢密螺旋体的主要鞘蛋白）
有助于破坏 / 逃避补体系统的牙周病原体毒力因子	• 牙龈素（牙龈卟啉单胞菌）
	• Api A（伴放线聚集杆菌）
	• Interpain A（中间普雷沃菌）

核心知识

引言

人从出生起口腔中就已经存在多种细菌。细菌之间的相互作用包括协同作用（如抗生素耐药性）和拮抗作用（如对宿主有益的共栖菌不允许致病菌的生长）。除了细菌，口腔中也有如酵母菌、原生生物和病毒的定植。本章描述了牙周组织健康和疾病状态下的各种微生物和菌斑生物膜。

细菌与菌斑生物膜

口腔内微生物对宿主免疫的防御方式之一是形成菌斑生物膜。菌斑生物膜紧密地附着在牙表面，并且其结构比构成它的单个细菌更为复杂。菌斑生物膜的特征：

- 菌斑生物膜由包裹在胞外聚合物基质（多糖、蛋白质和核酸）中的微生物组成。

- 菌斑生物膜中细菌对抗菌药物的抗药性是自由漂浮（浮游态）细菌的 1000 倍。

- 微生物在菌斑生物膜内形成群落，表现出高度复杂的生态体系。由菌落之间的水性通道组成的原始循环系统有助于将废物从生物膜的深层去除，并向深层提供营养。此外，较大的化学梯度（如氧气或 pH）使生物膜内产生了不同的微环境。

- 菌斑生物膜的无机成分主要包括钙和磷，主要来自唾液（形成龈上菌斑）或龈沟液（形成龈下菌斑）。当菌斑生物膜矿化后，即形成牙石。

图 5.1A 显示了龈上菌斑存在 10 天所造成的牙龈炎症。牙菌斑的堆积往往开始于龈缘和邻间隙；随着时间推移，牙菌斑逐步向牙冠方向延伸（图 5.1B）。当然，表面不规则的牙有其个体化生长模式。

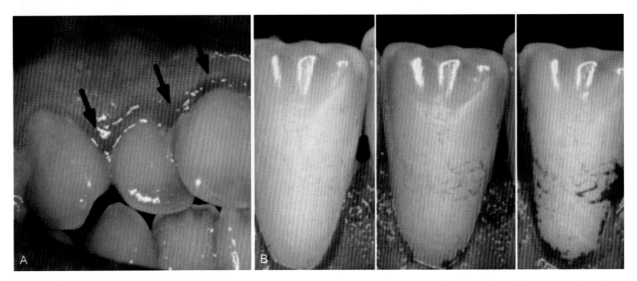

图5.1　龈上菌斑堆积。（A）黑色箭头指示邻近菌斑的边缘龈存在炎症。（B）下前牙唇面龈上菌斑生长的经典模式。可以注意到菌斑是从龈缘向切缘扩散

摘自 Newman, M.G., Takei, H.H., Klokkevold, P.R., et al. (2019). Newman and Carranza's Clinical Periodontology (13th ed.). Philadelphia: Elsevier.

牙菌斑基质的组成

牙菌斑基质包括有机成分和无机成分。

有机成分：

- 蛋白质（如龈沟液中的白蛋白）。
- 糖蛋白——最初覆盖在洁净牙面的重要成分（来自唾液）。
- 多糖——菌斑基质的重要组成部分（来自细菌）。
- 脂质——来自死亡的细菌和宿主细胞以及食物残渣。
- 核酸。

无机成分：

- 矿物质——钙和磷。
- 微量元素——钠、钾和氟化物。

与牙周病相关的菌斑中细菌分类：

- "浮游态"细菌——自由漂浮。
- "生物膜"细菌——固定生长在牙菌斑细胞外基质中。

菌斑的形成和成熟包括几个步骤，其中最重要的是获得性膜形成、细菌附着和黏附、细菌定植和菌斑成熟（图5.2）。

牙周病的微生物学特性

目前的观点认为宿主和微生物在牙菌斑的形成过程中都发挥了重要作用。近些年，学者提出了多种理论，来探讨菌斑数量、质量、微环境或牙菌斑中特定病原体在牙周病发病机制中的重要性。了解各种菌斑学说，可以协助医生制订正确的牙周病治疗决策（表5.1）。

牙周病原菌的毒力因子

研究毒力因子的根本原因：

- 通常很难确定某个微生物是如何致病的。
- 针对一种或多种"病原体"的治疗并不一定能治愈牙周病，因为存在其他具有类似活性的生物体可能会发挥同样的致病作用。
- 因此，我们应关注致病因子（即毒力因子），而不是产生它们的微生物。

牙周致病菌毒力因子的作用机制[2]：

- 牙周致病菌在宿主组织中定植、存活和繁殖（黏附素、纤毛、菌毛）。
- 抑制或逃避宿主防御功能（荚膜、白细胞毒素）。
- 宿主防御无效（白细胞毒素、胶原酶、免疫球蛋白蛋白酶）。
- 病原体的定植和增殖（食物来源的蛋白酶）。
- 牙周组织的破坏——微生物来源（胶原酶、脂多糖、脂磷壁酸、侵袭素、丁酸）或宿主来源（基质金属蛋白酶、细胞因子、前列腺素）。

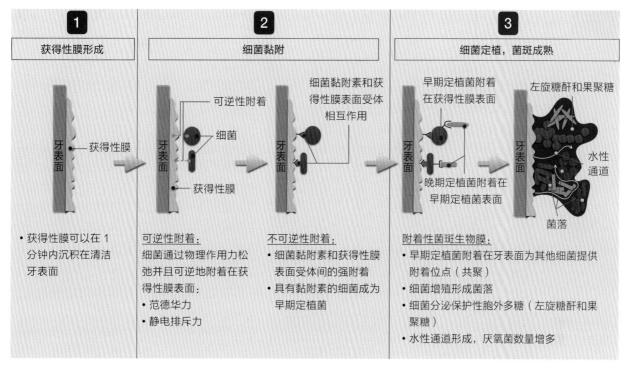

图 5.2　菌斑生物膜的形成。图示菌斑生物膜形成的过程：获得性膜形成——口腔内所有的软硬组织都被来自唾液的一层有机膜覆盖，该膜由较薄的基底层（难以去除）和较厚的球状层（容易去除）组成。获得性膜由唾液糖蛋白吸附在牙面形成，包含如细菌附着位点膜受体的 180 多种蛋白质。细菌附着——细菌是通过微生物的沉降、液体的流动、布朗运动等方式运动至牙面。细菌最初仅通过范德华力（引力）和静电排斥力（斥力）与获得性膜松散地联系。细菌 - 获得性膜之间相互作用的引力和斥力总和可以表示为总吉布斯能。随后，细菌表面黏附素与获得性膜表面受体（如唾液糖蛋白 gp340）相互作用，才会出现稳定的强黏附。细菌定植和菌斑成熟——通过黏附素直接附着在获得性膜上的细菌（早期定植菌），暴露其受体与其他细菌结合（晚期定植菌），这一现象称为共聚。在这一阶段细菌不断增殖形成菌落，这些菌落生长在由细菌（如链球菌）分泌的胞外多糖基质中，且在牙菌斑内形成一个原始循环系统。该循环系统由菌落之间的水性通道组成，有助于将废物从生物膜的深层去除，并向深层提供营养。早期龈上菌斑到晚期龈下菌斑的转变涉及微生物种群从以革兰阳性菌为主导到以革兰阴性菌为主导的转变，并且菌斑生物膜成熟后，其深层会出现更多的厌氧菌

表 5.1	菌斑学说[1]			
	非特异性菌斑学说	**特异性菌斑学说**	**生态菌斑学说**	**关键病原体学说/多微生物协同作用和生态失调模型**
学说	• 所有菌斑致病性相同 • 菌斑数量的增加会导致疾病	• 并非所有的菌斑都具有相同的致病性。 • 一些菌斑生物膜由于特定病原微生物的存在或增加而能造成更大的破坏（菌斑的组成很重要）	• 试图统一特异性和非特异性菌斑学说 • 菌斑的过度生长（数量增加）改变了局部微环境（例如酸性 pH 值），促进了特定细菌病原体的生长	• 与优势菌种可以通过其大量存在来影响炎症的观点相反，关键病原体（如牙龈卟啉单胞菌）即使它们存在的数量很少也能引发炎症 • 这些关键病原体的存在可以使正常的微生物群落失调导致牙周病的发生

表 5.1 （续）

	非特异性菌斑学说	特异性菌斑学说	生态菌斑学说	关键病原体学说/多微生物协同作用和生态失调模型
治疗原则	• 牙周病的控制依赖于牙菌斑总数的减少	• 牙周病的控制依赖于清除致病性菌斑（如使用抗生素针对特定的微生物）	• 通过改变微环境（饮食、口腔卫生、外用氟化物等）来抑制病原体的生长 • 这种学说更多应用于预防龋病而不是牙周病	• 宿主调节作为直接抗菌措施的辅助手段，可解决隐藏在宿主细胞内利用宿主炎症产物作为自己营养物质的关键病原体
缺点	该学说不能解释下列现象： • 在同一个体中，相邻部位可以同时存在牙周健康和牙周病的情况（部位特异性） • 牙周的破坏并不总是与菌斑的量成正比	该学说不能解释下列现象： • 牙周病甚至可以发生在没有"特定牙周病原体"的情况下，如红色复合体细菌 • 在牙周健康的情况下，"病原体"也可能同样存在	• 没有说明宿主遗传的作用，该因素对菌斑生物膜组成和宿主易感性都起着重要作用	• 严重依赖于单一的细菌（牙龈卟啉单胞菌）来解释整个理论 • 此疾病模型相对较新，仍需要进一步验证

◆ 临床思维拓展

下列哪个菌斑学说最适合用来解释多种口腔疾病的病因？哪个菌斑学说是牙周病治疗决策的基础？

所有现有的菌斑学说均未能将导致维持健康或发生疾病的微生物和宿主行为结合起来。

但是，如果必须从现有的菌斑学说中选择一个最佳的，则需要考虑以下问题：

- 对于龋病的发生发展进程，最适合的是生态菌斑学说。它认为微生物酵解糖产酸及牙菌斑中微环境的变化是导致牙脱矿的主要原因。
- 对于牙周炎的发生发展进程，最适合的是多微生物协同作用和生态失调（polymicrobial synergy and dysbiosis, PSD）模型。该学说强调：除了经典的"红色复合体"，其他细菌可能在牙周炎中具有类似的关键作用。PSD 模型是目前最主流的病因学说；然而，这个学说只适合牙周炎。

治疗原理： 适合所有口腔菌斑疾病的病因学说目前仍需进一步研究。然而，我们必须牢记牙周病并不是传统意义上的感染。感染可以确定某一种特定的病原体是导致该感染的原因。然而，牙周病不是这样，牙周病的治疗原则要求所有牙菌斑都必须得到控制。由此，我们也可以看出牙周病的治疗决策是基于非特异性菌斑学说制订的。

总结

因宿主对细菌的反应在疾病的发展中起至关重要的作用，所以当今普遍认为牙周病并不是单纯通过细菌感染引起的。这种观念的转变，并不意味着研究牙周致病菌、毒力因子或宿主免疫应答失调变得不重要。事实上，牙周微生物学是非常重要的，

因为：

- 多微生物的协同作用可以促进宿主免疫应答失调，因此更好地理解这一现象十分重要。
- 对共栖菌的进一步研究可能为牙周病的治疗开辟新策略，如使用益生菌或微生物替代疗法。

案例练习

临床场景： 患者，女，32岁，主诉"近3天牙龈疼痛剧烈。疼痛严重影响睡眠质量，刷牙不敢用力。"
背景资料： 患者无全身系统性疾病，最近的一次牙周洁治是在4年前。患者每天抽20支烟，因最近被解雇，面临一定的经济问题。临床检查：上颌前牙的牙龈边缘有黄灰色物质，外观有穿孔现象，牙龈自发性出血，探诊疼痛。

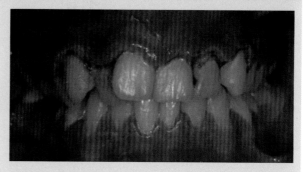

临床图片摘自 Newman, M.G., Takei, H.H., Klokkevold, P.R., et al. (2019). Newman and Carranza's Clinical Periodontology (13th ed.). Philadelphia: Elsevier.

问题

1. 临床图片中的黄灰色物质为：_____。
   a. 牙菌斑
   b. 软垢
   c. 坏死组织
   d. 食物残渣

2. 对于坏死性牙周病（necrotizing periodontal disease, NPD）病例的菌斑样本，在相差显微镜下显示为：_____。
   a. 都是球菌
   b. 都是丝状菌
   c. 运动杆菌和球菌的组合
   d. 丝状菌和可动性螺旋菌的组合

3. 在NPD病例的菌斑样本中，主要能看到哪些细菌？
   a. 牙龈卟啉单胞菌和中间普氏菌
   b. 牙龈卟啉单胞菌、齿垢密螺旋体和福赛斯坦纳菌
   c. 具核梭杆菌和齿垢密螺旋体
   d. 具核梭杆菌和牙龈卟啉单胞菌

4. 在义齿性口炎病例的菌斑样本中会有哪些微生物？
   a. 具核梭杆菌和齿垢密螺旋体
   b. 白色念珠菌
   c. 毛滴虫
   d. 具核梭杆菌和牙龈卟啉单胞菌

本章内容是在《纽曼－卡兰萨临床牙周病学》（第13版）的第8章的基础上进行更新，并对该章节许多重要内容进行了总结。如需全面理解本部分内容，请参阅原著。

答案解析

1. 答案：c
   解析：临床上对坏死性牙周病（牙龈炎、牙周炎和口炎）的定义为龈乳头和龈缘出现坏死和溃疡，牙龈红肿，疼痛，且极易出血，该患者的临床表现类似。

2. 答案：d
   解析：受NPD影响的组织通常存在丝状菌和可动性螺旋菌，这与该疾病的微生物学有关。

3. 答案：c
   解析：虽然样本中可能存在选项中列出的所有细菌，但应以具核梭杆菌（丝状）和密螺旋体（运动螺旋）为主。这种组合是NPD的微生物学标志。

4. 答案：b
   解析：虽然样本中也可能存在细菌和上皮细胞，但应以细长的椭圆形细胞和菌丝形式的念珠菌为主。

参考文献

[1] Rosier, B. T., De Jager, M., Zaura, E., & Krom, B. P. (2014). Historical and contemporary hypotheses on the development of oral diseases: are we there yet? Frontiers in Cellular and Infection Microbiology, 4, 92.

[2] Wolf, H. F., Edith, M., Klaus, H., Rateitschak-Plüss, E., & Hassell, T. M. (2005). Periodontology: Color atlas of dental medicine. New York: Thieme Stuttgart.Cclcc CORRELA.

第 **6** 章

宿主 – 微生物组间的相互作用

🍀 **相关术语**

术语 / 缩写	释义
适应性免疫细胞	• T 淋巴细胞和 B 淋巴细胞
抗菌肽	• 能抵御细菌、病毒和真菌 • 参与先天性免疫反应 • 例如：防御素和抗菌肽
补体系统	• 存在于血清和体液中的蛋白质系统，可被病原体直接激活或间接被病原体 – 抗体复合物激活，进而在病原体表面发生级联反应 • 三个补体活化途径：经典途径、凝集素途径和替代途径 • 所有补体活化途径会导致 C3 的激活，进而导致产生过敏毒素（C3a 和 C5a）、调理素（C3b）和膜攻击复合（C5b-9）
产生细胞外基质的细胞	成纤维细胞、成牙骨质细胞、成骨细胞
免疫调节疗法	• 调节宿主的免疫应答，即通过降低宿主的免疫炎症反应，减少对宿主组织的损伤 • 低剂量多西环素（20 mg，每天 2 次）作为基质金属蛋白酶（MMP）抑制剂（目前作为牙周治疗的辅助药物）是对牙周炎患者进行免疫调节治疗的一个例子
主要参与先天性免疫的细胞	• 中性粒细胞、单核细胞、巨噬细胞、树突状细胞、自然杀伤细胞
微生物相关分子模式（microbe-associated molecular patterns, MAMPs）	• 能够被宿主的先天性免疫系统识别且仅在微生物中保守存在的分子模式 • 例如：细菌细胞壁的大分子、核酸、鞭毛蛋白
NOD 样受体	• 胞质传感器（如 NOD1 和 NOD2）能够感知微生物的入侵，参与促进宿主免疫反应 • 在人口腔上皮、牙龈成纤维细胞和牙周膜成纤维细胞中表达
模式识别分子受体（pattern-recognition receptor, PRR）	• 模式识别分子受体，识别并结合相应的微生物相关分子模式，诱导宿主的免疫应答 • Toll 样受体、核苷酸结合寡聚化结构域样受体、C 型凝集素受体和 RIG-1 样受体（RLR）是主要的模式识别分子受体 • 由先天性免疫细胞、上皮细胞、产生细胞外基质的细胞和获得性免疫细胞表达 • 下游信号通路可导致促炎细胞因子的表达增加，从而导致牙周组织的破坏
免疫耐受性	• 可预防特定抗原产生的免疫反应 • 免疫系统通常对自身抗原（免疫系统不攻击人体自身的细胞）和口腔共栖细菌（对宿主有益的微生物）具有耐受性
Toll 样受体	是具有跨膜蛋白结构的信号受体家族（目前有 10 个），通过触发促炎症级联反应，参与先天性免疫导致的炎症
免疫警惕性	• 激活对特定抗原的免疫反应 • 例如：对牙周致病菌激活的 PRR 信号通路

观点快读

牙周组织的先天性免疫反应	牙周组织抵御细菌挑战的第一道防线，主要由先天性免疫细胞（中性粒细胞、单核细胞、巨噬细胞、树突状细胞、自然杀伤细胞）和上皮细胞、产生细胞外基质的细胞共同识别微生物相关分子模式后激活
模式识别分子受体（PRR）信号通路	配体与模式识别分子受体结合后，Toll 样受体激活并导致细胞核内靶基因的转录，最终产生更多的细胞因子
补体系统在牙周炎中的意义	• 补体系统活力的失调可能导致机体免疫系统无法保护宿主免受病原体的影响，并且放大炎症对组织带来的损伤 • 与非牙周炎患者相比，牙周炎患者龈沟液和牙龈活检组织中的补体水平增加
抗菌肽在牙周炎中的作用	• 抗菌肽（如 α - 防御素和抗菌肽 LL-37）通过中性粒细胞表达，牙周炎患者的龈沟液中这二者表达水平升高 • 健康组织和牙周炎组织中，上皮细胞均可表达 β - 防御素，但在牙周炎组织中表达水平更高
免疫调节疗法	• 主要针对宿主对脂多糖介导的炎症和组织破坏的反应 • 基质金属蛋白酶（MMP）抑制剂（低剂量多西环素）已被用作非手术或手术牙周治疗的辅助治疗 • 低剂量多西环素（20 mg，每天 2 次，连续 3~9 个月）是由美国 FDA 批准的唯一一种用于牙周炎免疫调节治疗的药物
参与宿主免疫反应的细胞组成	• 炎症细胞：中性粒细胞（PMN）、嗜酸性粒细胞、嗜碱性粒细胞、肥大细胞、血小板 • 宿主细胞：驻留成纤维细胞、内皮细胞、上皮细胞 • 抗原呈递细胞：单核细胞 / 巨噬细胞、朗格汉斯细胞 / 树突状细胞 • 免疫细胞：T 淋巴细胞和 B 淋巴细胞、自然杀伤细胞
参与宿主免疫反应的体液组成（可溶性）	• 补体蛋白：C1~9 级联反应和膜攻击复合物 • 酶：基质金属蛋白酶 • 细胞因子：白细胞介素（IL）、干扰素（IFN）、生长因子、肿瘤坏死因子（TNF）等 • 花生四烯酸：前列腺素（如 PGE_2）、白三烯（如 LTB4） • 受体和抗原：模式识别分子受体（PRRs）和微生物相关分子模式（MAMPs）/ 损伤相关分子模式（damage-associated molecular pattems, DAMPs）

核心知识

引言

牙周炎是一种炎症性、破坏性疾病，由寄居在人体口腔中的各种微生物组成菌落并相互作用形成牙菌斑，进而导致易感宿主的牙周炎症反应。宿主对牙周病原体的免疫炎症反应是导致牙周组织破坏的主要原因。因此，了解牙周炎的免疫病理生理学，需要了解以下两个因素之间的相互作用：

• 宿主：免疫系统和组织。
• 微生物：菌斑生物膜中公认的牙周病原体及其产物。

宿主 - 微生物间相互作用中主要参与者

宿主 - 微生物相互作用的开始，首先需要双方将"主要参与者"释放到牙周战场。图 6.1 以简化的方式展示了主要参与者。

宿主 - 微生物相互作用过程：从牙菌斑产生到牙周组织破坏

引发牙周病需要细菌的存在，但细菌本身并不足以造成组织破坏。在一个"易患牙周病"的个体中，宿主有时对细菌发起的反应会过激，并攻击宿主组织本身。这种失调的宿主反应在微生物入侵后难以得到控制，最终会对宿主的牙周组织造成额外的伤害。因此，宿主对牙周组织内微生物的

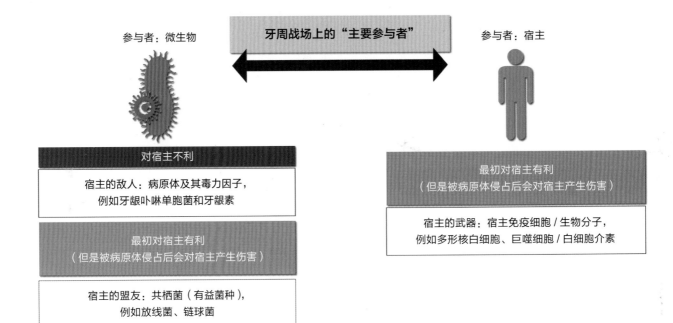

图 6.1　宿主微生物间的相互作用：主要参与者[1]

反应可能会攻击宿主自身组织，导致牙周附着丧失（图 6.2）。

牙周病中的宿主－微生物间相互作用

理想情况下，参与宿主免疫反应的细胞只会攻击致病菌，而不会攻击有益菌或宿主本身。先天性免疫具有识别致病菌的重要防御功能，该功能由宿主－微生物间相互作用而严格调控，宿主的免疫细胞中存在的特殊受体（PRR），能够识别入侵宿主细胞的病原体所表达的特定分子（MAMP）。例如：

- 微生物相关分子模式（配体）——细菌细胞壁大分子（内毒素/脂多糖、脂磷壁酸）、核酸、鞭毛蛋白。
- 模式识别分子受体（受体）——Toll 样受体（Toll-like receptors, TLR）、核苷酸结合寡聚化结构域样受体（nucleotide-binding oligomerization domain-like receptors, NLR），图 6.3 可以进一步了解 MAMP-PRR 相互作用在牙周组织中的影响。

模式识别分子受体分布：除了先天性免疫细胞（中性粒细胞、单核细胞、巨噬细胞、树突状细胞、自然杀伤细胞），模式识别分子受体还通过上皮细胞、分泌细胞外基质的细胞（成纤维细胞、成牙骨质细胞、成骨细胞）和适应性免疫细胞（T 和 B 淋巴细胞）表达。主要识别细菌的模式识别分子受体包括 Toll 样受体和核苷酸结合寡聚化结构域样受体（NLRs）：

- Toll 样受体（TLRs）——跨膜受体（位于宿主细胞的细胞质膜或溶酶体膜上）。
- 核苷酸结合寡聚化结构域样受体（NLRs）——胞质受体（如 NOD1/NOD2）。

损伤相关分子模式（DAMPs）：模式识别分子受体还能识别来自受损宿主组织的免疫反应副产物，称为损伤相关分子模式（DAMPs）。

MAMP-PRR 相互作用的结果：在免疫调节中，MAMP 信号传导通路能够调节口腔菌群的稳态，但它也可以导致慢性炎症状态的病理发展以及牙周组织的破坏。

表 6.1 是牙周病发展过程中，宿主 PRRs 与牙周病原体 MAMPs 相互作用的详细信息。

◆◆ 临床思维拓展

牙周病期间 MAMP-PRR 信号通路会发生什么变化？

在牙周健康状态下，模式识别分子受体（PRR）信号通路能有效调节口腔共栖菌（耐受性），抵御牙周致病菌（警惕性），从而维护牙周组织稳态。在牙周病状态下，耐受和警惕机制失调，导致口腔菌群从共栖菌为主向致病菌为主转变，驱动 PRR 信号通路，诱导产生炎症因子并导致牙周组织破坏。

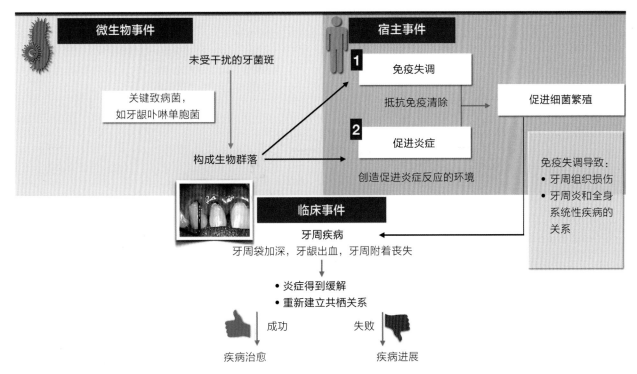

图 6.2　宿主－微生物组间相互作用。从牙菌斑产生到牙周组织破坏。牙周炎的临床表现是牙周支持组织出现严重且无法控制的炎症，从而导致牙周组织破坏。本图回顾了宿主与牙周微生物间相互作用的主要事件：

微生物事件——如果牙菌斑形成不受干扰，逐渐积累变厚，那么牙菌斑的空间条件便开始有利于细菌增殖，早期定植菌（如具核梭杆菌）能够通过化学信号识别黏附，继而影响其生存环境（群体感应）。菌斑微环境变化，促进病原体如牙龈卟啉单胞菌（关键致病菌）的定植和增殖。这种病原体对环境的影响和它的数量之间不成比例。即使牙龈卟啉单胞菌的数量很少，也可影响口腔共栖（共生）微生物群，使其变为易致病的异常微生物群。

宿主事件——菌斑生物膜中，病原体通过特定的分子机制来逃避宿主的免疫杀伤（免疫颠覆）（如破坏补体功能，以干扰中性粒细胞杀伤微生物的作用，帮助牙周病原体在宿主的免疫反应中幸存下来）。此外，炎症组织破坏后的分解产物被异常口腔菌群利用，进一步的繁殖和入侵，加重炎症和菌群失调。损伤相关分子模式（DAMPs）被激发，导致炎症不可恢复，且进展为慢性炎症性病变。病毒参与激活炎症免疫细胞，并破坏免疫细胞间的各种信号通路，使特异性免疫失调。

临床事件——在易感患者中，菌群失调会引起过度宿主反应，造成严重的牙周组织损伤。临床表现为牙周袋加深、牙龈出血和附着丧失。在牙周炎的进展阶段，有效的干预措施是去除口腔堆积的牙菌斑，恢复口腔正常菌群，并且抑制炎症，避免炎症导致进一步的组织破坏（关于炎症抑制的细节见本书第 7 章）[2]。

摘自 Newman, M.G., Takei, H.H., Klokkevold, P.R., et al. (2019). Newman and Carranza's Clinical Periodontology (13th ed.). Philadelphia: Elsevier.

免疫调节疗法

目前免疫调节治疗还在探索阶段，治疗策略主要靶向宿主－微生物间相互作用。这些途径包括：

- **抑制与炎症相关的信号转导通路**。例如，在动物研究中，NF-κB 和丝裂原活化蛋白激酶（mitogen-activated protein kinase, MAPK）通路的药物抑制剂已被证明可以抑制炎症性骨丢失 [6]。
- **抑制补体受体 CR3 和 CR5**。因 C3 是补体系统的核心组成部分，在此水平上的阻断可能有助于治疗与补体系统相关的疾病，包括牙周炎。例如，CR3 拮抗剂和 C5aR 抑制剂在临床前研究中取得了一定进展 [7, 8]。
- **增强抗菌肽活性**。研究显示新的防御素类似物相比于内源性 β-防御素 1 和 3，具有更高的抗菌活性，且对宿主细胞无毒性作用 [9, 10]。
- **抑制降解结缔组织纤维的蛋白酶**。例如，低于抗菌剂量的多西环素可被用于抑制某些基质金属蛋白酶。

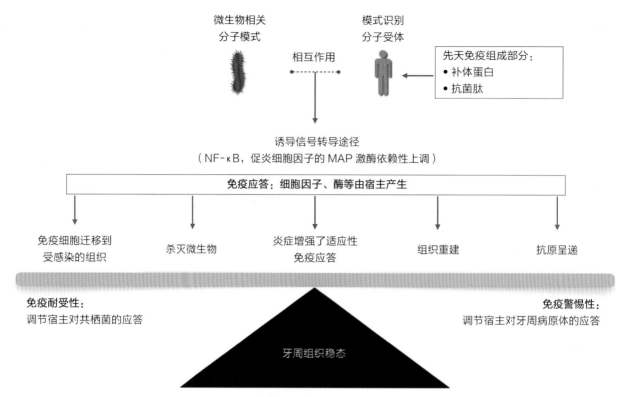

图 6.3　MAMP-PRR 相互作用在维持牙周健康中的作用。宿主能够区分共栖菌和致病菌。微生物相关分子模式（MAMPs）可以被宿主免疫细胞的模式识别分子受体（PRRs）直接识别，从而引发机体的免疫反应（耐受性或警惕性），帮助宿主区分共栖菌和机会致病菌。MAMP-PRR 相互作用能够激活信号转导途径，促进免疫细胞分泌相应的细胞因子、酶等，并且介导免疫防御反应，诱导先天性免疫细胞迁移至感染部位、杀伤病原微生物、帮助受损组织的重建和抗原呈递。MAMP-PRR 相互作用被认为是先天性免疫和适应性免疫之间的桥梁；先天性免疫细胞的 MAMP 信号通路能产生活化适应性免疫的共刺激分子。在健康的牙周组织中，PRR 信号通路能够有效调节口腔正常菌群的平衡（耐受性）并防止周围致病菌的侵袭（警惕性），从而维持牙周组织稳态[3]。MAP 激酶，丝裂原活化蛋白激酶

表 6.1　牙周炎中的 PRR-MAMP 相互作用

模式识别分子受体	定位	微生物相关分子模式的配体	配体来源
TLR-2/TLR-1	细胞质膜	三酰化脂蛋白	革兰阴性菌
TLR-2/TLR-6	细胞质膜	二酰化脂蛋白	革兰阳性菌
		脂磷壁酸（LTA）	革兰阳性菌
		肽聚糖	革兰阳性菌
TLR-4	细胞质膜和溶酶体	脂多糖（LPS）	革兰阴性菌
TLR-9	溶酶体	胞嘧啶 – 磷酸二酯键 – 鸟嘌呤 – DNA	细菌和病毒
NOD1	细胞质	γ – D – 谷氨酰 – 内消旋二氨基庚二酸（iE-DAP）	革兰阳性菌
			革兰阴性菌
NOD2	细胞质	胞壁酰二肽	革兰阳性菌
			革兰阴性菌

表6.1 （续）

- 对革兰阳性菌和革兰阴性菌细胞壁的分子结构了解是宿主识别微生物相关分子模式这一概念的核心
- 生物膜中存在的 MAMPs 可以同时激活 TLRs 和 NOD1/2 信号，它们能进一步激活 MAPK 和 NF-κB 信号通路
- TLRs——人类 TLR 家族目前由 10 个已知的功能受体组成。TLR 家族成员根据分布不同分为两组，一组在细胞质膜上的（TLR-1、TLR-2、TLR-4、TLR-5、TLR-6、TLR-10），一组在溶酶体膜上的（TLR-3、TLR-7、TLR-8、TLR-9）。TLR-4 的独特之处在于它在这两种膜上都有分布
- 革兰阴性菌表达的三酰化脂蛋白可以被 TLR-2/TLR-1 异源二聚体识别，而主要由革兰阳性菌或支原体表达的二酰化脂蛋白可以被 TLR-2/TR-6 异源二聚体识别。分布在细胞质膜的 TLRs 可识别微生物的细胞壁成分（TLR-1、TLR-2、TLR-4、TLR-6）或鞭毛蛋白（TLR-5），而分布于溶酶体膜的 TLRs 可识别微生物的核酸（TLR-3、TLR-7、TLR-8、TLR-9）
- 核苷酸结合寡聚化结构域样受体（NLRs）——分布于细胞质，在感知入侵微生物和促进免疫应答中发挥关键作用。NOD1 识别 γ-D-谷氨酰 - 内消旋 - 二氨基庚二酸（iE-DAP），这是肽聚糖的一种成分，存在于大多数革兰阴性菌和部分革兰阳性菌中，而 NOD2 识别胞壁酰二肽（MDP）存在于所有革兰阴性菌和革兰阳性菌的肽聚糖中 [4, 5]

摘自 Newman, M.G., Takei, H.H., Klokkevold, P.R., et al. (2019). Newman and Carranza's Clinical Periodontology (13th ed.). Philadelphia: Elsevier.

案例练习

临床场景： 一名健康的 36 岁男性患者，要求进行口腔检查。但是，他的妻子描述，"他时常醒来时发现枕头上有血，已经两年没有进行牙科方面的诊疗"。患者无全身系统性疾病。牙周检查结果显示：牙龈红肿（见图），口腔中有大量牙菌斑和牙石，探诊出血率 80%，全口牙齿松动。

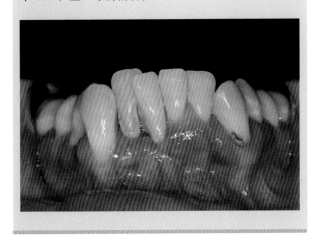

问题

1. 如果对该患者进行微生物检测，可能检测到的有益菌种是：

　　a. 牙龈卟啉单胞菌

　　b. 齿垢密螺旋体

　　c. 放线菌

　　d. 具核梭杆菌

2. 靶向宿主 - 微生物间相互作用的牙周病治疗方案是 _____。

　　a. 增强信号转导途径

　　b. 抑制补体受体 CR3 和 CR5

　　c. 抑制抗菌肽活性

　　d. 增强降解结缔组织纤维的蛋白酶

3. 以下哪一种模式识别分子受体可与牙龈卟啉单胞菌的脂多糖相互作用，启动宿主的免疫反应？

　　a. TLR-2

　　b. TLR-4

　　c. TLR-9

　　d. NOD-2

4. 以下哪个不是促炎细胞因子？

　　a. IL-4

　　b. IL-1

　　c. TNF-α

　　d. IL-6

5. 以下关于抗菌肽的描述正确的是 _____。

　　a. 抗菌肽是适应性免疫系统的组成部分

　　b. 抗菌肽不存在于口腔中

　　c. 防御素是抗菌肽的一种

　　d. 抗菌肽是阴离子肽

本章内容在《纽曼 - 卡兰萨临床牙周病学》（第 13 版）第 9 章的基础上进行了更新，并对该章节

许多重要内容进行了总结。如需全面理解本部分内容，请参阅原著。

答案解析

1. 答案：c

解析：在牙周炎的炎症过程中，牙菌斑里存在有益种属（对宿主友好）和牙周病原体（攻击宿主）。放线菌被认为是一种有益的菌群（图6.1）。

2. 答案：b

解析：多种针对宿主－微生物间相互作用的治疗策略还处于探索阶段，包括：抑制信号转导途径、抑制补体受体CR3和CR5、增强抗菌肽活性、抑制降解结缔组织纤维的蛋白酶。

3. 答案：b

解析：在所列的PRRs中，TLR-4与LPS相互作用，牙龈卟啉单胞菌的脂蛋白与TLR-2相互作用，CpG-DNA与TLR-9相互作用。

4. 答案：a

解析：在所列出的细胞因子中，IL-4被认为是一种抗炎的细胞因子；其余都是促炎的细胞因子。

5. 答案：c

解析：防御素和抗菌肽都具有阳离子特征，并都存在于口腔中。它们是先天性免疫系统的组成部分，通过对细菌细胞膜去极化导致其死亡。

参考文献

[1] Ebersole, J. L., Dawson, D., Emecen-Huja, P., Nagarajan, R., Howard, K., Grady, M. E., et al. (2017). The periodontal war: microbes and immunity. Periodontology 2000, 75(1), 52–115.

[2] Meyle, J., & Chapple, I. (2015). Molecular aspects of the pathogenesis of periodontitis. Periodontology 2000, 69, 7–17.

[3] Cao, X. (2016). Self-regulation and cross-regulation of patternrecognition receptor signalling in health and disease. Nature Reviews Immunology, 16(1), 35–50.

[4] Kawai, T., & Akira, S. (2010). The role of pattern-recognition receptors in innate immunity: update on Toll-like receptors. Nature Immunology, 11(5), 373–384.

[5] Takeuchi, O., & Akira, S. (2010). Pattern recognition receptors and inflammation. Cell, 140(6), 805–820.

[6] Jimi, E., Aoki, K., Saito, H, et al. (2004). Selective inhibition of NF-kappa B blocks osteoclastogenesis and prevents inflammatory bone destruction in vivo. Nature of Medicine, 10(6), 617–624. PMID 15156202.

[7] Adams, JL., Badger, AM., Kumar, S, et al. (2001). p38 MAP kinase: molecular target for the inhibition of pro-inflammatory cytokines. Prog Med Chem, 38(6), 1–60. PMID 11774793.

[8] Abe, T., Hosur, K. B., Hajishengallis, E, et al. (2012). Local complement-targeted intervention in periodontitis: proof-of-concept using a C5a receptor (CD88) antagonist. Journal of Immunology, 189(11), 5442–5448. PMID 23089394.

[9] Hajishengallis, G., Shakhatreh, M. A, Wang, M., et al. (2007). Complement receptor 3 blockade promotes IL-12-mediated clearance of Porphyromonas gingivalis and negates its virulence in vivo. Journal of Immunology, 179(4), 2359–2367. PMID 17675497.

[10] Scudiero, O., Galdiero, S., Nigro, E., et al. (2013). Chimeric beta-defensin analogs, including the novel 3NI analog, display salt-resistant antimicrobial activity and lack toxicity in human epithelial cell lines. Antimicrobial Agents and Chemotherapy, 57(4), 1701–1708. PMID 23357761.

第7章

炎症消退

 相关术语

术语 / 缩写	释义
抗炎	旨在阻断炎症的治疗策略。例如：全身摄入非甾体抗炎药（如布洛芬）以控制发热等炎症表现
花生四烯酸	位于细胞膜磷脂层的多不饱和脂肪酸，由一组磷脂酶释放。释放的花生四烯酸受到环氧合酶（cyclooxygenase, COX）和脂氧合酶（lipoxygenase, LOX）的作用，分别产生前列腺素（prostaglandin, PG）和白三烯（leukotriene, LT）
类型转换	从合成促炎脂质介质到合成促炎症消退脂质介质的转变对于炎症的主动消退至关重要。这种"类型转换"缺陷使炎症慢性化、持续化，无法消退
环氧合酶（COX）	将花生四烯酸转化为脂质介质（主要是 PG）的酶。COX 有两种类型：COX-1 和 COX-2。COX-1 是组成型表达的，有助于维持 PGs 的基础水平，而 COX-2 由受到炎症刺激的细胞所表达
实验性牙周炎	在动物身上进行的实验研究，是用于测试新干预措施预防或治疗牙周病的安全性和有效性的模型
白三烯（LTs）	LOX 酶产生的脂质介质。白三烯由炎症细胞（如中性粒细胞、肥大细胞和巨噬细胞）产生。LTB4 是最有效的 LTs 之一，在中性粒细胞趋化中起重要作用
脂质介质	由多不饱和脂肪酸（polyunsaturated fatty acids, PUFA）在特定酶促作用下衍生的分子，在炎症和炎症消退中起重要作用
脂氧合酶（LOX）	代谢花生四烯酸并最终产生 LT 的酶。有三种类型——5-LOX、12-LOX 和 15-LOX——分别存在于白细胞、血小板和内皮细胞中
Omega-3 多不饱和脂肪酸	主要来源于饮食（海洋哺乳动物和鱼类中含量较高），能合成特异性促炎症消退介质，如消退素、保护素和 maresins
促炎症消退	旨在促进炎症消退的治疗策略，如运用 SPM（如消退素）来治疗牙周病
前列腺素（PG）	PG 是在炎症中起重要作用的脂质介质，由 COX 的酶促作用产生。它们有 10 个亚类，其中 PG D~I 是重要的炎症介质。抗炎药物主要通过抑制 PG 及其作用来发挥功能
特异性促炎症消退介质（specialized proresolving mediators, SPM）	在促进炎症消退中起主要作用的脂质介质

观点快读

炎症的主要标志	红（rubor）、肿（tumor）、热（calor）、痛（dolor）和功能障碍（functio laesa）
急性炎症	宿主对组织损伤的即时反应（几分钟或几小时内）；有效应对和处理病理性刺激后，急性炎症反应很快消退是有益的
慢性炎症	长期／无限期（数月或数年）持续的炎症，主要是由于急性炎症迁延不愈
炎症消退	一个主动的过程（不是以前认为的被动过程）
脂质介质	在炎症消退中起主要作用，被称为 SPM
SPM 示例	脂氧素、消退素、保护素和 maresins
作用方式	炎症期间，脂质介质类型发生转换；从产生急性炎症的引发剂（如前列腺素和白三烯）转变为产生 SPM 导致炎症消退
机制	SPM 阻断中性粒细胞和嗜酸性粒细胞的浸润，募集单核细胞，并增强巨噬细胞对中性粒细胞的吞噬和清除，导致炎症消退
脂氧素	脂氧素是源自花生四烯酸的天然促炎症消退分子。阿司匹林诱导合成一类特殊的脂氧素，称为阿司匹林引发的脂氧素（aspirin-triggered lipoxins, ATLs）
其他 SPM	消退素、保护素和 maresins 由食物中的 omega-3 多不饱和脂肪酸合成
消退素系列	E 系列和 D 系列消退素分别由二十碳五烯酸（EPA）和二十二碳六烯酸（DHA）生物合成。EPA 和 DHA 是 omega-3 多不饱和脂肪酸
病理学	在牙周炎的病理过程中，激活炎症消退和恢复内稳态的信号失败，慢性炎症由此持续存在
治疗潜力	最近的临床前（动物）研究表明，SPM 是预防和（或）治疗牙周炎等慢性炎性疾病的绝佳候选
再生潜力	使用实验性牙周炎模型的动物研究表明，除了有效清除炎症，SPM 还可促进丧失的牙周组织再生
方法	促炎症消退和抗炎是完全不同的治疗策略
SPM 的益处	与传统阻断炎症活化（抗炎）相比，刺激炎症消退反应是一个新兴的、令人兴奋的领域，具有重大临床意义，副作用较少

核心知识

引言

炎症消退是一个有益的过程，可恢复组织内稳态。"关闭"炎症是由一系列内源性脂质介质（如脂氧素、消退素、保护素、maresins）介导的恢复健康的重要现象。如果最初引发炎症的微生物在初始部位被清除，但很久之后宿主的炎症反应仍未能被"关闭"，那么将会导致宿主组织的持续损伤。

在了解炎症消退之前，回顾炎症现象的某些知识是很重要的。

炎症

炎症是一种保护性生理反应，可保护宿主免受感染或损伤，并通过维持组织内稳态使身体恢复正常。然而，只有在感染或损伤的危险解除后，炎症适时消退，它才具有保护性（图 7.1）。

> ◆ **临床思维拓展**
>
> 为什么临床医生有必要了解炎症消退及其介质的重要性？
>
> 新的证据表明，牙周炎等慢性炎症的发生可能与炎症消退"失败"有关，而不仅仅是初始炎症的存在。现在重要的是区分"保护性"和"破坏性"炎症。这一新共识迫使科学界重新思考现有的慢性炎症治疗和控制的方法。因此，对于临床医生来说，了解有关炎症消退的研究进展非常重要，这是一种颇有前景的宿主调节方法。

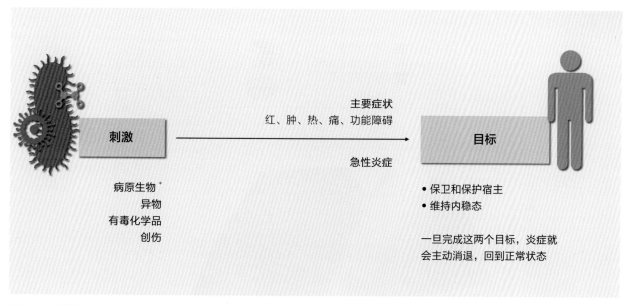

图7.1 保护性炎症：主要症状和目标。急性炎症反应被认为是一种保护性反应，当抵御病原刺激这一主要目标实现后，症状也随之消除。* 病原生物是一种潜在的致病生物，正常环境中对宿主是有益的（共生）

急性炎症具有自限性

对损伤或感染的局部炎症反应——由特异性促消退介质（SPM）在空间上（限制在有限的区域/空间内）和时间上（适时停止）调节的炎症反应——被认为有利于恢复组织健康。

急性炎症时血管和细胞反应的顺序：

1. 血管反应，由于血流量增加、血管舒张和血管通透性增加而引起红、热和水肿/肿胀等临床症状。

2. 多型核中性粒细胞（PMN）从血管内被募集，并浸润到受影响的组织中，临床症状为疼痛、组织损伤和脓液形成。

3. 单核细胞从血管募集并分化为巨噬细胞。临床表现为炎症消退后的组织修复/愈合。如果炎症没有消退，巨噬细胞会引发适应性免疫应答失衡并加剧持续性炎症，从而引发慢性疾病。图 7.2 显示了自限性急性炎症的三个主要事件。

更好地了解脂质介质的复杂机制（促炎与促炎症消退）使我们能够利用这些信息，并研究新的治疗策略治疗牙周炎等慢性炎性疾病，表 7.1 列出了促炎和促炎症消退脂质介质之间的差异。

炎症的消退是由产生促炎脂质介质到产生促炎症消退介质的类型转换引发的，上述变化可导致：

- 白细胞浸润停止——由于 SPM 与先天免疫细胞受体选择性相互作用。
- 血管通透性/水肿随着中性粒细胞的死亡（凋亡）恢复正常。
- 胞葬作用——单核细胞和巨噬细胞的非炎性浸润可影响炎症部位的坏死碎片、死亡微生物和凋亡中性粒细胞的清除。

◆ 临床思维拓展

促炎症消退治疗策略的局限性是什么？

由于存在多种具有组织特异性和刺激特异性的异质性炎症消退通路，很难将某一种促炎症消退介质确定为治疗多种疾病的通用解决方案。

类型转换过程中发生的反应如图 7.3 所示。

特异性促消退介质（SPM）——SPM 来源于脂肪酸（见表 7.1），包括脂氧素、消退素、保护素和 maresins。在控制炎症方面，它们的功能有一定重叠。表 7.2 概述了目前已知的各 SPM 的功能。虽然所有的 SPM 都可以激发胞葬作用和控制疼痛，但只有消退素被证实会影响所有有助于炎症消退的标志性功能。

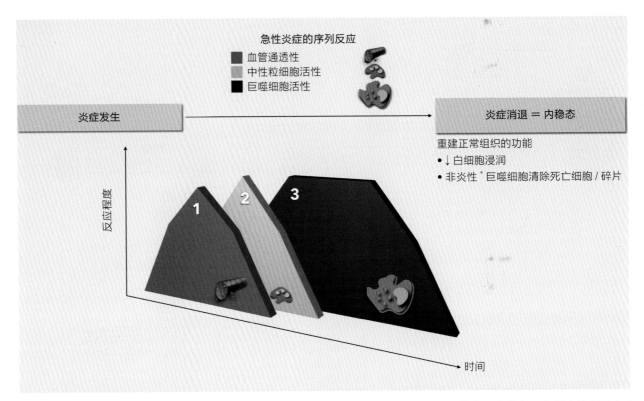

图 7.2 **自限性炎症**。自限性炎症包括三个依次出现峰值的主要事件（在炎症开始主动消退之前有一定程度的重叠）：血管反应、中性粒细胞活化和巨噬细胞活化。该图显示了这三个事件在受到病原刺激后，从炎症发生到炎症消退过程中上升和下降的现象。当相应的细胞／分子活性在达到峰值后没有有效下降时，即认为炎症消退"失败"。当急性炎症未能消退时，无法达到组织内稳态，就会出现慢性疾病[1]。＊非炎性：不产生发热介质

表 7.1	促炎介质和促炎症消退介质之间的差异	
	促炎介质	**促炎症消退介质**
目的	诱导炎症作为宿主的直接防御	限制炎症以恢复组织内稳态
多不饱和脂肪酸（PUFA）的衍生物	来自花生四烯酸：前列腺素、白三烯、前列环素、血栓素、内过氧化物酶	来自花生四烯酸：脂氧素 来自二十碳五烯酸（EPA）：消退素 E 系列 来自二十二碳六烯酸（DHA）：消退素 D 系列，保护素，maresins
引发细胞功能	↑趋化性 渗出 激活 NF-κB 产生炎性细胞因子 细胞凋亡	↓趋化性 非炎性吞噬 抑制 NF-κB 酶活性与细胞活性的类型转换 胞葬作用
组织反应	血管扩张 疼痛 肿胀、发热	血管收缩 镇痛 恢复内稳态

　　细胞凋亡：细胞自主死亡。趋化：免疫细胞随细胞因子或化学物质的浓度梯度进行迁移。渗出：血细胞从毛细血管进入血管外空间。胞葬：巨噬细胞吞噬凋亡的中性粒细胞而不引起伴随的炎症反应[2]。NF-κB：活化 B 细胞的核因子-κ 轻链增强子，是一种控制促炎信号通路的蛋白复合物。非炎性：不产生发热介质

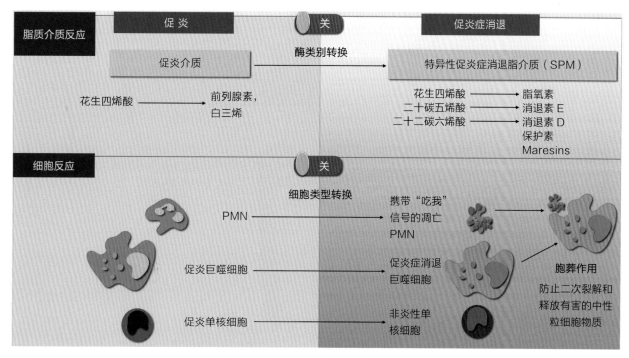

图 7.3 炎症消退期间的"类型转换"。发生两种反应：脂质介质反应：酶类转换导致产生 SPM，而不是促炎介质。随后，SPM 通过减少白细胞浸润，清除死细胞和碎片，积极控制炎症，从而恢复组织内稳态。细胞反应：

1. PMN 的变化——在通过急性炎症对抗病原体刺激后，中性粒细胞经历凋亡（细胞自主死亡）和胞葬。在胞葬作用中，死亡细胞在其膜完整性丧失之前被去除，从而防止有毒物质渗漏到组织中。

2. 单核细胞 / 巨噬细胞的变化——炎症消退期间从血管募集到靶组织中的单核细胞是不产生发热物质的（非炎性的）。组织内的巨噬细胞从"促炎"表型转变为"促炎症消退巨噬细胞"[1]

表 7.2 特异性促炎症消退介质的功能

	脂氧素	消退素	保护素	Maresins
PMN 浸润减少	√	√	√	—
激发胞葬作用	√	√	√	—
促进组织再生 / 重建	—	√	—	√
控制疼痛	√	√	√	√
保护神经组织	—	—	√	—

牙周病中未消退的慢性炎症

细菌会引发牙周病，但并不是导致疾病进展的唯一原因。在易感个体中，向慢性疾病进展的特征是免疫系统无法清除病原微生物，以及死亡中性粒细胞的无效清除。当保护牙周组织免受病理刺激的急性宿主反应转变为加重的慢性炎症时，组织完整性将受到威胁（图 7.4）。

全身相关性——病理损伤引起的过度炎症反应导致牙周组织局部持续产生促炎介质（IL-1、TNF-α、PGE_2 等）。这些介质进入循环中会对全身健康造成有害影响，导致健康状况恶化。过度炎症反应促进多种疾病的发生，如阿尔茨海默病、糖尿病、代谢综合征等，这可能反映了脂质介质类型转换的失败（图 7.5）。

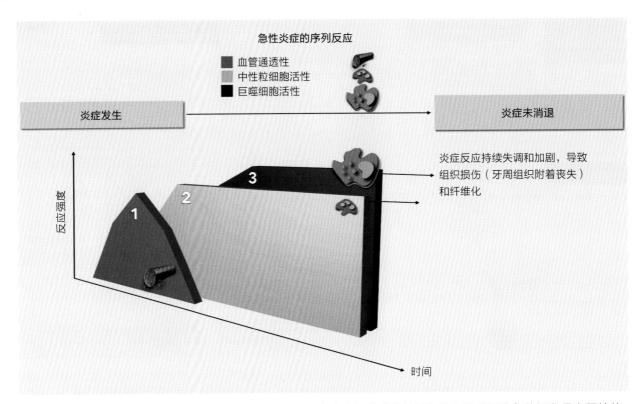

图 7.4　未消退的炎症：细胞反应的顺序和强度。图 7.2 中炎症细胞（中性粒细胞和巨噬细胞）的活化是自限性的。炎症未消退是可逆性牙龈炎向不可逆性牙周炎转变的一个合理解释[3]

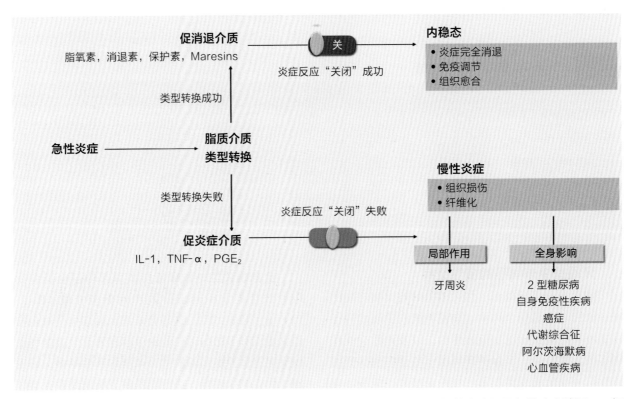

图 7.5　脂质介质类型转换无效 / 失败的后果。急性炎症的结果——无论是转换成慢性炎症还是急性炎症消退——都受到脂质介质类型转换的影响。当这种脂质介质类型转换失败时，免疫炎症反应失调会导致促炎介质的释放。未消退的炎症也是其他疾病的标志，例如糖尿病、自身免疫性疾病、代谢综合征；牙周疾病导致过多的促炎介质释放到体循环中，可能会加重这些疾病[1]。PGE$_2$：前列腺素 E$_2$；TNFα：肿瘤坏死因子 - α

炎症消退介质的治疗作用

SPM 通过关键酶的生物合成，诱导从促炎作用到促炎症消退作用的"类型转换"，是治疗包括牙周病在内的慢性炎性疾病的潜在干预手段。

抗炎和促炎症消退策略——促炎症消退和抗炎是完全不同的治疗策略。虽然抗炎介质阻断和抑制引发急性炎症的通路，但促炎症消退介质是一种特殊的脂质，急性炎症启动后方能在宿主防御中发挥作用（图 7.6）。

实验性牙周炎的动物研究已经确定使用外源性脂质介质进行治疗干预的少数可能措施（表 7.3）。

表 7.3　SPM 在牙周炎治疗中的作用（动物模型）[4,5]

SPM	治疗作用
脂氧素 A4	减少（↓）附着丧失（骨和结缔组织）
阿司匹林引发的脂氧素（ATL）	促进（↑）组织愈合 ↓ PMN 浸润
消退素 E1	↓ 骨丧失
Maresin 1	↓ 破骨细胞数目 ↑ 组织再生

> ◆ **临床思维拓展**
>
> 抗炎和促炎症消退治疗策略有什么区别？
>
> 促炎症消退策略可能是有益且优于抗炎策略的治疗措施，因为它们能够促进组织愈合、恢复组织功能，且副作用最小。
>
> 作用时机：SPM 在正常炎症反应发生后发挥作用，而抗炎介质作用于阻断或抑制炎症本身。

> ◆ **临床思维拓展**
>
> 除 SPM 外，还有哪些已经确定的潜在促炎症消退策略？
>
> 除脂质介质 SPM 之外，其他种类的介质是蛋白质（膜联蛋白、黑皮质素）、气体介质和嘌呤（腺苷）。

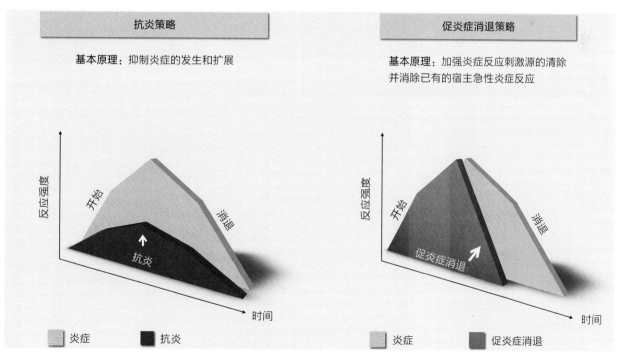

图 7.6　抗炎和促炎症消退策略之间的差异

总结

　　急性炎症的终止，以前被认为是促炎信号的被动和自然衰减，现在认为这是一个经严格调控的、主动的生化过程，以促进组织恢复内稳态。

- 过度的宿主反应持续加剧，形成牙周组织内的慢性炎症环境，最终导致组织损伤。
- 慢性病灶改变了身体远端的整体组织反应，对全身健康产生短暂或永久的影响。

- 基于SPM的治疗可有效利用外源性脂质介质，限制或积极消除炎症，恢复组织内稳态。这种宿主调节疗法在许多疾病（包括牙周炎）中的临床应用前景光明，需要进一步研究。

◆ 临床思维拓展

解决"炎症消退缺陷"对牙周治疗有何潜在帮助？

　　内源性炎症消退缺陷引起牙周炎炎症表型时，外源性SPM治疗分子的应用有可能防止进一步的附着丧失，并增强组织再生，从而获得新的牙周附着。

案例练习

　　临床场景：一位身体健康的30岁男性患者称"我的牙龈发炎了"。口腔检查显示牙列拥挤，局部菌斑沉积，有广泛的牙龈炎症。患者是一名研究生，他说精神压力影响到了他的睡眠。他的口腔卫生指数一般。

　　患者刷牙时避开了有炎症和出血的部位。他希望在正畸治疗之前恢复牙龈"健康"。临床检查显示探诊深度为2~3 mm，BOP为42%。左下尖牙、侧切牙和中切牙有牙龈退缩。

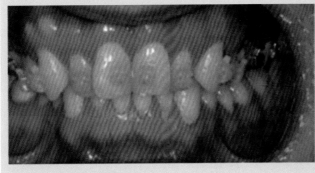
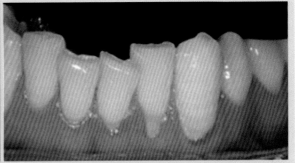

问题

1. 以下所有因素都与牙龈炎有关，除了：
   - a. 营养缺乏
   - b. 女性激素变化
   - c. 菌斑生物膜
   - d. 药物
   - e. 骨丧失
2. 以下都是消炎介质，除了：
   - a. 消退素
   - b. 保护素
   - c. 脂氧素
   - d. Maresins
   - e. 前列腺素

3. 为什么在这个案例中炎症没有自行消退？
   - a. 牙列不齐
   - b. 睡眠障碍
   - c. 菌斑微生物
   - d. 正畸托槽
4. 促炎症消退策略比抗炎策略更 _____ 。
   - a. 逊色
   - b. 相似
   - c. 优越

　　本章改编自《纽曼－卡兰萨临床牙周病学》（第13版）的第10章，是对该章许多重要内容的总结。读者可阅读参考相关章节，以全面理解重要内容的知识点。

答案解析

1. 答案：e

解析：骨丧失不是牙龈炎的特征。牙龈炎是一种受激素、遗传因素、药物和环境因素调节的可逆性炎症。消除病因刺激后，炎症随之消退，组织恢复到健康状态。

2. 答案：e

解析：前列腺素是源自 COX-2 的促炎介质，能促进炎症。促炎症消退脂质介质是激活细胞、恢复内稳态的活性脂质。与细胞结合后，消炎脂质能够增加吞噬作用，并激活坏死细胞和微生物的清除。

3. 答案：c

解析：本例中牙龈炎的病因是牙菌斑中的微生物。由于病因的存在，炎症持续，无法消退。一旦炎症的病因得到处理，炎症会随之消退。

4. 答案：c

解析：促炎症消退策略可能优于抗炎策略，因为它们具有促进组织愈合和功能恢复且副作用最小的潜力。

参考文献

[1] Freire, M. O., & Van Dyke, T. E. (2013). Natural resolution of inflammation. Periodontology 2000, 63, 149–164.

[2] Serhan, C. N. (2011). The resolution of inflammation: the devil in the flask and in the details. FASEB Journal: Official Publication of The Federation of American Societies For Experimental Biology, 25, 1441–1448.

[3] Van Dyke, T. E., & Kornman, K. S. (2008). Inflammation and factors that may regulate inflammatory response. Journal of Periodontal Research, 79, 1503–1507.

[4] Van Dyke, T. E., Hasturk, H., Kantarci, A., Freire, M. O., Nguyen, D., Dalli, J., et al. (2015). Proresolving nanomedicines activate bone regeneration in periodontitis. Journal of Dental Research, 94, 148–156.

[5] Hasturk, H., Kantarci, A., Goguet-Surmenian, E., Blackwood, A., Andry, C., Serhan, C. N., et al. (2007). Resolvin E1 regulates inflammation at the cellular and tissue level and restores tissue homeostasis in vivo. Journal of immunology (Baltimore, MD: 1950), 179, 7021–7029.

第 8 章
牙周病的局部促进因素

🌸 相关术语

术语	释义
牙石	• 矿化的牙菌斑 • 自身不会直接导致牙龈炎症
食物嵌塞	• 食物被咬合力强行楔入牙间隙
软垢	• 微生物、脱落上皮细胞、白细胞、唾液蛋白和脂质的聚合物 • 内部结构无序，比牙菌斑的黏附力弱
充填式牙尖	• 能将食物强行挤入对颌牙间隙的牙尖 • 可见于缺失牙未及时修复和相邻牙接触关系发生改变时
反转现象	• 牙石持续沉积直至达到顶峰，此后牙石数量可能会减少。牙石沉积到达顶峰所需的时间在 10 周到 6 个月之间 • 大块牙石容易受到来自食物及颊、唇和舌运动的机械磨损。牙石沉积到达顶峰后数量降低的现象被称为反转
龈下牙石	• 位于龈缘根方，可通过探查及 X 线检查发现 • 通常坚硬且致密，呈深棕色或墨绿色 • 与牙面附着牢固
龈上牙石	• 位于龈缘冠方 • 呈白色或淡黄色，质地如同黏土 • 易与牙面分离
吐舌	• 对前牙有过大的侧向力，可导致前牙呈扇形移位 • 牙移位和前牙开𬌗的促进因素 • 可能伴随张口呼吸

🌸 观点快读

牙石成分	• 70%~90% 无机物 • 四种主要晶型是羟磷灰石（58%）、镁白云石（21%）、磷酸八钙（12%）和磷酸氢钙（9%） • 磷灰石常见于下颌前牙区，磷酸镁常见于下颌后牙区
牙石形成	• 最易形成牙石的区域是上颌磨牙颊面和下颌切牙舌面 • 矿物质沉积在牙菌斑形成的 1~14 天开始，钙化可在牙菌斑形成 4~8 小时后即开始 • 钙化始于邻近牙齿结构的内表面

观点快读（续）

牙石附着于牙骨质	牙石附着方式： • 有机薄膜 • 机械锁结 • 与未改变的牙骨质表面微小凹陷紧密贴合 • 细菌渗入牙骨质表面
影响牙周组织的局部促进因素	• 修复体边缘（边缘不密合、悬突、龈下边缘） • 粘接剂残留 • 牙根穿孔、牙根纵裂、牙髓治疗失败 • 外形过突或接触点丧失的冠修复体 • 自凝丙烯酸 • 可摘局部义齿的设计 • 修复过程（橡皮障夹、车针、排龈线等） • 咬合紊乱
后牙接触点丧失	• 丧失邻间接触且有食物嵌塞的后牙比没有食物嵌塞的后牙表现出更深的探诊深度和更多的临床附着丧失
前牙深覆𬌗	• 上前牙腭侧及对颌下前牙唇面食物嵌塞的常见原因 • 会导致伴牙龈退缩的附着丧失
创伤性𬌗	• 咬合紊乱导致牙周支持组织损伤、牙周间隙增宽、牙周膜纤维中胶原成分减少、血管增多、牙槽骨中白细胞浸润、破骨细胞增多 • 有原发性𬌗创伤的牙齿与没有原发性𬌗创伤的牙齿相比，预后更差，松动度更加明显
正畸治疗和牙槽骨丧失	• 正畸治疗对青少年牙槽骨骨水平影响不大 • 患有活动性牙周炎的成人（有深牙周袋，探诊出血），正畸治疗可加速其牙周病的进程
牙根吸收的危险因素	• 治疗持续时间 • 加力的大小 • 牙移动的方向 • 连续加力与间歇性加力
第三磨牙的拔除	• 拔除阻生的第三磨牙通常导致第二磨牙远中的垂直骨缺损，这与翻瓣的设计无关，更常见于 25 岁以上的患者 • 菌斑滞留、探诊出血、牙根吸收、牙囊增宽和第三磨牙倾斜程度等均与垂直骨缺损有关
影响牙周组织的不良习惯	• 刷牙不当 • 将牙签楔入邻间隙 • 用指甲按压牙龈 • 食物灼伤 • 阿司匹林或可卡因引起的化学损伤、牙膏所致的过敏反应，以及咀嚼口香糖、烟草，使用浓缩漱口水等
阿司匹林引起的化学烧伤	• 可表现为渗出严重的水疱，结缔组织中的炎性浸润
无烟烟草	• 白斑病变（无烟烟草导致的过度角化） • 伴有局灶性炎症的斑纹型过度角化 • 基底细胞层增生 • 牙龈退缩、牙根颈部磨损和根面龋的发生率增加

观点快读（续）

与口腔饰物相关的创伤	• 唇或舌穿孔与牙龈损伤或退缩、牙/修复体/固定瓷修复体的损坏、瘢痕组织形成、潜在的金属过敏反应等有关
暴力刷牙	• 刷牙引起的急性创伤：牙龈溃疡和擦伤引起疼痛 • 刷牙引起的慢性创伤：颊舌侧的牙龈退缩 • 牙线使用不当可能导致牙间乳头撕裂
放疗	• 头颈部的经典剂量：5000~8000 cGy，通常以递增的剂量给予（分次）；每周100~1000 cGy • 影响：软组织缺血和纤维化，骨组织血管减少、缺氧 • 放射治疗开始后5~7天出现皮炎和黏膜炎 • 含乙醇的氯己定漱口水（又称洗必泰）会刺激并加剧疼痛 • 采用定制托盘，应用氟化物可预防龋齿
放射性骨坏死	• 放疗开始前软组织应完全愈合 • 发生放射性骨坏死的危险因素包括探诊深度大于5 mm、菌斑指数大于40%、牙槽骨丧失大于60%的位点 • 无法充填治疗的患牙和有严重牙周问题的患牙应在放疗前拔除 • 择期牙周手术应在咨询肿瘤科医生后进行 • 己酮可可碱和维生素E抗氧化疗法可促进放射性骨坏死部位的血管重建和治疗 • 高压氧疗法对放射性骨坏死的疗效有限

核心知识

引言

　　牙菌斑生物膜是牙龈炎症的主要原因，多种因素（局部和全身的）可使个体易发生牙菌斑积聚。本章重点介绍口腔内可促进牙菌斑滞留并由此进一步导致牙龈炎症和牙周组织疾病的局部因素。分类如下：

- 病理生理性因素——牙石。
- 医源性因素——不良修复体、与正畸治疗相关的牙周并发症、第三磨牙的拔除。
- 解剖因素——与牙、黏膜和颌骨相关的因素。

牙石

　　牙石是牙菌斑生物膜矿化（钙化）的产物。被各种类型的结晶磷酸钙穿透的矿化生物膜可在游离龈缘冠方（龈上牙石）或根方（龈下牙石）形成牙面和义齿表面中等硬度的沉积物。表8.1列出了两种牙石的不同特征。

牙石在牙面的附着

　　牙石在牙面的附着方式会影响器械清除牙石的难易程度。现已发现四种附着方式，如图8.1所示。

牙石的形成

- 菌斑生物膜的存在是牙石形成的先决条件，矿化过程在这种软性沉积物中发生。然而，并非所有菌斑都一定会发生钙化。未发展成牙石的菌斑会在2天内达到矿化物质含量最高的平台期。
- 唾液和龈沟液（GCF）分别提供形成龈上牙石和龈下牙石所需的矿物质。
- 对于菌斑矿化，磷可能比钙更重要。
- 钙化需要钙离子与菌斑有机基质中的碳水化合物–蛋白质复合物结合，以及结晶磷酸钙盐的析出。上述过程始于与牙面相邻的生物膜内表面。
- 晶体最初在胞间基质中形成，然后在细菌表面，最后在细菌内部形成。
- 单独的钙化灶增大，并合并形成大块牙石。
- 牙石是分层形成的，它们通常被一层薄的分隔层隔开，随着钙化的进行，该层会嵌入牙石中。

龈上牙石和龈下牙石的临床图像见图8.2。

表 8.1	龈上牙石和龈下牙石	
	龈上牙石	**龈下牙石**
矿物质来源	唾液	龈沟液（GCF）
部位	龈缘冠方，口内可见	龈缘根方，常规口内检查不可见，将牙龈与牙面分离时（如使用气枪）可见
颜色	白色 / 黄白色，受吸烟和食物色素的影响	深棕色 / 墨绿色
质地	坚硬，像黏土	致密，像燧石
在牙面 / 修复体表面的黏附强度	易分离	附着牢固
复发率	迅速	比龈上牙石慢
结构中矿物质的主要晶体形式	羟磷灰石、磷酸八钙	羟磷灰石、镁白云石
钙磷比	低于龈下牙石	高于龈上牙石
微生物分布特征	丝状微生物为主，与牙面垂直	球菌、杆菌和丝状菌无序排列
其他显著特点	常见于邻近唾液腺导管开口的下颌切牙舌面和上颌磨牙颊面，亦常覆盖于废用牙咬合面	牙龈退缩时，龈下牙石暴露，并被重新定义为龈上牙石

牙石在牙面附着的四种形式

有机薄膜	机械锁结	紧密结合	细菌穿透
通过有机薄膜附着于牙骨质上	与不规则的表面，如龋损或吸收陷窝等，通过机械锁结相连接	牙石下表面与未改变的牙骨质表面凹陷或平缓倾斜的牙骨质丘紧密相连	细菌可以穿透牙骨质表面

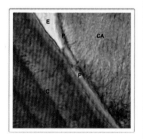

牙石（CA）附着于牙釉质表面和牙骨质（C）的有机膜（P）上，釉质腔隙（E）

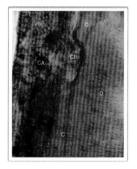

牙石（CA）通过牙骨质吸收区（CR），与邻近牙本质（D）的牙骨质（C）连接

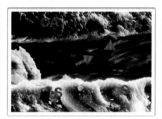

先前附着于牙骨质表面（S）的龈下牙石（CA）下表面。注意牙石中的牙骨质丘（箭头）

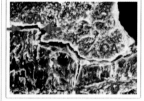

龈下牙石（CA）嵌入牙骨质表面（箭头）并穿透到牙本质（D），因此难以去除

图 8.1　牙石附着于牙面的四种形式。 牙石可能通过以下方式附着于牙骨质：（1）有机薄膜，（2）机械锁结于表面不规则处，（3）紧密结合于轻微凹陷或倾斜的未改变的牙骨质，或（4）细菌穿透到牙骨质表面[1, 2]

摘自 Newman, M.G., Takei, H.H., Klokkevold, P.R., et al. (2019). Newman and Carranza's Clinical Periodontology (13th ed.). Philadelphia: Elsevier.

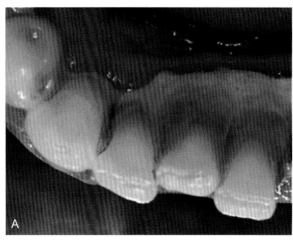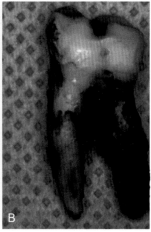

图 8.2 龈上牙石和龈下牙石的临床图像。下前牙区广泛的龈上牙石沉积（A）和被拔除的磨牙根面上的龈下牙石（来自不同患者）（B）

摘自 Newman, M.G., Takei, H.H., Klokkevold, P.R., et al. (2019). Newman and Carranza's Clinical Periodontology (13th ed.). Philadelphia: Elsevier.

牙石矿化的理论

菌斑矿化形成牙石的确切机制尚未可知。现有的各种理论主要涉及矿物沉积和晶核形成。

矿物沉积

该理论基于磷酸钙盐沉积导致牙石形成而提出。矿物盐的沉积可归因于：

- **局部 pH 值升高（碱性环境）会降低沉积系数**——这可能由以下原因引起：
  - 当唾液从导管口流出时，二氧化碳水平下降（因此在唾液腺导管口处，牙石快速形成）。
  - 菌斑内细菌生成氨。
- **唾液滞留**——进而导致胶质蛋白（先前与唾液中的钙磷离子结合）析出，磷酸钙盐沉淀。
- **酶的作用**——菌斑内细菌分泌的磷酸酶使游离磷酸根离子增多。菌斑细菌分泌的酯酶使游离脂肪酸增多，后者首先与钙镁离子结合形成皂基，然后导致磷酸钙盐沉淀。

晶核形成

- 也称为外延生长或异质成核。
- 矿化核心（可能为菌斑内的胞间基质）在菌斑基质内诱导形成小的钙化灶，后者扩大、融合形成矿化团块。

其他促进因素

促进个体菌斑滞留和牙龈炎症的局部因素（牙石除外）包括：

菌斑滞留的医源性因素：

- 具有下列特点的不良修复体：
  - 边缘悬突。
  - 龈下边缘。
  - 修复体边缘和牙体之间的间隙。
  - 过凸的修复外形。
  - 边缘嵴不协调，邻间接触关系不良。
  - 树脂、瓷和金修复体表面的凹槽和划痕。
  - 龈沟内残留的粘接剂。
  - 桥体与组织的过度接触。
  - 使用橡皮障夹、成型片和车针时撕裂牙龈。
- 与正畸治疗相关的牙周并发症。正畸治疗可能通过促进菌斑滞留、过度延伸的正畸装置直接损伤牙龈、对牙和其支持组织施加过大或者不当的正畸矫治力（或两者兼而有之）等方式影响牙周组织。
- 拔除阻生的第三磨牙。通常导致第二磨牙远中的垂直骨缺损。

菌斑滞留的解剖学因素：

- 牙相关因素（如畸形发育沟、颈部釉突）。
- 黏膜相关因素（如牙龈退缩、牙龈肿大、系带牵拉异常）。
- 颌相关因素（拥挤、咬合紊乱）。

◆ 临床思维拓展

牙石在牙周病发展中的作用是什么?

牙石本身不会直接导致牙龈炎症。牙石矿化后,矿化微生物几乎不能进行任何代谢活动,牙石中的细菌失去毒力。但与其他促使菌斑滞留的因素(如修复体冠缘不密合或者边缘悬突)一样,牙石会促进菌斑滞留,从而导致牙龈炎症。

◆ 临床思维拓展

哪些因素可能导致牙石的致病性?

牙石为菌斑生物膜的形成提供了理想环境,是牙周炎发生发展的重要局部促进因素。牙石的致病性可能与以下因素有关:

1. **菌斑滞留作用**——在体内,牙石表面总是黏附着一层菌斑,促进牙周病的发展。
2. **机械性阻碍个人口腔卫生措施实施**——牙石阻碍牙菌斑的去除。
3. **多孔性**——牙石可以吸附并储存细菌来源的抗原物质、毒素和骨吸收因子[3]。

案例练习

临床场景:50 岁健康女性,主诉是"我要做很多工作,有很长时间没来看牙医了"。她没有已知的健康问题,没有过敏史和用药史。牙周检查发现:牙龈红肿(A)、大量的牙石(B)、探诊出血、部分牙齿松动和根分叉病变。左上中切牙(9 号牙)有咬合震颤。放射学检查显示:广泛的水平型骨吸收伴局部漏斗状吸收,牙周膜间隙增宽(C)。

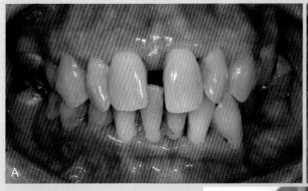
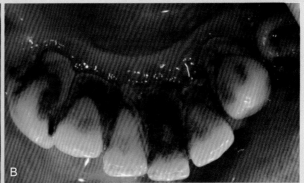
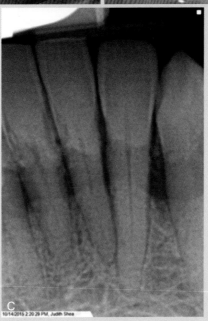

总结

虽然许多因素会导致牙菌斑滞留，但这并不意味它们是牙周病的主要病因。它们的作用主要是引起菌斑生物膜的积聚和改变局部微环境，从而使个体易患牙周病。尽管如此，去除牙石等局部易感因素仍被认为是牙周综合治疗的主要步骤之一。

问题

1. 以下所有特征都与龈上牙石有关，除了：

a. 质地硬如黏土

b. 复发快

c. 主要由羟磷灰石和镁白云石无机相组成

d. 微生物分布以丝状细菌为主

2. 龈下牙石中有哪些病原微生物？

a. 球菌、杆菌和丝状菌

b. 球菌和杆菌

c. 杆菌和丝状菌

3. 以下哪一项不是菌斑滞留的医源性因素？

a. 边缘悬突

b. 龈上边缘

c. 不恰当的修复体边缘嵴

d. 正畸托槽

4. 在案例练习的图 B 中，牙石附着在牙体舌面的方式是什么？

a. 无机薄膜

b. 机械锁结

c. 开放式自适应

本章内容来自《纽曼－卡兰萨临床牙周病学》（第 13 版）第 13 章，是对该章节许多重要内容的总结。读者可阅读参考该章节，以全面理解重要内容的知识点。

答案解析

1. 答案：c

解析：除选项 c 外，其他均为龈上牙石的特征。龈上牙石主要由羟磷灰石和磷酸八钙组成，镁白云石存在于龈下牙石中。表 8.1 给出了龈上牙石和龈下牙石之间的直接比较。

2. 答案：a

解析：龈下牙石中存在多种病原微生物，包括球菌、杆菌和丝状菌。龈上牙石以丝状菌为主。

3. 答案：b

解析：除选项 b 之外，其他选项都被认为是菌斑滞留的医源性因素。龈下边缘被认为是菌斑滞留的医源性因素，而不是龈上边缘。

4. 答案：b

解析：表面不规则处（吸收陷窝）的机械锁结是牙石附着于牙表面的四种模式之一。其他方式包括有机薄膜、紧密结合和细菌穿透。

参考文献

[1] Zander, H. A. (1953). The attachment of calculus to root surfaces. Journal of Periodontology, 24(1), 16–19.

[2] Selvig, K. A. (1970). Attachment of plaque and calculus to tooth surfaces. Journal of Periodontal Research, 5(1), 8–18.

[3] Patters, M. R., Landesberg, R. L., Johansson, L. A., Trummel, C. L., & Robertson, P. B. (1982). Bacteroides gingivalis antigens and bone resorbing activity in root surface fractions of periodontally involved teeth. Journal of Periodontal Research, 17(2), 122–130.

第9章

全身状况和吸烟对牙周病的影响

相关术语

术语 / 缩写	释义
晚期糖基化终产物	蛋白质和基质分子的非酶糖酵解导致糖基化终产物的积聚
粒性白细胞缺乏症	• 更严重的嗜中性粒细胞减少症累及中性粒细胞、嗜碱性细胞和嗜酸性细胞 • 中性粒细胞绝对计数小于 100/μL • 严重的感染，口腔黏膜、皮肤、消化道以及泌尿生殖道的溃疡性坏死性病变
贫血	• 红细胞数量和血红蛋白含量的减少 • 恶性贫血导致舌乳头的萎缩致使舌头表现为发红、平滑及发亮，牙龈表现为明显的苍白 • 缺铁性贫血——表现与恶性贫血一样 • 镰状细胞性贫血——为遗传性的慢性溶血性贫血，在非洲裔美国人群中发病率较高。特征为苍白、黄疸、无力、类风湿表现、腿部溃疡，骨小梁呈梯子状排列 • 由有毒药物引起的再生障碍性贫血，伴随的中性粒细胞减少症会增加感染的易感性
口角炎	• 病因可能是核黄素缺乏 • 与流涎或念珠菌病相关
双膦酸盐相关的颌骨坏死（BRONJ）	有双膦酸盐用药史、无颌面部放射治疗史的患者出现部分颌骨暴露和坏死持续超过 8 周
双膦酸盐	用于治疗骨质疏松症、佩吉特病、骨转移、多发性骨髓瘤和其他涉及脆弱、易骨折的骨骼疾病的抗再吸收剂
先天性白细胞颗粒异常综合征	• 由溶酶体运输调节蛋白突变引起的常染色体隐性遗传病，导致吞噬作用减少和杀伤微生物减弱 • 常可见严重的牙周破坏
唐氏综合征	21 三体综合征，以智力残疾和生长迟缓为特征。嗜中性粒细胞趋化性、吞噬作用和细胞内杀伤能力不足是导致牙周破坏的原因
既往吸烟者	既往吸烟总数不少于 100 支，但目前不吸烟的个人
下丘脑 – 垂体 – 肾上腺（hypothalamic-pituitary-adrenal，HPA）轴	• 神经内分泌系统的重要部分，参与调控应激反应 • 促肾上腺皮质激素释放因子通过调节 HPA 轴在应激反应中起核心作用
白血病	• 白细胞前体的恶性肿瘤 • 可分为淋巴细胞性或骨髓性、急性、亚急性或慢性 • 细胞防御能力差，对感染的易感性增加 • 白细胞浸润、出血、口腔溃疡和感染是口腔常见表现

🍀 相关术语（续）

术语 / 缩写	释义
白细胞黏附功能缺陷（leukocyte adhesion deficiency, LAD）	• 常染色体隐性遗传病，其特征在于免疫缺陷导致复发性感染 • 无法产生或无法正常表达血管黏附分子——白细胞表面整合素（CD18），从而导致对细菌的防御受损
中性粒细胞减少症	• 循环中性粒细胞水平低 • 可由感染或化学物质引起，或特发性或遗传性 • 可能是慢性或周期性的 • 重度中性粒细胞减少——中性粒细胞绝对计数（absolute neutrophil count, ANC）小于 500/μL；在这种情况下，重度牙周破坏很常见
不吸烟者	一生中吸烟未超过 100 支且目前未吸烟的个人
骨质疏松症和骨质减少症	• 特征为骨量低和骨结构破坏，骨折风险增加 • T 值是比较患者的骨矿物质密度与 30 岁成年健康人的骨量峰值，使用标准差确定骨量减少和骨质疏松 • 骨质减少：骨矿物质密度低（T 值为 –2.5～–1） • 骨质疏松症：T 值不超过 –2.5
吸烟史	• 吸烟史 = 每天的吸烟包数 × 吸烟年数 • 评估吸烟的累积效应
掌趾跖角化牙周破坏综合征	• 常染色体隐性遗传病，无性别倾向，特征为掌跖角化过度和牙周严重破坏 • 中性粒细胞功能下降
晚期糖基化终末产物受体（RAGE）	晚期糖基化终末产物受体
吸烟者	既往吸烟总数超过 100 支且目前仍吸烟的个人
特发性血小板减少性紫癜	• 皮肤或黏膜因出血的发生而呈紫色外观 • 血小板计数低，血凝块回缩和出血时间延长，正常或轻微凝血时间延长 • 皮肤或黏膜自发性出血 • 口腔中出现瘀点和血疱 • 去除局部刺激因素（菌斑或牙石）可缓解牙龈炎症和出血
1 型糖尿病	• 以前称为胰岛素依赖型糖尿病 • 占所有糖尿病患者的 5%～10% • 由细胞介导的胰腺 β 细胞自身免疫性破坏引起
2 型糖尿病	• 以前称为非胰岛素依赖型糖尿病 • 占所有糖尿病患者的 90%～95% • 由胰岛素抵抗、胰岛素分泌受损和肝脏中葡萄糖产生升高引起，不伴有胰腺 β 细胞的破坏 • 常与肥胖相关
维生素 C 缺乏症	• 导致坏血病，特征为出血倾向和伤口延迟愈合 • 坏血病的常见口腔体征：牙龈出血、牙龈肿胀和牙齿松动

❀ 观点快读

吸烟与牙周炎	• 吸烟是牙周炎的主要危险因素 • 吸烟对牙周病的患病率、严重程度、病因和发病机制均有影响，以及对治疗有负面影响
烟草的有毒化学物质	• 气相——一氧化碳、氨、甲醛、氰化氢和致癌毒素 • 颗粒相——焦油 • 尼古丁——高度成瘾，导致血压升高、心脏和呼吸频率增加和局部血管收缩
烟草的毒性	归因于焦油的浓度
对吸烟习惯的依赖	• 归因于尼古丁（烟草中最具药理活性的化合物） • 尼古丁在结构上与乙酰胆碱有高度的相似，能模拟其功能导致外周血管收缩
评估吸烟状况	呼出的一氧化碳含量或测量血清、唾液或尿液中的可替宁（尼古丁的主要代谢物）
吸烟的效应	减少牙龈炎症和探诊出血（BOP），更高的患病率和更严重的牙周破坏，牙周探诊深度、牙周附着丧失和牙齿脱落率增加
来自 NHANES Ⅲ 的结果（牙周炎和吸烟协会）[1]	• 吸烟者罹患牙周炎的概率是非吸烟者的 4 倍 • 既往吸烟者患牙周炎的风险低于目前的吸烟者，但风险大于不吸烟者 • 已有 11 年戒烟史的既往吸烟者患牙周炎的概率在统计学上与不吸烟者相似
戒烟计划	• 简短的干预计划，包括五个 "A"：询问（ask）、建议（advise）、评估（assess）、协助（assist）和安排（arrange） • 牙周炎的患病率和严重程度随着戒烟而降低
戒烟方法	• 意志力 • 自助材料 • 初级保健的简短干预方案 • 尼古丁替代疗法 • 伐尼克兰——尼古丁乙酰胆碱受体的部分激动剂 • 安非他酮——以较低剂量用于戒烟；在较高剂量下，用作抗抑郁药 • 其他方法——冥想、咨询、认知行为疗法、催眠、针灸等
吸烟对种植体的影响	• 吸烟患者的种植体失败率是不吸烟患者的 2 倍 • 骨质较差的上颌骨植入的种植体风险更高
吸烟对牙周治疗的影响（总结）	吸烟者可能： • 早期罹患牙周疾病 • 传统治疗措施很难达到有效治疗 • 持续患进行性或复发性牙周炎 • 牙齿脱落或种植体周围骨丧失的风险增加，即使遵守充分的牙周维护治疗控制
内分泌失调和与激素变化相关的牙周炎	糖尿病、代谢综合征、女性性激素波动和甲状旁腺功能亢进
未控制的糖尿病对牙周的影响	• 牙龈肿大，无蒂或有蒂的牙龈息肉，息肉样牙龈增生，脓肿形成，牙周炎和松动牙 • 未控制或控制不佳的糖尿病与易患包括牙周炎在内的感染，及感染严重程度增加有关
未控制的糖尿病的口腔表现	• 唇干裂 • 黏膜干燥和开裂 • 口、舌的烧灼感 • 唾液量减少 • 微生物群的改变（白色念珠菌、溶血性链球菌和葡萄球菌增加） • 增加龋齿率

🍀 观点快读（续）

对亚利桑那州皮马族印第安人糖尿病和牙周炎的流行病学研究	• 40% 的成年皮马族印第安人有 2 型糖尿病 • 糖尿病患者的破坏性牙周炎和牙缺失的发生率显著高于非糖尿病患者 • 糖尿病患者罹患牙周炎的概率是非糖尿病患者的 3 倍
代谢综合征	• 描述腹部肥胖的病症，并结合以下两种或多种： 　• 高血压 　• 血脂异常 　• 高血糖 • 增加罹患 2 型糖尿病和心血管疾病的风险
代谢综合征和牙周炎	• 肥胖、肥胖相关特征和代谢综合征可能是牙周炎严重程度和进展的危险因素 • 肥胖与脂肪组织中的巨噬细胞所产生的促炎细胞因子（如 IL-6 和 TNF-α）增加，以及 T 细胞和单核细胞 / 巨噬细胞的功能障碍有关
青春期和月经的影响	• 青春期和月经周期的激素变化导致既往存在的牙龈炎恶化，伴有明显的炎症、水肿和牙龈增生 • 良好的口腔卫生可以预防或减轻
妊娠和牙龈炎	• 妊娠本身不会导致牙龈炎 • 妊娠性龈瘤——一种见于妊娠期妇女的非特异性、血管形成性和增殖性的牙龈炎症 • 中间普氏菌在妊娠期间显著增加，与雌二醇和黄体酮的峰值水平相关 • 妊娠中期和晚期症状最为严重 • 良好的口腔卫生可以预防或减轻牙龈炎
细菌－激素相互作用	中间普氏菌在妊娠期内显著增加，与雌激素和黄体酮水平的升高以及牙龈出血有关
绝经的影响	• 激素波动可引起绝经期龈口炎 • 干燥、灼热感，对温度变化极其敏感
甲状旁腺功能亢进	• 骨骼广泛脱矿质，骨髓间隙结缔组织中的破骨细胞增殖能力增加，形成骨囊肿和巨细胞瘤（纤维性骨炎或雷克林霍森骨病） • 棕色瘤——充满纤维组织的骨囊肿，含大量富含铁血黄素的巨噬细胞和巨细胞 • 错𬌗畸形、牙齿松动、骨质疏松症的影像学证据、牙周膜增宽、硬骨板缺失、囊肿样的透射阴影
与牙周病相关的血液疾病	中性粒细胞减少症、粒细胞缺乏症、白血病、贫血、血小板减少症、抗体功能缺乏障碍
与牙周破坏相关的遗传性疾病	先天性白细胞颗粒异常综合征、惰性白细胞综合征、白细胞黏附功能障碍、掌跖角化牙周破坏综合征、唐氏综合征
压力和牙周疾病	• 压力本身不会导致牙周疾病 • 个体应对压力的方式影响牙周病原菌所引起的牙周破坏 • 相对于牙周健康患者，牙周病患者不太可能使用积极的应对技能（如情景控制），而更多地通过避免责备（情绪化）来应对压力
压力引起的免疫抑制	• 响应压力而增加的皮质醇的产生通过抑制中性粒细胞活性、IgG 产生和唾液 IgA 分泌从而抑制免疫反应 • 应激诱导的神经递质（肾上腺素、去甲肾上腺素、神经激肽和物质 P）可通过激活淋巴细胞、嗜中性粒细胞、单核细胞和巨噬细胞而造成组织的破坏
压力对牙周治疗结局的影响	压力会损害炎症反应和基质降解，导致愈合过程更痛苦，更缓慢，预后更差

❀ 观点快读（续）

营养的影响	• 核黄素缺乏症——舌炎、口角炎、脂溢性皮炎和浅表性血管性角膜炎 • 硫胺素缺乏症——水肿、食欲不振、过敏和口腔黏膜糜烂 • 烟酸缺乏症——糙皮病（皮炎、胃肠道紊乱和神经 / 精神异常） • 维生素 C（抗坏血酸）缺乏症——坏血病
维生素 C（抗坏血酸）缺乏和牙周疾病	• 影响牙周膜内的胶原代谢 • 干扰骨生成 • 增加口腔黏膜的通透性 • 抗坏血酸缺乏本身不会导致牙周炎（需要有局部的微生物因素）
双膦酸盐特征	• 对羟基磷灰石具有高亲和力 • 通过抑制破骨细胞从而抑制骨代谢 • 通过抑制上皮细胞的迁移和伤口关闭从而破坏软组织的伤口愈合 • 骨中的双膦酸盐的半衰期估计为 10 年或更长
双膦酸盐相关下颌骨坏死的分期	• 0 期——接受过静脉注射或口服双膦酸盐治疗但没有明显的骨暴露或骨坏死 • 1 期——骨暴露或骨坏死但不伴有明显的感染 • 2 期——骨暴露或骨坏死伴有明显的疼痛和临床感染的症状 • 3 期——除了有 2 期的症状，还伴有病理性骨折、口外瘘或者超出下颌范围的骨质溶解
双膦酸盐相关下颌骨坏死的风险	• 双膦酸盐相关下颌骨坏死能够自发发生或者发生于创伤性事件之后，比如牙科治疗（拔牙、根管治疗、牙周感染、牙周手术和口腔种植手术） • 接受静脉注射双膦酸盐癌症治疗的患者患病风险高于接受口服双膦酸盐治疗骨质疏松症的患者
皮质类固醇对牙周组织的影响	• 外源性可的松可能对骨骼质量和骨生理状况产生不良影响 • 应激诱导的内源性皮质醇水平通过抑制对牙周细菌的免疫反应从而对牙周产生不利影响
骨质疏松和牙周炎的相关性	本质上是横断面研究，骨质疏松症与牙周炎之间的关联只具有提示性
先天性心脏病	• 牙萌出过迟 • 牙排列位置异常 • 牙釉质发育不良 • 具有大牙髓腔的蓝白色牙齿 • 先天性心脏病本身不会增加牙周病的患病风险 • 有感染性心内膜炎的风险，在牙科治疗前可能需要预防性使用抗生素
其他与牙周破坏相关的全身性疾病	• 骨质减少和骨质疏松症 • 低磷血症——牙齿脱落不伴有明显的牙龈炎症，类似于以前称为局限型侵袭性牙周炎的疾病

核心知识

引言

容易引起炎症反应的牙周病极易受到改变宿主应答的系统因素的影响。一些示例包括：

影响牙周组织的全身因素：

- 对胶原的影响：
  - 坏血病——与胶原蛋白的形成和成熟缺陷相关。
  - 唐氏综合征——与胶原蛋白的合成异常相关。
  - 药物——与胶原蛋白的过度生产和（可能）缓慢分解相关。
- 对上皮和内皮细胞通透性的影响：
  - 妊娠——与血管和组织通透性增加所引起的炎症反应增强相关。

影响宿主应答的全身因素：

- 巨噬细胞功能障碍与唐氏综合征、糖尿病和吸烟相关。

影响日常口腔卫生习惯的全身性因素：

- 唐氏综合征、抑郁和焦虑。

本章回顾了吸烟和其他全身性疾病对牙周病和牙周治疗结局的影响。

吸烟和牙周疾病

最初的观点是吸烟者的口腔卫生不良促进了牙周病发生发展，现在认为吸烟引起免疫抑制。吸烟所导致的对牙周病的影响包括：

- 探诊后出血（BOP）的减少和临床诊断不足的炎症。
- 牙周附着丧失、探诊深度和骨丧失的增加。
- 对牙周治疗反应差。

与烟草相关的临床情景见图9.1。

> **◆ 临床思维拓展**
>
> 尼古丁致癌吗？当前尼古丁对细胞及组织影响的临床研究现状如何？
>
> 尼古丁不致癌，现在研究人员普遍认为这种物质受到了不公正的谴责。尼古丁在牙周炎发展中的潜在作用尚不清楚。尼古丁在体外对细胞活力和功能的研究结果常相互矛盾，还需要进一步的临床研究来确定这些体外研究结果与临床的相关性。

吸烟对牙周病的影响比任何其他全身性因素都更显著，包括糖尿病（表9.1）。

与烟草相关的牙周临床表现

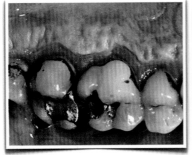
焦油类产品所致的
黑色／棕色色素沉着

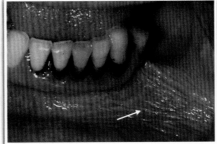
无烟烟草的使用导致牙龈的退缩，
临床附着丧失和口腔白斑（白色箭头）

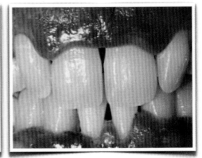
坏死性溃疡性牙龈炎表现为
中切牙的火山口状的龈乳头

图9.1　与烟草相关的牙周临床表现

摘自 Newman, M.G., Takei, H.H., Klokkevold, P.R., et al. (2019). Newman and Carranza's Clinical Periodontology (13th ed.). Philadelphia: Elsevier.

表9.1	吸烟对牙周病发病机制及牙周治疗反应的影响
吸烟对牙周病发病机制的影响	
对微生物组成的影响	高度多样化、致病菌丰度增加、共生菌丰度减少、厌氧微生物组多见（橙色和红色牙周致病菌复合体）；与牙周健康的不吸烟者相比，更类似于在重度牙周炎患者中所观察到的微生物组
对宿主成分的影响	• 中性粒细胞趋化性、吞噬作用的改变和氧化暴发 • 对抗牙周致病菌的抗体水平下降（尤其是 IgG2），对细菌的吞噬和杀灭至关重要 • 组织破坏性的酶和化学介质的释放增加（如基质金属酶 8 和前列腺素 E_2）
对组织成分的影响	微循环的改变（如血管的减少）
对生理情况的影响	• 龈下温度的降低 • 在出现菌斑所诱导的炎症时，减少龈沟液和探诊后出血 • 局部麻醉后需要更长的时间恢复
吸烟对牙周治疗反应的影响	
牙周非手术治疗	• 牙周探诊深度降低程度减少 • 获得性临床附着水平降低
牙周手术治疗和种植体	• 翻瓣手术后，牙周探诊深度减少，获得性临床附着水平降低 • 牙周手术后根分叉疾病恶化的概率增加 • 引导性组织再生术后，临床附着水平降低，骨充盈降低，牙龈退缩和膜暴露的风险增加 • 减少用于局部牙龈退缩的根面覆盖移植术后的根面覆盖 • 降低骨移植术后牙周探诊深度的减少 • 增加种植体失败和种植体周围炎的风险
维持治疗	• 增加牙周维持治疗期间的牙周探诊深度和附着丧失水平 • 增加吸烟者疾病复发的概率 • 增加吸烟者再次治疗的需求 • 增加吸烟者牙周手术治疗后牙齿丧失的概率

摘自 Newman, M.G., Takei, H.H., Klokkevold, P.R., et al. (2019). Newman and Carranza's Clinical Periodontology (13th ed.). Philadelphia: Elsevier（表 12.3 和表 12.4）。

◆ 临床思维拓展

戒烟对牙周组织可能有什么好处？

戒烟对牙周的好处可能是微生物的组成向致病性较低的微生物组转变，牙龈微循环的恢复，免疫炎症反应得到改善。

全身性疾病对牙周病的影响

重要的是要认识到全身性疾病、紊乱或疾病本身不会引起牙周炎；它们使个体对牙周病易感，加速疾病进展。这些全身性疾病包括：

• **内分泌紊乱和激素水平改变**——糖尿病、代谢综合征、女性性激素水平改变、甲状旁腺功能亢进。
• **血液系统疾病和免疫缺陷**——白细胞（中性粒细胞）疾病、白血病、贫血、血小板减少症、抗体功能缺乏障碍。
• **遗传性疾病**——先天性白细胞颗粒异常综合征（Chédiak-Higashi 综合征）、惰性白细胞综合征、白细胞黏附功能障碍、掌趾角化牙周破坏综合征、唐氏综合征。
• **压力和身心疾病**——心理压力、抑郁和应对不佳、压力引起的免疫抑制。
• **营养影响**——维生素缺乏症、蛋白质缺乏。
• **药物**——双膦酸盐、皮质类固醇。

糖尿病和牙周病

有糖尿病的牙周炎患者不具有特征性的牙周临床特征。口腔表现（非影像学的）包括：

• 口干症。
• 口和舌的烧灼感。
• 机会性感染（如白色念珠菌）。

- 口角炎（嘴角开裂）。
- 增加龋齿的概率。

与不患糖尿病的正常个体相比，血糖控制良好的糖尿病患者不具有更高的牙周破坏风险。然而，血糖控制不佳的糖尿病患者——尤其是在伴有其他全身性并发症（如视网膜病变或肾病）时，与没有糖尿病或者糖尿病控制良好的人相比，具有更高的牙周病风险。与糖尿病相关的牙龈和牙周组织临床情景见图9.2。

糖尿病影响牙周健康的共识机制

糖尿病被认为通过以下方式影响牙周状态（图9.3）：

- 高血糖的直接影响——例如，高血糖状态导致菌斑微生物群落的变化。

> **◆ 临床思维拓展**
>
> 对于糖尿病患者，当 AGEs 与巨噬细胞和其他宿主细胞相互作用后所导致的牙周的后果是什么？
>
> 当 AGEs 与它们的细胞受体 RAGES（存在于单核／巨噬细胞、内皮和上皮细胞表面的受体）结合时，会启动并放大炎症反应。AGEs 与 RAGEs 的结合激活了核因子 NF-κB 所调节的通路，导致促炎细胞因子的上调。因此，AGE-RAGE 的相互作用将短暂的炎症反应转化为持续的和功能失调的免疫反应。

- 通过晚期糖基化终末产物（advanced glycation end products, AGEs）进行间接调节——损害免疫反应和伤口愈合（如胶原蛋白代谢改变）和牙周组织的变化（微血管病）。

压力和牙周病

目前，压力被认为是牙周炎的生理及心理危险因素。压力以往是用于描述对不良情绪或者不愉快经历的反应。"压力源"一词表示任何可能引起压力的刺激、情况或环境[6]。

压力能够导致免疫系统的失调，主要受到以下几个方面的调控：

- 下丘脑－垂体－肾上腺皮质（HPA）轴。
- 交感－肾上腺髓质轴。

图9.4描述了压力对牙周病的共识作用。

总结

众所周知，个人的医疗状况会显著影响他们患牙周病的疾病风险以及适当治疗后的疾病治愈的概率。例如，吸烟很大程度上会使治疗后牙周预后大打折扣。对于临床医生来说，及时更新全身性疾病与牙周健康和疾病状态之间的各种相互作用的意识和理解是非常关键的，以便将这些因素纳入牙周治疗计划的实施以及维持治疗过程中。

与糖尿病相关的临床牙周情景

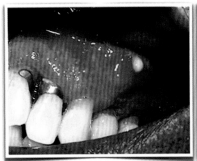

牙周脓肿

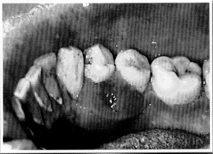

牙龈肿大

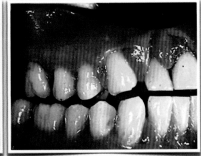

牙周炎：深的牙周袋，附着丧失，牙槽骨破坏，牙齿松动和病理性移位

图9.2 与糖尿病相关的临床牙周情景[2,3]。牙周病被认为是糖尿病的第六大并发症，基于两者都高度频繁地存在于同一个患者。严重的牙龈炎症、深牙周袋、快速骨丢失、频繁的牙周脓肿常发生在糖尿病控制不佳和口腔不良的患者中

图片摘自 Newman, M.G., Takei, H.H., Klokkevold, P.R., et al. (2019). Newman and Carranza's Clinical Periodontology (13th ed.). Philadelphia: Elsevier.

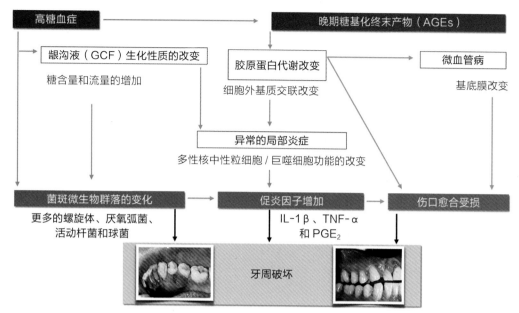

图 9.3　糖尿病影响牙周健康的共识机制[4, 5]。几种因素的相互作用导致糖尿病患者的牙周破坏。高血糖和累积的晚期糖基化终末产物（AGEs）在引起牙周破坏的三种主要影响因素中起着重要作用（见于棕色方框）：（1）菌斑微生物群落的变化；（2）导致组织破坏的促炎细胞因子增加和（3）伤口愈合受损。这些因素对牙周病的发生有着直接的影响，黑色箭头表示直接导致牙周破坏的途径。其他因素（如龈沟液生化性质的改变、胶原蛋白代谢的改变、微血管病）是高血糖症和 AGEs 的积累的结果，这些能通过前述的直接途径而造成间接的牙周破坏。橙色箭头表示导致牙周破坏的间接影响。所提出的破坏性机制可以按以下简化顺序来理解（尽管发生了相当大的重叠和相互作用）：**高糖血症**：在高血糖状态下，大量的蛋白质和基质分子经历非酶基糖基化，导致 AGEs 的过度积累。葡萄糖浓度的升高也会导致牙周袋内微生物组成的改变。

1. **龈沟液生化性质的改变**——糖含量和流量的增加与牙龈炎症的增加相关
2. **菌斑微生物群落的变化**——牙周袋内微环境中糖含量的增加会促进牙周致病菌（如二氧化碳嗜纤维菌、伴放线聚集杆菌、中间普氏菌和牙龈卟啉单胞菌）的生长
3. **晚期糖基化终末产物积聚**——改变炎症反应，损伤伤口愈合
   a. **胶原蛋白代谢改变**——胶原蛋白通过 AGE 形成交联，导致其溶解性降低，正常修复或更替的过程受阻。细胞通过交联的胶原蛋白进行迁移的过程也被抑制
   b. **微血管病（血管变化）**——Ⅳ型胶原蛋白（基底膜的主要组成成分）的代谢受损导致基底膜的破坏，基底膜与氧扩散和多形核粒细胞的趋化相关
4. **异常的局部炎症**——血糖控制不佳的患者，多形核粒细胞、单核细胞和巨噬细胞的功能受损。这将导致：
   a. **多形核粒细胞功能改变**——趋化及防御性吞噬功能受损，胞内杀伤能力下降或黏附功能受损
   b. **反应亢进的巨噬细胞**——AGE-RAGE 的相互反应使得巨噬细胞的表型从抗炎表型转变为促炎表型
   c. **促炎细胞因子的释放**——AGE 刺激的巨噬细胞和多形核粒细胞显示出对细菌生物膜刺激的过度反应，释放更多的细胞因子和可溶性介质导致结缔组织的破坏。糖尿病患者的细胞因子功能障碍在牙周破坏中所起的作用比微生物的变化更大

图片摘自 Newman, M.G., Takei, H.H., Klokkevold, P.R., et al. (2019). Newman and Carranza's Clinical Periodontology (13th ed.). Philadelphia: Elsevier.

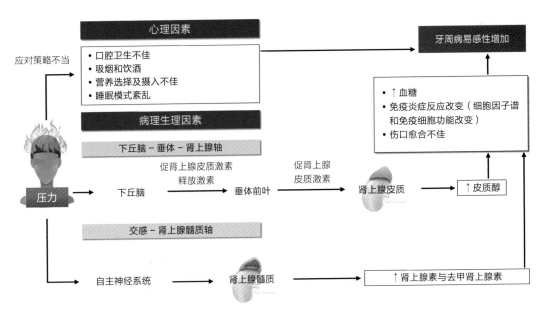

图 9.4　压力应答和牙周影响[6]。压力刺激（消极的生活事件、系统性疾病、抑郁、日常烦恼等）可能会引起影响几乎所有身体系统的反应。应对能力较差的个体，这些影响是由以下因素介导的：

1. 压力引起的损害健康的行为——压力引起的行为，如睡眠障碍，会影响生长激素的分泌，从而损伤组织修复。当这些伴随着营养选择不当、酗酒和吸烟时，则会进一步影响伤口愈合。

2. 通过下丘脑－垂体－肾上腺皮质轴和交感－肾上腺髓质轴的病理生理反应——导致皮质醇和肾上腺素水平升高的病理生理机制会破坏体内平衡并增加对牙周病的易感性，以上机制包括：炎症细胞因子谱改变、免疫力受损、血糖水平升高和伤口愈合不良。

案例练习

　　临床场景：一位 62 岁的男性主诉"1 年前种植的种植体现在周围有压痛，我在刷它们时出血"。患者有高血压和甲状腺功能减退病史。每天吸 10~15 支手卷烟，断断续续地吸烟 40 多年。在种植体植入期间，他设法戒烟一段时间，但最近恢复吸烟。患者定期复查，已经缺牙 10 年，并且在接受种植体之前一直佩戴上颌全口义齿。患者每天使用电动牙刷刷牙 2 次，包括种植体周围。临床检查（种植体植入后 1 年）：种植体周围牙周探诊深度普遍为 5~6 mm，探诊后出血比例 80%。与基线资料相比，影像学检查显示有 2~4 mm 的骨丧失。口腔卫生普遍较差。

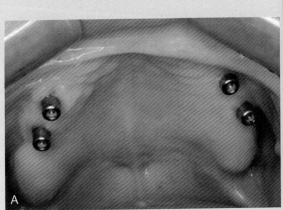
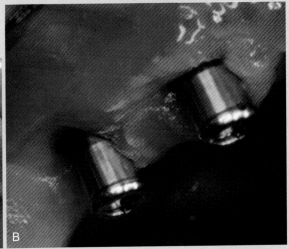

图片摘自 Newman, M.G., Takei, H.H., Klokkevold, P.R., et al. (2019). Newman and Carranza's Clinical Periodontology (13th ed.). Philadelphia: Elsevier.

问题

1.接受种植牙的吸烟患者以下风险会增加，除了：

a.骨整合失败

b.种植体周围炎

c.伤口愈合并发症

d.探诊后出血增加

2.如果该患者在种植体植入的时候是吸烟者，他患种植体失败的风险会增加吗？

a.不会增加

b.增加 1.2 倍

c.增加 2 倍

d.增加 5 倍

3.如果患者成功戒烟，应该多久之后植入种植牙？

a.1 周

b.2 个月

c.2 年

d.不确定

4.你应该给正在考虑种植牙的电子烟用户（既往吸烟者）什么建议？

a.立刻停止使用电子烟

b.考虑戒烟

c.使用不含尼古丁的电子烟液体

改变电子烟液体的味道

本章摘自《纽曼 – 卡兰萨临床牙周病学》（第 13 版）的第 12 章和第 14 章，是对章节中许多重要部分的总结。鼓励读者阅读所参考的章节以获得对该部分重要内容的完整理解。

答案解析

1.答案：d

解析：吸烟对种植体的短期和长期预后有着很大的影响。吸烟对牙周组织和种植体周围组织有同样的影响——对脉管系统、免疫、炎症反应和微生物学的负面影响（见表 9.1）。

2.答案：c

解析：关于这个话题有大量的系统评价。总的来说，他们发现吸烟者种植体失败的风险大约是不吸烟者的 2 倍。应该让患者知道这种增加的风险，并支持他们努力戒烟。

3.答案：d

解析：一些早期的方案建议，吸烟者在种植牙前 1 周和种植后 8 周禁烟与继续吸烟的患者相比能够显著改善早期效果。目前研究更多地表明 2 年的戒断时间更为有用，那些在戒烟时限短于 2 年内就植入种植体的患者种植体失败的风险是戒烟长于 2 年后才植入种植体患者的 2.7 倍。因此明确的时间期限尚未确立。

4.答案：b

解析：越来越多的证据表明电子烟对种植体也有负面的影响。鉴于这一早期证据，应鼓励考虑种植牙的电子烟使用者减少使用频率。然而，重要的是要考虑不强迫患者立即戒烟，因为怕旧病复发。

参考文献

[1] Tomar, S. L., & Asma, S. (2000). Smoking-attributable periodontitis in the United States: findings from NHANES III. National Health and Nutrition Examination Survey. Periodontology 2000, 71(5), 743–751.

[2] Hirschfeld, I. (1934). Periodontal symptoms associated with diabetes. Journal of Periodontal Research, 5, 37.

[3] Ainamo, J., Lahtinen, A., & Uitto, V. J. (1990). Rapid periodontal destruction in adult humans with poorly controlled diabetes. A report of two cases. Journal of Clinical Periodontology, 17, 22–28.

[4] Bascones-Martinez, A., Matesanz-Perez, P., Scribano-Bermejo, M., González-Moles, M. A., Bascones-Ilundain, J., & Meurman, J. H. (2011). Periodontal disease and diabetes-review of the literature. Medicina Oral, Pathologia Oral Y Cirugia Bucal, 16(6), 722–729.

[5] Chang, P., & Lim, L. P. (2012). Interrelationships of periodontitis and diabetes: a review of the current literature. Journal of Dental Sciences, 7, 272–282.

[6] Boyapati, L., & Wang, H. L. (2007). The role of stress in periodontal disease and wound healing. Periodontology 2000, 44, 195–210.

第10章

牙周病的遗传学：患病风险与治疗

🍀 相关术语

术语 / 缩写	释义
等位基因	• 基因的变异形式 • 人类每个基因位点有 2 个等位基因
常染色体显性遗传	位于常染色体上的基因的 DNA 变异，对基因内该位置的其他形式的变异具有显性影响
常染色体隐性遗传	位于常染色体上的基因的 DNA 变异，仅在该人遗传了同一等位基因的母本和父本复制时，才会影响基因的功能
常染色体	除性染色体外的染色体
候选基因分析	• 一种基因图谱方法，用于测试某特定等位基因是否在患病的人群中比在健康的人群中更频繁地出现 • 候选基因是根据其已知或推测的功能选择的
病例对照研究	• 比较患病者和未患病对照者的基因组成的研究 • 混杂因素需要被匹配
先天性白细胞颗粒 异常综合征	• 由溶酶体运输调节蛋白突变引起的常染色体隐性遗传病 • 以免疫细胞吞噬作用降低为特征，使受影响的个体明显易受感染
染色体	• 包含遗传信息的核结构 • 人体细胞有 22 对常染色体和 1 对性染色体（XX 或 XY），共 46 条染色体
DNA	• 脱氧核糖核酸 • 形成所有细胞的遗传物质
皮肤弹性过度综合征 （埃勒斯 – 当洛斯 综合征）	• 影响支持皮肤、骨骼、血管和许多其他器官和组织的结缔组织的常染色体显性遗传病 • 关节松弛和皮肤过度伸展、瘢痕和瘀伤是常见的临床特征 • 口腔的临床特征包括牙龈炎，然后是早发性牙周炎，导致附着丧失和牙齿脱落
表观遗传学	在不改变 DNA 序列的前提下，通过某些机制引起可遗传的基因表达或细胞表现型的变化
外显子	基因的蛋白质编码区
移码突变	由一个或多个核苷酸插入基因或在基因中缺失造成的突变，从而导致编码区在错误的框架中被读取，通常会使产生的蛋白质功能缺陷
基因	• 遗传的基本单位，在染色体上占据特定位置（基因座），对生物体的表型具有一种或多种特定影响 • 由足够编码一种蛋白质的 DNA 组成 • 包括内含子和外显子
遗传流行病学	研究遗传学在疾病人群分布中的作用，以及这些遗传因素与环境相互作用的方式，从而成为疾病易感性个体差异的基础

84

相关术语（续）

术语 / 缩写	释义
基因组	• 存在于细胞或有机体中的全套基因或遗传物质 • 有机体的全部 DNA
全基因组关联研究（genome-wide association study, GWAS）	• 对大规模的群体进行全基因组遗传标记检测，从而寻找与特定疾病相关的遗传变异的研究方法 • 不依赖于任何先前已有的关于疾病的分子病理学假设
基因型	生物体或细胞的基因组成，不同于其临床表现的特征或表型
单倍体型	• 术语单倍体基因型的缩写 • 在遗传学上是指在同一染色体上进行共同遗传的多个基因座上等位基因的组合
杂合子	在基因的特定位置有两个不同的等位基因
纯合子	在基因的特定位置具有相同的等位基因
内含子	基因的非编码区，在 RNA 剪接过程中最终从编码序列中去除
异构体	• 同一种蛋白质的几种不同形式中的任何一种 • 可以从相关基因或相同基因通过可变剪接产生。异构体通常由单核苷酸多态性引起
配体	与受体结合的分子
基因连锁	某些基因倾向于一起从父母传给孩子，因为它们在同一条染色体上彼此靠近
连锁分析	• 一种用于将负责某一性状的基因映射到染色体上特定位置的技术 • 由于很多复杂的疾病是由多个"次要"效应的基因引起的，这种方法对基因的鉴定能力有限
连锁不平衡	指分属两个或两个以上基因座位的等位基因同时出现在一条染色体上的概率，高于随机出现的频率
位点	基因在染色体中占据的物理位置
突变	基因组 DNA 序列的变化
下一代 DNA 测序（高通量测序）	• 允许对整个人类基因组进行测序的技术 • 可用于识别不太常见的遗传变异，能够预测疾病风险的个体基因影响，GWAS 或连锁分析无法发现
核苷酸（碱基）	• 构成 RNA 和 DNA 的基本组成单位 • 由一个磷酸基团组成：腺嘌呤、胞嘧啶、鸟嘌呤或胸腺嘧啶和戊糖 • 通常指 A、G、C、T • RNA 中的胸腺嘧啶碱基被尿嘧啶取代
掌趾角化牙周破坏综合征	• 由组织蛋白酶 C 基因突变导致中性粒细胞功能障碍引起的常染色体隐性遗传病 • 以掌趾角化和影响乳牙和恒牙列的晚期牙周炎为特征，导致牙齿过早脱落 • 可以采用种植体支持式的牙修复体进行治疗
外显率	具有特定等位基因 / 基因型的个体表达相关性状（表型）的比例
表型	• 生物体所表现出的在临床上可被观察到的特征 • 受基因表达和环境因素的影响
精准牙科	• 针对每位患者的基因组特征进行了优化的个性化治疗 • 试错（非精准）方法可能会导致不必要的费用，并且不提供最佳护理质量

🍀 相关术语（续）

术语 / 缩写	释义
分离分析	• 将正式的遗传模型与生物家族成员中表达的疾病特征（表型）拟合，以确定疾病最可能的遗传模式的过程 • 研究单一基因突变导致疾病的直接特征的有效方法，在携带者中几乎 100% 发病（100% 外显率）
测序	确定核苷酸（在 RNA 或 DNA 中）或氨基酸（在蛋白质中）的线性排列
单核苷酸多态性 （single nucleotide polymorphism, SNP）	由单个核苷酸的变化引起的基因变异
剪接	从转录的 RNA 中去除内含子
转录	在细胞核中发生的 RNA 合成
翻译	• 蛋白合成的第一步 • 发生在细胞质中

🍀 观点快读

遗传适应环境的例子	• 保护个体免受传染病疟疾的镰状细胞血红蛋白变体 • 成年后消化乳糖的能力是随着驯化奶牛进化而来的
研究牙周病遗传学的技术	• 候选基因方法 • 病例对照研究 • 双胞胎研究 • 家族聚集和相对风险 • 分离分析 • 连锁分析 • 全基因组关联研究
牙周炎的综合征形式	• 先天性白细胞颗粒异常综合征 • 皮肤弹性过度综合征 • 掌趾角化牙周破坏综合征
牙周炎的非综合征形式	• 磨牙切牙受累的牙周炎（分期、分级）（以前称为"侵袭性牙周炎"） • 一项全基因组关联研究表明[1]，糖基转移酶基因（*GLT6D1*）中的 SNP 与侵袭性牙周炎密切相关
可能与慢性或侵袭性牙周炎风险相关的候选基因	• 白细胞介素（IL）-1 基因簇、IL-4、IL-6 和 IL-10 • 肿瘤坏死因子 α（TNF-α） • 免疫球蛋白（FcγR）恒定（Fc）部分的白细胞受体 • 维生素 D 受体 • 模式识别受体基因（Toll 样受体，CD-14） • 基质金属蛋白酶（MMP）-1
牙周炎风险预测的基因检测	• 市场上已有 IL-1 的基因检测 • 存在局限性：研究表明，在吸烟、糖尿病和 IL-1 多态性这三个风险因素中，只有吸烟和糖尿病对牙齿脱落的风险有显著影响

核心知识

引言

牙周炎是一种多因素疾病。在多种影响因素（局部、全身、遗传和环境）中，很难区分遗传因素对牙周病发展的确切影响。一个普遍的趋势是，对于老年牙周炎患者来说，局部、环境和生活方式因素对疾病发展的作用较大，而在儿童和年轻人中，遗传因素对疾病发展的作用更大[2]。

牙周病的遗传基础

人类基因组估计有 20 000~25 000 个基因，特定基因的不同形式（遗传变异体）称为等位基因。理解遗传变异对牙周炎等复杂疾病的影响的简化公式是[3]：

表型 ＝ 基因型 ＋ 环境 ＋ 生物相互作用

- "表型"是一种临床表现，即在这种情况下，牙周病的存在 / 不存在。
- "基因型"是个体的基因构成（包括对促进牙周病的可疑等位基因变体和突变）。
- "环境"包括不利的生活方式因素的存在（如吸烟或口腔卫生差）。
- "生物相互作用"包括基因 – 环境相互作用和表观遗传修饰。

为了理解个体基因如何促成遗传疾病，了解遗传变异 / 等位基因对牙周病发展的具体作用至关重要。遗传疾病传统上根据疾病传播的模式分为两大类："简单的孟德尔病"是由单基因突变引起的，"复杂"疾病是由基因多态性引起的。因此，可能有助于牙周病发生的两种遗传影响主要有：

- **单基因突变**：遗传缺陷本身足以引发疾病。例如，Papillon-Lefèvre 综合征是由组织蛋白酶 C 受体基因突变引起的，并导致牙周炎。
- **单核苷酸多态性（SNP）**：遗传缺陷本身不会导致疾病的表现，但随着时间的推移会增加对疾病的易感性，当许多其他因素也导致疾病风险时，它被称为遗传多态性。SNP（发音为"snip"）是由 DNA 序列中单个核苷酸的变化引起的遗传多态性。最初这可能作为一种罕见的突变出现，但一旦它发生在至少 1% 的人群中（如 IL-1 基因多态性），就被认为是 SNP。

临床思维拓展

与牙周病发生发展有关的蛋白，基因突变和基因多态性对其有什么影响？

牙周炎是一种多因素疾病，其中遗传因素虽起作用，但其确切程度尚不清楚。基因是染色体上的一段 DNA，有一个顺序（开始和结束）；在酶和其他分子的帮助下，它们指导蛋白质的产生。蛋白质对于正常的身体机能和健康结构的形成至关重要，包括牙齿和牙周组织。蛋白质还可以在细胞之间传递信号，是免疫系统的组成部分，具有酶活性和（或）控制生化反应。

单基因突变的影响：如果细胞的 DNA 发生突变，则会导致遗传缺陷，导致产生异常数量和（或）形式的编码蛋白质。这极大地破坏了正常功能——足以导致疾病。

单核苷酸多态性（SNP）的影响：DNA（基因）序列中，单个核苷酸的变化会导致合成蛋白质的不同形式（异构体）。这种遗传多态性可导致来自蛋白异构体的一系列变化（从没有可观察到的变化，到微小的功能变化，再到功能的绝对丧失）[3]。

多态性与突变

临床思维拓展

研究疾病遗传力的重要性是什么？人类牙周炎的遗传力（宿主遗传变异的作用）是什么？

遗传力衡量遗传因素在多大程度上可以解释人群中出现的疾病。在精准医学时代，疾病遗传知识有助于：

- 估计 SNP 导致的个体疾病风险。
- 根据个体疾病的易感性，告知患者预防和治疗的方案。

一些研究估计牙周病的遗传力为 0.3~0.5（30%~50%）不等，而另一些研究者则质疑遗传力可能促进牙周炎发生和发展的假说。

然而，关于遗传力，在某些方面已达成一些共识：

- 牙周炎和其他慢性炎症性疾病的遗传可能共享一些发病机制。
- 牙周炎患病人群中，临床表现差异的很大一部分原因是遗传。
- 在尚未暴露于环境危险因素的年轻人群中，遗传力对重度牙周炎的影响相对较大。
- 当考虑到基因组 – 吸烟相互作用时，遗传力显著增加[4]。

表 10.1 显示了多态性和突变之间的主要区别。

表 10.1   牙周病的基因多态性与突变[2]

	突变	基因多态性
对牙周病发病机制的影响	单个基因的改变可明显干扰蛋白质产生（如孟德尔式的牙周炎，Papillon-Lefèvre 综合征中是由组织蛋白酶 C 基因突变引起的）	基因的改变导致非常微弱的蛋白质功能的变化。因此，等位基因变异的特定蛋白质产物表现为功能异常，这些异常可能会因环境因素（如吸烟）或微生物等因素（如 IL-1 复合基因多态性增加吸烟者对牙周炎的易感性风险）而进一步恶化
	生物系统中的任何补偿都无法克服潜在遗传缺陷的影响	涉及免疫炎症反应的生物学途径具有多种补偿途径，因此难以量化任何单一遗传变异对疾病状态的影响
遗传改变与疾病表型的关联	关联性强且可预测	关联性弱，因为牙周炎是一种复杂的多因素疾病，没有单一主导因素（相反，患病个体比健康个体更频繁地出现特定的多态性）
遗传模式	经典孟德尔遗传（常染色体显性遗传、常染色体隐性遗传、X 连锁遗传）	"基因表观遗传"的复杂结果和"基因－环境"相互作用
人群患病率	罕见（通常小于 0.1%）	常见（通常大于 1%，有时高达 20%~50%）
临床意义	当确定了导致该疾病的基因时，就有可能开发一种诊断测试	识别与疾病密切相关的单一多态性不足以开发诊断测试。这些知识必须与病因学的其他方面（环境、宿主、微生物风险因素）一起评估，才能进行全面诊断

用于研究牙周病的遗传分析方法[2]

评估突变和多态性与牙周病发病机制关联的研究质量，需要了解研究所使用的遗传分析方法。在许多可用的方法中，有两种方法对于研究牙周病的遗传基础非常重要：候选基因方法和全基因组关联研究（GWAS）。表 10.2 概述了目前用于研究牙周病的相关基因分析方法。

牙周炎的综合征形式

重度牙周炎可成为单基因综合征的一部分（即由于单个基因突变而以简单孟德尔特征遗传的综合征）。单基因异常的遗传模式可以是常染色体显性遗传、常染色体隐性遗传或 X 连锁遗传（由 X 性染色体遗传）。这些孟德尔形式的牙周炎可以按如下方式分组：

与中性粒细胞疾病相关的牙周炎——临床表型有复发性细菌感染、骨髓生成受损、侵袭性牙周炎、复发性口腔溃疡和念珠菌感染。这可能是由于：

• 中性粒细胞数量不足 / 中性粒细胞减少症：

描述了异常低数量的循环多形核白细胞（PMN）。与牙周炎相关的遗传性中性粒细胞减少症是先天性中性粒细胞减少症、周期性中性粒细胞减少症、婴儿粒细胞缺乏症和家族性良性慢性中性粒细胞减少症。

• 中性粒细胞功能异常：此类别包括血管壁黏附受损（白细胞黏附缺陷，LAD）、趋化性受损和杀菌活性受损（Chédiak-Higashi 综合征）。

与代谢、结构或免疫蛋白缺陷相关的牙周炎：

• 组织蛋白酶 C 缺陷——组织蛋白酶 C 是一种中性粒细胞溶酶体蛋白酶，其对于炎症的消散是十分重要的，能停止招募更多的多形核白细胞（PMNs）进入组织。上述过程通过中性粒细胞酶切割巨噬细胞抑制蛋白 -1α（对 PMNs 有趋化性）实现。当组织蛋白酶 C 缺陷导致组织内的 PMN 聚集过多时，就会使炎症相关的牙周组织破坏。生命早期就出现重度牙周炎以及掌跖角化过度（Papillon-Lefèvre 综合征和 Haim-Munk 综合征）的表现。

表 10.2　研究牙周病的遗传分析方法[2]		
方法	**目的**	**局限**
家族聚集	通过研究家庭和寻找特定特征的聚类来提出遗传病因学	结果被家庭共有的共同环境因素混淆（如饮食、营养、接触污染物如主动和被动吸烟、接触传染源）
双胞胎研究	• 评估基因和环境对疾病性状的相对贡献 • 基于这样的假设：如果一种疾病具有高度遗传性，同卵（单卵）双胞胎将更有可能同时受到影响或不受影响（一致）	在许多情况下，基本假设很复杂： • 当基因突变不具有完全外显率时，吸烟等环境因素可能导致疾病发展 • 这种方法可能无法在由多个基因改变引起的多基因疾病中提供良好的结果
分离分析	研究疾病传播的模式（常染色体、X 连锁、显性、隐性、复杂、多位点或随机环境）	• 找不到导致疾病特征的特定基因 • 分离分析是两种传播模型之间的比较，因此结果仅与被比较和测试的模型一样好。如果在被测试模型的重要属性上做出了错误的假设，将损害结果的质量
连锁分析	将某一性状的基因定位到特定的染色体位置	• 只是确定感兴趣基因的大致位置的第一步。需要进行后续测试以确定导致疾病特征的基因突变 / 变异 • 在孟德尔性状中有效，但在复杂的遗传性状中就不那么有效了，这是由于多个"影响较小的基因"的综合效应 • 价格昂贵
候选基因方法，假设检验法	• 测试某个基因的一个等位基因是否在患有该疾病的人群中更频繁地出现 • 这种方法中的基因是根据它们已知或假定的功能来选择的（即它们在疾病过程中具有一些似是而非的作用，例如编码对发病机制很重要的蛋白质）	这种类型的关联分析需要对候选基因有一定的了解
全基因组关联研究（GWAS），假设生成方法	• 同时研究整个基因组的遗传变异，目的是识别与感兴趣的性状或疾病相关的等位基因变异 • 作为一项不考虑候选基因的开放式研究进行	GWAS 的结果需要通过候选基因方法的队列研究进一步验证

• 胶原蛋白缺陷——伤口愈合不良是一组异质性结缔组织疾病的一个组成部分，其特征是"关节松弛和皮肤过度伸展、瘢痕和瘀伤"。这些统称为 Ehlers-Danlos 综合征（有 17 种类型）；严重的早发型牙周炎与 Ⅳ 型和Ⅷ型有关。

• 碱性磷酸酶缺乏——这导致骨和牙组织矿化异常。这种情况被称为低磷酸钙，其特征为乳牙过早脱落，可能继发于牙骨质缺损、牙釉质发育不良和侵袭性牙周炎。

表 10.3 列出了与牙周炎有关的一些单基因疾病。

表10.3   孟德尔型牙周炎[5]

与中性粒细胞疾病相关的牙周炎		
数量异常（中性粒细胞减少症）	**异常特征**	**遗传模式**
先天性中性粒细胞减少症	中性粒细胞弹性蛋白酶	常染色体显性遗传
周期性中性粒细胞减少症	中性粒细胞弹性蛋白酶	常染色体显性遗传
婴儿粒细胞缺乏症（科斯特曼综合征）	抗菌肽 LL-37	常染色体隐性遗传
家族性良性慢性中性粒细胞减少症	缺陷未知	常染色体显性遗传
中性粒细胞功能异常	**异常特征**	**遗传模式**
白细胞黏附缺陷 1 型	白细胞链黏附分子（整合素 B 亚基）CD18	常染色体隐性遗传
白细胞黏附缺陷 2 型	葡萄糖二磷酸 – 岩藻糖转运蛋白 -1	常染色体隐性遗传
Chédiak-Higashi 综合征	溶酶体运输调节基因	常染色体隐性遗传
与代谢、结构或免疫蛋白缺陷相关的牙周炎		
	异常特征	**遗传模式**
Papillon-Lefèvre 综合征	组织蛋白酶 C	常染色体隐性遗传
Haim-Munk 综合征	组织蛋白酶 C	常染色体隐性遗传
埃勒斯 – 当洛斯综合征Ⅳ型	胶原蛋白Ⅲ	常染色体显性遗传
埃勒斯 – 当洛斯综合征Ⅷ型	未知	常染色体显性遗传
低磷酸酯酶症	碱性磷酸酶	常染色体显性遗传或常染色体隐性遗传

临床思维拓展

研究牙周炎的综合征形式有哪些重要的临床意义？

重度牙周炎与某些孟德尔病征的关联具有重要意义：

- 由于传统的牙周治疗方法对这些疾病的治疗效果不佳，因此，识别与之相关的基因并进行针对性治疗来克服 / 弥补潜在的生物缺陷会更加有效（如利用遗传学进行个性化治疗的精准牙科治疗）。
- 每当发现与牙周炎综合征相关的基因突变时，就为进一步了解该基因编码的蛋白质的确切作用提供了一个起点。这反过来使人们对牙周病的发病机制有了更清晰的认识，并有助于找到治疗牙周病的新靶点[5]。

牙周炎的非综合征形式

很难确定特定的 SNP（基因多态性）与牙周炎之间的简单因果关系，因为这种复杂的疾病总体疾病风险是多个基因突变导致的。

遗传变异可导致以下方面的变化：

- 组织结构（固有免疫）。
- 抗体反应（适应性免疫）。
- 炎症介质（非特异性炎症）。

当试图证明疾病和 SNP 之间的关联时，必须牢记以下要求：

- 任何正在研究的基因多态性都必须改变基因产物（蛋白质）。
- 必须识别和报告病例组 / 对照组中的选择偏倚。
- 研究结果中必须考虑吸烟、社会经济地位和其他混杂因素。
- 候选基因编码的蛋白质必须在病理生理过程中发挥作用。

表10.4 从牙周炎的基因诊断方法的角度列出了最有希望的候选基因多态性[2,6]。

表 10.4	与牙周炎相关的基因多态性[2,6]
种类	**受 SNP 影响的基因 / 蛋白质**
炎症介质和细胞因子基因多态性	• 白细胞介素（IL）-1 基因簇（IL-1A、IL-1B、IL-1 受体拮抗剂）、IL-4、IL-6 和 IL-10 • TNF-α • β - 防御素 1
受体基因多态性	• 免疫球蛋白（FcγR）恒定（Fc）部分的白细胞受体 • 维生素 D 受体 • 模式识别受体（TLR、CD-14）
酶基因多态性	• 基质金属蛋白酶 1（MMP-1） • 葡萄糖基转移酶 • 环氧合酶 2（COX2）

SNP，单核苷酸多态性

◆ 临床思维拓展

从诊断的角度来看，研究牙周炎等复杂疾病的基因多态性存在哪些问题？

个体中存在与疾病相关的等位基因不能诊断牙周炎，因为：

• 很难确定因果关系。
• 通常支持这种关联的唯一证据是等位基因与疾病状态的统计学关联。
• 疾病等位基因也可能存在于未受影响的个体中。
• 具有复杂疾病特征的个体并不需要拥有与疾病相关的所有等位基因[6]。

案例练习

临床场景：女，37 岁，因"牙龈出血伴有触痛，牙齿松动"就诊。患者有高血压病史，最初用氨氯地平治疗，后来改用赖诺普利。有 10 年的吸烟史。临床表现：广泛的牙龈肥大，牙周探诊深度较深，牙龈探诊后出血，牙松动，根分叉受累，有牙菌斑和牙石沉积。影像学检查显示：全口轻度至中度和局部的严重水平型骨吸收，尤其是在上颌和下颌前牙区域（A 和 B）。

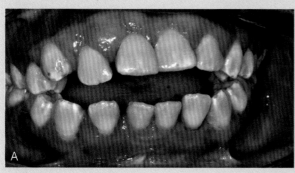
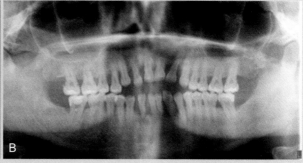

问题

1. 在上述案例中，确定正确的公式以了解遗传学对牙周病的贡献：

a. 基因型＝表型＋环境＋生物相互作用

b. 表型＝基因型＋环境＋生物相互作用

c. 基因型＝表型＋环境

d. 表型＝基因型＋环境

2. 该患者进行了基因检测，结果显示她的 IL-1 基因存在多态性。IL-1 基因多态性以及她的吸烟习惯对牙周病进程有什么影响？

a. 牙周炎风险没有变化

b. 牙周炎风险增加

c. 牙周炎风险降低

3. 识别该种由于基因缺陷编码在免疫中发挥重要作用的蛋白质导致的综合征，严重的牙周病是该综合征的一部分临床表现：

a. 周期性中性粒细胞减少症

b. 科斯特曼综合征

c. Papillon-Lefèvre 综合征

d. Chédiak-Higashi 综合征

4. 基因多态性的可能后果是什么？

a. 对蛋白质功能没有影响

b. 对蛋白质功能影响较小

c. 对蛋白质功能影响较大

d. 以上所有

本章摘自《纽曼－卡兰萨临床牙周病学》（第 13 版）的第 11 章，是对章节中许多重要部分的总结。鼓励读者阅读所参考的章节以获得对该重要话题的完整理解。

答案解析

1. 答案：b

解析：了解遗传变异对牙周炎等复杂疾病的影响的简化公式：表型＝基因型＋环境＋生物相互作用。

2. 答案：c

解析：几项临床研究指出，当吸烟者体内存在 IL-1 基因多态性时，患牙周炎的风险会增加。这是影响疾病过程的基因－环境相互作用的一个很好的例子。

3. 答案：c

解析：重度牙周炎可能是许多单基因综合征的临床表现。这些形式的牙周炎可能与中性粒细胞疾病（选项 a、b 和 d）或代谢、结构或免疫蛋白缺陷（选项 c）有关（见表 10.3）。在 Papillon-Lefèvre 综合征中，缺陷位于组织蛋白酶 C 基因中，该基因编码参与消炎的肽酶。

4. 答案：d

解析：基因多态性的影响范围从对蛋白质功能没有影响到蛋白质功能的主要缺陷。

参考文献

[1] Schaefer, A. S., Richter, G. M., Nothnagel, M., Manke, T., Dommisch, H., Jacobs, G., et al. (2010). A genome-wide association study identifies GLT6D1 as a susceptibility locus for periodontitis. Human Molecular Genetics, 19(3), 553–562.

[2] Loos, B. G., Papantonopoulos, G., Jepsen, S., & Laine, M. L. (2015). What is the contribution of genetics to periodontal risk? Dental Clinics of North America, 59(4), 761–780.

[3] Kinane, D. F., Shiba, H., & Hart, T. C. (2005). The genetic basis of periodontitis. Periodontology, 39, 91–117.

[4] Nibali, L., Bayliss-Chapman, J., Almofareh, S. A., Zhou, Y., Divaris, K., & Vieira, A. R. (2019). What is the heritability of periodontitis? A systematic review. Journal of Dental Research, 98(6), 632–641.

[5] Hart, T. C., & Atkinson, J. C. (2007). Mendelian forms of periodontitis. Periodontology, 45, 95–112.

[6] Yoshie, H., Kobayashi, T., Tai, H., & Galicia, J. C. (2007). The role of genetic polymorphisms in periodontitis. Periodontology, 43, 102–132.

第11章

牙周感染对全身健康的影响

 相关术语

术语 / 缩写	释义
菌血症	血液中存在细菌
慢性阻塞性肺病（chronic obstructive pulmonary disease, COPD）	• 由慢性支气管炎或肺气肿引起的气流阻塞 • 特点是支气管黏液腺肿大，肺组织内中性粒细胞和炎症细胞积聚 • 吸烟是主要危险因素
社区获得性细菌性肺炎	• 由吸入传染性气溶胶或吸入口咽微生物（肺炎链球菌和流感嗜血杆菌）引起
糖化 / 糖基化血红蛋白（HbA1c）	• 在红细胞的整个生命周期（2~3 个月）中，葡萄糖保持附着在血红蛋白（糖化 Hb）上 • 糖化血红蛋白测试显示一个人过去 2~3 个月的平均血糖水平
血糖	血液中的葡萄糖
血糖控制	• 对于糖尿病患者，血糖控制是主要目标 • 严格控制血糖是将血糖控制在既定的正常范围内的临床实践，旨在避免高血糖的任何潜在有害影响
医院获得性（院内）细菌性肺炎	• 最常见的原因是吸入口咽内容物和牙菌斑，它们是潜在呼吸道病原体的"储存库" • 发病率和死亡率非常高 • 重症监护室或使用呼吸机的重症患者的发病率最高
低出生体重（low birth weight, LBW）	• 出生体重低于 2500 g 的新生儿 • LBW 婴儿在新生儿期死亡的可能性是出生体重正常婴儿的 40 倍 • 先天性异常、呼吸系统疾病和神经发育障碍的风险增加 • 由早产或胎膜早破引起，前列腺素与此过程有关
下呼吸道	• 气体交换的位置 • 通常通过免疫因素和通过咳嗽反射、纤毛运输和分泌物从下呼吸道进入气管的机械清除使下呼吸道不受微生物的侵袭
牙周医学	• 研究牙周状况与全身健康之间联系的牙周病学领域 • 炎症性牙周病可能具有广泛的全身影响，并作为影响全身健康的独立因素
选择性杀菌	将全身性抗生素与口服非吸收性抗生素相结合，试图根除消化道和口咽部潜在的呼吸道病原体，从而最大限度地减少院内呼吸道感染的风险
沟内上皮	• 牙周炎患者经常出现溃疡和上皮不连续 • 细菌及其副产物通过溃疡的沟内上皮进入宿主组织和血液循环
全身炎症标志物	• C 反应蛋白（C-reactive protein, CRP）和纤维蛋白原在肝脏中产生，以响应炎症或感染性刺激 • CRP 诱导单核细胞和巨噬细胞产生组织因子，这些因子有助于凝血途径 • 与没有牙周炎的受试者相比，牙周炎患者纤维蛋白原的血清 CRP 和纤维蛋白原水平通常升高，从而间接提高全身炎症反应

观点快读

牙周炎	牙周炎是一种与易感宿主体内占少数的主要致病的革兰阴性菌（存在于龈下菌斑生物膜中）相关的感染性疾病
宿主易感性	• 致病菌是必要的原因，但并不是引起疾病的充分原因 • 在疾病易感性相对较低的宿主中，细菌病原体可能不具有临床致病性 • 在疾病易感性相对较高的宿主中，致病菌可能导致牙周组织显著破坏 • 并非所有个体都同样容易受到牙周病原微生物的直接破坏和所引起的免疫炎症反应的影响
牙周感染对动脉粥样硬化和心血管疾病的影响	• 牙周细菌可从口腔传播到全身脉管系统，可以生活在远处的组织中 • 低水平菌血症可能引发宿主反应，改变凝血能力、内皮和血管壁完整性以及血小板功能，导致动脉粥样硬化变化和可能的血栓栓塞事件
牙周病和勃起功能障碍（erectile dysfunction, ED）	• ED 与内皮功能障碍有关 • 氧化应激和全身炎症水平升高对于牙周病和 ED 患者来说都是常见的 • 这种关系仍然是推测性的，ED 与牙周病相互作用的机制有待进一步研究
牙周病和脑卒中	• 牙周病与脑卒中风险增加有关：风险增加约 3 倍[1, 2] • 牙周病对动脉内皮造成持续的细菌刺激，从而促进单核细胞和巨噬细胞驱动的炎症过程，导致动脉粥样硬化和血管腔变窄（直接机制） • 牙周病还会增加全身性标志物，例如 C 反应蛋白（CRP）和纤维蛋白原（间接机制） • 牙周致病菌可增加血小板聚集
牙周病和糖尿病	• 牙周炎可能会使糖尿病患者的血糖控制恶化 • 牙周治疗可能对血糖控制有益 • 全身性抗生素作为龈下刮治和根面平整（scaling and root planning, SRP）辅助治疗手段，对患有未经控制的糖尿病和重度牙周炎的患者可能是有益的 • 已知四环素可抑制蛋白质的糖基化并降低组织降解酶（如基质金属蛋白酶）的活性，可用于糖尿病患者
糖尿病的常见并发症	• 视网膜病变 • 肾病 • 神经病变 • 血管疾病 • 影响伤口愈合 • 牙周病
牙周治疗影响 HbA1c 的潜在机制	• 革兰阴性牙周感染加剧胰岛素抵抗，导致血糖控制恶化 • 通过牙周治疗减少全身炎症可提高胰岛素敏感性，从而改善血糖控制
早产的潜在机制	• 母体细菌感染导致羊膜细菌产物（如脂多糖）的存在，这会刺激促炎细胞因子的产生，包括前列腺素 E_2（PGE_2） • PGE_2 过早升高是早产的特征
牙周病和早产	虽然不具有结论性，但一些研究表明，牙周炎与早产和低出生体重的风险显著增加有关，机制包括[3, 4]： • 口腔微生物传播到胎儿胎盘（直接途径） • 炎症细胞因子增加的全身炎症（间接途径）
牙周治疗对妊娠结局的影响	• 牙周治疗对妊娠结局的影响存在争议 • 妊娠中期和晚期进行 SRP 治疗是安全的。在此类治疗期间使用局部麻醉剂是可以接受的

观点快读（续）

牙周病和慢性阻塞性肺病（COPD）	• 宿主对细菌慢性感染和吸烟影响的炎症反应在牙周病和慢性阻塞性肺病中都很常见 • 吸烟可能是 COPD 与牙周病关系的主要影响因素 • 在患有牙周炎的 COPD 人群中，牙周治疗可能会影响呼吸系统健康
牙周病和急性呼吸道感染	• 口咽部是潜在呼吸道病原体定植的主要部位 • 改善口腔卫生有可能降低高危患者（如重症监护室和使用呼吸机的患者）的医院获得性肺炎风险
牙周病和哮喘	• 患有牙周炎的人群可能比没有牙周炎的患者更容易患严重的哮喘 • 炎症反应可能是牙周炎和哮喘之间联系的体现

核心知识

引言

　　牙周炎是一种多因素疾病。虽然口腔医生可以很容易地识别牙周病的情况，但要成功地管理牙周疾病，需要了解可能导致牙周病和受到牙周病影响的系统性因素。本章回顾了与牙周病相关的各种全身影响，并讨论了我们目前对牙周病治疗对全身状况影响的观点。

受牙周病影响的全身性状况

　　最近的文献表明，慢性炎症（如牙周病引发的炎症）可能会影响一些系统性疾病（图 11.1）。牙菌斑的细菌及其产物通过不连续的口腔组织（如溃疡性上皮）进入全身血液循环，并通过血液引起感染和传播炎症。

牙周病：与动脉粥样硬化、心血管疾病和脑卒中的关系

　　有较为一致的流行病学证据支持牙周炎与因血管壁增厚阻碍血流而增加未来心血管和脑血管疾病风险的相关性（动脉粥样硬化）。

- 强有力的证据表明，从口腔传播到全身脉管系统的牙周细菌可以在远处组织中找到，并且可以存活在那些受影响的组织中。从动脉内膜切除术（去除动脉粥样硬化斑块物质的外科手术）中获得的动脉粥样斑块组织检查，其中超过一半的病损样本中含有牙周病原体。
- 低水平菌血症通过影响如下方面可能导致动脉粥样硬化变化和可能的血栓栓塞事件（图 11.2）：

- 血管内皮细胞。
- 凝血。
- 脂质代谢。
- 单核细胞和巨噬细胞相关的炎症反应。

牙周治疗：对心脑血管疾病危险因素的影响

- 牙周治疗可以改善心脑血管疾病，如血清生物标志物和内皮功能障碍。牙周治疗对导致心血管疾病死亡的因素如心脏病发作和脑卒中的任何直接影响还有待评估。
- 牙周治疗可降低促炎细胞因子、CRP 和纤维蛋白原的水平，并改善血脂、血压、左心室质量和脉搏波传导速度（测量动脉功能）。
- 增加的动脉内膜中层厚度（intima-media thickness, IMT）是动脉粥样硬化的标志，并与未来心血管事件的风险增加相关。牙周治疗可降低颈动脉的 IMT，从而改善内皮功能[6]。

◆ 临床思维拓展

　　根据目前的研究，心血管疾病和牙周病之间有什么关联？牙周治疗是否会降低动脉粥样硬化和缺血事件的风险？

　　心血管疾病与牙周病之间存在统计学上的显著关联，并且认为牙周病是动脉粥样硬化的独立危险因素。换言之，牙周病和心血管疾病（如糖尿病、吸烟、遗传、肥胖）之间共有的危险因素并不能完全解释这两种疾病之间的关联；人们认为牙周病本身会增加动脉粥样硬化的风险。然而，牙周治疗是否会降低动脉粥样硬化和相关的心脏及大脑缺血事件的风险还有待确定[7]。

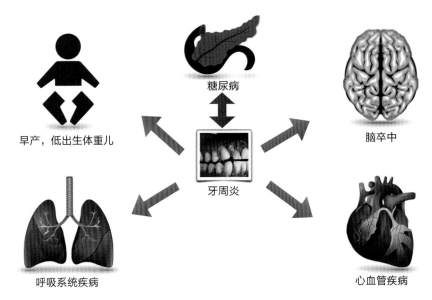

图 11.1　牙周病的全身影响[5, 6]。牙周感染被认为对身体的不同部位有深远的影响，主要是由于菌血症的直接影响和宿主免疫炎症反应对牙周致病菌及其产物的间接影响。近期的研究均证实口腔健康不良，特别是牙周病，对几种严重的全身性疾病和症状的发生、进展有重要影响，例如：

- 糖尿病
- 脑卒中
- 心血管疾病（动脉粥样硬化和缺血性心脏病）
- 妊娠和不良结局（如早产和低出生体重）
- 呼吸系统疾病（如慢性阻塞性肺病、哮喘和急性呼吸系统疾病）

摘自 Newman, M.G., Takei, H.H., Klokkevold, P.R., et al. (2019). Newman and Carranza's Clinical Periodontology (13th ed.). Philadelphia: Elsevier.

牙周病和糖尿病

血糖水平升高是任何炎症反应的一部分，牙周病也不例外。牙周感染可引起多个方面的问题，通常呈剂量依赖性：

在不知道患有糖尿病的人群中：

- 吸烟者和目前健康个体的血糖水平都可能会升高。
- 可能会发生妊娠糖尿病和 2 型糖尿病。
- 可能发生糖耐量受损。

在已知患有糖尿病的人群中：

- 已有 2 型糖尿病患者对高血糖的控制效果较差。
- 可能会出现代谢综合征的某些症状（包括血压升高、高血糖、腰部脂肪过多以及可导致糖尿病和心脏病的胆固醇 / 甘油三酯水平异常等一系列疾病）。
- 可能发生糖尿病并发症（视网膜病变、神经病变、肾病、糖尿病足、亚临床心脏病、肾脏和微血管并发症）。

◆◆ 临床思维拓展

通过牙周治疗实现的 HbA1c 降低（降低 0.4%）是否具有临床意义？

诊断为 2 型糖尿病后，经典治疗方法从饮食调整和锻炼开始，通常辅以二甲双胍等口服降血糖药。二甲双胍的预期效果是降低 HbA1c 约 1%，此外还须注意：

- 初始牙周治疗后 HbA1c 降低的平均值与 α-葡萄糖苷酶抑制剂（如阿卡波糖、米格列醇、伏格列波糖）所达到的估计降低水平相似，后者广泛用于治疗 2 型糖尿病。α-葡萄糖苷酶抑制剂可将 HbA1c 水平降低 0.5%。
- HbA1c 每降低 0.2% 就意味着死亡率降低 10%。
- 据估计，HbA1c 每降低 1%，并发症发生率就会降低 35%。

因此，由于非手术牙周治疗导致 HbA1c 降低 0.4%，这对于管理糖尿病控制不佳和牙周炎的患者可能具有重大的临床意义[6, 7]。

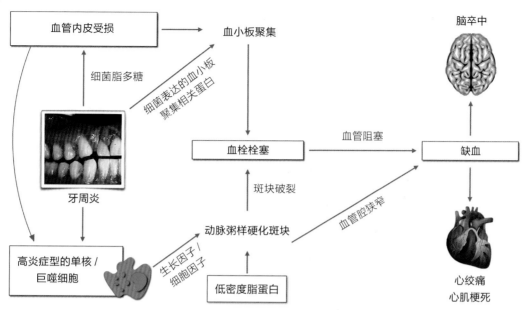

图 11.2　牙周炎症与动脉粥样硬化、心血管疾病和脑卒中的关系。该图提供了一个概念模型，可追踪从牙周炎症到心脏和大脑缺血事件的途径。"牙周炎"病损区是细菌及其产物的"储存库"。

对血管内皮的影响——细菌脂多糖（脂多糖 / 内毒素）可以从牙周组织进入全身循环。在大量牙菌斑 / 牙石堆积或严重牙周炎的情况下，即使在咀嚼、刷牙等正常活动或在刮治等牙科操作期间也会发生这种情况。血液循环中的菌血症和细菌毒素的释放可通过诱导血管内皮受损而导致血管壁完整性丧失。

对血液凝固性的影响——一些牙周病原菌（如血链球菌和牙龈卟啉单胞菌）表达血小板聚集相关蛋白。血小板与这些细菌结合并聚集在一起，循环中血小板聚集导致血栓栓塞。血管内皮受损也会导致血小板聚集。

对单核细胞 / 巨噬细胞的影响——循环中的单核细胞通过黏附分子（如 ICAM-1、ELAM-1、VCAM-1）黏附到受损的血管内皮上，这些黏附分子被脂多糖、前列腺素和促炎细胞因子上调。来自血管腔内的单核细胞进入动脉内膜层下受损的血管壁并成为巨噬细胞（过度炎症表型）。然后它们摄取血液循环中的低密度脂蛋白并充盈，形成"泡沫细胞"。过度炎症性巨噬细胞释放生长因子，通过刺激胶原蛋白和肌纤维生长而导致血管壁增厚。这种增厚形成富含胆固醇的动脉粥样硬化或动脉粥样斑块，使血管腔狭窄、血流减少，导致缺血。心血管疾病和牙周病共有的炎症标志物（IL-1、IL-6、IL-18、CRP、TNF-α）促使动脉粥样硬化斑块破裂。

所有这些事件共同促进血栓形成，从而导致血管堵塞或闭塞；由于血液供应和氧合的丧失而导致缺血。如果动脉粥样硬化斑块和血栓堆积到足以堵塞脑动脉，就会导致脑卒中；冠状动脉的类似情况会导致心肌梗死。ICAM：intercellular cell adhesion molecule，细胞间细胞黏附分子；ELAM：endothelial leukocyte adhesion molecule，内皮白细胞黏附分子；VCAM：vascular cell adhesion molecule，血管细胞黏附分子

摘自 Newman, M.G., Takei, H.H., Klokkevold, P.R., et al. (2019). Newman and Carranza's Clinical Periodontology (13th ed.). Philadelphia: Elsevier.

参见图 11.3 了解牙周炎症如何导致高血糖。

糖尿病牙周治疗：对血糖控制的影响

假设治疗牙周感染会减少炎症反应并因此降低升高的血糖水平，这似乎是合乎逻辑的，因为牙周治疗会降低 IL-6 和 TNF-α 的水平，这些炎症介质会干扰胰岛素的产生和功能。有证据表明，非手术牙周治疗对糖尿病患者具有以下效果[6]：

- 减轻全身炎症
- 将糖化血红蛋白（HbA1c）水平平均降低 0.4%，并在短期（3 个月）内改善血糖控制

- 与 2 型糖尿病患者相比，牙周治疗对 1 型糖尿病患者的血糖控制影响更小（1 型糖尿病与胰岛素抵抗的关系并不密切，因此牙周治疗后炎症的减轻可能不会对 1 型糖尿病患者的胰岛素敏感性产生重大影响；这将降低牙周治疗对 1 型糖尿病患者的影响）

注：牙周治疗可以使重度牙周炎和代谢控制不佳的糖尿病患者的血糖控制在短期内改善，治疗后牙周炎症也显著减轻。相反，糖尿病和牙周炎控制良好的个体经牙周治疗后炎症改善轻微，对血糖控制的影响也不显著。

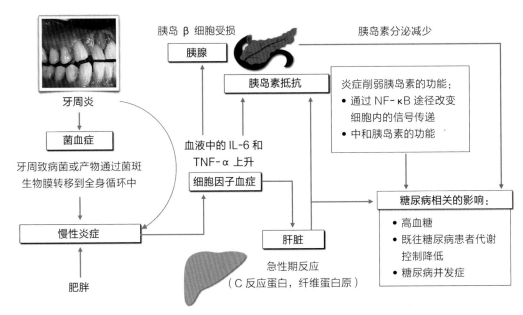

图 11.3　炎症在诱导高血糖中的作用[6]。该图提供了一个概念模型，可追踪从牙周炎症到高血糖的途径，同时整合了由中枢性 / 内脏性肥胖引起的炎症，以证明常见的导致高血糖发展的假设性事件是糖尿病和动脉粥样硬化性心血管疾病发病机制的一部分。从牙周感染到糖尿病事件的主要步骤：

1. 未经治疗的牙周炎会导致慢性炎症，从而导致炎症介质和细胞因子释放到全身循环中（细胞因子血症）。
2. 深牙周袋中的细菌也很容易穿透炎性的牙周袋上皮溃疡并进入血液（菌血症）。一旦进入血液，它们就会前往易于感染的部位（如动脉粥样硬化斑块）并在这些部位繁殖。牙周病原菌通过血液的频繁、持续传播引起慢性炎症反应。在牙周炎未经治疗的情况下，即使是日常活动，如咀嚼坚硬的食物、刷牙或使用牙线，也可能发生这种情况。
3. 炎症增加会减少胰腺中胰岛素的产生，也会削弱胰岛素的作用，从而发生胰岛素抵抗（即宿主细胞对胰岛素的作用产生抵抗，导致细胞从血液中摄取葡萄糖的减少）。
4. 当宿主细胞发生胰岛素抵抗时，糖会在血液中积聚（高血糖）。
5. 全身循环中炎症介质浓度的增加也会导致肝脏释放急性期蛋白（C 反应蛋白、纤维蛋白原等），这些蛋白本身会加重高血糖症。

　　最后，缺乏胰岛素、胰岛素抵抗和肝脏释放急性期蛋白都会导致体内发生与糖尿病相关的不良影响：既往非糖尿病患者发展为新型 2 型糖尿病，既往糖尿病患者代谢控制降低，糖尿病并发症风险增加，甚至发生妊娠糖尿病

　　摘自 Newman, M.G., Takei, H.H., Klokkevold, P.R., et al. (2019). Newman and Carranza's Clinical Periodontology (13th ed.). Philadelphia: Elsevier.

案例练习

　　临床场景：女，38 岁，因"牙龈肿胀和疼痛不适"就诊。患者不吸烟，糖尿病控制不佳（HbA1c 8.4%），超重，体重指数为 27。自诉每天刷牙 1~2 次，但没有使用牙线。不经常看牙医。最后一次专业洁牙至少在 3 年前。临床检查：牙周探诊深度普遍为 2~4 mm，局部部位为 5~7 mm（上颌前牙），BOP 为 43%。

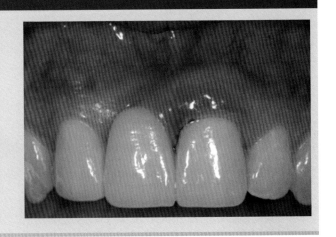

总结

经常被忽视的牙周治疗的目标是改善或维持患者的生活质量，这是通过确保他们拥有一组被健康牙周组织包围的功能健全的牙齿而实现的。这反过来又通过消除牙周感染病灶来防止几种系统性慢性疾病的发生和传播。临床医生和患者应该了解牙周病和全身性疾病之间的关联，以及牙周治疗的潜在预防作用。

问题

1. 以下哪些疾病没有被证明受到牙周病的不利影响？

　　a. 冠状动脉心脏疾病

　　b. 糖尿病

　　c. 甲状腺功能减退症

2. 牙周治疗对血糖控制有 _____。

　　a. 有利的影响

　　b. 无影响

　　c. 不利的影响

3. 对于这种临床情况，建议每 _____ 个月记录一次 HbA1c 值。

　　a. 2

　　b. 3

　　c. 4

　　d. 6

4. 代谢综合征包括以下哪项？

　　a. 高血压

　　b. 高血糖

　　c. 胆固醇水平异常的高腹部脂肪

　　d. 以上所有

本章摘自《纽曼 – 卡兰萨临床牙周病学》（第 13 版）的第 14 章和第 15 章，是对章节中许多重要部分的总结。鼓励读者阅读所参考的章节以获得对该重要内容的完整理解。

答案解析

1. 答案：c

解析：牙周病与冠心病和糖尿病有关，但与甲状腺功能减退症无关；但是，仍然需要进行因果研究。证明这种关联可能很困难，因为这些疾病过程具有许多相同的风险因素；因此，这种关联可能存在于风险因素之中，而不是疾病本身（见图 11.1）。

2. 答案：a

解析：通过治疗促进牙周健康的患者也经历了血糖控制的改善。这种效果在血糖控制不佳和牙周破坏更严重的患者中很明显。

3. 答案：b

解析：高血糖症导致包括血红蛋白在内的蛋白质糖基化，导致糖基化血红蛋白形成。由于红细胞的寿命为 120 天，因此应每 3 个月记录一次 HbA1c 值，以评估患者的血糖状态。

4. 答案：d

解析：根据定义，代谢综合征包括所有列出的情况。

参考文献

[1] Janket, S. J., Baird, A. E., Chuang, S. K., & Jones, J. A. (2003). Meta-analysis of periodontal disease and risk of coronary heart disease and stroke. Oral Surgery, Oral Medicine, Oral Pathology, Oral Radiology, And Endodontics, 95(5), 559–569.

[2] Wu,T.,Trevisan, M., Genco, R. J., Dorn, J. P., Falkner, K. L., & Sempos, C. T. (2000). Periodontal disease and risk of cerebrovascular disease: the first national health and nutrition examination survey and its follow-up study. Archives of Internal Medicine, 160(18), 2749–2755.

[3] Offenbacher, S.,Katz,V., Fertik, G.,Collins,J., Boyd, D., Maynor, G., et al. (1996). Periodontal infection as a possible risk factor for preterm low birth weight. Journal of Periodontology, 67(10 Suppl), 1103–1113.

[4] Jeffcoat, M. K., Geurs, N. C., Reddy, M. S., Cliver, S. P., Goldenberg, R. L., & Hauth, J. C. (2001). Periodontal infection and preterm birth: results of a prospective study. The Journal of the American Dental Association, 132(7), 875–880.

[5] Scannapieco, F. A. (2005). Systemic effects of periodontal diseases. Dental Clinics of North America, 49(3), 533–550.

[6] Borgnakke, W. S. (2015). Does treatment of periodontal disease influence systemic disease? Dental Clinics of North America, 59(4), 885–917.

[7] Otomo-Corgel, J., Pucher, J. J., Rethman, M. P., & Reynolds, M. A. (2012). State of the science: chronic periodontitis and systemic health. The Journal of Evidence-Based Dental Practice, 12(3 Suppl), 20–28.

第 12 章

牙龈：防御机制与炎症

🌸 相关术语

术语 / 缩写	释义
α 和 β 防御素	由宿主细胞产生的低分子量抗菌肽
缺氧	血流量受损和低氧导致牙龈发红，呈蓝色，在发炎部位可见
渗出	炎症过程中血细胞穿过完整毛细血管壁的过程
龈沟液（GCF）	• 牙龈龈沟内的液体，被认为是炎性渗出物，而不是持续的血清渗出液
	• 含有一系列生物介质（生物标志物）、细胞和细菌的液体
	• 在诊断和疾病监测方面具有良好的应用潜力
唾液中的乳过氧化物酶 – 硫氰酸盐系统	• 对某些乳酸杆菌和链球菌有杀菌作用
溶菌酶	唾液中发现的分解某些细菌细胞壁成分的水解酶
髓过氧化物酶	白细胞产生的酶，对放线杆菌具有杀菌作用
粒细胞	唾液中的多形核白细胞（PMNs）
淤滞	血液流动减慢，伴有血管扩张和液体渗出
口干症	由于唾液流量减少或缺失而导致口干

🌸 观点快读

牙龈防御机制	• 牙龈健康由上皮屏障、免疫反应、龈沟液和唾液维持
GCF 收集方法	纸 / 吸水性纤维条、微量移液管头、龈沟冲洗并做预称重、螺旋状丝线
Brill 技术（GCF 收集）	包括将纸尖插入龈沟直到遇到阻力（沟内法）。这种方法对沟内上皮产生一定程度的刺激，其本身可以触发液体的流动。
GCF 的组成	• 蛋白质、代谢物、特异性抗体（以 IgG 为主）、抗原和具有多种特异性的酶
	• 细胞成分：细菌、脱落的上皮细胞和白细胞
	• 电解质：钾、钠和钙
	• 有机化合物：碳水化合物、蛋白质、葡萄糖己糖胺和己糖醛酸
健康牙龈中的白细胞水平	• 临床上健康的牙龈沟中可见少量白细胞（主要是中性粒细胞）
	• 健康牙龈 GCF 中含有 58% 的 B 淋巴细胞、24% 的 T 淋巴细胞和 18% 的单核吞噬细胞
	• 外周血 T 细胞：B 细胞 = 3：1
	• GCF 中 T 细胞：B 细胞 = 1：3

🍀 观点快读（续）

唾液的功能	• 润滑　　　　　• 物理防护 • 清洁　　　　　• 缓冲 • 保持牙齿完整性　• 抗菌作用
唾液量减少	• 龋齿和牙周病的风险因素 • 口干症的定义是由于唾液流量（流速）减少或缺失而导致口干（<0.1 mL/min） • 口干症可能由涎石病、结节病、干燥综合征、良性淋巴上皮病变、辐射、手术切除唾液腺引起，也可能是药物的副作用
唾液抗体	• 以 IgA 为主（GCF 中以 IgG 为主） • 大小唾液腺对所有分泌性 IgA 均有贡献 • IgA 会削弱细菌附着在黏膜和牙齿表面的能力
唾液酶	• 淀粉酶（来自腮腺）是主要酶 • 牙周疾病中透明质酸酶、脂肪酶、β-葡萄糖醛酸酶、软骨素硫酸酯酶、天冬氨酸转氨酶、碱性磷酸酶、氨基酸脱羧酶、过氧化氢酶、过氧化物酶和胶原酶的浓度增加
唾液缓冲液和凝血因子	• 碳酸氢盐-碳酸系统是抗酸缓冲系统 • 唾液中含有凝血因子（凝血因子Ⅷ、Ⅸ 和 Ⅹ、血浆凝血活酶前体和凝血因子Ⅻ），可加速血液凝固，保护伤口免受细菌侵袭
唾液中的白细胞	• 唾液中的主要白细胞是多形核白细胞（PMN） • 口腔粒细胞（唾液中的活 PMN）的迁移率称为口腔粒细胞迁移率，可作为评估牙龈炎的指标；迁移率增加和炎症加重有关
唾液刺激剂	• 毛果芸香碱　　• 塞维梅林 • 茴香醚三硫　　• 人工唾液不是刺激剂，而是替代品
牙龈炎症：初期病损	• 2~4 天 • 血管扩张 • 中性粒细胞主要浸润 • 结合上皮和血管周围结缔组织降解 • 龈沟渗出液增多
牙龈炎症：早期病损	• 4~7 天 • 血管增生 • 淋巴细胞主要浸润（T 细胞为主） • 萎缩性钉突 • 血管周围结缔组织进一步丧失 • 探查时出现红斑和出血
牙龈炎症：确立期病损	• 14~21 天 • 血管增生和淤滞 • 主要为浆细胞浸润 • 结缔组织持续丧失 • 尺寸、颜色、质地等变化 • 一些已确定的病变可持续数月或数年，也有一些可能变得更活跃，并转化为渐进性破坏性病变
牙龈炎症：晚期病损	• 牙周破坏阶段（牙周炎） • 仅在易受感染的宿主中发生 • 结缔组织中的浆细胞和结合上皮中的中性粒细胞为主要浸润

核心知识

引言

牙龈炎（gingivitis）通常由菌斑微生物引起，牙龈内存在防御机制，以抵消牙周病原体及其有害产物的有害影响。虽然上皮屏障、免疫细胞和介质提供了口腔免疫，但最重要的牙龈防御机制是由以下因素介导的：

- 龈沟液（GCF）。
- 龈牙结合部的白细胞。
- 唾液。

龈沟液

龈沟液（GCF）被认为是一种炎症渗出物，而不是持续的血清渗出液。在绝对正常的牙龈（原始牙龈）中，龈沟中很少或无法收集到液体（图12.1）。然而，在炎症过程中，牙龈中的血管扩张，导致血管内容物和液体经结缔组织，通过结合上皮进入龈沟。

GCF 的组成

- 酶成分：β-葡萄糖醛酸酶、乳酸脱氢酶、胶原酶、磷脂酶等。

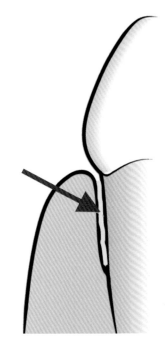

图 12.1　龈沟和龈沟液示意图（黄色）

摘自 Newman, M.G., Takei, H.H., Klokkevold, P.R., et al. (2019). Newman and Carranza's Clinical Periodontology (13th ed.). Philadelphia: Elsevier.

- 非酶成分：
  1. 细胞成分——细菌、脱落的上皮细胞、白细胞（中性粒细胞、单核细胞和淋巴细胞）。
  2. 电解质——钾、钠、钙。
  3. 有机化合物——葡萄糖（GCF 中的浓度是血清的 3~4 倍）、蛋白质（浓度低于血清）、组织分解产物、抗体（免疫球蛋白 IgG、IgA、IgM）、补体蛋白成分（如 C3、C4）、血浆蛋白（如白蛋白）、内毒素。

GCF 流量增加：每天分泌 0.43~1.56 μL GCF。液体量随着炎症和某些其他情况而增加：

- 昼夜周期性：从早上 6 点到 10 点逐渐增加，之后减少。
- 性激素的影响：在妊娠、排卵和激素避孕药摄入期间增加，可能是因为女性性激素增强了血管通透性。
- 咀嚼粗糙的食物、牙龈按摩和大力刷牙。
- 牙周手术后愈合。
- 吸烟导致 GCF 流量瞬时、短暂且显著增加。
- 使用修复体。

注意：龈沟液不会因咬合创伤而增加。

GCF 功能：龈沟液可通过以下机制起保护作用：

- 清洁作用：GCF 的流速和方向有助于将龈沟内的细菌和"细菌侵入并脱落"的上皮细胞冲洗到口腔中。
- 抗菌特性：GCF 由补体成分、抗体、酶和抗细菌的活白细胞组成。

◆ **临床思维拓展**

与血清或唾液相比，使用龈沟液（GCF）作为牙周病诊断液有哪些优势？

GCF 可能比血清或唾液更好地监测牙周病发展过程中发生的变化，原因如下：

1. 优于血液采集：GCF 可以像唾液一样无创采集。
2. 优于唾液：GCF 成分和动力学与牙周组织环境的关系比唾液更密切。唾液由多种来源的成分组成（如唾液腺、血清、细菌、脱落的口腔上皮细胞、进入口腔的异物，以及 GCF），GCF 包含宿主、菌斑和宿主微生物相互作用的产物，这是特定于牙周环境的，因此可更准确地反映潜在的牙周疾病状况[1]。

GCF 的收集方法：

- 吸水纸 / 纤维条：使用吸水纸（periopaper）收集 GCF，并使用龈沟液测量仪进行电子测量。纸带的湿度会影响电流的流动，并提供读数。
- 微量移液管：通过毛细管效应收集 GCF（液体黏附在容器壁上，在边缘对液体产生向上的力，用移液管收集）。液体收集后离心并对其组成进行分析。
- 龈沟冲洗：用蠕动泵或"喷射收集针"组件冲洗龈沟内容物，收集后做进一步分析。
- 预先称重的丝线：收集所吸收的 GCF 后，再次称重丝线，并计算差值。

唾液

唾液是一种生物流体，主要由三对大唾液腺（下颌下腺、腮腺和舌下腺）以及许多小唾液腺产生。此前，人们认为唾液仅通过其免疫球蛋白来防止感染；而越来越多的研究显示，酶、细胞因子、核苷酸和活细胞都是唾液中参与宿主防御的一部分（表 12.1）。保护功能由其有机成分（如溶菌酶）和无机成分（如碳酸氢盐、磷酸盐）实现。

> **◆ 临床思维拓展**
>
> **唾液对口腔微生物群有什么影响？**
>
> 唾液通过多种机制影响口腔微生物菌落的组成和作用：
>
> 1. 获得性膜形成：主要来自唾液的分子覆盖于口腔表面，形成一层调节膜，为细菌附着提供受体。附着的细菌利用唾液成分（如糖蛋白）作为生长的主要营养源。
> 2. 共生细菌定植：口腔细菌依次分解唾液中结构复杂的分子。唾液还能将生物膜 pH 缓冲到接近中性值，从而为共生体的生长创造一个有利的环境。
> 3. 免疫功能：唾液的适应性和先天性免疫防御成分在亚致死浓度下起作用，导致了宿主和常驻微生物之间的复杂关系。
> 4. 稳态调节：唾液有利于建立高度多样但平衡的微生物群（防止病原物种过度生长），而不是无菌环境。如果唾液流动中断，则会迅速发生生态失调（微生物失衡倾向于致病物种而非共生物种）[2]。

表 12.1　唾液在口腔防御机制中的作用

功能	唾液成分	可能机制
润滑和物理作用	糖蛋白，黏蛋白	表面覆盖，类似于胃黏液
清洁	物理流动	清除碎片和细菌
缓冲	碳酸氢盐和磷酸盐	充当抗酸剂
维持牙齿完整性	矿物质	矿化成熟，再矿化
抗菌作用	免疫球蛋白 A	控制细菌定植
	溶酶菌	破坏细菌细胞壁
	乳过氧化物酶	易感细菌的氧化
	髓过氧化物酶	杀菌剂（在易感物种中），抑制细菌定植
	抗菌肽（人 α 和 β 防御素）	对抗细菌感染，对体内平衡至关重要
抗蛋白酶	TIMP（抗 MMP），抗白细胞蛋白酶（抗弹性酶）	对抗宿主和口腔细菌分泌的蛋白水解酶（破坏宿主组织）
凝血因子	因子Ⅷ、Ⅸ和Ⅹ；血浆凝血活酶前体；因子Ⅻ	加速血液凝固，保护伤口免受细菌侵袭

MMP，基质金属蛋白酶；TIMP，金属蛋白酶组织抑制剂

改编自 Newman, M.G., Takei, H.H., Klokkevold, P.R., et al. (2019). Newman and Carranza's Clinical Periodontology (13th ed.). Philadelphia: Elsevier.

牙龈炎

牙龈的炎症称为牙龈炎（图12.2）。这是一种常见的可逆性疾病，仅限于牙龈上皮和结缔组织，不破坏其他牙周组织（如牙周膜或牙槽骨）。

牙龈炎症的四个阶段（组织学）：

- **Ⅰ期（初期病损）**：亚临床牙龈炎；第一反应包括血管变化（毛细血管扩张，血流量增加）和白细胞（主要是中性粒细胞）迁移到龈沟。
- **Ⅱ期（早期病损）**：早期牙龈炎；探诊时有明显的红斑和出血。牙龈结缔组织以淋巴细胞浸润为主。

- **Ⅲ期（确立期病损）**：慢性牙龈炎；血管扩张、充血，静脉血引流受损。红细胞外渗到结缔组织中，血红蛋白分解。牙龈结缔组织中以浆细胞浸润为主。
- **Ⅳ期（晚期病损）**：向牙周炎过渡，牙周破坏的阶段。

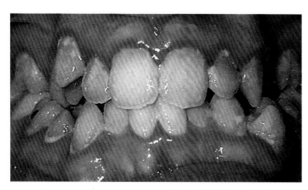

图12.2　广泛性菌斑性牙龈炎

摘自 Newman, M.G., Takei, H.H., Klokkevold, P.R., et al. (2019). Newman and Carranza's Clinical Periodontology (13th ed.). Philadelphia: Elsevier.

问题

1. 以下哪项不是口干症的可能后果？
   a. 龋齿
   b. 牙龈炎
   c. 鳞状细胞癌
   d. 念珠菌病

2. 以下所有物质都是唾液刺激剂，除了：
   a. 毛果芸香碱
   b. 塞维梅林
   c. 茴三硫
   d. 人工唾液

3. 唾液对口腔微生物群组成的影响中起主要作用的机制是：
   a. 菌斑生物膜的形成
   b. 免疫功能
   c. 稳态调节
   d. 以上均是

案例练习

临床场景：女，52岁，因"口腔和喉咙干燥而无法入睡数日"就诊（A~C）。现病史：患者自述为重度吸烟者，睡眠困难，每晚睡眠量4小时，少量饮酒，有过敏性鼻炎病史，服用非处方抗组胺药和减充血剂。检查：口腔卫生状况较差，全口探诊深度为3~4 mm，探诊出血率为38%。

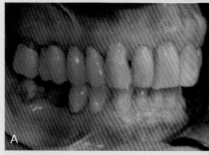
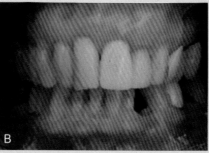
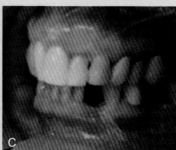

图片来源: Newman, M.G., Takei, H.H., Klokkevold, P.R., et al. (2019). Newman and Carranza's Clinical Periodontology (13th ed.). Philadelphia: Elsevier.

4. 对于口呼吸患者，牙龈炎症通常出现在口腔的哪个部位？

　　a. 上颌前牙（唇侧）

　　b. 上颌前牙（舌侧）

　　c. 下颌前牙（唇侧）

　　d. 下颌前牙（舌侧）

答案解析

1. 答案：c

解析：其余是口干症的潜在后果。口干或口干症患者缺乏唾液的清洁功能，这可能导致下列情况。

2. 答案：d

解析：人工唾液是一种唾液替代品，而不是刺激剂。人工唾液或唾液替代品可用于替代水分和润滑口腔，而毛果芸香碱等唾液刺激剂作为胆碱能副交感神经病理模拟剂，主要具有毒蕈碱 M3 作用，可刺激外分泌腺的剩余功能。

3. 答案：d

解析：唾液通过多种机制在口腔微生物群的组成和活性方面发挥着重要作用，例如：菌斑生物膜形成、共生细菌定植、免疫功能和稳态调节。关于每种机制的更多细节，请参见第二个"临床思维拓展"。

4. 答案：a

解析：口呼吸患者由于上颌骨前牙牙龈的唇侧持续暴露在空气中，并由此导致干燥，炎症通常仅限于此部位。

参考文献

[1] Curtis, M. A., Gillett, I. R., Griffiths, G. S., Maiden, M. F., Sterne, J. A., Wilson, D. T., et al. (1989). Detection of high-risk groups and individuals for periodontal diseases. Journal of Clinical Periodontology, 16, 1–11.

[2] Marsh, P. D., Do, T., Beighton, D., & Devine, D. A. (2016). Influence of saliva on the oral microbiota. Periodontology 2000, 70(1), 80–92.

第 13 章

牙龈炎和急性牙龈感染

相关术语

术语 / 缩写	释义
传染性	传染源通过直接或间接接触在患者之间维持和传播的能力
牙龈退缩	由于牙龈边缘相对于釉牙骨质界的根方迁移而导致的根表面暴露
牙龈炎	牙龈的炎症
冠周炎	未完全萌出的牙冠周围的牙龈炎症（牙龈瓣被称为"盖"），可以是急性、亚急性或慢性
原发性疱疹性龈口炎	由单纯疱疹病毒（HSV）1 型感染引起的急性炎症性疾病
点彩	• 健康附着牙龈的凹痕"橘皮"外观 • 它反映了下层结缔组织乳头突向上皮（钉突） • 点彩消失表示牙龈水肿（牙龈炎症的表现）
牙槽嵴顶附着组织 （生物学宽度）	• 牙槽嵴顶附着组织（以前称为"生物学宽度"）是指牙槽嵴顶冠部附着组织，包括： 　• 结合上皮 　• 牙齿周围的结缔组织
牙龈创伤性损伤	牙龈损伤可能由物理（刷牙）、化学（蚀刻）或热（灼伤）创伤引起
棘层松解（Tzanck）细胞	病毒感染的上皮细胞表现出气球样变性，其特征是棘皮溶解、细胞核增大和被清除。这些棘皮溶解的上皮细胞称为棘层松解（Tzanck）细胞。它们可以在原发性疱疹性龈口炎的活组织检查中看到

观点快读

探诊出血	• 通常以牙龈探诊出血部位的百分比表示，用于诊断牙龈炎 • 在临床检查中无探诊出血是疾病进展（附着丧失）的一个极好的阴性预测指标 • 根据 2017 年国际研讨会，超过 10% 的出血位点被认为是诊断牙龈炎的临界点[1]
牙龈炎的病因	牙龈炎是主要由牙菌斑生物膜堆积引起的炎症反应
牙龈炎的临床特点	牙龈组织红肿，激惹时出血（探诊时出血），牙龈形态改变（肿胀和肥大），点彩消失，伴有牙石和菌斑附着，影像学检查无牙槽骨吸收
牙龈炎的患病率	在普通成年人群中，患病率可能高于 50%。报道的患病率取决于不同研究中牙龈炎的病例定义
牙龈炎的严重程度	根据 2017 年国际研讨会的数据，目前还没有可靠的证据来明确定义轻度、中度和重度牙龈炎。然而，牙龈炎的严重程度可供临床交流参考[1]

观点快读（续）

牙龈炎范围	根据 2017 年国际研讨会，牙龈炎可根据 BOP 部位定义为局限型或广泛型： • 局限型牙龈炎：10%~30% 的出血位点 • 广泛型牙龈炎：出血位点超过 30%[1]
局部促进因素	任何导致菌斑滞留并导致炎症的局部因素都可能诱发牙龈炎。这些因素包括修复体悬突、使用修复体或正畸附件、开𬌗、角化牙龈缺失、错𬌗畸形、口呼吸和牙齿解剖结构异常
吸烟对牙龈炎的影响	吸烟可能会慢性地、显著地、剂量依赖性地抑制牙龈出血。吸烟总体上对牙周健康有害
牙龈炎的全身性促进因素	出血性疾病、糖尿病和妊娠可能导致因凝血异常、显著的炎症反应，以及激素失衡而加重牙龈炎
急性牙龈感染	急性牙龈感染包括但不限于：坏死性溃疡性牙龈炎、原发性疱疹性龈口炎和冠周炎。急性牙龈感染的患者通常需要紧急处理以缓解疼痛和控制炎症
坏死性牙龈炎的临床特征	• 龈乳头和龈缘的穿凿样、火山口状病变 • 病变通常被假膜状组织覆盖，易剥脱，并以明显的线状红斑为界
原发性疱疹性龈口炎的临床特征	• 常发生于 6 岁以下的儿童 • 以牙龈和口腔黏膜上的弥漫性红斑病变和水疱为特征 • 病程通常为 7~10 天
冠周炎的临床特征	• 疼痛常见于部分阻生的下颌第三磨牙区 • 牙冠周围的牙龈炎症是由食物残渣和细菌的堆积引起的，可能因创伤而加剧 • 并发症包括张口受限、发热、白细胞增多症、蜂窝织炎或脓性颌下炎（路德维希咽峡炎）

核心知识

引言

最常见的牙龈病是慢性牙龈炎——对多种刺激的单纯炎症反应，最常见的刺激是牙菌斑。如果牙菌斑在数天或数周内聚集在龈缘而没有被清除，牙龈开始出血。这种情况也可能发生在经治疗后的、退缩的健康牙周组织中，其特征是细菌诱导的炎症重现在龈缘，但没有证据显示其可以导致附着丧失（即没有活动性疾病的指征）。

菌斑性牙龈炎的分类

菌斑性牙龈炎的临床体征和症状的严重程度因个体和牙列内不同位点而异。因此，牙龈炎可分为以下几类[1, 2]。

基于范围（出现炎症的牙龈位点和数量）：

• 局限型——不超过 30% 的牙齿受累时。

• 广泛型——超过 30% 的牙齿受累时。

基于严重程度（炎症强度）：

• 轻度牙龈炎——颜色和质地轻微改变。

• 中度牙龈炎——可见红斑、水肿、肿大和探

诊出血。

• 重度牙龈炎——明显的红斑和水肿，触碰时有出血倾向，而不是仅在探诊时有。

基于位置：

• 边缘性牙龈炎——仅累及龈缘。

• 龈乳头炎——累及龈乳头，常延伸至龈缘的邻近部分。

• 弥漫性牙龈炎——影响牙龈边缘、附着龈和龈乳头。

基于致病因素和促进因素：

• A. 仅与菌斑生物膜相关。

• B. 菌斑性龈炎的潜在促进因子：

• 全身性疾病：

　a) 性类固醇性激素（青春期、月经周期、妊娠、口服避孕药）

　b) 高血糖症

　c) 白血病

　d) 吸烟

　e) 营养不良

• 促进菌斑聚集的口内因素：

　a) 修复体龈下边缘悬突*

b) 唾液分泌不足

- C. 药物影响的牙龈肥大。

*其他局部菌斑滞留因素（如牙石、正畸托槽、悬突边缘）也会影响菌斑累积。

根据菌斑性炎症发生在完整的还是减少的牙周组织上：

- 牙周组织完整的牙龈炎。
- 非牙周炎患者，牙周组织减少的牙龈炎（如在牙龈退缩、牙冠延长的情况下）。
- 成功治疗的牙周炎患者牙周组织减少的牙龈炎（请注意，在这种情况下不能排除复发性牙周炎）。

◆ 临床思维拓展

所有菌斑诱导的牙龈疾病的共同临床特征是什么？

所有菌斑诱导的炎性牙龈疾病的临床特征包括：

- 局限于牙龈的炎症的临床体征和症状（出血、红斑、溃疡）。
- 通过清除生物膜可逆转牙龈炎症。
- 引发炎症的菌斑堆积。
- 影响菌斑诱导炎症严重程度的全身因素（如激素、全身性疾病、药物）。
- 牙周组织附着水平稳定（即无变化），无论之前存在／不存在附着丧失或骨丢失[2]。

目前的分类还提出增加初期牙龈炎的专业术语，定义为只有少数部位有轻度炎症、红斑和（或）显示延迟和断续的出血线。初期牙龈炎被认为是"临床健康"的一种情况，如果不及时治疗，则可能迅速进展为局限型牙龈炎。

牙龈炎的临床特征

慢性牙龈炎是一种非特异性牙菌斑诱导的炎症，可表现为局限于游离龈和附着龈、不超过膜龈联合的炎症，主要表现为以下临床体征（图13.1）：

- 出血和溃疡。
- 红斑／发红。
- 龈缘外形和连贯性改变。
- 存在牙石或菌斑，影像学检查未见牙槽嵴骨吸收。

◆ 临床思维拓展

所有菌斑性牙龈炎疾病的组织学特征和分子特征是什么？

- 组织病理学变化包括邻近结合上皮的脉管系统炎症、胶原纤维网络进行性破坏、钉突伸长进入牙龈结缔组织中，以及上皮下结缔组织中的进行性炎性免疫细胞浸润（见第12章和第4章的图4.1详细描述的牙龈炎症的4个组织病理学阶段）[2]。
- 在菌斑诱导的牙龈炎症中，分子变化涉及牙龈转录组（指牙龈中基因表达的所有mRNA分子的总和），导致宿主反应中断的几个组分，包括：
  - 微生物模式识别分子。
  - 趋化性。
  - 吞噬作用。
  - 细胞因子信号传导。
  - T淋巴细胞应答。
  - 血管生成。
  - 上皮免疫应答。

急性牙龈感染

病程短、新近或快速发病，并表现为一定程度的不适和疼痛的疾病称为"急性"。典型的牙龈炎相当常见，但它是慢性的，一般与疼痛无关。急性牙龈感染不是特别常见，通常与出现症状时的疼痛有关。主要包括：

- 坏死性牙龈炎（necrotizing gingivitis, NG）——以前称为急性坏死性溃疡性牙龈炎（acute necrotizing ulcerative gingivitis, ANUG）和坏死性溃疡性牙龈炎（necrotizing ulcerative gingivitis, NUG）。
- 原发性疱疹性龈口炎。
- 冠周炎。

坏死性牙龈炎

尽管这些病变不是由牙菌斑直接引起的，但其临床病程可能受到牙菌斑累积和随后的牙龈炎症的影响。这种急性疾病与慢性牙龈炎的鉴别诊断关键特征是[3]：

- 存在疼痛。
- 牙间乳头中心坏死，导致相当大的组织破坏，在牙齿之间的近端区域形成火山口样软组织缺损。

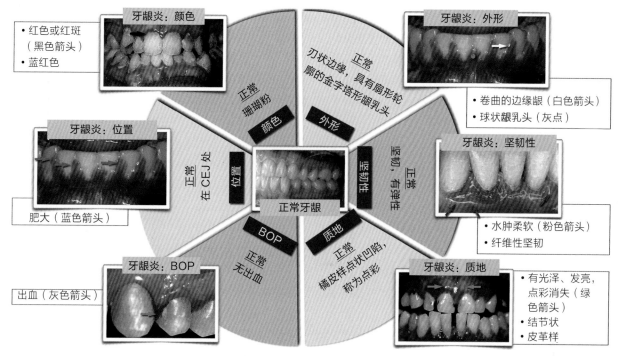

图 13.1　牙龈炎炎症的典型临床体征。该图列出了正常牙龈（圆圈内）和牙龈炎症（圆圈外图片）的临床特征。系统性评价牙龈炎的方法需要有序检查牙龈的颜色、轮廓、一致性、质地、龈缘位置以及出血的难易程度和严重程度：**颜色**——虽然正常牙龈呈珊瑚粉色（有一些黑色素沉着），炎症的牙龈由于血管增加而变红或出现红斑。静脉淤滞导致慢性牙龈炎，牙龈呈蓝色。这些变化开始于龈乳头和龈缘，然后扩散到附着龈。**轮廓**——正常牙龈显示扇形轮廓，牢固包裹牙颈部，牙龈边缘与釉牙骨界相吻合。健康时，牙龈边缘在横截面上为刃状；炎症时，刃状边缘消失，当靠近菌斑或牙石时变得卷曲。牙龈轮廓的变化主要与牙龈肥大有关，牙龈肥大导致正常为三角形的龈乳头（前牙为金字塔形）在轮廓上变成球状。**坚韧性**——健康的牙龈坚韧且有弹性。在慢性牙龈炎患者中，破坏性（即水肿性）和修复性（即纤维化性）牙龈并存，牙龈的一致性由其相对优势决定。**质地**——在慢性炎症中，牙龈表面是光滑有光泽的或坚硬结节状的，这主要取决于炎症变化是渗出性的还是纤维性的。角化过度导致皮革样纹理。点彩消失通常发生在表现出点彩的患者中。**探诊出血（BOP）**——BOP 出现较早，是比颜色改变更客观的牙龈炎临床特征。虽然临床上健康的牙龈通常不会表现出 BOP，但在牙龈炎中，出血的严重程度及其激发的难易程度取决于炎症的强度。**位置**——通常情况下，龈缘位于釉牙骨质界处水平。在牙龈炎症中可以发现牙龈退缩（龈缘位置的根尖移位导致牙根表面暴露）和肥大（牙龈位置的冠状移位），后者更常见于牙龈炎的直接后果

摘自 Newman, M.G., Takei, H.H., Klokkevold, P.R., et al. (2019). Newman and Carranza's Clinical Periodontology (13th ed.). Philadelphia: Elsevier.

◆◆ **临床思维拓展**

术语从急性坏死性溃疡性牙龈炎（ANUG）演变为坏死性牙龈炎（NG）的原因是什么？

尽管坏死性疾病通常呈快速破坏性病程，但自 1999 年以来，"急性"一词未被纳入诊断，因为[4]：

- 研究表明，坏死性牙龈炎和坏死性牙周炎（necrotizing periodontitis, NP）可能代表同一疾病的不同阶段；它们表现出相似的病因和临床表现，也对类似的临床干预有反应。由于它们可能发展为更严重的形式，如坏死性口炎和口腔癌，1999 年，这两种疾病都被归类为坏死性牙周病。如果病变确实能够从牙龈炎发展为牙周炎，那么严格来讲，病变不能完全保持"急性"。
- 坏死性牙周病可能经常复发并导致其成为慢性疾病，尽管破坏速度较慢。

由于浅表坏死总是涉及溃疡，使用术语"溃疡性"可能有些多余，因此删除了该术语，通常认为溃疡继发于坏死。

注意既往的其他术语：

- 坏死性牙龈炎的既往术语是坏死性溃疡性牙龈炎。
- 坏死性牙周炎的既往术语是坏死性溃疡性牙周炎。

- 存在明确的细菌病因，最有可能是梭菌螺旋体感染，并且不断有发现表明主要包括密螺旋体属、硒单胞菌属、梭杆菌属和中间普氏杆菌的微生物区系。坏死性牙龈炎的详细说明见图13.2。

原发性疱疹性龈口炎

由单纯疱疹病毒1型（HSV-1）引起的牙龈炎，通常见于婴儿，潜伏期为1周。在儿童早期，它也可能导致无症状感染或严重的龈口炎。这些病变的特征是水疱形成，随后破裂和融合，留下不规则的纤维蛋白包被溃疡[3]。

注意：

- 复发性口内单纯疱疹病变常被误认为是阿弗他溃疡。然而，阿弗他溃疡通常不会影响角化黏膜。

- 各种刺激（如日光、创伤、发热、应激）引起的继发性表现包括唇疱疹、疱疹性口炎、生殖器疱疹、眼部疱疹和疱疹性脑炎。继发性疱疹性口炎可发生在腭部或牙龈上，也可能因为牙科治疗创伤或刺激支配神经节的潜伏病毒而发生在黏膜上，2~4天后可能表现为远离治疗部位的疼痛。

原发性疱疹性龈口炎的详细描述见图13.3。

坏死性牙龈炎和原发性疱疹性龈口炎的鉴别诊断见表13.1。

冠周炎和冠周脓肿

冠周炎是指发生于未完全萌出的牙冠周围牙龈的炎症。最常发生于下颌第三磨牙区，可为急性、亚急性或慢性。当并发化脓时，可导致冠周脓肿伴流脓。详细信息请参见图13.4。

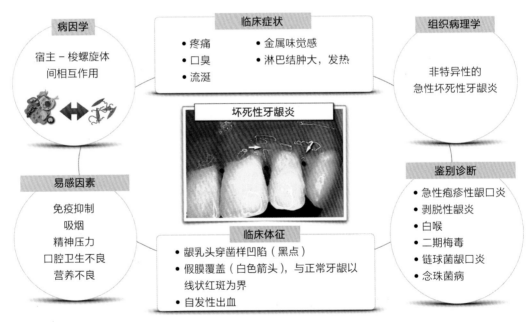

图13.2　坏死性牙龈炎。坏死性牙龈炎（NG）是一种牙龈微生物（感染性）疾病，最常发生于受损宿主，具有牙龈组织坏死和脱落的特征性临床体征。**病史**：NG的特征是起病急，有时在衰弱性疾病或急性呼吸道感染后发生。**病因学和易感因素**：虽然某些细菌（如梭菌螺旋体复合体）可能是坏死性溃疡性牙龈炎中观察到的病变的原因，但免疫功能低下似乎是该病的一个必要的诱发条件。**临床症状**：病变区对机械刺激极为敏感，患者常诉有持续的放射性痛、咬合痛，进食辛辣或热性食物及咀嚼时加剧。有腐败性口臭，患者自觉有黏性唾液。**临床体征**：龈乳头被假膜覆盖，有特征性穿凿样凹陷，随后延伸至龈缘。**组织病理学**：NG病变中组织的显微镜外观是非特异性的：（1）表面上皮被纤维蛋白、坏死上皮细胞、多形核白细胞（PMN）和各种微生物破坏和取代。这是临床上表现为表面假膜的区域。（2）下面的结缔组织明显充血，毛细血管大量扩张，PMN密集浸润。该急性炎症区在临床上表现为表面假膜下的线状红斑。（3）坏死组织和活组织之间的一层除含有白细胞和纤维蛋白外，还含有大量梭形杆菌和螺旋体。螺旋体和其他细菌可继续侵入下面的活组织

摘自 Newman, M.G., Takei, H.H., Klokkevold, P.R., et al. (2019). Newman and Carranza's Clinical Periodontology (13th ed.). Philadelphia: Elsevier.

病因学

1 型单纯疱疹病毒（HSV）

临床症状

- 疼痛
- 口腔大面积疼痛，影响进食和口腔卫生
- 发热和淋巴结炎

临床体征

- 分散的灰色小水疱（黑色箭头）破溃，形成小溃疡，疼痛，边缘隆起，色红，晕圈状，中央凹陷，呈淡黄色或灰白色（白色箭头）
- 成簇的小水疱破裂，形成融合的溃疡（白色环状）
- 受累牙龈和邻近口腔黏膜上有光泽的弥漫性红斑，伴不同程度的水肿和牙龈出血（绿色箭头）

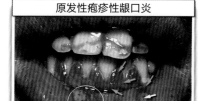

原发性疱疹性龈口炎

鉴别诊断

复发性阿弗他性口炎
多形性红斑
大疱型扁平苔藓

组织病理学

- 上皮内泡伴纤维脓性渗出
- 上皮细胞病毒性改变（Tzanck 细胞）

图 13.3　原发性疱疹性龈口炎。急性疱疹性龈口炎通常发生于婴儿和儿童，因为大多数成人从儿童期就已对单纯疱疹病毒产生免疫力，通常症状轻微或无症状。**病因:** 原发性疱疹性龈口炎是 HSV-1 急性感染的结果。**病史:** 症状急性发作。作为原发性感染的一部分，病毒通过感觉神经和自主神经上行，作为潜伏的 HSV 持续存在于支配该部位的神经元神经节中。**临床体征和症状:** 在其初期表现为离散的、球形的、灰色的小水疱，可发生于牙龈、唇颊黏膜、软腭、咽部、舌下黏膜和舌部。破裂的水疱是疼痛的主要部位；它们对触觉、热变化、食物（如调味品和果汁）以及粗食物的作用特别敏感。在婴儿中，该病以烦躁、拒食为标志。病程为 7～10 天，常见颈部淋巴结炎，发热高达 101～105°F（38～40.6℃），全身不适。**组织病理学:** 病毒主要攻击上皮细胞，上皮细胞变成大的圆形角质形成细胞，周围有棘层松解区。这些细胞融合在一起形成多核细胞后称为 Tzanck 细胞。细胞间水肿导致形成上皮内囊泡，破裂并发生继发性炎症反应伴纤维化脓性渗出物

　　摘自 Newman, M.G., Takei, H.H., Klokkevold, P.R., et al. (2019). Newman and Carranza's Clinical Periodontology (13th ed.). Philadelphia: Elsevier.

表 13.1	坏死性牙龈炎与原发性疱疹性龈口炎的鉴别诊断	
	坏死性牙龈炎	**原发性疱疹性龈口炎**
病因	由宿主和细菌之间的相互作用引起，最常见的是梭菌螺旋体	由特定病毒感染（HSV-1）引起
特征性临床表现	坏死	弥漫性红斑和疱疹
溃疡描述	穿凿状龈乳头和龈缘，假膜剥落并留下红肿区域	水疱破裂并留下略微凹陷的椭圆或球状的溃疡
受累黏膜	龈缘受到影响，其他口腔组织几乎不受影响	弥漫性牙龈受损，可能包括颊黏膜和嘴唇
易感人群	儿童中罕见	更多见于儿童
时间	没有明确持续时间	持续 7～10 天
免疫应答	没有明确的针对相关病原体的血清抗体	一定程度的急性血清免疫反应
疾病传播	未证实有传染性	具有传染性

改编自 Newman, M.G., Takei, H.H., Klokkevold, P.R., et al. (2019). Newman and Carranza's Clinical Periodontology (13th ed.). Philadelphia: Elsevier.

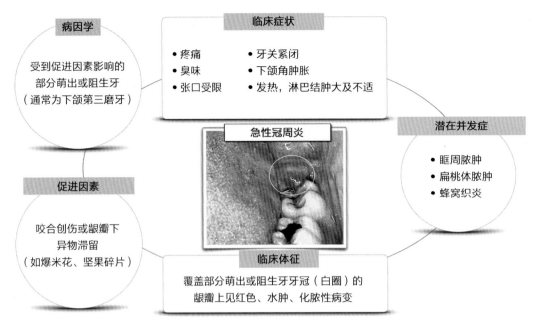

图 13.4　急性冠周炎。急性冠周炎是通过冠周龈瓣（盖）和邻近结构的不同程度的炎症反应，并可能引起全身并发症。炎性液体和细胞渗出物增加了龈瓣体积，这可能干扰咬合。与对颌牙列接触也可使其受到创伤，从而加重炎症

摘自 Newman, M.G., Takei, H.H., Klokkevold, P.R., et al. (2019). Newman and Carranza's Clinical Periodontology (13th ed.). Philadelphia: Elsevier.

案例练习

临床场景： 一名 18 岁女性，主诉是"正畸科转诊，牙龈偶有出血"，现病史：患者自述 3 年前曾行龈上洁治，近来自觉刷牙时下前牙区牙龈敏感和出血，每天至少刷牙一次，否认使用牙线，无其他影响口腔健康的潜在疾病。检查显示龈缘发炎，尤其是下颌前牙区。

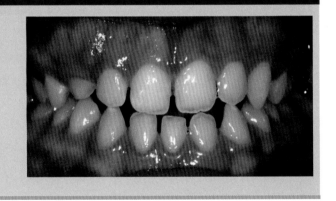

问题

1. 在局限型牙龈炎的确立期之前，牙龈炎症的早期体征包括以下哪一项？

a. 龈沟液增加

b. 轻探诊龈沟出血

c. 轻探诊溢脓

d. 以上都是

e. 仅 a 和 b

2. 局限型边缘性牙龈炎通常：

a. 影响口腔内局部牙齿周围的非附着的领圈一样包围牙齿的末端牙龈

b. 影响口腔内全部牙齿周围的非附着的领圈一样包围牙齿的末端牙龈

c. 仅扩展至龈乳头区

d. 仅延伸至舌面

3. 上述病例牙龈病最可能的病因是什么？

a. 大面积修复

b. 牙菌斑

c. 化学损伤

d. 未控制的糖尿病

4. 以下哪一项不是已确定的菌斑性牙龈炎的全身刺激因素？

a. 青春期

b. 营养不良

c. 高血压

d. 妊娠

答案解析

1. 答案：e

解析：轻探诊发现溢脓（即流脓）是一种不常见的早期龈炎表现。化脓提示活动性感染，是牙龈或牙周脓肿的常见症状。

2. 答案：a

解析：局限型边缘牙龈炎是典型的仅限于边缘牙龈的炎症，影响口腔内局部区域的非附着的末端边缘（如领圈）的牙龈。

3. 答案：b

解析：在该患者中，无已知的基础全身性疾病，表现为牙菌斑和口腔卫生差，牙菌斑似乎是主要原因。

4. 答案：c

解析：除高血压外，其余列出的疾病均是菌斑牙龈炎的刺激因素。

参考文献

[1] Chapple, I. L. C., Mealey, B. L., Van Dyke, T. E., Bartold, P. M., Dommisch, H., Eickholz, P., et al. (2018). Periodontal health and gingival diseases and conditions on an intact and a reduced periodontium: Consensus report of workgroup 1 of the 2017 World Workshop on the Classification of Periodontal and Peri-Implant Diseases and Conditions. Journal of Periodontology, 89(Suppl. 1), S74–S84.

[2] Murakami, S., Mealey, B. L., Mariotti, A., & Chapple, I. L. C. (2018). Dental plaque–induced gingival conditions. Journal of Periodontology, 89(Suppl. 1), S17–S27.

[3] Holmstrup, P., Plemons, J., & Meyle, J. (2018). Non-plaque-induced gingival diseases. Journal of Periodontology, 89(Suppl. 1), S28–S45.

[4] Herrera, D., Retamal-Valdes, B., Alonso, B., & Feres, M. (2018). Acute periodontal lesions (periodontal abscesses and necrotizing periodontal diseases) and endo-periodontal lesions. Journal of Periodontology, 89(Suppl. 1), S85–S102.

第 14 章

牙龈肿大和剥脱性龈炎

🌸 相关术语

术语 / 缩写	释义
棘层松解	由于细胞间桥粒的破坏，角质形成细胞之间的内聚丧失。细胞保持完整，但不再相互黏附；它们倾向于变圆（Tzanck 细胞），失去正常的多刺状外观，导致上皮内裂隙、囊泡和大疱
萎缩性病变	特征为上皮变薄，导致红斑
条件性牙龈肿大	既有的生物膜诱导的炎症引起牙龈肿大，并由于全身状况（如妊娠期间激素变化、维生素 C 缺乏）而进一步增生
桥粒	• 专门用于细胞间黏附的细胞结构。因为它们也在细胞内与细胞骨架连接，桥粒为组织提供机械强度 • 天疱疮是一种严重的自身免疫性大疱类疾病，累及牙龈，引起剥脱性龈炎。天疱疮由桥粒芯糖蛋白（Dsgs 1 和 3）的循环抗体引起，桥粒芯糖蛋白在角化细胞间黏附中发挥重要作用。抗体作用于细胞间的桥粒，组织学上可见"上皮内分裂"
剥脱性龈炎	剥脱性龈炎不是一种特定的疾病。其特征是脱落、溃疡、游离龈和附着龈的红斑。除了牙龈，大约 50% 的患者可能在其他口内和口外部位有病变
直接免疫荧光法	用于诊断某些口腔病理疾病的实验室技术。抗体荧光团结合分子用于靶向活检组织中蛋白质的异常沉积或分布。荧光团在荧光显微镜下受刺激时发光
肿大	体积上的增加，不考虑病理过程如何
牙龈瘤	牙龈上的增生物，不考虑其病因如何
纤维瘤	由纤维或结缔组织组成的良性肿瘤
纤维化	与成纤维细胞增殖缺陷、细胞间相互作用、细胞 – 基质相互作用和基质沉积，以及免疫系统反应受损相关的致创伤愈合中断的病理过程
牙龈肿大	一种影响牙龈的病理状态，在此过程中出现增生、肥大和纤维化变化。"牙龈肿大"和"牙龈过度生长"两个术语有时可互换使用
牙龈纤维瘤病	累及龈缘、龈乳头和附着龈。它通常具有遗传性，有时与身体发育受损有关
半桥粒	细胞结构形成桥粒的一半（细胞侧），形成细胞至基底层的黏附
增生	由于细胞数量增加导致组织体积增加的病理过程
肥大	由于细胞尺寸增加导致组织体积增加的病理过程
免疫复合物	• 抗原 – 抗体（Ag-Ab）复合物 • 免疫复合物反应（如多形性红斑）是由沉积在组织中的 Ag-Ab 复合物作用下激活补体引起的
间接免疫荧光	用于评估患者血液中是否存在特定抗体的实验室技术。将动物组织（如猴子食管）与患者血清一起孵育，然后应用抗体荧光团结合分子检测与动物组织结合的特异性抗体

相关术语（续）

术语 / 缩写	释义
白血病相关的牙龈过度生长	白血病性牙龈肿大 / 过度生长表现为牙龈和黏膜弥漫性肿大。牙龈呈蓝红色，有光泽。结缔组织中有成熟、不成熟和增殖的白细胞浸润
尼氏征	在施加水平切向力时，浅表表皮层与底层真皮层分离，提示真皮 – 表皮交界处裂解，常在水疱大疱性疾病（如寻常型天疱疮）中发现
过度生长	通常指增生和肥大同时发生，细胞参与增生很可能触发过度生长的情况
乳头状瘤	上皮性肿瘤，从牙龈表面以手指状或疣状突起的形式生长
妊娠期牙龈瘤	局部刺激下的激素条件性牙龈炎症反应——而不是肿瘤。妊娠期出现的牙龈瘤也称血管性肉芽肿
化脓性肉芽肿	一种肿瘤样的牙龈肿大，是对轻微创伤的扩大、非特异性的条件反应
药物过敏性口炎	对口服或非口服药物敏感而导致的口腔疹
毒性口炎	在口腔内使用药物引起的局部反应（如局部使用青霉素引起的口腔炎），也称为接触性口炎
大疱类病变	特征是充满液体的大小不等的水疱，水疱破裂后留下表面糜烂或溃疡

🍀 观点快读

牙龈炎引起的炎性肿大	主要由牙龈炎症引起，无其他促进因素。炎症可能由创伤、异物嵌塞或菌斑生物膜引起。这种肿大可在邻面、龈缘或附着龈中观察到。如果早期炎症未得到控制，可能导致牙周脓肿
药物性牙龈过度生长（drug-induced gingival overgrowth, DIGO）	抗惊厥药（如苯妥英钠）、钙通道阻滞剂（如硝苯地平）和免疫抑制剂（如环孢素 A）是引起 DIGO 最常见的药物。最早 1~3 个月即可观察到肿大的首发体征。在上颌或下颌前牙唇侧常可见牙龈肿大，改变药物可有效逆转牙龈肿大
DIGO 组织学特征	观察到上皮层增厚、钉突伸长、胶原基质增加和炎性细胞浸润。环孢素 A 诱导的牙龈过度生长（gingival overgrowth, GO）比其他 DIGO 具有更多的炎性浸润和血管化
牙龈过度生长病变中的细胞因子和生长因子	在牙龈过度生长病变中发现白细胞介素 -6（IL-6）、白细胞介素 -1β（IL-1β）、血小板衍生生长因子亚基 B（platelet-derived growth factor subunit B, PDGFB）、成纤维细胞生长因子 2（fibroblast growth factor 2, FGF2）、转化生长因子 -β（transforming growth factor-β, TGF-β）和结缔组织生长因子（connective tissue growth factor, CTGF）水平升高。调节成纤维细胞增殖、分化和细胞外基质合成的 TGF-β1-CTGF 轴参与了 DIGO 的发病过程
DIGO 治疗	停药或使用其他药物替代是最有效的治疗方法。此外，牙周维护，改善口腔卫生，控制引起炎症的局部因素也很重要。如果广泛的牙龈过度生长影响了美观或功能，则建议进行手术切除（牙龈切除）
妊娠相关牙龈过度生长的发病机制	孕酮和雌激素水平升高导致血管通透性增加，发生牙龈水肿和炎症反应，从而导致牙龈过度生长
剥脱性龈炎的病因	扁平苔藓、瘢痕性类天疱疮（即黏膜类天疱疮）和寻常型天疱疮是剥脱性龈炎最常见的病因
剥脱性龈炎的临床特征	• 寻常型天疱疮——口腔内的表皮和黏膜水疱，软腭和颊黏膜最常见 • 瘢痕性类天疱疮——上皮下水疱，累及口腔、结膜、其他黏膜和皮肤 • 扁平苔藓——颊黏膜双侧出现白色条纹。萎缩性或糜烂性与疼痛和烧灼感有关
剥脱性龈炎的治疗	严格的菌斑控制是必要的治疗方法。使用局部或全身类固醇可减轻症状。根据诊断，可将患者转诊至其他专科就诊（如眼科治疗瘢痕性类天疱疮的眼部病变）

核心知识

引言

牙周疾病包括两种具有独特临床表现的特有牙龈疾病——牙龈肿大和牙龈剥脱——与发热一样，在实际意义上不能被视为"诊断"。这是因为这两种情况都可能是许多潜在的局部和全身病理过程的临床表现；它们需要经过仔细的病史采集和评估，才能做出诊断或制订治疗计划。本章系统描述了这两种疾病的病因、分类、发病机制和临床表现。

牙龈肿大

牙周组织内的炎症可能导致以下三种类型的结果：

1. 炎症完全消退，组织完整性恢复（即稳态）。
2. 牙周组织破坏和附着丧失（即牙周炎）。
3. 纤维化（抵抗牙周炎症进展的防御机制的组成部分）。

"纤维化"是牙龈肿大的特征性表现，可能伴有或不伴有水肿和潜在的骨缺损（如牙周炎）或骨病变（如外生骨疣）。它可以被定义为病理性病变，而增生和肥大可以被视为病理过程。在本章中，为了保持一致性，术语"牙龈肿大"主要用于描述这种临床表现（牙龈过度生长，仍然是一种可接受的命名，也偶尔使用）。

牙龈肿大的分类
根据潜在病因对这些疾病进行分类：
- **炎性肿大**
  - 慢性（如菌斑诱导的炎症反应、浆细胞性龈炎）。
  - 急性（如牙刷刷毛损伤牙龈而引起的脓肿）。
- **纤维性肿大**
  - 药物影响：由于使用抗惊厥药（苯妥英钠）、钙通道阻滞剂（硝苯地平）和免疫抑制剂（环孢素 A）。
  - 特发性或遗传性牙龈纤维瘤病。
- **混合性肿大**
  - 炎症 + 纤维化。

- **与全身性疾病 / 病症相关的肿大**
  - 受全身状况影响的肿大（如妊娠、青春期、坏血病）。
  - 全身性疾病引起的肿大（肉芽肿性疾病，如韦格纳肉芽肿病和结节病）。
- **肿瘤性肿大**
  - 良性肿大（如纤维瘤、乳头状瘤、巨细胞肉芽肿、牙龈囊肿）。
  - 恶性肿大（如白血病、鳞状细胞癌）。
- **假性肿大**
  - 由于潜在的骨病变（如隆突、外生骨疣、佩吉特病、骨肉瘤）。
  - 由于潜在的发育条件（如萌出牙冠）。

牙龈肿大的诊断
- 肿大可以是局限型（限于龈乳头）、广泛型（包括边缘牙龈和龈乳头）、非连续型（肿瘤样、无蒂或有蒂）或弥漫型（累及边缘、龈乳头和附着龈）。
- 评分分级对于量化牙龈肿大的范围和严重程度非常重要。以下是牙龈肿大程度评分分级[1]：
  - 0 级：无牙龈肿大体征。
  - Ⅰ 级：肿大局限于龈乳头。
  - Ⅱ 级：肿大累及龈乳头和边缘龈。
  - Ⅲ 级：肿大超过 3/4 或更多的牙冠。

牙龈肿大的类型
如分类部分所讨论的，牙龈肿大有多种类型。一般而言，炎症、纤维化和细胞构成的程度取决于许多因素，其中最重要的因素如下：
- 口腔卫生。
- 用药持续时间、剂量和化学组成。
- 基于遗传和环境影响的个体易感性。
以下综述仅限于最重要和最独特的疾病类型。

牙龈炎性肿大

虽然牙龈组织的变化均表现为一定程度的炎症，但在某些情况下，牙龈肿大是牙龈炎的直接结果，无任何并发因素或全身性疾病。该疾病的常见临床表现和组织病理学特征见图 14.1。

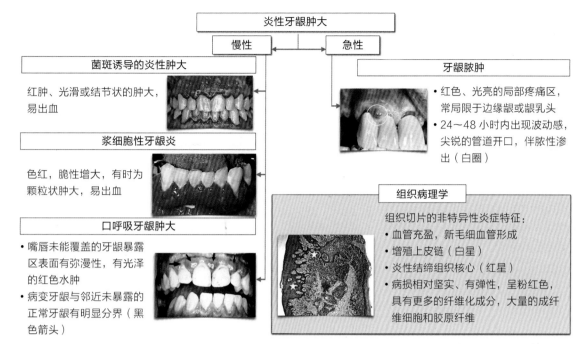

图 14.1　炎性牙龈肿大：临床表现和组织病理学特征。炎性牙龈肿大起源于龈乳头和牙龈轻微膨胀，导致受累牙齿周围肿胀，可肿大直至覆盖部分牙冠。牙龈肿大进展缓慢，无疼痛，除非并发急性感染或创伤。炎性肿大可以是急性的（外伤引起的牙龈脓肿），也可以是慢性的（菌斑生物膜引起的炎性肿大、浆细胞性牙龈炎、与张口呼吸习惯和开唇露齿有关的牙龈肿大），但是常见的组织学表现是非特异性炎症，只有浆细胞性牙龈炎显示下面的结缔组织被大量浆细胞浸润，浆细胞也延伸到口腔上皮

摘自 Newman, M.G., Takei, H.H., Klokkevold, P.R., et al. (2019). Newman and Carranza's Clinical Periodontology (13th ed.). Philadelphia: Elsevier.

药物性牙龈肿大

这种情况也称为药物性牙龈过度生长（drug-induced gingival overgrowth，DIGO）。这是一种牙龈肿大的组织特异性病变，在定期服用苯妥英钠（抗惊厥药）、硝苯地平（钙通道阻滞剂）或环孢素 A（免疫抑制剂）的患者中，1/3～1/2 的人出现牙龈增生。苯妥英钠影响的病变是纤维化程度最高的，环孢素 A 影响的病变是高度炎症的，几乎没有纤维化，而硝苯地平影响的病变是混合的。

表 14.1 列出了影响牙龈肿大的最常见药物，并描述了其鉴别特征。

药物影响牙龈肿大的发病机制

药物影响的牙龈肿大的发病机制复杂（图 14.2），主要为负责牙龈组织内基质沉积的牙龈成纤维细胞功能缺陷导致。功能缺陷包括：

- 增加基质蛋白的生成。
- 降低胶原酶活性，使组织更新过程中胶原纤维的破坏减少，使其在结缔组织内蓄积。

◆ 临床思维拓展

为什么要研究药物影响牙龈肿大发病机制的细胞和分子机制？

目前迫切需要更好地理解药物影响牙龈肿大的组织特异性的细胞和分子机制，因为[2]：

- 牙龈肿大会使口腔卫生难以维持，导致菌斑堆积，增加全身炎症并发症的风险。这个问题在癫痫、心血管疾病或器官移植病例中尤其显著。当此类病例无法进行药物替代时，由于继续使用药物引起的高复发率，增生的病灶需要反复手术干预。
- 牙龈肿大限制了生活质量，对这种疾病独特的新型细胞/分子机制的深入了解可能允许在未来对这种疾病进行保守治疗，并增强对影响口腔的其他结缔组织疾病（如神经纤维瘤病、转移性口腔癌等）的了解，目前研究指出，TGF-β 诱导 CTGF 的干扰是减少纤维化过度生长的潜在治疗靶点。

TGF，转化生长因子；CTGF（也称为 CCN2），结缔组织生长因子。

表 14.1　药物性牙龈肿大：不同形式和鉴别诊断特征

	通常影响牙龈肿大的药物类别		
	抗惊厥药或抗癫痫药	降压药（钙通道阻滞剂）	免疫抑制剂
药物名称	苯妥英钠	硝苯地平	环孢素 A
药物适应证	• 治疗癫痫大发作、颞叶和精神运动性发作的首选药物	• 高血压、心绞痛、冠状动脉痉挛和心律失常	• 预防移植实体器官和骨髓的排斥反应的首选药物 • 自身免疫性疾病
用药者牙龈肿大的患病率	50%	6%~83%	30%（儿童中更高）
同种类别中能够影响牙龈肿大的其他药物	• 苯巴比妥、丙戊酸	• 苯二氮䓬类衍生物（地尔硫䓬） • 苯烷基胺衍生物（维拉帕米） • 二氢吡啶类（氨氯地平、非洛地平等）	—
临床表现	• 临床起效快、早，在药物使用后的 1 个月 • 上颌 / 下颌前牙区域受影响最大 • 龈乳头增大，有凹凸表面 • 边缘牙龈增厚	• 上颌 / 下颌前牙受累较多 • 龈乳头增大 • 仅限于边缘和附着牙龈的组织过度生长，不超出牙龈－黏膜联合	• 通常增大仅限于颊侧牙龈表面 • 比其他形式的 DIGO 更容易发炎 • 比其他形式的 DIGO 更容易牙龈出血
对骨吸收的影响	相较于其他形式的 DIGO，骨吸收较少	可与牙周炎和附着丧失共存，这与其他形式的 DIGO 不同	—
组织病理学	• 厚的复层鳞状上皮，长而薄的钉突延伸到结缔组织深处 • 纤维化和增多的结缔组织成分	• 厚的复层鳞状上皮，长而薄的钉突延伸到结缔组织深处 • 纤维化和增多的结缔组织成分	• 上皮增厚、钉突形成和不规则的胶原纤维 • 与苯妥英钠和钙通道阻滞剂相比，其特征为更多的炎性浸润和血管化
炎症	中度	中度	高
DIGO 病灶中的纤维化和 CTGF[3]	高	中度	低

DIGO，药物性牙龈过度生长；CTGF，结缔组织生长因子。

与全身状况和疾病相关的其他临床特征性牙龈增生

本节简要描述了与全身性和（或）遗传性疾病及疾病相关的牙龈肿大的临床和组织病理学特征。尽管这些类型的牙龈肿大有许多潜在原因，但本综述仅限于临床特征性牙龈增生（图 14.3 和图 14.4）。

剥脱性龈炎

剥脱性龈炎并不是严格意义上的诊断，而是可能由于许多潜在原因导致的临床表现。发现剥脱性龈炎病变后的诊断程序必须包括：

• 完整病史。
• 临床检查。
• 病变活检组织的组织病理学（苏木精和伊红染色）和免疫荧光（直接或间接）。

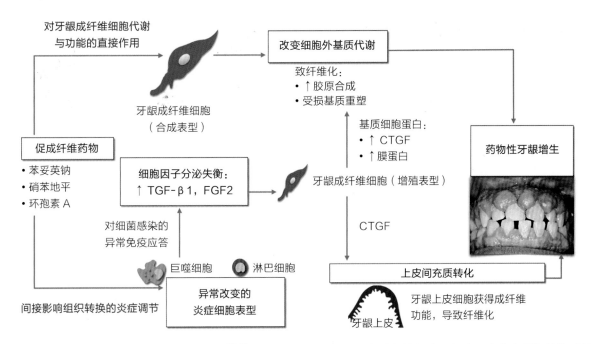

图 14.2　药物性牙龈肿大：假设的致病途径 [2, 3]。 药物性牙龈肿大是牙龈成纤维细胞、细胞和炎症介质与药物或其代谢物之间相互作用的结果。成纤维细胞异质性（成纤维细胞分布和表型的变化）可能导致药物性和遗传性的牙龈肿大。发生凋亡的牙龈成纤维细胞减少（以及可能倾向于合成 / 增殖表型）允许其在 DIGO 组织内蓄积。促纤维化药物（苯妥英钠、硝苯地平和环孢素 A）可能通过两种可能的方式诱导牙龈过度生长：

1. **通过对牙龈成纤维细胞代谢和功能的直接作用：** 药物（如环孢素 A）直接影响牙龈成纤维细胞合成胶原，同时 I 型胶原水平升高。
2. **通过对组织炎症调节的间接作用：** 促纤维化药物（苯妥英钠、硝苯地平和环孢素 A）可改变炎症细胞（主要是淋巴细胞和巨噬细胞）的表型，导致对牙周细菌损伤的免疫应答受损。这会导致影响细胞外基质代谢和增殖的细胞因子亚群的分泌。FGF2 增加，刺激牙龈成纤维细胞增殖。TGF-β1-CTGF 轴通路直接调节纤维化、牙龈成纤维细胞赖氨酰氧化酶（一种催化胶原和弹性蛋白交联最后合成功能性细胞外基质的酶）和胶原生成。CTGF 是纤维化的可靠标志物，有助于 TGF-β1 启动的纤维化的发生。骨膜蛋白与 CTGF 一样，是一种基质细胞蛋白，有助于纤维化，在硝苯地平诱导的牙龈过度生长中上调。此外，人牙龈上皮细胞在 TGF-β1 作用下发生功能性和遗传性上皮间质转化。这种转化由 CTGF 调节，并由于上皮细胞额外执行成纤维细胞的功能而导致纤维化。

　　CTGF（也称为 CCN2），结缔组织生长因子；FGF2，成纤维细胞生长因子；TGF-β1，转化生长因子。基质细胞蛋白是一个非结构基质蛋白家族，在正常和病理情况下调节多种生物学过程。

　　摘自 Newman, M.G., Takei, H.H., Klokkevold, P.R., et al. (2019). Newman and Carranza's Clinical Periodontology (13th ed.). Philadelphia: Elsevier.

◆ **临床思维拓展**

口腔剥脱性牙龈疾病的"免疫病理"是什么？

　　通过结合细胞间或细胞间基质的黏附蛋白维持黏膜完整性和连续性。破坏上皮细胞（角质形成细胞）或对细胞黏附于底层基底膜 – 结缔组织复合体（或另一个细胞）产生不利影响的免疫炎症性疾病导致黏膜结构的不连续性，表现为糜烂、溃疡或脱屑。导致这种免疫介导的组织破坏的疾病过程包括 [4]：

- T 细胞介导的超敏反应（扁平苔藓）。
- 对钙黏蛋白细胞间黏附分子（上皮细胞间桥粒连接的一个组成部分）的体液介导免疫，在棘皮溶解（寻常型天疱疮）过程中起重要作用。
- 导致连接分离的遗传缺陷和抗体介导过程（分别为大疱性表皮松解症和黏膜类天疱疮）。
- 免疫复合物机制（多形性红斑）。

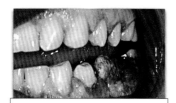

妊娠相关牙龈肿大

临床特征
- 龈缘单个肿块（妊娠牙龈瘤）或多发性瘤样肿块，无蒂或有蒂
- 鲜红色或亮红色，柔软易碎，轻触出血
- 由于舌体或颊部压力而呈扁平状
- 除非因碎屑积聚或创伤性咬合，通常无痛

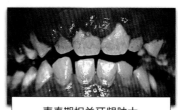

青春期相关牙龈肿大

临床特征
- 龈乳头突出的球状肿大
- 通常仅唇侧牙龈肿大，舌侧牙龈相对无变化

组织病理学

非特异性慢性炎症在三种类型病变中都很常见，但每种类型又有各自的特征：
- 妊娠相关牙龈肿大：明显的血管改变（称为血管性肉芽肿）
- 青春期相关牙龈肿大：水肿明显
- 维生素 C 缺乏症相关牙龈肿大：胶原变性

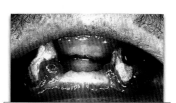

维生素 C 缺乏症相关牙龈肿大

临床特征
- 不常见
- 自发性出血或轻触出血
- 龈缘暗红色肿大，光滑发亮
- 表面坏死，假膜覆盖

图 14.3　条件性牙龈肿大。条件性肿大包括与激素和营养发病因素相关的病变。由微生物因素引起的牙龈炎症，进一步受到营养和激素变化的影响——一些研究人员将这些病变归类为牙龈炎相关病理

摘自 Newman, M.G., Takei, H.H., Klokkevold, P.R., et al. (2019). Newman and Carranza's Clinical Periodontology (13th ed.). Philadelphia: Elsevier.

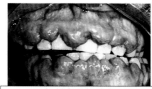

白血病牙龈肿大

临床特征
- 弥漫性肿大或分散的瘤样邻间肿块
- 质地中等，自发性出血
- 肿大牙龈的龈沟处可有伴疼痛的急性坏死溃疡性炎性病损
- 真性白血病牙龈肿大常见于急性白血病，很少发生于慢性白血病

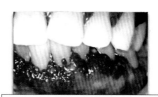

韦格纳肉芽肿病

临床特征
- 肉芽肿乳头状肿大
- 紫红色，轻触易出血

组织病理学

非特异性慢性炎症在三种类型病变中都很常见，但每种类型又有各自的特征：
- 白血病牙龈肿大：不同程度的白细胞浸润，常可见孤立区，后者有纤维蛋白、坏死上皮细胞、多型核白细胞和细菌构成的假膜网状结构
- 韦格纳肉芽肿病：散在的巨细胞、小血管和薄的棘上皮覆盖的微脓肿
- 牙龈纤维瘤病：相对无血管的结缔组织，密集排列的胶原束和大量成纤维细胞。表面上皮增厚，棘层增厚，钉突伸长

牙龈纤维瘤病

临床特征
- 粉红色、质韧、皮革样、具有特征性的微卵石表面
- 牙齿几乎完全被覆盖
- 可能为遗传性或特发性

图 14.4　与全身性疾病相关的牙龈肿大

摘自 Newman, M.G., Takei, H.H., Klokkevold, P.R., et al. (2019). Newman and Carranza's Clinical Periodontology (13th ed.). Philadelphia: Elsevier.

病因

大约 75% 的剥脱性龈炎病例起源于皮肤，其中 95% 以上由瘢痕性（黏膜）类天疱疮或扁平苔藓引起。其他可能引起剥脱性龈炎并必须纳入鉴别诊断的情况有：

- 寻常型天疱疮。
- 慢性溃疡性口炎。
- 大疱性类天疱疮。
- 线状免疫球蛋白 A（IgA）病。
- 红斑狼疮。

- 多形性红斑。
- 疱疹样皮炎。
- 药疹。
- 移植物抗宿主病。

临床表现

- 这种特殊情况的特征是游离和附着牙龈的非特异性特征，如显著的红斑和脱屑（有时在水疱大疱病变之前脱落产生原始的溃疡表面）。
- 患者可能无症状；然而，当有症状时，其主诉可为轻度烧灼感至剧烈疼痛。
- 也可能存在口外病变（图 14.5）。

活检

鉴别引起剥脱性龈炎的疾病，建立合适的治疗方法具有重要意义。为此，病史和临床检查必须辅以组织学和免疫荧光研究——然而，即使是活检，也有高达 1/3 的剥脱性牙龈炎病变仍无法解释其明确的潜在病因。

活检程序指南

- 活检部位的选择——应进行病灶周围切口活检，以避开溃疡区域，因为坏死和上皮剥脱严重会妨碍诊断过程。

- 活检组织的评价——从口腔中切除组织后，可将标本一分为二，并通过两种方法提交进行显微镜检查：
1. 组织学评价：应使用福尔马林缓冲液（10%）固定组织，并进行常规苏木精 - 伊红染色。
2. 免疫荧光研究：包括直接免疫荧光法（direct immunofluorescence, DIF）和间接免疫荧光法（indirect immunofluorescence, IIF）研究：
   - 对置于 Michel 缓冲液（硫酸铵缓冲液，pH 7.0）的特殊培养基（非福尔马林）中运输的活检标本进行 DIF。这是一种细胞成像技术，依赖于使用荧光染料标记的抗体检测活检组织中的特异性靶抗原。DIF 使用针对目标抗原的单一抗体。
   - IIF 不在活检组织上进行，而是使用患者血液样本中的血清。IIF 检测针对目标抗原的循环抗体。

注意：术语"靶抗原"是指患者自身免疫系统（抗体）靶向的牙龈组织中的特异性结构蛋白。

表 14.2 描述了在临床上可能表现为剥脱性龈炎的疾病的组织病理学和免疫荧光（直接和间接）结果。

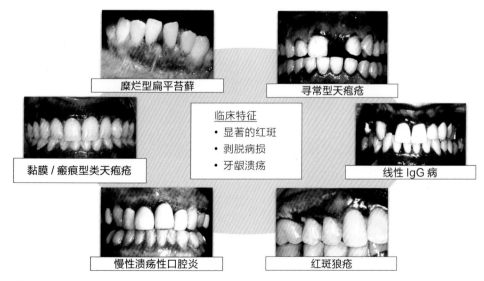

图 14.5　剥脱性龈炎的临床特征。该图显示了一些较常见的全身性疾病，可能表现为剥脱性龈炎；大多数可能伴有或不伴有疼痛和口外病变。正如所有的临床照片所显示的，所有的情况都有相同的非特异性的特征，即显著的红斑、脱屑和牙龈溃疡，因此对受累组织进行活检，然后进行组织病理学和免疫荧光检查，对确定正确的诊断和预后以及计划治疗极其重要。大多数疾病通过帮助患者保持良好的口腔卫生和外用类固醇进行治疗；重度病例则需通过各类医学专家（如皮肤科医生、眼科医生）的跨学科护理进行管理

摘自 Newman, M.G., Takei, H.H., Klokkevold, P.R., et al. (2019). Newman and Carranza's Clinical Periodontology (13th ed.). Philadelphia: Elsevier.

表 14.2 剥脱性龈炎患者组织和血液标本的组织病理学和免疫荧光结果

疾病	组织病理学结果	DIF 结果	IIF 结果
扁平苔藓	• 基底层水肿 / 液化变性 • 锯齿状钉突 • 密集的带状浸润，主要是固有层中的 T 淋巴细胞 • 上皮 – 结缔组织界面存在胶样小体（Civatte 小体） 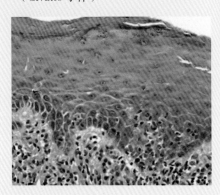	• 真皮 – 表皮交界处的线状纤维状（蓬松的）纤维蛋白沉积（红色箭头） • 固有层上部散在细胞样体的免疫球蛋白染色 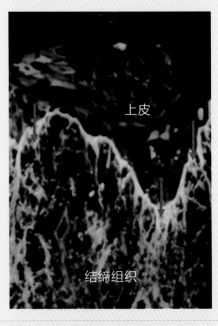	• 阴性
瘢痕 / 黏膜类天疱疮	• 上皮下裂隙（红星） • 完整的基底细胞层仍附着在上皮上 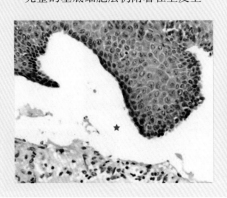	• 几乎所有病例的基底膜区含或不含 IgG 的 C3 线性沉积（红色箭头） 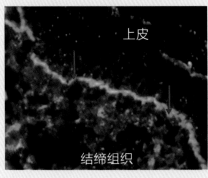	• 10% 的病例出现基底膜区（IgG）抗体

表 14.2 （续）

疾病	组织病理学结果	DIF 结果	IIF 结果
寻常型天疱疮	• 上皮内分裂（红星）位于完整的基底细胞层之上，基底细胞层仍然附着在结缔组织上 • 基底细胞具有特征性的"墓碑状"外观（绿色箭头） • 存在棘层松解，裂隙中有 Tzanck 细胞（红色箭头） 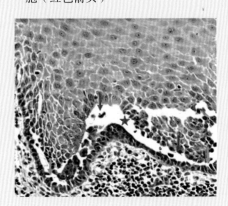	• 所有病例上皮内均有 IgG 沉积，且大多数病例中伴有 C3 沉积 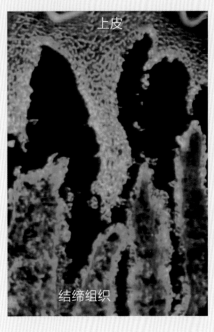	• ≥90% 的病例中细胞间（IgG）抗体

案例练习

临床场景：患者女，29 岁，主诉"牙龈肿胀，牙齿活动"。患者自述未使用任何药物，有家族史，其母亲和弟弟有相似情况。口内检查显示中度至重度牙龈过度生长，尤其是下颌前牙区。检查：牙周探诊深度为 5~6 mm，X 线片可见全口牙槽骨水平性吸收。

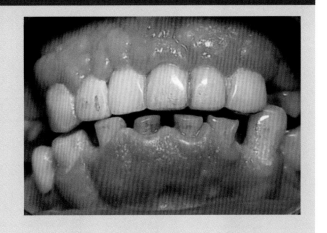

问题

1. 根据病史和临床检查，对上述病例的临床前诊断是什么？

　　a. 药物性牙龈过度生长

　　b. 遗传性牙龈纤维瘤病

　　c. 特发性牙龈过度生长

2. 牙周疾病第二治疗阶段中最有可能的治疗是什么？

　　a. 切除性治疗

　　b. 引导性组织再生术

　　c. 游离龈移植

　　d. 植入治疗

3. 根据临床表现，上述病例中下颌中切牙唇侧牙龈肿大程度为几级？

　　a. 0 级

b. Ⅰ级

c. Ⅱ级

d. Ⅲ级

4. 牙龈过度生长最常见的形式是什么？

a. 药物性牙龈过度生长

b. 遗传性牙龈纤维瘤病

c. 特发性牙龈过度生长

答案解析

1. 答案：b

解析：遗传性牙龈纤维瘤病是牙龈过度生长的一种诱导纤维化形式，与药物无关，但具有家族遗传性。

2. 答案：a

解析：这是一个复杂的遗传性牙龈纤维瘤病。应通过多学科方法制订治疗计划。在提供的选择中，最有可能建议进行切除性治疗（牙龈切除术）以纠正牙龈纤维瘤病。

3. 答案：c

解析：牙龈肿大的程度评分如下[1]：

• 0级：无牙龈肿大体征

• Ⅰ级：肿大局限于龈乳头

• Ⅱ级：肿大累及龈乳头和边缘牙龈

• Ⅲ级：肿大覆盖牙冠的 3/4 或更多

4. 答案：a

解析：最常见的牙龈肿大形式是全身使用各种药物，特别是抗惊厥药、钙通道阻滞剂和免疫抑制剂。

参考文献

[1] Buchner, A., & Hansen, A. S. (1979). The histomorphologic spectrum of the gingival cyst in the adult. Oral Surgery, Oral Medicine, and Oral Pathology, 48, 532.

[2] Trackman, P. C., & Kantarci, A. (2015). Molecular and clinical aspects of drug-induced gingival overgrowth. Journal of Dental Research, 94, 540–546.

[3] Trackman, P. C., & Kantarci, A. (2004). Connective tissue metabolism and gingival overgrowth. Critical Reviews in Oral Biology and Medicine, 15, 165–175.

[4] Eversole, L. R. (1994). Immunopathology of oral mucosal ulcerative, desquamative, and bullous diseases. Selective review of the literature. Oral Surgery, Oral Medicine, and Oral Pathology, 77(6), 555–571.

第15章

牙周袋，骨吸收，骨吸收形式

🍀 相关术语

术语/缩写	释义
细胞因子	• 由细胞分泌，可导致特定细胞反应的蛋白质 • 可以是促炎因子（如 IL-1、TNF-α）或抗炎因子（如 IL-4、IL-10）
龈袋	也称为假性牙周袋。它是由牙龈增生与龈沟加深形成，没有牙周组织破坏，通常是由炎症或药物引起的（如药物性牙龈肿大）
龈沟	牙齿周围牙龈与牙齿表面之间的浅沟。由于结合上皮的根方迁移导致龈沟加深时，变成牙周袋。因此，牙周袋是病理性加深的龈沟
水平型骨吸收	牙周炎最常见的骨吸收形式。骨水平降低，与牙面近似垂直
骨内袋	也称为骨下袋、牙槽下袋或牙槽内袋。袋底和相关炎症反应位于牙槽嵴顶根方
基质金属蛋白酶（MMP）	一系列蛋白酶（可降解蛋白质），参与主要由胶原蛋白组成的细胞外基质的降解
凹坑状骨吸收	特殊类型的两壁缺损，以牙槽间隔的牙槽骨形成凹陷为主要特征。凹坑状骨缺损约占所有骨缺损的1/3
牙周脓肿	• 牙周组织的局限性化脓性炎症 • 也称为根侧脓肿 • 通常由牙周袋内感染扩散引起 • 在牙周脓肿中，定植的微生物主要是革兰阴性厌氧杆菌
牙周袋	伴有牙周组织破坏的病理性加深的龈沟。基于牙周袋底相对于牙槽嵴顶的冠根向位置，牙周袋可以分为骨上袋和骨内袋
作用半径	• 指在 1.5~2.5 mm 的有效范围内，菌斑可引起骨吸收 • 如果细菌生物膜距离牙槽骨超过 2.5 mm，骨吸收可能很少或没有 • 邻间角形吸收只会出现在宽度大于 2.5 mm 的邻间隙中，因为较窄的邻间隙将被完全破坏
反波浪型骨吸收	牙槽间隔骨水平位于颊舌面骨水平根方，与正常轮廓外形相反
牙周病的位点特异性	牙周病的特征表现，其中： • 牙周破坏不会同时发生在口腔的所有部位 • 牙周破坏的位点通常紧邻牙周破坏很少或没有破坏的位点
骨上袋	也称为嵴上袋，袋底和相关的炎症反应位于牙槽嵴顶的冠方
基质金属蛋白酶组织抑制物（tissue inhibitors of metalloproteinases, TIMPs）	抑制基质金属蛋白酶活性的蛋白质。MMPs 和 TIMPs 之间的平衡对细胞外基质重塑非常重要。牙周组织中过量的基质金属蛋白酶可导致附着丧失和牙周袋形成
垂直/角形骨缺损	呈斜形骨吸收，并被骨壁包围。角形骨缺损通常伴有牙周袋

观点快读

牙周袋形成	牙周袋的形成是由于龈沟底的根方迁移和（或）龈缘的冠方迁移导致的龈沟加深，这些变化通常由炎症引起
从正常龈沟过渡到病理性牙周袋的微生物变化	• 健康的龈沟内有少量微生物——主要是球菌和棒状杆菌 • 牙周袋与螺旋体、能动菌数量增加有关 • 然而，患病部位的微生物群不能作为未来附着丧失或骨吸收的预测指标
牙周袋形成过程中与胶原流失相关的两种机制	• 胶原酶和其他酶对细胞外胶原的破坏 • 成纤维细胞通过细胞质突起吞噬胶原纤维，该过程延伸到牙周膜－牙骨质界面，并降解插入的胶原纤维和牙骨质基质纤维
牙周袋软组织壁微貌	通过扫描电子显微镜观察牙周袋软组织（牙龈）壁的几个区域，它们包括： • 相对静止区 • 细菌积聚区 • 白细胞浸润区 • 白细胞－细菌相互作用区 • 大量上皮剥脱区 • 溃疡区 • 出血区
牙周袋根面壁的微貌	牙周袋根面壁在冠根向存在以下区域： 1. 被结石覆盖的牙骨质区 2. 覆盖牙石的附着性菌斑区 3. 非附着性菌斑区 4. 结合上皮附着区 5. 半破坏的结缔组织纤维区
牙周袋内容物	• 牙周袋主要含有细菌及其产物（如内毒素）、龈沟液、唾液黏蛋白、食物残渣、脱落的上皮细胞和白细胞 • 脓性渗出物（如果存在）由活的、退化的和坏死的白细胞、活的和死的细菌、血清和少量的纤维蛋白等组成
牙周病的活动性	牙周炎病变包括加重期（胶原蛋白降解和牙槽骨吸收加剧，牙周袋加深）和静止期（炎症反应减少、组织丢失率降低）
牙周炎中的骨吸收	骨吸收是牙周炎的最终后果，是牙龈炎症扩散到牙周组织的结果
骨吸收速率	未经治疗的牙周炎患者，骨吸收速率可分为[1]： • 快速（约 8% 的患者） • 中速（约 81% 的患者） • 缓慢或无进展（约 11% 的患者）
牙周病活动期骨破坏的特征	• 临床：龈下溃疡和快速牙槽骨吸收 • 组织病理学：由 T 细胞浸润为主的病变转向由 B 细胞－浆细胞浸润为主的病变 • 微生物学：与松散活动的非附着、革兰阴性、厌氧牙周袋菌群增加相关
咬合创伤所造成的骨破坏	无论有没有炎症，咬合创伤可造成骨破坏。在没有炎症的情况下，持续的咬合创伤会增加破骨细胞的活性，导致骨吸收，这个过程是可逆的。在炎症存在下，持续的咬合创伤可加重骨吸收

核心知识

引言

不管牙周炎发生的病因和危险因素的具体组合如何，这种疾病的所有表现形式都具有一些共同的病理特征。这些常见的临床表现包括由于附着丧失和骨吸收而形成的牙周袋，以及不同类型的骨吸收。本章对常见的牙周袋和骨吸收类型进行了全面的回顾。

牙周袋

牙周袋是病理性加深的龈沟。

牙周袋的形成机制

健康龈沟转变为牙周袋的过程包括以下步骤：

- 菌斑堆积和伴随的牙龈炎症破坏了牙周袋底结合上皮（JE）根方的龈牙结缔组织纤维。
- 这使得结合上皮细胞沿着根面向根方迁移至胶原缺失的区域，以保持与牙面的连续性。
- 这种结合上皮细胞的根方迁移，再加上龈沟底的结合上皮细胞从牙面冠向分离（由于结合上皮细胞间的中性粒细胞浸润增加，从而导致组织内聚性丧失），共同导致了龈沟病理性加深，形成牙周袋。冠方分离的结合上皮细胞可能成为龈沟底部袋内衬里上皮的一部分。牙周袋分类如图 15.1 所示。

关于牙周袋形成和附着丧失的发病机制，请参考第 4 章，图 4.1、图 4.3 和临床思维拓展。

◆ 临床思维拓展

牙周治疗中减少牙周袋深度的基本原理是什么？

减少牙周袋深度是基于消除菌斑滞留区域的需要。龈沟向牙周袋的转变创造了一个难以彻底清除菌斑的微环境。这就形成了一个恶性循环，即菌斑堆积、牙龈炎症，继而加深已有的牙周袋，导致更多的菌斑堆积。为了恢复组织和微环境的健康和稳态，需要打破这个恶性循环；因此，牙周袋减少是牙周治疗的一个重要目标。

附着丧失、骨吸收与牙周袋深的关系

- 附着丧失是指牙龈和牙周韧带的胶原纤维从牙骨质表面病理性脱离，伴随牙面的结合上皮或牙周袋上皮的根方迁移。在牙周炎中，它通常在牙槽骨吸收数月之前（6~8 个月）发生。
- 附着丧失和骨吸收的严重程度通常但并不总是与袋深相关（图 15.2）。

与牙周袋形成相关的临床特征

定位牙周袋并确定其范围的唯一可靠方法是沿每颗牙齿表面仔细探查龈缘。牙周袋的特征如下（图 15.3）：

- 边缘龈增厚，呈暗红色。
- 从龈缘到牙槽黏膜呈暗红色的垂直区域。
- 牙龈出血及化脓。
- 牙齿松动。
- 牙间隙形成［由于病理性移位和（或）继发性咬合创伤］。
- 症状包括局限性疼痛或"牙槽骨深部疼痛"。

◆ 临床思维拓展

在牙周袋形成过程中，临床上根面壁有哪些显著的变化？

牙周袋的根面壁经常发生显著的变化，因为它们可能使牙周感染持续存在，引发疼痛，并使牙周治疗复杂化。

1. 为受牙周病影响的非龋性牙骨质表面的病原体提供一个营养良好的环境，进而使感染持续存在；随着牙周袋的加深以及牙骨质中胶原纤维的破坏，牙骨质开始暴露于口腔环境中。牙骨质中残存的沙比纤维胶原发生变性，创造了有利于细菌渗透的环境。
2. 持续性疼痛：胶原纤维变性的临床表现为牙骨质表面的软化；这通常是无症状的，但当探针或探测仪器穿透该区域时可能会产生疼痛。
3. 治疗后并发症的持续存在：牙周治疗的常见结果之一是根面牙骨质暴露于口腔和菌斑中，导致牙骨质中残留的沙比纤维蛋白水解；软化的牙骨质可能发生碎裂和空化，导致根面龋和牙本质过敏；它可能成为该区域在治疗后再次感染的来源。

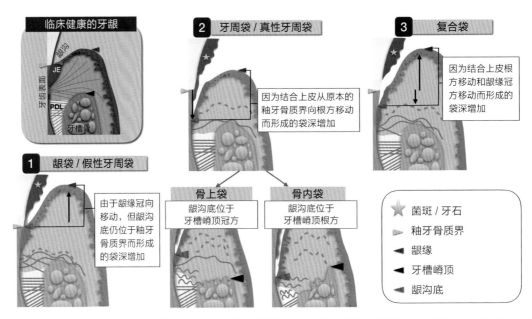

图 15.1 牙周袋的分类。图中左上方框显示临床正常的牙龈，有健康的龈沟。龈沟底（以结合上皮冠方为代表）通常位于或靠近釉牙骨质界（CEJ）。龈缘与牙齿表面形成龈沟。龈沟加深的可能原因有：

1. 龈缘冠方迁移，形成龈袋／假性牙周袋；

2. 结合上皮根方迁移形成牙周袋／真性牙周袋（可进一步分为骨上袋或骨下袋／骨内袋）；

3. 上述两种情况的结合，形成组合袋。

另一种牙周袋分类的方法（没有说明）是根据涉及的牙面数目及牙周袋结构的复杂程度而分类：

单面袋——只涉及一个牙面；

复合袋——包含两个或多个牙面；

复杂袋——例如，螺旋形牙周袋（更常见于根分叉区域），起源于袋底的一个牙面；然后，扭曲回旋于一个以上的牙面，在另外一个牙面通入口腔。

JE，结合上皮；PDL，牙周韧带。

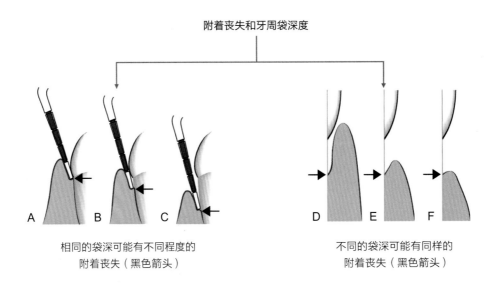

图 15.2 附着丧失、骨吸收与牙周袋的关系。附着丧失是一种主要发生在牙周韧带和牙龈结缔组织的现象，它与骨吸收不同。附着丧失的程度取决于袋底在根面上的位置（黑色箭头），而袋深是指袋底到龈缘顶部的距离。附着丧失（和骨吸收）的严重程度通常（但不总是）与袋深相关。例如，如果附着丧失伴有龈缘萎缩，广泛附着丧失和骨吸收可能与浅牙周袋相关（图 C、E、F）

摘自 Newman, M.G., Takei, H.H., Klokkevold, P.R., et al. (2019). Newman and Carranza's Clinical Periodontology (13th ed.). Philadelphia: Elsevier.

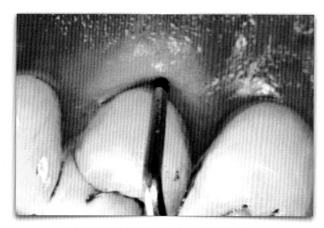

整个牙周探针已插入第一前磨牙腭侧的袋底

图 15.3　牙周袋的临床表现。牙周袋的一些临床和组织病理学特征之间存在相关性。这包括：

- 颜色变为暗红色——由血液循环停滞引起。
- 牙龈质地松软——由牙龈纤维及周围组织的破坏引起。
- 表面光滑，有光泽——由上皮细胞萎缩和水肿引起。
- 按压后形成凹陷——由结缔组织水肿和纤维变性引起。
- 有时牙龈色粉红，且致密——由袋外壁纤维性改变引起，主要是渗出和变性。尽管牙龈表面看似健康，但袋内壁仍存在变性和溃疡。
- 探诊出血——由血管增生、上皮变薄和变性，以及靠近内表面的血管充血而引起。
- 探诊疼痛——由袋内壁溃疡引起（探诊健康龈沟引起的疼痛最小，甚至无不适）。
- 探诊溢脓——由袋内壁化脓性炎症引起

摘自 Newman, M.G., Takei, H.H., Klokkevold, P.R., et al. (2019). Newman and Carranza's Clinical Periodontology (13th ed.). Philadelphia: Elsevier.

牙槽骨吸收及吸收形式

支持骨吸收可导致牙齿脱落。牙槽骨的高度和密度通常是通过骨形成和骨吸收的平衡来维持，受局部和全身因素影响。当骨吸收超过骨形成时，骨高度和骨密度都会降低。

- 牙周病中骨破坏最常见的原因是炎症从龈缘扩散到支持性牙周组织。
- 宿主对这种炎症的抵抗包括：
  - 宿主免疫反应。
  - 附着龈宽度。

◆ 临床思维拓展

牙槽骨水平与袋壁变化缺乏相关性的原因是什么？

骨水平是过去病变的结果，而袋壁软组织的变化反映了目前的炎症状况。因此，骨吸收的程度不一定与牙周袋的深度相关，不一定与袋壁溃疡的严重程度相关，不一定与脓肿存在与否相关。

- 炎性病变周围发生的反应性纤维形成和骨形成。

骨破坏中炎症扩散的途径

研究炎症扩散的途径很重要（图 15.4），因为炎症扩散的途径影响骨破坏的形式。典型的扩散途径有：

- 牙龈炎症沿着胶原纤维束与血管进入牙槽骨。
- 在临床或影像学证据显示牙槽嵴顶吸收或附着丧失之前，炎症浸润通常就已侵犯骨组织并引发炎症反应。
- 炎症侵犯牙槽骨后随即扩散到骨髓腔，白细胞、渗出液、新生成的血管和增殖的成纤维细胞替代骨髓。
- 在骨髓腔中，骨吸收从内部开始，导致周围骨质变薄，骨髓腔增大，随后骨组织遭到破坏，骨高度降低。

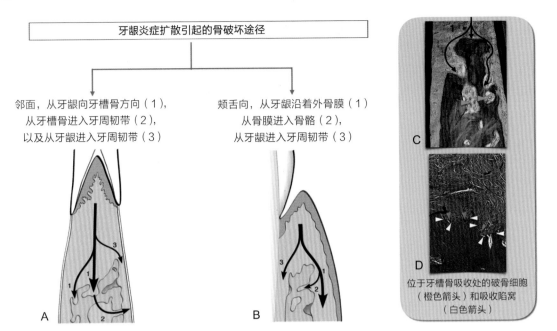

图 15.4 炎症从牙龈累及牙周支持组织的途径。炎症可通过多个通道进入骨组织。该图展示了炎症从邻面（A）和颊舌面（B）浸润扩散的两种途径以及两张组织学切片（C 和 D），显示了炎症扩展导致骨破坏的三种可能途径（A 和 B 中 1、2 和 3）。

A. 邻面途径：
1. 从牙龈进入骨组织
2. 从骨组织进入牙周韧带
3. 从牙龈直接进入牙周韧带

B. 颊舌面途径：
1. 从牙龈沿着骨膜扩散
2. 从骨膜进入骨组织
3. 从牙龈进入牙周韧带

在 A 和 B 中，炎症从牙龈直接进入牙周韧带（3）的可能性低于途径 1 和 2[3]。

C. 牙槽间隔的组织学切片图。广泛的炎症从牙槽骨的近、远中向均可侵入骨髓腔。黄骨髓已被炎症细胞和纤维性骨髓（绿色箭头）所取代。

D. 骨嵴顶破坏伴破骨细胞内衬于吸收陷窝的组织学切片。与坏死性牙周病不同，牙周病中的骨质破坏不是骨坏死，而是活细胞（破骨细胞）在活性骨中的活动。当出现组织坏死和脓肿时，它们发生在牙周袋的软组织壁上，而不是在下方骨的吸收边缘

摘自 Newman, M.G., Takei, H.H., Klokkevold, P.R., et al. (2019). Newman and Carranza's Clinical Periodontology (13th ed.). Philadelphia: Elsevier.

牙周病骨缺损形态的决定因素

- 牙槽间隔的厚度和嵴顶角度。
- 颊舌侧骨板厚度。
- 存在骨开窗和骨开裂。
- 牙槽骨内牙齿的排列和牙根的位置。
- 根干解剖。
- 与邻牙的邻接关系。

牙周病中多种常见的骨吸收形式如图 15.5 所示。

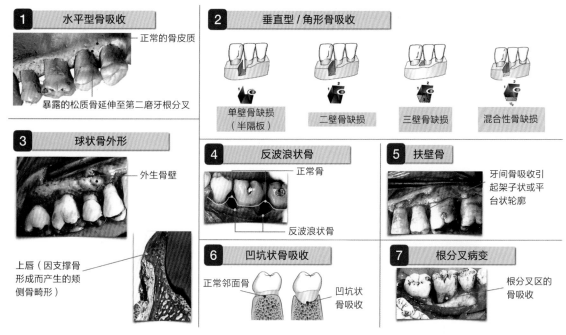

图 15.5 **牙周疾病中骨吸收的类型。** 了解牙周病引起的各种骨吸收类型对于有效诊断和制订治疗计划至关重要。一些常见的骨吸收形式如下：

1. **水平型骨吸收**——牙周病中最常见的骨吸收形式；骨高度降低，但骨边缘与牙面大致垂直。

2. **垂直型 / 角形骨吸收**——发生在与牙面倾斜的方向，缺损底部位于周围骨的根方。根据骨壁的剩余数量，这种类型可分为单壁（半壁）、二壁、三壁和混合性骨缺损；根方剩余的骨壁数目往往大于在缺损的冠方部分。

3. **球状骨外形**——由外生骨疣、对功能的适应性改建或扶壁骨形成（如沿颊侧骨板外表面和骨嵴顶周围形成扶壁骨）引起的骨质膨隆。

4. **反波浪状骨**——由于牙槽间隔骨破坏而颊舌侧骨嵴未吸收，从而逆转了正常的结构（牙槽间隔骨高度总是高于颊舌侧骨）。

5. **扶壁骨**——由增厚的骨板吸收而形成的平台样骨缘。

6. **凹坑状骨吸收**——牙槽间隔中央骨吸收，颊舌侧骨质保留；可以认为是两壁缺陷。

7. **根分叉病变**——在牙周疾病中，由于多根牙的根分叉受累发生骨吸收详见第 35 章。

摘自 Newman, M.G., Takei, H.H., Klokkevold, P.R., et al. (2019). Newman and Carranza's Clinical Periodontology (13th ed.). Philadelphia: Elsevier; and Newman M.G., Takei H.H., Klokkevold P.R., et al. (2015). Carranza's Clinical Periodontology (12th ed.). Philadelphia: Elsevier.

案例练习

临床场景：患者男，53岁，主诉"刷牙时牙龈经常出血，希望口腔健康"。他最后一次牙科检查是在6个月前。在过去的5年里他少有口腔护理。大约5年前，他被诊断出患有高血压和高脂血症。口腔卫生较差，菌斑指数和出血指数为70%，广泛的重度菌斑及中度至重度龈上和龈下结石。

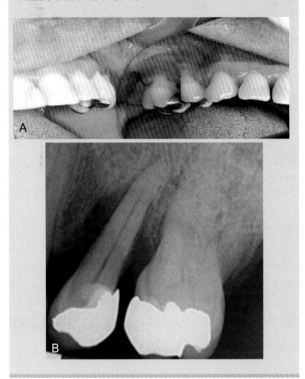

问题

1. 在上颌左侧前磨牙近中面可以观察到的骨吸收形式（图B）是 _____。

　a. 角形

　b. 水平型

　c. 正常

2. 为了评估左上第一磨牙（14号牙）的根分叉病变，哪种是较为理想的方法？

　a. 影像学评估

　b. Nabers探针临床评估

　c. 手术暴露及探查

3. 基于临床和影像学资料（图A和图B），14号牙哪个根分叉最容易受影响？

　a. 远中

　b. 近中

　c. 颊侧

　d. 腭侧

4. 第一磨牙及前磨牙在下颌移动中出现早接触。如果采取单一治疗，仅调整咬合，对临床附着和骨吸收的进展有什么影响？

　a. 轻微的

　b. 显著的

本章是由《纽曼－卡兰萨临床牙周病学》（第13版）的第23章和第24章发展而来的，是许多章节的重要部分的总结。鼓励读者阅读相关章节来全面理解这一重要主题。

答案解析

1. 答案：a

解析：虽然有差异存在，釉牙骨质界到牙槽嵴顶的平均距离为2 mm。X线片显示近中这个距离大于5 mm。从X线片上可以清楚地看出骨吸收的形态是呈角形或垂直型。

2. 答案：b

解析：Nabers探针探查根分叉区域是侵入性最小、最理想的诊断根分叉病变的方法；用能进入根分叉距离的长短作为标准，评价水平方向上硬组织破坏及附着丧失。

3. 答案：b

解析：根据X线片，14号牙近中面骨吸收的程度很明显，可能会暴露第一前磨牙的近中根分叉。

4. 答案：a

解析：如果有影响，最多是轻微的影响，临床附着丧失和骨吸收的原发性因素是由菌斑引起的炎症。所以治疗应该着眼于清除局部影响因素及菌斑控制。如果没有非手术的牙周治疗，咬合治疗对疾病进展的影响可能很小。

参考文献

[1] Löe, H., Anerud, A., Boysen, H., & Morrison, E. (1986). Natural history of periodontal disease in man. Rapid, moderate and no loss of attachment in Sri Lankan laborers 14 to 46 years of age. Journal of Clinical Periodontology, 13(5), 431–445.

[2] Bosshardt, D. D., & Selvig, K. A. (1997). Dental cementum: the dynamic tissue covering the root. Periodontology, 13, 41 2000.

[3] Akiyoshi, M., & Mori, K. (1667). Marginal periodontitis: a histological study of the incipient stage. Journal of Periodontology, 38, 45.

第16章

影响牙周组织的殆力与咀嚼系统紊乱

相关术语

术语 / 缩写	释义
磨牙症	不自主的磨牙习惯。它产生的力可能会损伤牙齿及牙周组织
绞锁	下颌运动过程中，关节盘保持在髁突前方时发生，称为关节盘移位，或者不可复性关节盘移位（脱位）
咬合力过大	咬合力超过牙周附着组织的适应或修复能力，可导致咬合创伤和（或）牙齿过度磨损[1]
咀嚼系统	包括颞下颌关节、咀嚼肌、对颌牙和营养所有这些结构的神经血管
不稳定的颞下颌关节	当闭口肌收缩并在最大牙尖交错位达到稳定咬合时，一侧或双侧髁突未进入颞骨关节窝
病理性移位	在牙周炎症的基础上受外力（未必是过大外力）引起的牙齿移位。牙周支持组织减少增加了病理性移位的风险
原发性殆创伤	具有正常牙周支持组织的牙齿，由于咬合力过大，导致牙周组织表现出不良改变
弹响	在关节盘前移位（下颌运动期间关节盘从髁突移位）和复位（关节盘越过髁突回到正确位置）的情况下，颞下颌关节产生弹响
继发性殆创伤	牙周支持组织受损的牙齿不能承受正常的咬合力，会导致牙周组织内发生病理改变，发生继发性殆创伤
颞下颌关节	由与颞骨的关节窝和与之吻合的下颌髁突形成。在髁突和颞骨关节窝之间有一个由致密结缔组织组成的关节盘。该关节可进行铰链（旋转）和滑动（平移）运动
咬合创伤	也称为殆创伤。超出牙周组织适应能力的咬合力导致的牙周组织改变（损伤）——包括牙周膜、牙槽骨和牙骨质，咬合创伤的共同临床特征是牙齿松动

观点快读

殆创伤的发病机制	咬合力的大小、持续时间和频率增加，以及方向改变，都可能损伤牙周组织，导致牙齿松动
组织对咬合力增加的反应	组织反应分为三个阶段： 1.损伤（咬合力过大可引起牙周组织损伤） 2.修复（建立新的结缔组织附着） 3.牙周组织的适应性改建（牙周组织被重塑以适应作用力，导致牙周膜增宽；可能导致骨内缺损的发生）
创伤性病变的可逆性	如果可以控制过大的咬合力，咬合造成的创伤是可逆的。但受损的牙周组织不能完全恢复，尤其是在炎症不能控制时

✿ 观点快读（续）

菌斑性牙周病与咬合创伤的关系	一般认为，如果没有牙周炎症，过度咬合力引起的牙周组织损伤是可逆的；但当同时存在过度咬合力和牙周炎症时，牙周组织破坏进展更快。咬合创伤不会引发牙周病，但它是牙周病发展的危险因素
咬合创伤的临床和影像学表现	牙松动度增加是咬合创伤最常见的临床体征。牙周膜间隙增宽、硬骨板增厚、牙根吸收是常见的 X 线表现
咀嚼系统的肌肉与神经	肌肉可分为开口肌（如咬肌、翼内肌、颞肌）和闭口肌（如颏舌骨肌、下颌舌骨肌、翼外肌）。颞下颌关节的运动和感觉由三叉神经支配
咀嚼系统的生物力学	无论存不存在牙齿接触，髁突都有可能移动。肌肉活动强度和牙齿的倾斜度可影响髁突－关节盘在颞下颌关节内的位置和运动
咀嚼系统的功能障碍	功能障碍可由急性（如面部意外）或慢性创伤（如功能异常的咬合习惯）引起
颌面部疼痛的鉴别诊断	颅内疼痛疾病（如动脉瘤、血肿）、原发性头痛疾病（如偏头痛、丛集性头痛）、神经源性疼痛疾病（如阵发性神经痛）、口内疼痛疾病（如牙髓炎）、颞下颌关节疾病、相关结构疾病（如淋巴结）和精神障碍等
咀嚼系统疾病的综合评价	全面的病史、问诊和临床检查对诊断咀嚼系统疾病至关重要。例如，可以进行活动范围分析来评价颞下颌关节的健康和功能；一般而言，开口度小于 40 mm 提示开口受限

核心知识

引言

过度的咬合力可能：

- 损伤牙周组织（导致牙周韧带和牙槽骨改变）。
- 破坏咀嚼肌的功能，引起痛性痉挛。
- 损伤颞下颌关节。
- 产生过度的牙齿磨损。

在本章中，我们将回顾过度的咬合力对牙周组织、颞下颌关节和咀嚼肌的影响。

咬合创伤

随着微生物和宿主反应在牙周炎发展中的作用越来越清晰，咬合创伤（trauma from occlusion）的作用曾被认为是牙周破坏的"病因"，被归为牙周炎进展中的"可能的"辅助因子（一种可能改变疾病过程但本身不能引起疾病的因子）[2]。根据现有证据，咬合创伤被认为是牙周炎进展的一个危险因素[3]。

注：咬合创伤或𬌗创伤是指由于创伤性咬合（原因）导致的组织损伤（效应），可导致牙齿移动（症状）（图 16.1）。

牙周组织的适应能力

咬合力对牙周组织的作用受其大小、方向、持续时间和频率的影响：

- 咬合力的大小——当咬合力增加时，牙周膜的反应：
  - 牙周膜间隙的增宽。
  - 牙周韧带纤维的数量和宽度增加。
  - 牙槽骨密度增加。
- 咬合力的方向——咬合力方向的改变导致牙周组织内的应力和应变的重新调整。
- 咬合力的持续时间——对牙槽骨的持续压力比间歇力损害更大。
- 咬合力的频率——间歇力越频繁，对牙周组织的损伤越大。

分类

不管咬合关系如何，判断创伤性咬合的标准是其是否造成牙周损伤。因此，任何产生牙周损伤的咬合（即使看起来正常）都是创伤性的；同样，错𬌗也不一定会导致组织损伤。咬合创伤的分类：

- **急性**——由突然的咬合冲击引起，如咬硬物（如软性食物中的小石头，干扰或改变咬合力方向的修复体）；它可导致牙齿疼痛、叩诊敏感、牙齿动度增加，也可能产生牙骨质损伤。

- **慢性**——最常见的是牙齿磨损、倾斜移动和牙齿伸长所产生的咬合渐进性改变，并伴有副功能习惯（如磨牙症、紧咬牙），而不是急性牙周创伤的后遗症。慢性咬合创伤比急性更常见，临床意义更大。其可以进一步分为（图 16.2）：
  - 原发性咬合创伤——由异常咬合力作用于正常牙周组织所造成。
  - 继发性咬合创伤——由正常咬合力作用于受损牙周组织所造成。

◆ 临床思维拓展

目前关于咬合创伤和牙齿松动在牙周炎进展中作用的证据状态如何？

- 咬合创伤（牙周组织的病变）可由创伤性咬合引起；它被认为是牙周病进展的一个危险因素。例如， 干扰等咬合差异与牙周维持治疗过程中加速的牙周破坏有关。
- 虽然牙齿松动与牙周炎进展有一定的关系（如松动本身就会影响预后，因为 2 度松动牙的预后通常是可疑的，这就影响了后续的治疗选择），这种关系不认为咬合是牙周炎进展的危险因素。
- 咬合创伤和牙齿松动都可能影响牙周组织，妨碍治疗。因此，已有足够的证据显示，在牙周病的治疗中需要考虑进行适当的咬合治疗（同时控制炎症）。临床医生应基于患者在行使功能的过程中是否舒适来决定是否使用咬合治疗，而不是基于"通过咬合调整阻止牙周炎进展"的假设。
- 咬合创伤对骨吸收的作用可能受到某些系统性因素的影响（如吸烟、糖尿病、雌激素缺乏）。

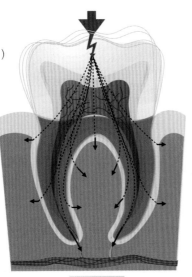

病因

过度的 / 创伤性 力（红色箭头）
超过了牙齿的适应能力

临床表现

牙齿动度增加
（灰色轮廓线）

结果

牙周组织损伤， 创伤（黑色箭头）

图 16.1　咬合创伤、创伤性咬合与牙齿松动。咬合创伤、创伤性咬合与牙齿松动，由这三者相互关联的现象可从以下几个方面来考虑[3]：

- 咬合紊乱 / 创伤性咬合——并不是病变本身，而是病变的原因。创伤性咬合也被称为咬合不协调、咬合失衡或咬合不良。如果牙周组织能适应，增加的咬合力则不会造成创伤。
- 咬合创伤 / 创伤——当咬合力超过牙周组织的适应能力时，会导致组织（潜在的）损伤；这被认为是实际症状（效应）。
- 牙齿松动——被认为是病理症状。需要注意的是，并不是所有的咬合异常都会造成牙齿松动。

图中的应力线只为了传达概念

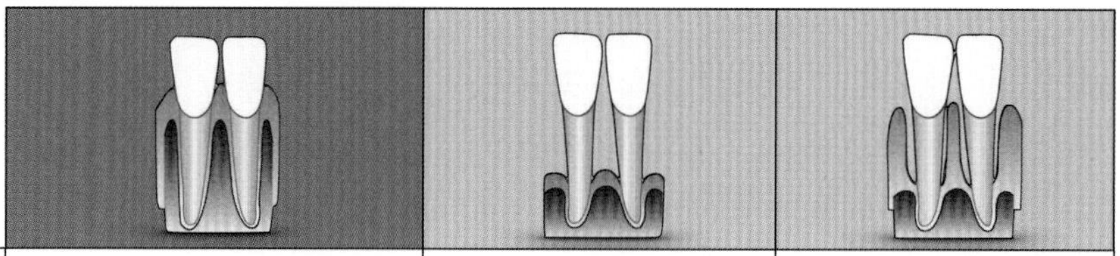

临床表现	创伤性咬合力作用于正常牙周组织，且牙槽骨高度正常	正常咬合力作用于正常牙周组织，且牙槽骨高度降低	正常咬合力作用于受牙周炎影响的牙周组织，且牙槽骨高度降低
咬合创伤类型	原发性	继发性	
病因	• 高充填物 • 牙齿向缺牙间隙倾斜或伸长	牙周组织抵抗咬合力的能力降低	
牙槽嵴顶上方纤维和结合上皮的改变及其临床意义	因此没有结缔组织附着丧失或牙周袋形成	边缘炎症减少牙周组织附着面积，改变对剩余组织的影响。牙周组织变得更易受损，以前能耐受的咬合力变成创伤性咬合力	

图 16.2　原发性𬌗创伤与继发性𬌗创伤。如果咬合创伤是咬合力改变导致的，则称为原发性𬌗创伤。如果咬合创伤是组织承受咬合力的能力降低导致的，则称为继发性𬌗创伤

摘自 Newman, M.G., Takei, H.H., Klokkevold, P.R., et al. (2019). Newman and Carranza's Clinical Periodontology (13th ed.). Philadelphia: Elsevier.

咬合创伤的临床和影像学特征

牙周组织中的咬合创伤病变，无论有没有炎症性牙周病发生，都有某些临床和影像学特征（尽管这些特征不是这种情况所独有）（图 16.3）。有必要使用辅助诊断，如牙髓活力测试、副功能习惯评估等，以做出正确的鉴别诊断。

◆◆ 临床思维拓展

在牙周治疗期间，咬合调整的正确时机是什么？

虽然牙齿松动并不总是由咬合创伤引起的，但是牙齿松动是咬合创伤的一个主要的临床体征。当牙齿有明显的松动增加时，临床医生应做到[3]：

- 在咬合治疗前，采取牙周炎症控制措施（如洁治、根面平整、强化口腔卫生）。
- 在尝试牙周再生治疗前进行咬合治疗。

咬合创伤组织反应分期

过度的力量通常导致受压区骨吸收，张力区骨形成。牙周韧带间隙和骨质变化发生在三个阶段：牙周组织的损伤、修复和适应性改建（表 16.1）：

1. **损伤**：牙周组织的损伤会暂时抑制有丝分裂活性、胶原形成和骨形成。在这些力消失后，它们又恢复到正常水平。

2. **修复**：受损组织被清除，形成新的结缔组织细胞、纤维、骨和牙骨质以修复受损的牙周组织。只有当造成的损害超过组织的修复能力时，力才会产生创伤。

3. **适应性改建**：如果修复速度不能与咬合造成破坏的速度保持一致，牙周组织就会被改建，以努力建立一种结构关系——在这种关系中，力不再对组织造成损伤。

咀嚼系统紊乱

咀嚼系统由颞下颌关节、咀嚼肌、行使咬合功能的牙齿以及所有营养这些结构的血液和神经组成。与咀嚼系统紊乱相关的病症被称为颌面部疼痛。与颞下颌关节功能障碍相关的疼痛最常见的起因是肌肉，这种疼痛可能被咬合功能异常（如磨牙症）和压力而放大。读者可参阅《纽曼－卡兰萨临床牙周病学》（第 13 版）的第 26 章，以详细讨论咀嚼系统紊乱。

临床症状	影像学特点

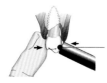

牙齿动度增加（牙齿动度增加，但不进行性加重，表明组织已发生适应性改建）

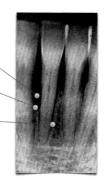

牙周膜间隙增宽

角形牙槽骨吸收

支持骨增加

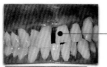

牙齿移位

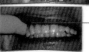

牙齿震颤

临床症状

- 牙齿有叩痛或者咀嚼不适
- 咀嚼肌的不适
- 颞下颌关节紊乱
- 牙本质敏感

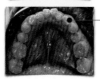

与年龄和饮食不符的牙面磨损

其他常见的影响学特征
- 硬骨板不完整
- 牙根吸收
- 活髓牙根分叉或根尖透射影

图 16.3　咬合创伤的临床和影像学特征。在咬合力减弱或牙齿移位的时候，机体通常试图修复由过度咬合力引起的损伤。然而，如果咬合力是慢性的，则牙周组织会重建以缓冲其影响，表现为以骨量丧失为代价的牙周膜间隙增宽，导致无牙周袋的牙槽骨角形吸收及牙齿松动[4]。震颤，受咬合力作用时，牙齿发生可触及或可见的松动，表明存在功能性动度

摘自 Newman, M.G., Takei, H.H., Klokkevold, P.R., et al. (2019). Newman and Carranza's Clinical Periodontology (13th ed.). Philadelphia: Elsevier.

表 16.1　咬合力增加时组织的反应阶段

	损伤	修复	适应性改建
	• ↑骨吸收 • ↓骨形成	• ↓骨吸收 • ↑骨形成	骨吸收和骨改建恢复正常
张力较小的区域： • PDL 纤维伸长与牙槽骨的贴壁 • 血管扩张	压力较小的区域： • 牙槽骨吸收，导致牙周膜间隙增大 • 血管缩小 压力较大的区域： • PDL 纤维受压，产生透明化区域，随后产生坏死 • 牙槽骨和牙齿表面吸收增加 • 血管内充满了开始破碎的红细胞；血管壁崩解，内容物释放到周围组织	牙槽骨的变化： 支持骨形成，新骨强化变薄的骨小梁和补偿吸收的骨。这可以是： • 中央 – 颌骨中央骨形成 • 周边 – 骨表面的骨形成（如唇形）	牙槽骨的变化： • 角形骨吸收但无牙周袋形成
张力过大的区域： • PDL 间隙增宽 • PDL 内部形成血栓或出血 • PDL 纤维撕裂	压力过大的区域： • 牙根压迫骨面，导致牙周韧带和骨坏死 • 当骨从骨髓腔侧吸收而不是从 PDL 侧时，骨破坏减少。这主要是由于骨髓腔侧存在活细胞（而 PDL 侧存在坏死细胞），这些活细胞能够参与骨重建	PDL 的变化： • 创伤后可能形成软骨样物质	PDL 的变化： • 牙槽嵴处 PDL 呈漏斗形增宽，导致牙齿松动度增加

案例练习

临床场景：一名口腔卫生员来到牙科诊所，主诉"我的嘴唇周围和口腔周围有烧灼痛，上、下前牙不适。我也有从两侧颧骨到下方的面部肌肉疼痛，我知道我有咬合异常"。病史：纤维肌痛症、抑郁症。牙科病史：她就诊过多名医生（全科牙医、心理治疗师和专科医生），但没有找到有效的治疗方案。

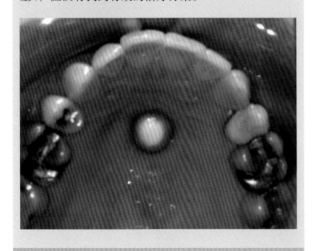

问题

1. 为了诊断颌面部疼痛，通常会进行 ＿＿＿ 神经节阻滞。

a. 耳

b. 睫状

c. 蝶腭

d. 下颌下

2. 在初诊期间，偶然发现硬腭处异常可能是：

a. 口服药

b. 病理损伤

c. 矫正装置

3. 颞下颌关节的运动神经支配是 ＿＿＿ 神经的分支。

a. 面

b. 迷走

c. 滑车

d. 三叉

4. 如果医生怀疑关节盘穿孔，应推荐哪种颞下

颌关节成像技术：

a. 锥形束 CT（CBCT）

b. 全景片

c. 关节造影术

d. 常规 CT（CT）

本章是从《纽曼－卡兰萨临床牙周病学》（第13 版）的第 25 章和第 26 章发展而来的，是对这几章中许多重要章节的总结。鼓励读者阅读和参考章节来全面理解这一重要主题。

答案解析

1. 答案：c

解析：蝶腭神经节是副交感神经的集合。蝶腭神经节阻滞麻醉可诊断面部和头部疼痛，以有效地控制面部疼痛和头痛。

2. 答案：a

解析：患者使用这些口服药刺激唾液分泌，这是一种非处方药，其健康意识水平的提高促使她决定开始使用这些药物。

3. 答案：d

解析：颞下颌关节及咀嚼系统其余部分的运动和感觉支配由三叉神经的分支提供。

4. 答案：c

解析：关节造影术可用于某些疾病的诊断，如疑似关节盘穿孔；核医学已经制订了颞下颌关节影像学判读指南，以确定是否正在发生活动性退化。

参考文献

[1] Fan, J., & Caton, J. G. (2018). Occlusal trauma and excessive occlusal forces: narrative review, case definitions, and diagnostic considerations. Journal of Periodontology, 89(Suppl. 1), S214–S222. https://doi.org/10.1002/JPER.16-0581.

[2] Gher, M. E. (1998). Changing concepts. The effects of occlusion on periodontitis. Dental Clinics of North America, 42(2), 285–299.

[3] Reinhardt, R. A., & Killeen, A. C. (2015). Do mobility and occlusal trauma impact periodontal longevity? Dental Clinics of North America, 59(4), 873–883.

[4] Parameter on occlusal traumatism in patients with chronic periodontitis. American academy of periodontology. Journal of Periodontology, 71(Suppl. 5), 873–875.

第 17 章

牙周炎

🍀 相关术语

术语 / 缩写	释义
辅助全身抗生素治疗	甲硝唑－阿莫西林联合应用可改善侵袭性牙周炎患者牙周非手术治疗的临床疗效。这些抗生素对伴放线聚集杆菌具有累加效应，伴放线聚集杆菌与之前认为的侵袭性牙周炎有关
非同期、多爆发模型	已提出多种解释牙周炎进展速度的模型。该模型的特征是牙周破坏期多次被不同位点和牙位的静止期或缓解期中断
慢性牙周炎	定义为一种慢性感染性疾病，可导致牙周组织炎症、牙槽骨吸收和附着丧失。自 2017 年国际研讨会后，牙周炎不再细分为慢性牙周炎和侵袭性牙周炎[1]
牙周炎进展的持续模型	已提出多种模型解释牙周炎进展的速度。该模型的特征是在整个疾病进程中，疾病的发展是缓慢、连续且一致的
家族聚集性	家族聚集性指家族内某些特征或疾病的聚集，侵袭性牙周炎的家族聚集性是这种牙周病的次要特征
广泛型侵袭性牙周炎	广泛型侵袭性牙周炎除具有侵袭性牙周炎的共同特征外，还具有发病年龄较早（＜30 岁）、广泛的牙周组织破坏、低抗病原菌血清抗体反应等特点。在 2017 年牙周病和种植体周围疾病分类中，该疾病术语没有单独分类
局限型侵袭性牙周炎	局限型侵袭性牙周炎除具有侵袭性牙周炎的共同特征外，还具有发病年龄早（青春期前后）、第一磨牙和切牙区局限性牙周破坏、抗病原菌血清抗体反应强烈等特点。在 2017 年牙周病和种植体周围疾病分类中，局限型侵袭性牙周炎现在被称为磨牙 / 切牙型牙周炎（随后是分期和分级）
随机突发模型	已提出多种模型解释牙周炎的进展速度。该模型的特征是牙周破坏短暂爆发后进入停滞期，牙周破坏可能在整个病程中随机发生

🍀 观点快读

牙周炎的临床表现	在未经治疗的牙周炎患者中，通常会观察到以下一种或多种特征：龈上牙石和龈下牙石、牙龈肿胀、探诊出血、牙龈退缩、牙周袋形成、附着丧失、牙槽骨吸收、根分叉病变、牙齿松动和牙齿脱落
症状	刷牙时牙龈出血或化脓、牙龈退缩及相关性敏感、牙齿松动和（或）局部钝痛
疾病分布 / 范围	牙周炎具有位点特异性，牙槽骨吸收和附着丧失在牙齿和牙列中的分布不均匀。如果不足 30% 的牙齿受累，则称为局限型牙周炎。如果大于或等于 30% 的牙齿受累，则称广泛型牙周炎。在新的疾病分类中，以前的局限型侵袭性牙周炎现在被归为磨牙 / 切牙型

🍀 观点快读（续）

疾病严重程度	根据2017年国际研讨会,牙周炎的严重程度可根据骨吸收(bone loss,BL)、附着丧失(CAL)和牙周袋深度(PD)进行分类[1]: • 轻度(Ⅰ期):BL<15%,CAL 1~2 mm,PD=4 mm • 中度(Ⅱ期):BL 15%~33%,CAL 3~4 mm,PD=5 mm • 重度(Ⅲ/Ⅳ期):BL>33%,CAL≥5 mm,PD≥6 mm
牙周炎进展	牙周炎进展通常较慢,但可因局部因素(如修复体悬突)、全身因素(如未控制的糖尿病)和环境因素(如吸烟)而加速进展。如果5年内牙齿的CAL≥2 mm,则这个进展速率被定义为快速
微生物因素	某些细菌种类的增加与牙周炎的严重程度有关。这些牙周致病菌(如牙龈卟啉单胞菌)与宿主的相互作用可能导致微生物环境失调
局部因素	牙石、根分叉、探诊深度较大和牙冠边缘不良等因素可能有利于菌斑堆积或阻碍菌斑清除,导致牙周炎症
全身因素	这些因素包括影响宿主免疫反应的疾病。例如,未控制的糖尿病可能对免疫细胞和骨细胞的活性产生负面影响,从而导致牙周破坏
环境和行为因素	吸烟和心理压力是牙周炎的两大促进因素。吸烟除了引起血管收缩,还通过刺激活性氧释放和抑制免疫反应,导致牙周破坏。有压力的患者可能口腔卫生差,导致牙周炎症
侵袭性牙周炎的特征	根据2017年国际研讨会,目前的证据不支持区分慢性牙周炎和侵袭性牙周炎[1]。但牙周炎在不同的患者中仍有不同的临床表现形式。侵袭性牙周炎的特征包括牙周破坏迅速、发病早和菌斑与牙周附着破坏不成比例
侵袭性牙周炎的病理学	纵向研究显示伴放线杆菌的存在与局限型侵袭性牙周炎有关。在侵袭性牙周炎患者中可发现中性粒细胞的防御功能受损
侵袭性牙周炎患者的治疗考量	侵袭性牙周炎患者通常有严重的骨吸收、探诊深度较大和垂直骨缺损,因此他们比慢性牙周炎患者更有可能接受手术治疗。在刮治和根面平整过程中辅助全身使用抗生素,以及严格执行维持治疗计划,这有利于患者的治疗

核心知识

引言

牙周炎是一种与微生物相关、宿主介导的炎症性疾病,可导致牙周附着破坏。其病理生理学特征为相关微生物激活宿主来源的蛋白酶,能够导致:

• 边缘牙周韧带纤维与牙龈结缔组织附着丧失。
• 结合上皮沿根面发生根方迁移。
• 随后,细菌生物膜沿根面向根方扩散。
• 支持牙槽骨吸收。

1999年牙周炎分类:修订依据

越来越多有关牙周疾病发病机制和临床表现的科学证据影响了1999年牙周炎分类,它强调根据不同的表型,分为四种不同形式:

1. 坏死性牙周炎。
2. 慢性牙周炎。
3. 侵袭性牙周炎。
4. 反映全身疾病的牙周炎。

不同形式牙周炎的个体特征来自:

• **微生物学证据**——如某些细菌或特定的细菌复合物可能是牙周炎的病原菌(如伴放线聚集杆菌与侵袭性牙周炎有关)。
• **环境和免疫学证据**——如认识到牙周炎存在多种可改变的危险因素(如吸烟影响个体对慢性牙周炎的易感性及其进展速度;抗炎功能受损导致牙周组织内破坏性的慢性炎症反应)。
• **遗传学证据**——如识别与疾病严重程度相关的遗传易感性和基因多态性的证据(如IL-1基因多态性与慢性牙周炎相关)。

但从临床角度看待牙周炎与从研究角度看待牙周炎有所不同。在过去的二十年里，临床医生、流行病学家、研究人员和教育工作者对有效区分侵袭性牙周炎和慢性牙周炎的实际困难提出了担忧，原因包括：

- 在日常实践中，应用这两种疾病的诊断标准进行鉴别诊断时，出现了疾病诊断归类间的大量重叠。
- 迄今为止，许多侵袭性牙周炎诊断标准的有效性没有在设计充分的研究中得到验证。

临床思维拓展

关于不同形式牙周炎的证据，目前的总结和解释是什么？

- 自 1999 年研讨会以来，尽管对侵袭性牙周炎进行了大量研究，但目前还没有足够的证据将侵袭性牙周炎和慢性牙周炎在病理生理上视为两种不同的疾病。
- 然而，有足够的证据认为坏死性牙周炎是一种独立的疾病。证据表明[2]：
  - 有细菌侵袭和上皮溃疡这一独特的病理生理学特征。
  - 有快速的全层边缘软组织破坏，造成明显的软硬组织损伤。
  - 明显的疾病特异性体征和症状，如疼痛、出血、乳头状坏死等。
  - 特定的抗菌药物治疗后，疾病迅速缓解。
- 有足够的证据表明，在受全身性疾病影响的牙周炎中（对宿主反应有负面影响），主要诊断为全身性疾病，牙周炎应被认为是该全身性疾病的一种表现。

2017 年牙周炎分类

基于病理生理学特征，确定了三种不同形式的牙周炎：

1. 坏死性牙周炎。
2. 反映全身性疾病的牙周炎。
3. 牙周炎。

读者可参考第 9、10、18 章，进一步了解坏死性牙周炎和直接影响牙周组织的系统性疾病。

牙周炎的临床诊断

牙周炎是一种复杂的炎症性疾病。"复杂"一

词与导致和影响牙周炎症的多种临床症状和因素有关。临床诊断须考虑以下因素：

- 临床附着丧失（CAL）是一种临床参数，使用标准化的牙周探针围绕已萌出的牙进行探查，以釉牙骨质界（CEJ）作为检测的参考点。
- 探诊出血（BOP）是评估牙周炎治疗效果和治疗后疾病风险的另一个重要临床参数。然而，仅凭 BOP 这一个指标（或作为 CAL 的辅助指标），不会改变 CAL 对病例的初始定义，也不会改变牙周炎严重程度的分类。

读者可参考第 19 章详细回顾在临床诊断中如何评估 CAL、BOP 等。图 17.1 讨论了临床定义牙周炎所涉及的三个组成部分。

临床思维拓展

为什么在临床上定义和诊断牙周炎病例时，要为整合生物标志物留出空间？

生物标志物有助于提高牙周炎诊断的准确性，因为[2]：

- 不同的疾病易感性——当前的证据表明，一些个体更易患有严重牙周炎，对标准的预防和治疗方法效果较差。目前采用的临床参数在监测疾病进展和治疗效果方面还不充分。在这种情况下，人们认为生物标志物（其中一些已经可用）可能是对标准临床参数所提供信息的宝贵补充。
- 早期诊断面临的挑战——因为牙周探诊（为目前定义牙周炎的金标准）在检测早期临床附着丧失时可能不准确。在各种情况下，生物标志物的检测可能有利于 I 期牙周炎的诊断，也便于分期和分级。

牙周炎的临床和影像学特征

牙周炎是一种多因素免疫炎症性慢性疾病，与菌斑生物膜失调相关，以牙齿支持结构渐进性破坏为特征。其主要特点有：

- 牙周支持组织丧失（表现为 CAL 和影像学上的牙槽骨吸收）。
- 牙周袋。
- 牙龈出血。

其他特征：

- 龈上/龈下菌斑与牙石。
- 牙龈肿胀，呈鲜红色或暗红色，点彩消失。

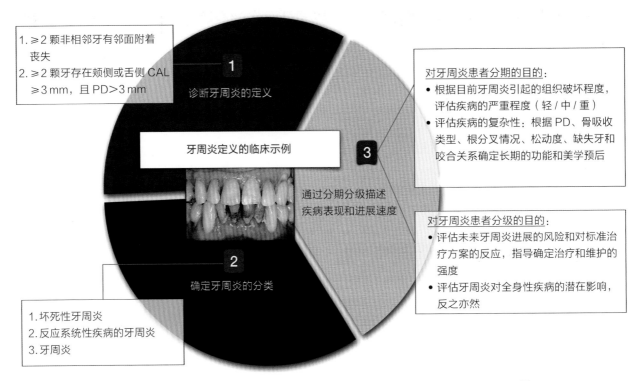

1.≥2 颗非相邻牙有邻面附着丧失

2.≥2 颗牙存在颊侧或舌侧 CAL ≥3 mm，且 PD>3 mm

1 诊断牙周炎的定义

牙周炎定义的临床示例

对牙周炎患者分期的目的：
• 根据目前牙周炎引起的组织破坏程度，评估疾病的严重程度（轻 / 中 / 重）
• 评估疾病的复杂性：根据 PD、骨吸收类型、根分叉情况、松动度、缺失牙和咬合关系确定长期的功能和美学预后

3 通过分期分级描述疾病表现和进展速度

对牙周炎患者分级的目的：
• 评估未来牙周炎进展的风险和对标准治疗方案的反应，指导确定治疗和维护的强度
• 评估牙周炎对全身性疾病的潜在影响，反之亦然

2 确定牙周炎的分类

1.坏死性牙周炎
2.反应系统性疾病的牙周炎
3.牙周炎

图 17.1　牙周炎的临床定义。对于单个患者，牙周炎的诊断应该包括三个方面[2]：

1. 牙周炎的鉴别诊断——牙周炎的临床定义见左上框。此处观察到的临床附着丧失（CAL）不能由非牙周原因引起，如：1）咬合创伤引起的牙龈退缩；2）牙颈部的龋病；3）第二磨牙远端的 CAL 及第三磨牙或牙齿错位的拔除；4）牙髓病变通过牙周组织引流；5）牙根纵折。

2. 鉴别牙周炎的类型——目前公认的牙周炎类型在左下框中。鉴别诊断基于病史、坏死性牙周炎的特征性体征和症状，以及是否存在改变宿主免疫反应的系统性疾病。其余不符合坏死性牙周炎或具有系统性表征的罕见免疫性疾病的牙周病变，应被诊断为"牙周炎"，并采用分期分级系统进一步描述。

3. 基于临床表现和其他因素的描述，可能影响临床治疗与预后——包括评估疾病范围、严重程度、复杂性、危险因素、进展及全身性疾病的存在等因素。

　　分期（表明当前疾病状态）——使用 CAL 确定；如果不能进行 CAL 检测，则应用影像学骨吸收（RBL）评估。

　　分级（指示未来的疾病状态）——分级应作为牙周炎进展速度的指标。主要标准是进展的直接或间接证据。在有条件的情况下，使用以纵向观察为基础的直接证据，即既往的 X 线片；如果没有，则通过计算最严重患牙的骨吸收(%)，并将其除以患者年龄来间接估计。

　　读者可以参考本书第 3 章（表 3.3 和表 3.4）来回顾牙周炎诊断的分期和分级系统

　　摘自 Newman, M.G., Takei, H.H., Klokkevold, P.R., et al. (2019). Newman and Carranza's Clinical Periodontology (13th ed.). Philadelphia: Elsevier.

• 龈缘改变（圆钝、平坦或凹坑状龈乳头，牙龈退缩）。
• 骨吸收（角形 / 垂直型或者水平型）。
• 根分叉病变。
• 牙松动度增加。
• 牙齿病理性移位。
• 牙缺失。

　　读者可参阅第 19 章，以进一步讨论牙周病的临床和影像学诊断。

问题

1. 根据临床表现，推荐的治疗顺序是什么？
a. 洁治和根面平整、再评估
b. 手术治疗和再评估
c. 洁治和根面平整、再评估及可能的手术治疗
2. 慢性牙周炎的特征性表述是什么？
a. 通过良好的口腔卫生，这种情况可以完全解决（可逆）
b. 牙周炎在种植体周对应的是种植体周黏膜炎

案例练习

临床场景：一位 57 岁男性患者，主诉"我刷牙时牙龈经常出血，我想要一个健康的口腔"。他的最后一次牙科检查是在 8 个月前，此前 6 年不经常进行牙科护理。5 年前，他被诊断患有高血压和高脂血症。检查时患者体重指数为 32，口腔卫生状况较差，菌斑指数为 30%，出血指数为 70%。

可见广泛性严重的菌斑堆积，伴中度龈上及龈下牙石（A）。大多数位点的探诊深度在 5～11 mm，并伴有广泛的 1～4 mm 的牙龈退缩、有牙齿松动和根分叉病变。X 线检查显示：局部有中度至重度水平型和垂直型骨吸收（B）。

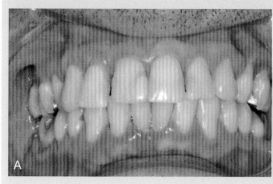 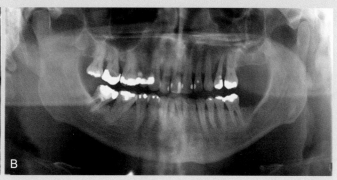

c. 即使炎症得到控制，附着丧失也是不可逆的

3. 牙周破坏短暂进行性爆发，随后是一段时间疾病进展停滞期，这被称为 _____ 模型。

a. 连续

b. 随机突发

c. 非同期

4. 鉴于该患者肥胖，哪些系统指标的价值有望增加？

a. HbA1C

b. CRP

c. CTX

本章是在《纽曼 – 卡兰萨临床牙周病学》（第 13 版）第 27 章和第 28 章基础上进行更新，是许多重要内容的总结。鼓励读者阅读参考相关章节以全面理解这一内容。

答案解析

1. 答案：c

解析：推荐该患者的治疗顺序是先洁治根面平整，然后再评估及可能的手术治疗。是否需要手术治疗取决于几个因素，这些因素将在重新评估时进行评价。如果没有指征或不需要手术，患者通常会进入个性化的牙周维护治疗阶段。

2. 答案：c

解析：a 是牙龈炎的特征，b 是不正确的；牙周炎在种植体周对应的是种植体周围炎。慢性牙周炎的唯一显著特征是 c。与牙龈炎不同，控制牙周炎的炎症并不能逆转疾病的结局（附着丧失）。

3. 答案：b

解析：随机或暂时 – 突发模型描述了牙周破坏的短暂进行性爆发，随后进入一段停滞期。

4. 答案：b

解析：据了解，超重或肥胖患者全身炎性标志物，如 C 反应蛋白（CRP）升高，会出现低度全身炎症反应。

参考文献

[1] Papapanou, P. N., Sanz, M., Buduneli, N., Dietrich, T., Feres, M., Fine, D. H., et al. (2018). Periodontitis: consensus report of workgroup 2 of the 2017 World Workshop on the Classification of Periodontal and Peri-Implant Diseases and Conditions. Journal of Periodontology, 89(Suppl. 1), S173–S182.

[2] Tonetti, M. S., Greenwell, H., & Kornman, K. S. (2018). Staging and grading of periodontitis: framework and proposal of a new classification and case definition. Journal of Periodontology, 89(Suppl. 1), S159–S172.

第 **18** 章

坏死性牙周炎与 HIV 感染患者的治疗考量

🌸 相关术语

术语 / 缩写	释义
获得性免疫缺陷综合征	获得性免疫缺陷综合征（AIDS）是由人类免疫缺陷病毒（HIV）感染引起的，其特征是免疫系统显著受损；这种情况可危及生命，但可通过药物控制；AIDS 可通过性行为、体液接触、分娩或哺乳传播
人类免疫缺陷病毒（HIV）	HIV 是一种逆转录病毒，主要攻击辅助 T 淋巴细胞（T4 细胞），其他免疫细胞也会受到影响。HIV 有两种类型（HIV-1 和 HIV-2）和三个亚群（M、N、O）。HIV-1 的 M 亚群可导致全球传播
免疫重建炎症综合征	在接受高效抗逆转录病毒治疗（highly active antiretroviral therapy, HAART）的 HIV/AIDS 患者中，当免疫系统开始恢复时，有时会出现涉及过度炎症反应（对现有或新抗原）的并发症，这种情况称为免疫重建炎症综合征。免疫重建炎症综合征可由包括感染生物、肿瘤抗原和宿主自身免疫抗原在内的抗原诱导
卡波西肉瘤	卡波西肉瘤是由人类疱疹病毒 8（HHV-8）感染引起的，是 HIV/AIDS 患者中最常见的口腔恶性肿瘤；它是一种影响皮肤或黏膜的血管瘤；在口腔中，病变可见于上腭、牙龈和舌部
坏死性牙周炎	与坏死性牙龈炎（NG）不同，坏死性牙周炎（NP）除了表现为牙龈溃疡，还表现为牙周附着丧失和牙槽骨吸收
坏死性口炎	对于 HIV/AIDS 患者，坏死性牙周炎的溃疡病变可从牙龈扩展到其他软组织区域（如上腭、前庭），并伴有骨暴露和骨分离，这种状态被称为坏死性口炎
口腔念珠菌病	白色念珠菌过度生长所引起的机会性感染。它是 HIV/AIDS 患者最常见的口腔病变，可出现在所有免疫功能低下的患者
口腔毛状白斑	口腔毛状白斑是发生在舌侧缘、边界不清的角化区域（白色斑块），由 EB 病毒感染引起，通常无症状，主要发生在 HIV/AIDS 患者
HIV/AIDS 分期	分期系统由世界卫生组织发布，基于临床表现和症状，按照症状的严重程度分为 1~4 期
T4 淋巴细胞（CD4+ 或 T 辅助细胞）	T4 淋巴细胞表面表达 CD4 受体，与抗原呈递细胞（如树突状细胞）呈递的抗原结合后被激活；它可以辅助其他免疫细胞发挥功能，包括浆细胞的成熟、细胞毒性 T 细胞与巨噬细胞的激活。在血液中，正常计数为 500~1200 个 /mm^3

观点快读

坏死性牙周炎的临床特点	龈缘和龈乳头溃疡、牙龈炎症和出血、临床附着丧失和骨吸收。在 NP 病例中深牙周袋并不常见，因为坏死的结合上皮阻碍了深牙周袋的形成
NP 的组织学表现	与坏死性牙龈炎相似：溃疡病灶内可见生物膜层、多形核白细胞聚集和坏死细胞
发生于 HIV/AIDS 患者的 NP	HIV/AIDS 患者中 NP 的发生率高于其他患者。在 HIV/AIDS 患者中，NP 引起的附着丧失和骨丧失比非 HIV/AIDS 患者更严重
NP 严重程度与免疫抑制的相关性	患有 NP 的 HIV/AIDS 人群可能比未患 NP 者存在更严重的免疫抑制（如较低的 $CD4^+$ T 辅助细胞计数）
HIV/AIDS 发病机制	HIV 感染通过干扰 T4 淋巴细胞（$CD4^+$ T 辅助细胞）和其他免疫细胞的功能，逐渐且显著损害了免疫系统。受感染的 T4 淋巴细胞可间接导致 B 淋巴细胞和中性粒细胞功能失调
HIV/AIDS 高危人群	HIV/AIDS 感染的高危人群包括同性恋或双性恋男性、静脉吸毒者、母亲感染 HIV 的婴儿，以及性滥交者
HIV/AIDS 的诊断	根据美国疾病控制和预防中心的指南，如果 HIV 感染者的 CD4 计数低于 200 个 /mm^3，并且满足 AIDS 的定义条件（如患卡波西肉瘤、念珠菌病），则可被诊断为 AIDS
HIV/AIDS 的联合治疗方案	由逆转录酶抑制剂、蛋白酶抑制剂和整合酶抑制剂组成的联合方案（HAART）有效改善了患者的健康状况。虽然患者正在接受治疗，可检测到的病毒水平可能很低，但不能完全根除
长期控制 HIV/AIDS 的挑战	由于药物的副作用（如胃肠道综合征、骨髓抑制）和出现耐药变异病毒株，长期控制 HIV/AIDS 仍具有挑战性
HIV/AIDS 患者的口腔和牙周表现	HIV/AIDS 患者常有口腔并发症，包括口腔念珠菌病、口腔毛状白斑、非典型牙周病（如 NP）、口腔卡波西肉瘤和口腔非霍奇金淋巴瘤
HIV/AIDS 患者的牙周治疗	一般来说，在进行牙周非手术和手术治疗时，如果疾病得到很好的控制，感染控制得当，没有必要采取特殊预防措施。对于这些患者而言，应谨慎使用抗生素，以避免机会性感染和微生物耐药的风险

核心知识

坏死性牙周病分类修订的理由

在 1999 年的分类中，坏死性牙周病（NPD）包括坏死性溃疡性牙龈炎（NUG）和坏死性溃疡性牙周炎（NUP）。溃疡被认为继发于坏死，"溃疡性"一词后来被删除，取而代之的是坏死性牙龈炎（NG）和坏死性牙周炎（NP）。研究表明，NPD 患者的特点包括：

- 易复发。
- 易发展为破坏速度较慢的"慢性"形式。
- 可发展为其他口腔病变，如坏死性口炎（NS）或坏疽性口炎。

尽管这两种疾病（NG 和 NP）都与宿主免疫反应受损有关，但这个观点相对简单。实际上，具有不同易感性的患者 NPD 的患病率、进展、范围和

严重程度等方面均存在较大差异[1]。表 18.1 回顾了新版坏死性牙周病分类。

坏死性牙龈炎 (NG) 与坏死性牙周炎 (NP) 之间有什么关系？

区分 NG 和 NP 的特征是 NG 的病变局限于牙龈，没有牙周附着或支持牙槽骨的丧失。

研究表明，鉴于相似的病因、临床特征和治疗手段，NG 和 NP 可能是同一疾病的不同阶段，并有可能发展为更严重的形式，如坏死性口炎（NS）和坏疽性口炎。

在可以证实或否定 NG 和 NP 之间的明确区别之前，尽管二者代表了不同的严重程度，但建议将它们归入坏死性牙周病（NPD）这个更宽泛的临床分类[2]。

表 18.1	坏死性牙周病的分类	
	在慢性、严重受损患者中的 NPD	**在暂时和（或）中度受损患者中的 NPD**
临床表现	可表现为严重甚至危及生命的情况（如 HIV/AIDS 患者或营养不良的儿童） 由 NG 发展为破坏更快、更严重的 NP，甚至 NS 和坏疽性口炎的风险很高	通常被认为是一种不具有威胁性的自限性疾病，常见于伴全身性损害的患者（如吸烟者、精神压力大的学生或军人） 尽管发生在牙龈炎或牙周炎患者的病变有所不同，但 NG 可能不会进展

患者	成人	儿童	牙龈炎／牙周炎
易感因素	• CD4⁺ 计数小于 200 个，且可检测到病毒载量的 HIV/AIDS 患者 • 其他导致严重免疫抑制的全身性疾病	• 严重营养不良（如视黄醇、锌、抗坏血酸等） • 极端的生活条件（如消耗性儿童疾病、住在牲畜附近、口腔卫生差、人类和动物粪便的卫生处理不善等） • 严重感染（如麻疹、疱疹病毒、水痘、疟疾、发热性疾病等）	• 心理压力和睡眠不足 • 营养不良 • 吸烟 • NPD 既往史：遗留的凹坑状骨缺损 • 局部因素：牙根邻近度、牙齿错位、口腔卫生不良、已存在的牙龈炎

AIDS，获得性免疫缺陷综合征；CD，分化簇；CD4⁺，辅助性 T 细胞；HIV+，人类免疫缺陷病毒阳性；NG，坏死性牙龈炎；NP，坏死性牙周炎；NPD，坏死性牙周病；NS，坏死性口炎。

摘自 Herrera, D., Retamal-Valdes, B., Alonso, B., & Feres, M. (2018). Acute periodontal lesions (periodontal abscesses and necrotizing periodontal diseases) and endo-periodontal lesions. Journal of Periodontology, 89(Suppl. 1), S85-S102.

坏死性牙周炎

宿主对感染的抵抗力受损似乎是 NP 发病和进展的重要因素。例如，HIV 感染者或 AIDS 患者的免疫功能受损，使他们更易受到机会性牙周感染的影响。这类牙周病值得深入探讨，因为它们代表了最严重的菌斑生物膜相关疾病的后遗症，其特征是组织的迅速破坏。坏死性牙周病呈现出三个典型的临床特征[3]：

• 龈乳头坏死。
• 牙龈出血。
• 疼痛。

图 18.1 展示了 NP 的临床与组织病理学特征及病因。

HIV 感染患者牙周问题的病理学和治疗方案

获得性免疫缺陷综合征（AIDS）是由人类免疫缺陷病毒（HIV）感染引起的宿主免疫系统抑制。本节将回顾这类疾病的口腔和牙周表现及其治疗方案。

HIV 感染的口腔表现

口腔病变在 HIV 感染者中很常见，口腔医生必须准备好与患者的主治医生会诊以诊断和治疗这些疾病。图 18.2 展现了 HIV 感染和 AIDS 患者常见的口腔表现。

HIV 感染者的牙龈和牙周疾病

牙周病在注射药物感染 HIV 的患者中更为常见，但这也可能与口腔卫生差和缺乏牙科护理有关，而不仅仅是 CD4⁺ 细胞计数减少。图 18.3 回顾了 HIV 感染者中的常见牙周疾病。

HIV 感染者的牙周治疗方案

伤口愈合延迟和术后感染风险增加可能是 HIV 感染者或 AIDS 患者的并发症因素，但对于其他健康、CD4⁺ 细胞计数正常（或接近正常）且病毒载量低的无症状 HIV 感染者，这些担忧都不应显著改变治疗计划。HIV 感染者在治疗时，重要的注意事项应包括：

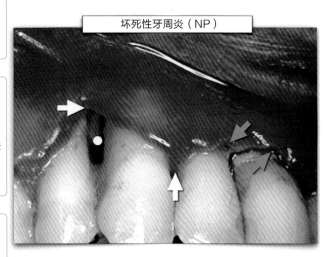

1　病因
- 梭菌螺旋体感染
- 易感因素：口腔卫生不良、宿主免疫低下（HIV/AIDS）、吸烟、精神压力、营养不良、已存在的牙龈炎 / 牙周炎、病毒感染

2　临床特征
- 疼痛
- 龈乳头坏死（白色箭头）
- 龈缘坏死和溃疡，伴疼痛，呈鲜红色，易出血（绿色箭头）
- 深凹坑状骨缺损（白点）：可见附着丧失和骨丧失
- 无探诊深度较大的牙周袋
- 口腔恶臭
- 发热、乏力和（或）淋巴结疾病

3　组织病理学
- 细菌区（梭菌螺旋体）
- 中性粒细胞富集区
- 坏死区
- 高水平的酵母菌和疱疹样病毒

坏死性牙周炎（NP）

图 18.1　坏死性牙周炎（NP）：临床表现、显微镜检查结果和病因学。 NP 是一种感染性疾病，机械清创和抗菌治疗后可见临床症状改善，支持了疾病的细菌病因学说。然而，易感因素（包括受损的宿主免疫反应）是其发病机制的关键。NP 可能是一次或多次坏死性牙龈炎（NG）发作的结果，或是 NG 发生于既往牙周炎受累部位的结果（在这种情况下会发现牙周袋）。请注意，牙周袋的形成不是 NP 的直接结果，因为这种疾病会破坏结合上皮细胞。牙周袋的形成需要有活性结合上皮细胞沿牙根表面向根方迁移，NP 中结合上皮的坏死会产生溃疡，阻止这种上皮迁移，故不能形成牙周袋。

临床特征： NP 的诊断主要基于临床表现，建议对非典型或治疗无反应的病例进行微生物学评估或活检。除了图中呈现的特征，在严重免疫抑制的情况下也可能会有死骨的形成。晚期 NP 可能会产生严重的骨吸收和牙松动，最终导致牙齿脱落。

显微镜检查结果包括： 由不同形态的混合微生物菌群组成的表面生物膜，以及下方螺旋体密集聚集的表层下菌群（即细菌区）；多形核白细胞（PMN）在细菌区下方密集聚集（即富含中性粒细胞的区域）和坏死细胞（坏死区域）。酵母菌和疱疹样病毒很可能是由于宿主免疫功能低下而发生的机会性感染[1, 4]。

摘自 Newman, M.G., Takei, H.H., Klokkevold, P.R., et al. (2019). Newman and Carranza's Clinical Periodontology (13th ed.). Philadelphia: Elsevier

- 健康状况——既往病毒载量和 CD4+ 细胞计数、暴露到 HIV 感染的时间、滥用药物或静脉药物使用记录、当前的药物治疗以及不良反应必须记录在案。
- 感染控制——严格遵守灭菌流程必不可少。
- 牙科治疗的目标：
  - 主要目标应该是恢复和保持口腔健康、舒适度和功能。
  - 控制 HIV 相关的黏膜疾病（如慢性念珠菌病和复发性口腔溃疡）。
  - 急性牙周和牙齿感染的治疗。
  - 详细的口腔卫生宣教。
- 保守的非手术牙周治疗应该是几乎所有 HIV 阳性患者的治疗选择。
- 选择性牙周手术应在获得医疗许可后进行。
- 每 2~3 个月进行一次维护治疗。
- 心理因素的干预：
  - 危及生命的疾病可能会引起患者的抑郁、焦虑和愤怒；患者可能将这种愤怒指向牙医及工作人员，但医务人员需要理解患者，并以灵活的方式应对。
  - 患者可能非常关注医疗隐私的保护，这种保密性必须得到维护。
  - 如果医生需要检测 HIV 抗体，必须告知患者。在大多数情况下，检测前需要获得患者的书面知情同意。

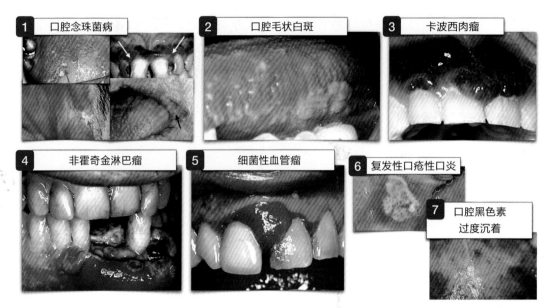

图 18.2　HIV 感染的口腔表现。HIV 感染与口腔念珠菌病、口腔毛状白斑、口腔卡波西肉瘤，以及口腔非霍奇金淋巴瘤之间存在很强的相关性。与 HIV 感染相关性较低的口腔病变包括黑色素过度沉着、复发性口疮性口炎和细菌性血管瘤（上皮样血管瘤）

　　摘自 Newman, M.G., Takei, H.H., Klokkevold, P.R., et al. (2019). Newman and Carranza's Clinical Periodontology (13th ed.). Philadelphia: Elsevier.

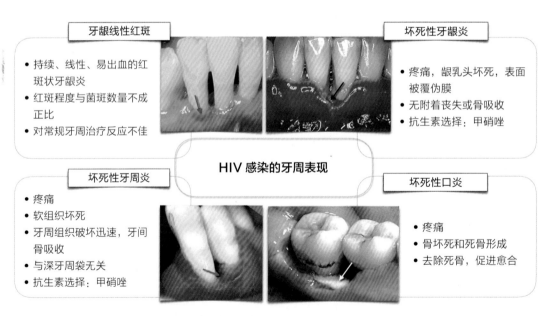

图 18.3　HIV 感染的牙周表现。非特异性细菌感染可在 HIV 感染患者中突然发作，尤其是当 CD4+ 细胞计数显著降低时。免疫抑制导致的牙周疾病是牙龈线性红斑和坏死性牙周病，包括 NG、NP 及 NS。上述疾病的常规治疗包括局部清创、刮治和根面平整、使用有效的抗菌剂 [如葡萄糖酸氯己定或聚维酮碘（倍他定）] 进行冲洗，以及严格的口腔卫生维护措施（包括家用抗菌含漱或冲洗）。如果需要使用抗生素，甲硝唑是首选药物，并预防性使用局部或全身性抗真菌药物以避免机会性念珠菌病

　　摘自 Newman, M.G., Takei, H.H., Klokkevold, P.R., et al. (2019). Newman and Carranza's Clinical Periodontology (13th ed.). Philadelphia: Elsevier.

案例练习

临床场景：一名 38 岁的白人男性主诉"我的牙齿之间有缝隙，很痛，并且我的牙齿也松了"。患者有 HIV/AIDS 病史，最后一次 CD4 细胞计数为 150 个 /μL，检测不到病毒载量，无已知的药物过敏史，过去一年发生多次复发性肺炎，吸烟史（每天 1 包，持续 28 年）。检查发现：牙周探诊深度 2~4 mm，右上前磨牙和尖牙之间的邻间组织出现严重萎缩伴坏死和溃疡（A），局部中重度菌斑堆积伴中重度牙龈红斑（B）。

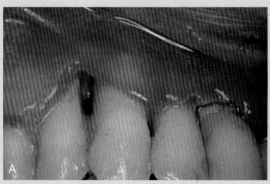 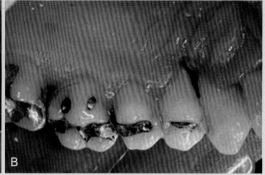

摘自 Newman, M.G., Takei, H.H., Klokkevold, P.R., et al. (2019). Newman and Carranza's Clinical Periodontology (13th ed.). Philadelphia: Elsevier.

问题

1. 以下哪一项不是 NP 的病因 / 易感因素？
   a. 精神压力
   b. 营养不良
   c. 病毒感染
   d. 糖尿病

2. 根据病例描述，基于 2017 年的新分类，正确的诊断是什么？
   a. 暂时中度受损患者的 NPD
   b. 慢性中度受损患者的 NPD
   c. 慢性严重受损患者的 NPD

3. 牙周治疗完成后，建议该患者多久进行一次维护治疗？
   a. 每 2 周
   b. 每月
   c. 每 3 个月
   d. 每 6 个月

4. 这种情况最可能选择的抗生素是 _____。
   a. 阿莫西林
   b. 阿奇霉素
   c. 克林霉素
   d. 甲硝唑

本章改编自《纽曼 – 卡兰萨临床牙周病学》（第 13 版）第 29 章和第 30 章，是对该章节中许多重要部分的总结。读者可阅读参考相关章节，以便全面了解重要内容的知识点。

答案解析

1. 答案：d
   解析：除 d 之外的所有选项都已被确定为病因 / 易感因素（见图 18.1）。其他因素包括口腔卫生差、宿主免疫力低下（HIV/AIDS）、吸烟和已存在的牙龈炎 / 牙周炎。

2. 答案：c
   解答：鉴于患者已有 HIV/AIDS 病史，CD4+ 计数为 150 个 /μL，应诊断为慢性、严重受损患者的 NPD。

3. 答案：c
   解析：考虑到患者免疫功能明显受损，建议每 2~3 个月进行一次维护治疗。

4. 答案：d
   解析：甲硝唑是首选抗生素。由于该患者的免疫功能严重受损，必须严格控制抗生素的使用，因为使用抗生素后的机会性感染（如口腔念珠菌病）发生率较高（见图 18.3）。

参考文献

[1] Herrera, D., Retamal-Valdes, B., Alonso, B., & Feres, M. (2018). Acute periodontal lesions (periodontal abscesses and necrotizing periodontal diseases) and endo-periodontal lesions. Journal of Periodontology, 89(Suppl. 1), S85–S102.

[2] Armitage, G. C. (1999). Development of a classification system for periodontal diseases and conditions. Annals of Periodontology, 4(1), 1–6.

[3] Herrera, D., Alonso, B., de Arriba, L., Santa Cruz, I., Serrano, C., Sanz, M., et al. (2000). Acute periodontal lesions. Periodontology, 65(1), 149–177.

[4] Cobb, C. M., Ferguson, B. L., Keselyak, N. T., Holt, L. A., Mac-Neill, S. R., Rapley, J. W., et al. (2003). A TEM/SEM study of the microbial plaque overlying the necrotic gingival papillae of HIV-seropositive, necrotizing ulcerative periodontitis. Journal of Periodontal Research, 38(2), 147–155.

第 19 章
牙周病的临床与影像学评估

 相关术语

术语 / 缩写	释义
自动电子牙周探诊	• 经典探诊在探诊深度和附着丧失测量的可重复性方面存在一些问题 • 新型商用计算机辅助技术可用于提高探诊的准确性和可重复性 • 该方法将探诊压力恒定的优点与计算机数据存储相结合，消除了肉眼读数的潜在误差，并无须助手记录测量结果 • 例如，佛罗里达探诊系统由探针手柄、数字读数器、脚踏开关、计算机接口和计算机组成
生物学深度	龈缘与龈沟底（结合上皮冠方的末端）的组织学距离
咬合翼片	咬合翼片较其他放射线片能更准确地显示牙槽骨水平，因为它更容易将胶片平行于目标牙齿的长轴放置；垂直咬合翼片是牙周炎患者首选的放射线片
临床附着丧失	指参照稳定的标志点（如釉牙骨质界）测量的牙周组织丧失量，临床附着丧失（以毫米为单位）代表牙周炎的严重程度
牙渍	牙面的色素沉着
全口系列口内放射线片	牙周诊断和治疗计划的制订需要全口系列的口内放射线片（通常包括 14 张根尖片和 4 张后牙咬合翼片），这些放射线片应根据具体情况更新，中重度牙周炎患者每 2 年检查一次
长锥平行投照技术	评估牙槽骨水平最可靠的技术。胶片应与目标牙齿的长轴平行，放射线束应与牙齿和胶片成直角
探诊深度	从龈缘到龈沟底（探针尖端止点）的距离。探针尖端通常穿透结合上皮的冠方的末端。炎症越严重，穿透越深
牙齿磨损	牙体组织的任何渐进性损耗，其特征是形成光滑、抛光后的表面。有可能是以下原因： • 磨损——正常咀嚼运动以外的机械磨损所引起的牙体组织损耗（如过度地水平刷牙）。磨损导致表面光滑、有光泽的碟形或楔形缺损 • 磨耗——与对颌牙的功能性接触导致的咬合磨损。磨损的咬合面或切面被称为小平面。小平面通常代表功能性或副功能性磨损或通过冠成形术（咬合调整）进行的医源性牙科治疗 • 脆裂——咬合负荷导致的牙齿弯曲和颈部机械性微裂 • 酸蚀——除牙菌斑外，主要由化学反应（酸性饮料或柑橘类水果）引起的牙体组织损失

观点快读

健康史	包括医疗问题、吸烟／饮酒、既往手术和住院史、体格检查结果和药物史等信息，必须在首诊时通过问卷或问诊方式获得
牙科史	包括既往牙科就诊记录、接受的牙科治疗、口腔卫生习惯、当前症状和副功能习惯，如磨牙／咬牙习惯（磨牙症）
口外检查	检查包括颞下颌关节、咀嚼肌、头颈部淋巴结以及面部对称性等
口腔检查	检查包括口腔卫生状况、口腔异味（口臭）以及口腔的各个区域，如口底、舌、上腭、黏膜和口咽区
牙周组织检查	检查者应在探诊前视诊，检查生物膜和牙石堆积程度、牙龈质地和外观。探诊包括测量探诊深度、探诊出血和其他牙周参数
牙石堆积	由于邻近唾液腺导管开口和刷牙效果差，龈上牙石通常位于下颌前牙的舌侧和上颌磨牙的颊侧。龈下牙石通常须通过探诊检查
牙龈的视诊	检查前牙龈应保持干燥，菌斑生物膜引起的牙龈炎症通常始于龈缘，炎症的严重程度通常与生物膜／牙石堆积程度成正比
牙龈探诊	牙周探针可用于评估牙龈的连续性、适应性、出血和探诊深度等；牙龈炎症时，轻轻探查易发现出血（使用 0.25 N 力）；探诊时，探针应提插式行走，以免错过任何深牙周袋区
探诊时机	当患者炎症严重时，因不适和（或）牙石堆积，牙周探诊并不准确： • 当患者出现不适时，检查者需因治疗需要而麻醉牙龈后探查 • 在中重度牙周炎患者中，探诊深度将随着菌斑生物膜的控制、刮治和根面平整而发生巨大变化。这类患者非手术治疗后再评估时所获得准确的探诊深度比治疗前的牙周检查更为重要
探诊出血	牙龈炎症时，探诊会导致牙龈出血；探诊出血（BOP）可在探诊后 30~60 秒发生。单位点 BOP 阴性是牙周稳定性的良好预测指标。总体 BOP 百分比与牙周病进展风险增加相关
牙松动度评估	测量牙松动度的方法是用两个金属器械的平头末端夹持牙齿，然后晃动牙齿以评估其水平向和垂直向的动量。牙松动度的增加通常与骨丧失、咬合创伤和（或）牙周／根尖周炎症有关
根尖放射线片的正确角度	确定根尖放射线片正确角度的四个标准： • 不显示咬合平面的情况下，可见磨牙尖 • 釉质尖端和髓腔清晰可见 • 邻间隙清晰可见 • 邻面接触不重叠
放射线片中的骨水平	在确定放射线片中的骨水平时，了解由胶片／投照角度、缺损模式和解剖变异引起的潜在错误非常重要。一般来说，在健康牙周组织中釉牙骨质界与牙槽嵴的距离约为 2 mm
骨破坏的类型	牙槽骨高度降低时，牙槽嵴顶平行于邻牙釉牙骨质界的假想水平连线，为水平型骨吸收；牙槽骨高度降低时，牙槽嵴不平行于邻牙的釉牙骨质界水平线时（倾斜破坏的形式），为垂直型骨吸收
牙周炎的影像学表现	牙周炎患者的放射线片可见牙槽骨高度降低、硬骨板破坏和（或）根分叉病变。实际骨缺损通常较影像学表现更为严重。因此，结合临床和影像学检查结果进行诊断是非常重要的
锥形束计算机断层扫描诊断牙周炎	锥形束计算机断层扫描（CBCT）提供了二维图像中看不到的三维缺损图像。然而，CBCT 辐射剂量和费用高于二维 X 线片，不是牙周诊断所需的常规检查

核心知识

临床诊断

临床诊断的过程包括患者的整体评估，记录主诉、病史、临床检查（包括牙周和牙体组织的检查）和影像学检查，辅以微生物学和组织病理学检查，以及宿主免疫功能评估。做出初步诊断后，还要进行危险因素评估，以实现有效的预后，并制订治疗计划（图 19.1）。

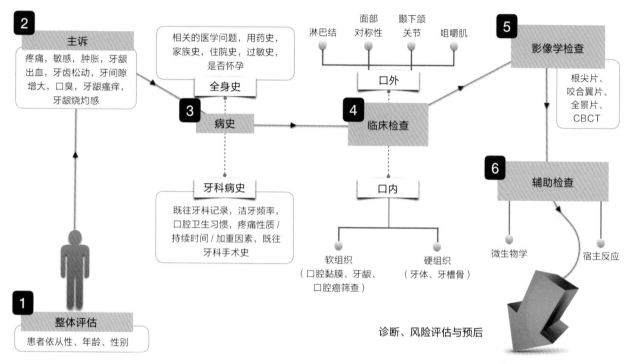

图 19.1　临床诊断：工作流程。诊断程序必须是系统和有组织的，并有适当的流程。除了采集病史，临床医生还须将发现汇集起来，以对患者的牙周问题做出有意义的解释。推荐的牙周病诊断程序如下：

1. **患者的整体评估**——应关注患者，而不仅仅是疾病本身。因此，诊断必须包括患者的整体评估。

2. **主诉。**

3. **病史**——为避免患者无意识地遗漏相关信息（缺乏对某些全身性疾病与药物对牙齿 / 口腔健康影响的认识），应让患者了解以下内容：
   （1）某些全身性疾病和药物对牙周病及其治疗与预后的可能影响。
   （2）患某些系统性疾病时，需要采取特殊预防措施或调整治疗计划。
   （3）口腔感染可能对多种全身性疾病 / 状态的发生与严重程度产生重要影响。

4. **临床检查：**
   口外——在发现面部不对称（如脓肿引起的肿胀）后，应检查颞下颌关节是否有疼痛、捻发音、咔哒声及活动范围的改变；触诊咀嚼肌是否有疼痛和压痛；牙周病、根尖周病及其他口腔疾病可能导致淋巴结改变，所以必须常规检查头颈部淋巴结。
   口内——应检查唇、口底、舌、上腭、前庭和口咽区是否存在异常和病变，包括口腔癌筛查。应根据食物残渣、菌斑生物膜、牙石、牙齿表面污渍和龋齿等程度评价口腔清洁度。牙周检查将在图 19.2 和图 19.3 中进行讨论。

5. **影像学检查**——全景片提供了关于牙周病及其周围口腔结构骨破坏范围和严重程度的整体放射线片，但详细的牙周诊断和治疗计划可能需要完整的口内放射线片（14 张根尖片和 4 张后牙咬合翼片）。CBCT 有助于种植和种植位点重建病例治疗计划的制订。

6. **辅助检查**——当无法用局部因素解释特殊的牙龈或牙周问题时，必须考虑微生物和宿主因素对疾病的影响。牙周袋内菌斑样本的细菌培养、抗生素敏感性试验、暗视野显微镜检查、DNA 检测、细菌酶检测等是检测微生物致病因素的辅助手段。宿主反应的评估包括遗传易感性检测（如 IL-1 基因多态性）。

7. **风险评估**——可参考第 20 章了解更多细节。

◆ 临床思维拓展

影响探诊深度的因素有哪些？

- 临床因素：探针穿透力因探诊压力、探针尖端大小、探诊方向、组织阻力、牙冠凸度和组织炎症程度而异[1]。健康牙龈探诊深度一般不超过 3 mm，炎症牙龈超过 3 mm。
- 组织学因素：探针沿每颗牙齿表面"移动"，以探查牙周袋最深的区域。牙齿表面附着的结合上皮阻碍了探针穿透健康牙龈。如果牙龈组织炎症严重，探针可能不会遇到任何阻力，将穿透结合上皮进入结缔组织 / 牙槽骨[2]。

牙周组织检查包括两个部分：
1. 视诊（图 19.2）。
2. 探诊（图 19.3）。

牙周病诊断中的影像学辅助检查

放射线片的使用极大地促进了临床诊断，在评估牙周病方面发挥着不可或缺的作用。

◆ 临床思维拓展

X 线束在放射线图像显影中起什么作用？

当 X 线束穿过口腔结构并在数字传感器或模拟胶片上被捕获时，就会产生牙科 X 线图像，须对其进行处理才能看到图像。任何特定位置曝光胶片的灰度（从黑色到白色的范围）反映了 X 线路径中的骨骼或其他钙化结构（以及在较小程度上的软组织）的数量。

为了正确解读 X 线片，必须了解 X 线因牙周组织的矿化和非矿化结构而衰减的方式[3]。

放射线片显示钙化组织的变化，它不能揭示当前的疾病活动，但显示了过去的细胞病变对骨与牙根的影响。

牙周组织的正常影像学解剖结构

清楚地了解牙槽骨、牙周膜间隙、硬骨板及牙槽间隔的正常影像学解剖结构，对病变牙周组织的放射学评估是有效的（图 19.4）。

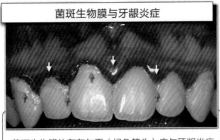

菌斑生物膜与牙龈炎症

菌斑生物膜的存在与否（绿色箭头）应与牙龈炎症和其严重程度相关（白色箭头）

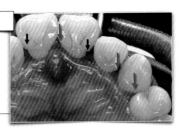

牙石

与龈上牙石相比，龈下牙石（黑色箭头）的探查并不容易，须识别与软组织炎症相关的变化（蓝色箭头）

牙周组织的视诊

当釉牙骨质界位于龈上时，釉牙骨质界到龈缘的距离为牙龈退缩（双端黑色箭头），膜龈联合（黄色箭头）与系带附丽（灰色箭头）也应被关注

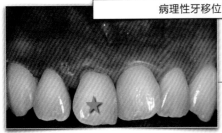

病理性牙移位

牙周炎患者，即使在正常咬合力作用下，牙齿也可能偏离附着丧失较严重的一侧（绿色星形）

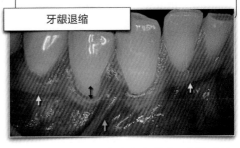

牙龈退缩

图 19.2　牙周组织的视诊。牙周检查不应从将牙周探针插入龈沟内时便立即开始，这不仅会给患者带来不适和创伤，也可能会导致软组织出血，并使软组织炎症改变的视诊更具挑战性。牙周病是宿主组织对菌斑生物膜积聚的反应结果，因此，详细的视诊评估龈缘菌斑生物膜 / 牙石堆积和炎症变化是至关重要的。牙龈退缩和系带对龈缘的牵拉都应被注意，角化龈宽度也应被评估（第 36 章中讨论）。还应仔细注意牙齿位置的变化，它们可能由牙周炎、后牙缺失导致咬合塌陷（前牙向外运动，后牙运动不足），或吐舌习惯造成的异常力量引起的。只有完成视诊后，才可探查龈沟和绘制牙周检查表

摘自 Newman, M.G., Takei, H.H., Klokkevold, P.R., et al. (2019). Newman and Carranza's Clinical Periodontology (13th ed.). Philadelphia: Elsevier.

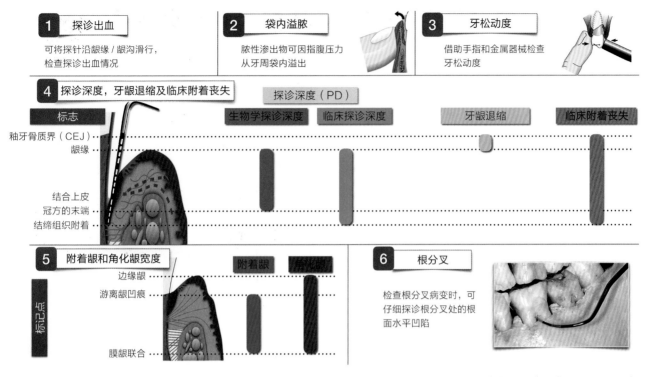

图 19.3　牙周组织的探诊。牙周组织探诊由探诊龈沟和牙齿表面开始，以检查是否有畸变、凹陷和龈下牙石。牙龈组织对探诊的反应根据探诊阻力、探诊深度和探诊疼痛进行评估。接下来是一系列牙周检查：

1. 探诊出血——在探诊压力下，健康的牙龈组织颜色变白而不出血，但在牙龈炎症情况下，可能会观察到龈缘出血。龈缘出血的难易和严重程度与牙龈炎症的严重程度相关。有时，探针取出后会立即出血，但也可能延迟几秒钟。探诊 30~60 秒后，临床医生应重新检查出血情况。无探诊出血是牙周健康稳定的良好预测指标。

2. 袋内溢脓——用探针触诊边缘龈，或将示指指腹置于边缘龈根方，冠向挤压龈缘，可从龈沟内挤出黄白色渗出物。需要注意的是，没有溢脓并不表示没有疾病。

3. 牙松动度——生理性动度是水平向 0.2 mm，轴向 0.02 mm，超出生理范围的活动被称为异常或病理状态。牙松动的三个主要病因是牙周炎症、附着丧失和咬合创伤。根据牙齿移动的难易和程度，使用米勒（Miller）指数对牙松动的程度进行评分：
   • 1 度：超过生理范围的明显移动。
   • 2 度：牙冠动度达 1 mm（在任何方向）。
   • 3 度：牙冠在任何方向动度超过 1 mm，或在牙槽窝中有垂直动度或旋转。

4. 探诊深度、牙龈退缩和临床附着丧失：
   • 探诊深度（PD）——探诊时，探针尖端应与牙齿表面接触，插入龈沟底部，从而可以探查到不规则的牙齿表面、龈下结石和根分叉病变。有两种不同类型的牙周袋深度：
     • 生物学或组织学深度：龈缘与龈沟底（即结合上皮冠方的末端）之间的距离，这只能在组织切片中测量。
     • 临床或探诊深度：从龈缘到探针尖端停止处的距离。在炎症牙龈中，此处通常是探针尖端探及的结缔组织附着最冠方的完整纤维。
   • 牙龈退缩——是从釉牙骨质界到龈缘的距离。退缩的存在表明发生了附着丧失，但不一定存在炎症。
   • 临床附着丧失 (CAL)——以 CEJ 为参考点，CAL 表示已经发生的附着丧失程度，为从釉牙骨质界到可探查的龈沟底的距离。在炎症牙龈中，通常此处是探针尖端探及的结缔组织附着最冠方的完整纤维，有时甚至是牙槽骨。CAL 是牙龈退缩与临床探诊深度的总和。

5. 附着龈（AG）与角化龈（KG）宽度——附着龈宽度是膜龈联合与龈沟底或牙周袋底外表面印迹之间的距离（如果存在，这个标志被称为游离龈凹痕）。它不应与角化龈宽度混淆，因为后者还包括边缘龈。

6. 根分叉病变——是由牙周病引起的多根牙根分叉内的病理性根间牙槽骨吸收，使用 Nabers 探针进行探查（根分叉病变的诊断和治疗请参见第 35 章）。

声明：此图中的图形是为了帮助概念翻译的图示，并不代表组织或牙周探针的实际尺寸。

摘自 Newman, M.G., Takei, H.H., Klokkevold, P.R., et al. (2019). Newman and Carranza's Clinical Periodontology (13th ed.). Philadelphia: Elsevier.

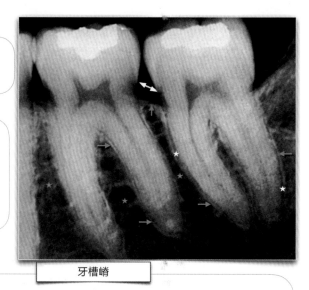

硬骨板
- 放射学表现为牙根周围的连续白线（蓝色箭头）
- 代表固有牙槽骨或束状骨的影像学表现

牙周膜间隙
- 牙周膜由软组织构成，影像学表现为牙根与周围硬骨板之间的透射区（白色星形）
- 宽度因人而异，在同一个人的口腔内也具有部位特异性
- 在某些情况下，局部或全身因素可引起牙周膜间隙增宽，应仔细评估

松质骨
- 表现为阻射细线构成的网状结构，周围环绕许多小骨髓腔的透射区（橘色星形）
- 位于皮质骨之间

牙槽嵴
- 表现为阻射线，距邻牙釉牙骨质界不超过 1～2 mm（绿色箭头）
- 代表牙槽骨最冠方的皮质骨边界
- 前牙区，表现为邻牙硬骨板交汇的点
- 后牙区，呈直线形，平行于邻牙间釉牙骨质界的假想连线（双端白色箭头）

图 19.4　邻牙间牙槽骨的正常影像学解剖结构 [5]。牙周病骨质变化的影像学评估主要基于邻牙间牙槽骨在放射线片中的表现，因为唇／颊侧和舌侧牙槽骨水平被放射线阻射的牙根结构所阻挡；该图显示了构成邻牙间牙槽骨的各种结构的正常影像学表现，即硬骨板、牙周膜间隙、皮质骨之间的松质骨和牙槽嵴。

- 在健康人中，后牙之间的牙槽骨保持完整。这种正常外观表现为牙槽嵴（通常是皮质骨）与包绕邻牙间牙槽骨的相邻牙根的硬骨板之间所形成的锐角。
- 在后牙区，齿间牙槽间隔的嵴顶通常平行于邻牙 CEJ 之间的假想连线。当相邻 CEJ 不在同一水平时，齿间牙槽嵴呈现出一定的角度，而不是水平的。在这种情况下，这一表现可被认为是"正常的"，不应被误认为角形或垂直骨吸收。

　　放射线阻射描述的是阻碍 X 射线通过的致密结构，这些结构，并在 X 线片上呈现为白色；透射影是指密度较低的组织，比阻射结构显得更黑。

　　摘自 Newman, M.G., Takei, H.H., Klokkevold, P.R., et al. (2019). Newman and Carranza's Clinical Periodontology (13th ed.). Philadelphia: Elsevier.

影像学检查在牙周领域中的应用

影像学检查可用于获取以下信息 [5]：
- 了解现有骨量。
- 评估牙槽嵴水平和骨破坏形式，后者对治疗计划和预后有影响。
- 评估根分叉处的骨破坏。
- 评估牙周膜间隙。
- 确认可导致或加剧牙周病的局部（牙菌斑滞留）因素，例如：
  - 牙石。
  - 形态不佳或过度延伸的修复体。
  - 破坏生物学宽度。
- 评估根长、牙根形态、牙根接近度与冠根比（对牙周受损的牙齿进行支持力评估）。
- 解剖学考虑，例如：
  - 邻近上颌窦。
  - 可导致牙周问题的缺失、多生牙或阻生牙。
- 评估病理状况，例如：
  - 龋坏（尤其是根面龋）。
  - 根尖周病变。
  - 牙根吸收。
- 了解骨和相关解剖结构，作为种植患者的术前评估。

图 19.5 回顾了牙周病和咬合创伤的常见影像学表现。

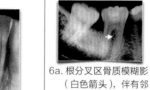

牙周炎

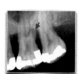

6. 根分叉区骨吸收

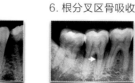

1. 硬骨板连续性模糊或中断

2. 楔形透射区

3. 齿间牙槽骨部分吸收

6a. 根分叉区骨质模糊影（白色箭头），伴有邻近的根周牙槽骨吸收（红色箭头）

6b. 根分叉区牙周膜间隙增宽及骨吸收

6c. 影像学表现的根分叉箭头

7. 磨牙 - 切牙区骨吸收的类型

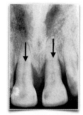

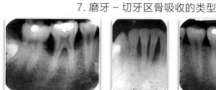

4. 齿间牙槽间隔高度降低（水平型骨吸收）

5. 唇 / 舌侧骨板部分吸收，表现为围绕牙根的阻射线

切牙区与第一磨牙区的垂直 / 角形骨吸收

咬合创伤

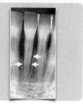

牙周膜间隙增宽

图 19.5　牙周炎和咬合创伤（TFO）的影像学表现。 该图显示了牙周炎及 TFO 在 X 线片上的各种表现形式。

　　牙周炎的影像学表现——牙周病的早期变化通常不会在 X 线片上表现出来，或者 X 线片可能会低估骨吸收的程度。因此，牙槽骨水平的评估应基于临床和影像学结果。其特点包括：

1. 齿间牙槽嵴顶硬骨板连续性中断、模糊——被认为是牙周炎最早的影像学改变，它是由牙龈炎症扩散到牙槽骨而激活的骨吸收。完整的牙槽嵴顶可能表明牙周健康。

2. 齿间牙槽嵴近中或远中的楔形透射区，顶点指向根方（由牙根两侧牙槽骨侧向吸收和牙周膜间隙增宽而引起）。

3. 齿间牙槽骨可能出现部分吸收——由于破骨细胞活性增强导致骨髓腔内缘的骨吸收增加。

4. 牙槽间隔高度降低——炎症扩散到牙槽骨中。

5. 围绕牙根的阻射水平线——勾勒出牙根部分或全部破坏的唇侧或舌侧骨板。在 X 线片中，牙根部分的骨结构重叠于牙根结构上。

6. 根分叉区骨吸收——为了辅助对根分叉病变的影像学评估，建议采用以下诊断标准：

   a. 根分叉区最轻微的放射学变化须进行临床检查，尤其是邻近牙根的骨吸收。

   b. 骨小梁轮廓可见的根分叉区呈低密度影，表明存在根分叉病变，也可伴有牙周膜间隙增宽。

   c. 当单个磨牙根出现明显骨吸收时，可判定为根分叉病变。上颌磨牙近中或远中根分叉病变在根尖片上表现不明显，因为病变可能与颊 / 腭侧皮质骨以及腭根的影像重叠。涉及近远根根分叉的病变在放射学上也被描述为根分叉箭头[4]。

7. 磨牙 - 切牙骨吸收——以前称为局限型侵袭性牙周炎，其典型特征是上、下颌切牙和（或）第一磨牙区的骨吸收，通常是双侧的，呈现垂直、弧形的破坏。

8. 咬合创伤的影像学表现——下面列出的放射学改变不是咬合创伤的病理特征，必须结合临床表现进行解释，特别是牙松动度、磨损面、牙周袋深度、咬合接触及咬合习惯分析。

   • 牙周膜间隙增宽。

   • 硬骨板增宽。

   • 骨吸收——晚期，角形骨吸收向根尖周围延伸，产生大范围的透射性根尖周阴影（海绵状病变）。

   • 骨小梁的数量和大小增加。

   • 骨质增生。

   • 根折。

   • 牙根吸收。

摘自 Newman, M.G., Takei, H.H., Klokkevold, P.R., et al. (2019). Newman and Carranza's Clinical Periodontology (13th ed.). Philadelphia: Elsevier.

放射线片的局限性

虽然X线片在治疗计划中起着至关重要的作用，但仔细的临床检查始终是必不可少的，原因如下[5]：

1. 它们仅仅提供了三维结构的二维视图，较高的骨壁（如邻牙间的凹坑状骨壁）可能叠加于骨缺损，妨碍后者被清晰的观察。此外，由于牙根重叠于颊／舌侧皮质骨板，只有牙槽间隔清晰可见。

2. X线片低估了骨破坏的程度，尤其是在轻度骨吸收的病例中。

3. X线片不能帮助诊断软组织／假性牙周袋或临床附着丧失。

4. X线片无法区分治疗和未经治疗的病例。

案例练习

临床场景：一名21岁的女性患者因车祸导致上前牙脱落，患者主诉是修复缺失牙。为此，临床医生组建了一个跨学科团队评估临床和影像学检查结果，并提出了综合治疗方案。

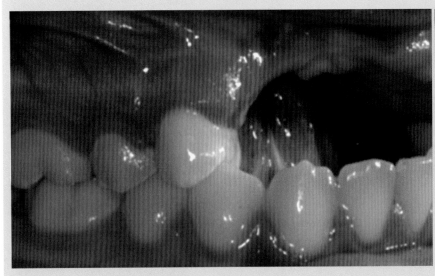 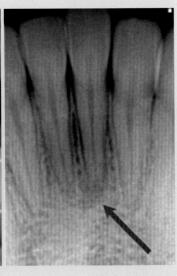

问题

1. 为了进行上颌修复治疗，推荐的X线片检查类型是什么？

  a. 咬合翼片

  b. 根尖片

  c. 全景片

  d. 锥形束计算机断层扫描（CBCT）

2. 在本例中，红色箭头所指的牙周膜间隙增宽很可能是由于 _____。

  a. 咬合磨损

  b. 外伤史

  c. 遗传因素

  d. 牙周病原学

3. 对于牙周组织处于稳定期，且无牙周病既往史的患者，多久拍摄一次X线片？

  a. 每6个月

  b. 每2年

  c. 只在保险范围内

4. 在评估上颌和（或）下颌牙的根分叉病变时，理想的X线片是 _____。

  a. 咬合翼片

  b. 根尖片

  c. 全景片

本章改编自《纽曼－卡兰萨临床牙周病学》（第13版）的第32章和第33章，是对该章节中许多重要内容的总结。读者可阅读参考相关章节，以全面了解重要内容的知识点。

答案解析

1. 答案：d

解析：唯一能对骨形态进行 3D 评估的影像学检查是 CBCT，这将有助于跨学科团队制订治疗计划。

2. 答案：b

解析：考虑到患者的病史和目前的临床表现，外伤是最可能的原因。患者没有任何咬合磨损，也没有活动性牙周病的迹象。

3. 答案：b

解析：完整的口腔或全口 X 线片应作为每位患者牙周评估的一部分，并详细记录探诊深度、龈缘位置和探诊出血。X 线评估应以后牙咬合翼片的形式每 2 年复查一次。活动性牙周病或有该病史的患者中，垂直咬合翼片是首选的 X 线片。

4. 答案：a

解析：咬合翼片较其他选项更有利于识别根分叉病变。

参考文献

[1] Armitage, G. C. (1996). Periodontal diseases: Diagnosis. Annals of Periodontology, 1, 37.

[2] Armitage, G. C., Svanberg, G. K., & Löe, H. (1977). Microscopic evaluation of clinical measurements of connective tissue attachment levels. Journal of Clinical Periodontology, 4, 173.

[3] Genco, R. J., Goldman, H. M., & Cohen, D. W. (1990). Contemporary periodontics. St. Louis: Mosby.

[4] Hardekorpf, J. D., Dunlap, R. M., Ahl, D. R., & Pelleu, G. B., Jr. (1987). "The furcation arrow." A reliable radiographic image? Journal of Periodontology, 58, 258–261.

[5] White and Pharoah. Oral radiology: Principles and Interpretation. 4th ed. 2000. Mosby.

第 20 章

牙周病的风险与预后

🏵 相关术语

术语	释义
个别牙预后	确定总体预后之后，再确定单颗牙预后
总体预后	• 整体牙列的预后 • 考虑患者年龄、当前疾病严重程度、全身因素、吸烟、菌斑生物膜、牙石及其他局部因素，还要考虑患者依从性、修复的可能性
预后	• 基于对发病机制以及已知风险因素存在与否的全面认识，对疾病的病程、持续时间和结果的预测
风险评估	患者管理的重要组成部分，使临床医生能为特定患者制订个性化治疗计划
风险决定因素	无法改变的风险因素（如遗传因素、年龄、性别、社会经济状况、压力等）
风险因素	• 增加患病可能性的环境、行为或生物因素 • 通过纵向研究证实 • 暴露必须在疾病发生之前 • 已确定的牙周风险因素包括：吸烟、糖尿病、病原菌及微生物牙面堆积等
风险指标	在横断面研究中发现可能或可推定，但尚未通过纵向研究证实的风险因素（如 HIV/AIDS、骨质疏松症、不经常看牙医）
风险标志物 / 预测因子	• 与疾病风险增加相关，但不会导致疾病的因素 • 通过横断面或纵向研究确定 • 例如，牙周病既往史与探诊出血

🏵 观点快读

探诊出血（BOP）	• 出血是牙龈炎症的最佳临床指标[3] • BOP 阴性可作为牙周健康的指标，但仅有 BOP 阳性并不能很好地预测未来的附着丧失[4] • BOP 阴性是牙周健康的一个指标（高阴性预测值）
牙菌斑堆积与牙周炎	• 菌斑数量在疾病进程中并不是重中之重 • 复杂的菌斑生物膜的组成或质量很重要 • 关键致病菌有助于共生微生物群落转变为失调的微生物群落
牙周炎发病机制中的特异性细菌	• 符合致病标准的特异性细菌：伴放线聚集杆菌、牙龈卟啉单胞菌、福赛斯坦纳菌 • 去除或抑制上述细菌对治疗是否成功有影响 • 宿主对这些病原菌产生免疫反应 • 毒力因子与这些病原菌有关 • 将这些病原菌接种到动物模型中可诱发牙周病

观点快读（续）

解剖因素	这些因素通过滞留菌斑，使口腔卫生措施和专业器械清洁变得困难而增加牙周病的患病可能（如根面凹陷、发育沟、釉突、釉珠、根分叉的嵴等）
修复因素	可导致菌斑堆积、炎症和骨吸收加重（如修复体边缘位于龈下或悬突）的因素
牙石	• 菌斑储存库 • 定期接受牙科维护的健康个体中存在的牙石不会导致附着丧失，而存在牙石并缺乏维护，或系统性疾病患者可能会加重附着丧失
遗传因素为风险决定因素	• IL-1α 和 IL-1β 基因多态性与非吸烟患者的重度慢性牙周炎有关 • 基因控制的免疫原性改变：中性粒细胞异常、单核细胞对脂多糖的高反应性以及针对抗体 Fc 部分的单核细胞 / 巨噬细胞受体异常
年龄作为风险决定因素	• 牙周病的患病率与严重程度随着年龄的增长而增加 • 老年个体的附着丧失和骨吸收是在整个生命周期中长期暴露于其他风险因素的结果，可产生累积效应 • 患者发病年龄越小，暴露于致病因素的时间越长 • 老龄本身不会增加疾病易感性
性别作为风险决定因素	• 男性附着丧失较女性更严重 • 男性的口腔卫生较女性差 • 患病率和严重程度的性别差异与预防措施的差异有关
社会经济状况作为风险决定因素	口腔意识薄弱与牙科就诊频率降低可导致牙龈炎和口腔卫生不良
压力作为风险决定因素	• 精神和身体压力大时，坏死性牙龈炎的发病率增加 • 精神压力可改变正常的免疫功能，从而影响牙周组织。压力事件可能会加重社会心理因素和危险行为（如吸烟、口腔卫生差等） • 有经济压力、悲痛、抑郁或应对机制不足的个体有着更严重的附着丧失
HIV/AIDS 作为风险指标	• HIV 感染或患 AIDS 可能会增加易感性（尽管其相关性尚无定论） • 具有良好口腔健康预防措施的 AIDS 患者可以保持牙周健康
骨质疏松症作为风险指标	骨质流失可能会加剧牙周病的发展，尽管其相关性尚无定论
不经常看牙医作为风险指标	• 不定期看牙医可能会增加重度牙周炎的患病风险 • 个体年龄、疾病易感性和其他因素，以及不定期看牙医可与疾病表现有关
牙周病既往史为风险标记	有牙周病史的患者附着丧失的风险更高
预后的决定因素	• 患者年龄 • 疾病严重程度 • 菌斑生物膜的控制情况 • 患者的依从性与合作 • 全身和环境因素（如吸烟、全身性疾病、遗传因素、压力等） • 局部因素（如菌斑生物膜和牙石、龈下修复体、解剖因素、牙松动度、龋齿、牙髓活力、牙根吸收等） • 修复体和充填体
年龄与预后的相关性	对于附着丧失和骨吸收程度相当的两名患者，年轻患者的预后更差，因为相对较短时间内的牙周破坏可能表明牙周炎的类型为侵袭性

🌸 观点快读（续）

预后的解剖因素	带来器械可及性问题的解剖因素如下： • 根分叉——58% 上颌与下颌第一磨牙的根分叉入口直径小于传统牙周刮治器宽度 [5] • 发育沟 • 牙根接近 • 根面凹陷
牙齿松动度与预后	牙槽骨吸收所致的牙齿松动不太可能纠正，而炎症或咬合创伤所致的牙齿松动可以得到治疗
牙髓活力与预后的关系	死髓牙的牙周预后与活髓牙无差异
骨缺损类型与预后的关系	• 水平骨吸收的预后取决于现有牙槽骨高度，此类病例通过再生术获得骨高度具有很大挑战性 • 如果现有牙槽骨的轮廓和骨壁数有利于骨再生，角形（垂直）骨内缺损的预后非常好
策略性拔牙对预后的影响	• 可有效改善邻牙预后，增强修复治疗效果，提高替代被拔除牙的种植体成功率 • "观察和等待"可能会导致位点情况恶化并降低未来种植治疗的可能性
菌斑生物膜诱导牙龈疾病的预后	• 仅与菌斑相关的牙龈炎预后良好，消除局部因素（菌斑生物膜及其滞留因素）可治愈疾病 • 在菌斑生物膜诱导的牙龈疾病同时伴有全身因素（如激素变化、糖尿病或恶性血液疾病等）的患者中，预后不仅取决于对菌斑生物膜的控制，还取决于对全身因素的控制或纠正 • 菌斑生物膜诱导的牙龈疾病可因服用某些药物加重，例如药物性牙龈肥大，其预后不仅取决于病因是否可以完全消除，还取决于患者的全身问题是否可以使用不会导致牙龈肥大的替代性药物进行治疗
非菌斑生物膜诱导牙龈病变的预后	• 疾病不归因于菌斑生物膜的堆积 • 预后取决于病因是否消除 • 皮肤病（如扁平苔藓、类天疱疮、寻常型天疱疮、多形性红斑与红斑狼疮等）可致牙龈病变，其预后取决于相关疾病是否得到治疗
Kwok 和 Caton 预后分类 [1]	• 预后良好：全面的牙周治疗与维护将稳定牙周状态，未来牙周支持组织丧失的可能性不大 • 预后可疑：影响牙周状态的局部或全身因素能否得到控制。如果控制得当，通过全面牙周治疗，牙周状态可以达到稳定。如果不能，将来可能会发生牙周组织破坏 • 预后不佳：影响牙周状态的局部或全身因素无法得到控制，全面的牙周治疗与维护无法阻止未来牙周组织破坏 • 预后无望：须拔除患牙
McGuire 预后分类 [2]	• 预后极佳：去除病因和充分的牙周支持治疗，确保患者和临床医生易于维护患牙 • 预后良好：大约有 25% 部位存在附着丧失或 I 度根分叉病变，患牙的位置和牙周袋深度允许依从性良好的患者进行适当的牙周维护 • 预后不佳：50% 的部位存在附着丧失，II 度根分叉病变；患牙的位置和牙周袋深度尚可维护，但很困难 • 预后可疑：附着丧失部位超过 50%、冠根比例不佳、牙根形态不佳、II 度（位置和深度使器械难以进入）或 III 度根分叉病变、2 度或 3 度牙松动、牙根距离近 • 预后无望：附着组织不足以保持患牙健康、舒适与功能

核心知识

引言

牙周炎是一种炎性破坏性疾病，在易感性不同的人群中严重程度不同。风险评估与预后判断是牙周病患者诊断和治疗的重要辅助手段，将它们纳入诊断和治疗的考量有助于患者的个性化治疗，并提高患者的整体健康。

牙周病的风险评估

美国牙周病学会（AAP）指南提出，风险评估"在牙周治疗计划中越来越重要，应该成为每个全面的牙科和牙周评估的一部分"[6]。

- **牙周病风险评估的目标**——是"在牙周炎患者的治疗中，通过预防、早期干预和定向治疗相结合的手段长期保留患牙"[7]。
- **疾病风险**——个体在特定时间段内患上某种疾病或健康状况发生变化的概率。
- **风险因素**——与某个特定疾病相关的特征、行为或暴露因子。图 20.1 回顾了与牙周病相关的各种风险因素。

> **◆ 临床思维拓展**
>
> 在诊断和制订治疗计划过程中，将风险评估作为牙周评估组成部分的必要性是什么？
>
> 术语"诊断"是指疾病的当前状态。此外，牙周病的传统临床参数（探诊深度、附着丧失、牙槽骨水平的影像学评估等）是对疾病过去累积的测量。它不能准确反映当前的疾病活动，或预测未来的疾病活动。与诊断反映现有疾病状态相反，风险评估预测未来的疾病状态以及疾病发展的可能性和速度。将风险评估纳入临床评估体系有可能改变传统的诊疗模式（诊断和治疗病变/病症，而无视其未来的患病风险如何）。相反，可以遵循的健康维护模式，除了修复性治疗，还强调预防和有针对性地减少风险因素。这改善了患者的整体健康，降低了发病率，并减少了医疗保健总成本[7]。

风险因素
纵向研究证实，暴露于风险因素必须发生在疾病发生之前：
- 吸烟
- 糖尿病
- 病原菌及微生物牙面堆积

风险标记
与疾病风险增加相关，但不会导致疾病：
- 牙周病既往史
- 探诊出血

罹患牙周病的风险
个体在一定时期罹患牙周病的可能性

风险决定因素
无法改变的背景因素：
- 遗传因素
- 年龄
- 性别
- 社会经济状况
- 压力

风险指标
在横断面研究中已确定但尚未通过纵向研究证实的可能或推定的风险因素：
- HIV/AIDS
- 骨质疏松症
- 不经常看牙医

图 20.1　**牙周病风险评估**。进行牙周风险评估的最终目标是考虑患者的牙周风险状况，制订个性化治疗方案。根据风险评估和诊断，可相应修改治疗计划。该图显示了牙周病的各类风险。读者可参考图 34.1（了解治疗前临床风险评估的步骤，以及治疗效果不佳时重新评估的必要性）

摘自 Newman, M.G., Takei, H.H., Klokkevold, P.R., et al. (2019). Newman and Carranza's Clinical Periodontology (13th ed.). Philadelphia: Elsevier.

牙周病的预后

预后是治疗计划中不可或缺的一部分，因为治疗计划是基于预后制订的，其目的是改善预后。

- 预后是基于疾病发病机制的一般认识和存在的相关风险因素，对疾病可能的病程、持续时间和结果的预测。
- 预后的确定是一个动态过程，从最初的临床检查和初步诊断得出初步或暂时预后判断，必须在治疗和维护阶段的不同时间点进行调整。

图 20.2 描述了不同类型的预后并列出了决定预后的影响因素。

临床思维拓展

检查、诊断、预后与治疗之间有什么关系？

检查→诊断→预后↔治疗。

- 诊断需要彻底仔细地检查。
- 预后基于准确的诊断。
- 治疗计划基于预后。
- 治疗计划用于改善预后。
- 诊断和预后将随着治疗而改变。

摘自 Newman, M.G., Takei, H.H., Klokkevold, P.R., et al. (2019). Newman and Carranza's Clinical Periodontology (13th ed.). Philadelphia: Elsevier.

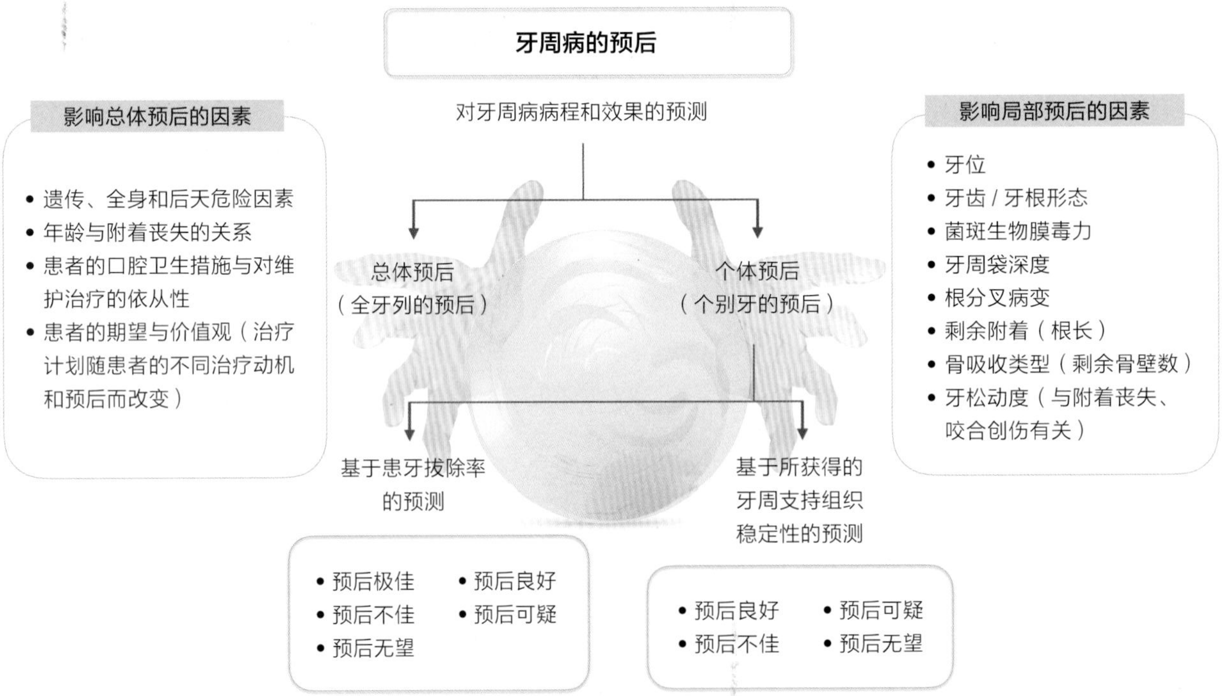

牙周病的预后

对牙周病病程和效果的预测

影响总体预后的因素

- 遗传、全身和后天危险因素
- 年龄与附着丧失的关系
- 患者的口腔卫生措施与对维护治疗的依从性
- 患者的期望与价值观（治疗计划随患者的不同治疗动机和预后而改变）

影响局部预后的因素

- 牙位
- 牙齿／牙根形态
- 菌斑生物膜毒力
- 牙周袋深度
- 根分叉病变
- 剩余附着（根长）
- 骨吸收类型（剩余骨壁数）
- 牙松动度（与附着丧失、咬合创伤有关）

总体预后
（全牙列的预后）

个体预后
（个别牙的预后）

基于患牙拔除率的预测

- 预后极佳　· 预后良好
- 预后不佳　· 预后可疑
- 预后无望

基于所获得的牙周支持组织稳定性的预测

- 预后良好　· 预后可疑
- 预后不佳　· 预后无望

图 20.2　牙周病的预后：类型和预后因素

预后可分为总体预后和个体预后。总体预后涉及全牙列，并须考虑：

- 是否应该进行治疗？
- 治疗有可能成功吗？
- 当需要使用修复体时，剩余牙齿能否支撑修复体所带来的额外负荷？

个体预后（个别牙的预后）在牙列总体预后做出之后确定，并受其影响。过去，预后分类方案是在评估牙拔除率为最终结果的研究基础上制订的，其中一种预后分类有：预后极佳、预后良好、预后不佳、预后可疑与预后无望[2]。与基于牙拔除率的预后分类相比，Kwok 和 Caton[1] 提出了一种基于"所获得的牙周支持组织的稳定性"的分类，该分类将预后分级为：

- 预后良好——全面的牙周治疗与维护使牙齿状态稳定。
- 预后可疑——影响牙周状态的局部或全身因素可能或不可能得到控制。
- 预后不佳——影响牙周状态的局部或全身因素无法得到控制。
- 预后无望——须拔除患牙。

在做出总体和个体预后之前，须考虑该图所列出的局部和全身因素。

案例练习

临床场景：一位 53 岁的男性患者主诉："我刷牙时牙龈经常流血，我想要一个健康的口腔。"初步诊断为局限型牙周炎Ⅲ期，B 级（A）。他接受了牙周序列治疗，非手术治疗包括口腔卫生指导、牙周夹板、刮治和根面平整，以及抗菌治疗。手术治疗包括应用引导性组织再生术和生长因子进行降低牙周袋深度的手术。图 B 为治疗 12 个月后的根尖 X 线片。

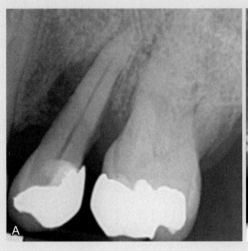
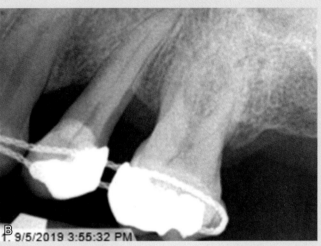

问题

1. 健康诊疗保健模式强调：

a. 再生治疗

b. 减少危险因素

c. 诊断和修复治疗

2. 确定临床诊疗中的正确顺序：

a. 检查 – 诊断 – 治疗 – 预后

b. 检查 – 治疗 – 诊断 – 预后

c. 检查 – 诊断 – 预后 – 治疗

d. 检查 – 预后 – 诊断 – 治疗

3. 根据 Kwok 和 Caton 预后分类，左侧上颌第二前磨牙（13 号牙）治疗后的牙周预后属于：

a. 预后无望

b. 预后不佳

c. 预后可疑

d. 预后良好

4. 在此病例中，牙周病既往史被视为风险：

a. 因素

b. 标志物

c. 指标

d. 决定因素

5. 如果一名 23 岁患者同样被诊断为"局限型牙周炎Ⅲ期，B 级"，则认为预后好于 53 岁患者。这个观点：

a. 正确

b. 错误

本章改编自《纽曼 – 卡兰萨临床牙周病学》（第 13 版）第 34 章和第 35 章，是对该章节中许多重要内容的总结。读者可阅读参考相关章节，以全面了解重要内容的知识点。

答案解析

1. 答案：b

解析：传统诊疗模式包括病变或病症的诊断和治疗，而不管患者未来患病的风险如何。相反，可以遵循健康诊疗模式，除了修复性治疗，还强调了预防和有针对性地减少风险因素（见第一个临床思维拓展）。

2. 答案：c

解析：临床诊疗的正确顺序是检查 – 诊断 – 预后 – 治疗。正如第二个临床思维拓展所强调的那样，诊断需要彻底仔细地检查，预后基于准确的诊断。治疗计划基于预后，旨在改善预后。诊断和预后将随着治疗而改变。

3. 答案：d

解析：Kwok 和 Caton 提出了一个基于"获得牙周支持组织稳定性概率"的预后分类。考虑到 X 线片是治疗后 12 个月拍摄的，可见 X 线片的阳性变化（牙周韧带形成，稳定的硬骨板）。这些迹象表明治疗后牙周状态稳定，因此选择预后良好。

4. 答案：b

解析：风险标志物与疾病风险增加有关，但不会导致疾病本身。除了牙周病既往史，探诊出血也是风险标志物（见图 20.1）。

5. 答案：b

解析：与年长患者相比，具有相同程度牙周破坏的年轻患者被认为预后更差。

参考文献

[1] Kwok, V., & Caton, J. (2007). Prognosis revisited: A system for assigning periodontal prognosis. Journal of Periodontology, 78, 2063.

[2] McGuire, M. K., & Nunn, M. E. (1996). Prognosis versus actual outcome. III. The effectiveness of clinical parameters in accurately predicting tooth survival. Journal of Periodontology, 67, 666.

[3] Page, R. C., & Beck, J. D. (1997). Risk assessment for periodontal diseases. International Dental Journal, 47(2), 61–87.

[4] Lang, N. P., Adler, R., Joss, A., & Nyman, S. (1990). Absence of bleeding on probing: An indicator of periodontal stability. Journal of Clinical Periodontology, 17(10), 714–721.

[5] Bower, R. C. (1979). Furcation morphology relative to periodontal treatment: Furcation root surface anatomy. Journal of Periodontology, 50(7), 366–374.

[6] Krebs, K. A., Clem, D. S., & American Academy of Periodontology. (2006). Guidelines for the management of patients with periodontal diseases. Journal of Periodontology, 77, 1607–1611.

[7] Kye, W., Davidson, R., Martin, J., & Engebretson, S. (2012). Current status of periodontal risk assessment. The Journal of Evidence-Based Dental Practice, 12(Suppl. 3), 2–11.

第 21 章

牙周治疗计划与原则

🌸 相关术语

术语 / 缩写	释义
急症阶段	在开始牙周治疗前，有时需要对患者进行紧急处理，以缓解患者的症状（如疼痛等急性感染症状）；这是迫切的治疗目标之一
牙周非手术治疗	牙周非手术治疗包括刮治和根面平整、减少危险因素（如去除修复体悬突）和口腔卫生指导
牙周评估	牙周评估包括牙周检查、口腔卫生指导、教育患者减少危险因素以及制订牙周治疗计划
牙周再评估	牙周再评估包括回顾系统性病史和牙科治疗史、牙周检查、口腔卫生指导、评估非手术治疗的效果以及确定后续的治疗方案（如牙周手术、辅助治疗或维护治疗）
牙周治疗计划	牙周病的详细治疗计划，根据个人需求个性化定制。该计划应基于诊断和预后，并应有近期、中期和长期目标
牙周支持治疗	牙周支持治疗也称为牙周维护治疗或牙周复诊。牙周支持治疗包括回顾系统性病史和牙科治疗史、口腔检查、牙周检查记录表、影像学检查、口腔卫生指导，以及根据患者的需求定期进行牙周非手术治疗
牙周手术治疗	手术治疗通常应在患者接受牙周非手术治疗后并能控制好口腔卫生的情况下进行。手术治疗包括切除手术、再生手术、膜龈手术和其他根据患者需求进行手术治疗

🌸 观点快读

牙周治疗计划的近期目标	近期目标是治疗引起急性症状或影响患者全身健康的急性或严重牙周感染，从而控制病情
牙周治疗计划的中期目标	中期目标是通过治疗牙周疾病、修复牙体缺损和缺失牙来重建健康和功能性的牙列，改善美学，并提供其他牙科治疗
牙周治疗计划的长期目标	长期目标是让患者具备良好依从性，维护好牙周和口腔卫生。患者接受治疗后，牙周医生必须对患者进行口腔宣教，告知患者保持良好的口腔卫生对于防止疾病复发的重要性
考虑全身性疾病	回顾患者的病史以评估全身性疾病对组织愈合和治疗效果的影响具有重要意义。牙周医生在此方面如有任何疑虑，有必要咨询患者的内科医生再开展牙周治疗
拔牙或保留牙齿	做出有关保留、暂时保留或拔除患牙的决定有时并不容易。在以下情况下，应该拔牙： • 牙齿非常松动并引起疼痛 • 牙齿有无法控制的急性感染 • 牙齿无法再行使功能

观点快读（续）

牙齿的暂时保留	有时暂时保留治疗无望的牙齿可能对患者和未来的治疗更好，其中包括： • 牙齿提供了一个后牙区的咬合支撑和止点 • 出于美学原因，在修复体制作完成前，暂时保留前牙 • 保留无望的牙齿可以在邻牙进行牙周手术时一起拔除，以减少临床就诊次数 • 正畸加力挤压计划拔除的牙齿，为未来的种植位点创造条件
牙周序列治疗	牙周治疗的顺序通常应为牙周评估、非手术治疗、牙周再评估、手术治疗和支持（维持）治疗，但该顺序可能会根据患者需求而改变
开始牙周支持治疗的时间	非手术治疗完成后，患者处于支持治疗阶段。在这个阶段，患者可以根据需要进行手术治疗或修复治疗
解释治疗计划	为了帮助患者理解治疗计划，临床医生应给出具体的解释，以积极的口吻沟通，并将整个治疗计划作为一个整体呈现
讨论拔牙	虽然口腔医生通常会试图挽救患牙，但让患者知道拔除保留无望的牙齿有时是必要的。保留严重牙周破坏的牙齿可能会导致严重的感染，影响全身健康，损害相邻的牙齿，并延迟修复治疗
患者依从性	患者的依从性很重要。患者具有保留现有牙齿、减少危险因素、保持良好口腔卫生的意愿对于获得良好的疗效非常重要
检查、诊断和预后	根据全面准确的牙周检查（临床和影像学）进行诊断。根据准确的诊断评估预后
治疗、诊断和预后	治疗方案根据诊断和预后制订，成功治疗可改善预后。诊断和预后都是动态的，可以根据疾病的控制和进展而改变。治疗计划必须相应地修改

核心知识

引言

　　牙周病患者确立诊断和预后之后，下一步是制订治疗计划。随着治疗期间病情的变化可能需要调整初始治疗计划。在制订治疗计划之前不应急于开始治疗，除非有急症需要紧急处理。制订治疗计划时应牢记短期目标（消除感染和控制炎症）和长期目标（重建和维持满足所有功能和美学要求的健康牙列）。治疗计划通常分阶段进行。图21.1展现了治疗阶段的首选顺序和每个阶段背后的基本原理。

治疗目标和伤口愈合的可能性

　　牙周治疗的首要目标是消除牙周组织的感染和炎症。下一个目标是恢复受损牙周组织的结构、功能和美学。图21.2展现了治疗目标和牙周治疗后创口愈合的各种可能性。

治疗效果

　　如果牙周治疗得当，则可以达到以下几种效果：
• 消除疼痛。

 临床思维拓展

在决定拔除患牙时，应该注意什么？

　　在预后不确定的情况下，治疗的重点是恢复和维持整个口腔中牙周的长期健康，而不是试图"稳固松动的牙齿"。请记住这一点，在以下情况下，可能会拔除预后不确定的牙齿：
• 牙齿在行使功能的过程中表现出松动，引起疼痛或不适。
• 治疗期间可引起急性脓肿。
• 患牙在整体治疗计划中没有用处（如患牙不是基牙或不起作用）。

• 消除渗出液。
• 消除感染。
• 控制牙龈炎症和出血。
• 阻止软组织和牙槽骨的破坏。
• 减少牙周袋，增加临床附着。
• 减少牙齿异常动度。
• 恢复最佳咬合功能。
• 恢复被疾病破坏的组织。
• 重建生理性牙龈形态。

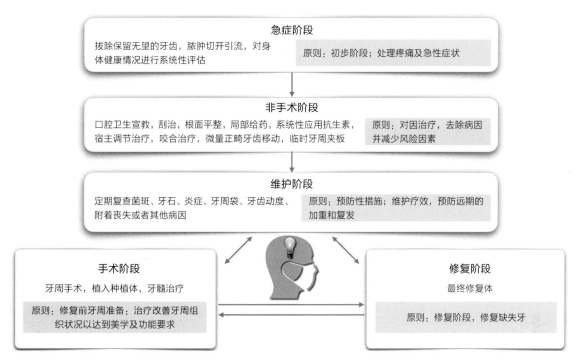

图 21.1　牙周治疗计划：基本原则和治疗顺序

改编自 Newman, M.G., Takei, H.H., Klokkevold, P.R., et al. (2019). Newman and Carranza's Clinical Periodontology (13th ed.). Philadelphia: Elsevier.

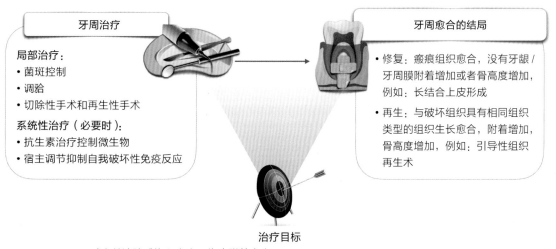

- 减少并清除感染和炎症，终止附着丧失
- 新的牙周膜纤维插入曾经感染或者新形成的牙骨质和牙槽骨中（结构和功能愈合）
- 减少探诊深度，改善／恢复牙槽骨和牙龈的生理外形，利于菌斑控制

图 21.2　牙周治疗：目标和愈合类型。 该图回顾了牙周治疗背后的主要治疗目标。牙周治疗后的愈合类似于身体其他部位的愈合，并遵循炎症、前体细胞增殖、基质合成、瘢痕组织形成、创口收缩，以及最后通过组织重塑达到成熟的阶段。然而，由于许多不同的组织（上皮、牙龈结缔组织、牙周膜结缔组织、骨和牙骨质）都参与在牙根面无细胞牙骨质上建立新结缔组织附着，牙周愈合的过程是复杂的，并可能有多种结局。修复：这个过程基本上恢复了牙龈的连续性及其与牙齿表面的附着，并在先前存在的牙周袋的底部重建了正常的龈沟。这种通过瘢痕组织的愈合阻止了骨破坏，但不会增加牙龈附着或增加骨高度。在牙周修复的过程中，通过形成长结合上皮恢复牙龈上皮连续性，上皮附着代替了之前被结缔组织附着占据的区域以恢复与根面的连续性。这是在刮治和根面平整后通常观察到的愈合类型。再生：被破坏的组织由与之形态功能一致的组织进行修复。通过引导性组织再生术重建丢失的牙周组织就是牙周再生的一个例子

案例练习

临床场景： 一名 23 岁的非裔美国女性到牙科诊所进行牙周检查。临床检查显示，所有第一磨牙和下颌中切牙的探诊深度大于等于 6 mm。其他牙齿牙周组织没有受到影响。X 线片显示，第一磨牙的近中有垂直骨缺损。与临床检查中此处的深牙周袋一致。她的口腔卫生状况很好，身体健康，没有已知的药物过敏。患者提及她的哥哥也有类似的牙龈问题。

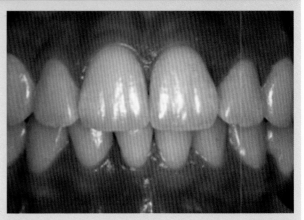

改编自 Newman, M.G., Takei, H.H., Klokkevold, P.R., et al. (2019). Newman and Carranza's Clinical Periodontology (13th ed.). Philadelphia: Elsevier.

问题

1. 根据 1999 年牙周病分类，该病例符合以下哪项诊断？
   a. 慢性牙周炎
   b. 局限型侵袭性牙周炎
   c. 广泛型侵袭性牙周炎
   d. 难治性牙周炎

2. 侵袭性牙周炎不是 2017 年牙周病分类中的一个单独的类别。
   a. 正确
   b. 错误

3. 根据临床表现，该患者在非手术牙周治疗（刮治和根面平整）期间给予全身性抗生素是否有益？
   a. 是
   b. 否

4. 按顺序排列以下牙周治疗阶段：1. 牙周维护治疗；2. 龈下刮治和根面平整；3. 牙周再评估；4. 得出诊断。
   a. 3，2，1，4
   b. 4，2，3，1
   c. 2，3，4，1
   d. 4，3，2，1

本章改编自《纽曼－卡兰萨临床牙周病学》（第 13 版）的第 36 章，是对章节中许多重要部分的总结。鼓励读者阅读参考章节，以全面理解这一重要主题。

答案解析

1. 答案：b
   解析：因为只有第一磨牙和切牙是受累的，根据 1999 年分类，它被诊断为局限型侵袭性牙周炎。

2. 答案：a
   解析：根据现有的证据，尽管临床表现不同，但尚不清楚侵袭性牙周炎在病因和发病机制方面是否与慢性牙周炎完全不同。因此，决定不将其列为 2017 年分类中的单独类别。

3. 答案：a
   解析：研究已经证实当全身性抗生素与刮治和根面平整联合使用时，临床获益（在牙周袋深度减小和附着增加方面）具有统计学上的显著差异。

4. 答案：b
   解析：治疗计划应基于诊断。治疗通常从非手术牙周治疗开始。当患者进行牙周再评估建立牙周健康时，患者将接受个体化的牙周维护。

第22章

伴有全身疾病患者的牙周治疗

🍀 相关术语

术语 / 缩写	释义
肾上腺皮质功能不全	肾上腺皮质功能不全的患者不能产生足够的激素，包括皮质醇和醛固酮。艾迪生病是肾上腺皮质功能不全的主要原因。摄入外源性糖皮质激素也可能导致肾上腺皮质功能不全
预防性使用抗生素	在牙科手术前 0.5~1 小时使用抗生素，以防止感染（菌血症）；这仅适用于感染风险高的患者
双膦酸盐	常用于治疗骨质疏松症或控制癌症患者的骨改建。其机制是抑制破骨细胞的活性，减少骨吸收和骨改建。使用双膦酸盐可能导致口腔手术患者的牙槽骨坏死
糖尿病的诊断标准	糖尿病可以通过以下任何实验室方法诊断（美国糖尿病协会，2017 年）： 1. 空腹血浆葡萄糖水平不低于 126 mg/dL（≥7.0 mmol/L） 2. 口服葡萄糖耐量试验期间餐后 2 小时血糖水平不低于 200 mg/dL（≥11.1 mmol/L） 3. 糖化血红蛋白值（HbA1c）不低于 6.5%（≥48 mmol/L） 4. 对于一名具有典型高血糖症状（多饮、多尿、多食）的患者，随机血浆葡萄糖水平不低于 200 mg/dL（≥7.0 mmol/L）
药物相关性颌骨坏死（MRONJ）	MRONJ 的特征是牙槽骨坏死和超过 8 周未愈合的牙槽骨暴露。它发生在使用双膦酸盐的患者中，特别是静脉注射的高效含氮双膦酸盐。MRONJ 还与其他危险因素相关，包括口腔卫生差、吸烟、拔牙、化疗和放疗
部分凝血活酶时间试验	血液检查检测凝血功能。它检测内源性和共同凝血途径：凝血因子Ⅷ、Ⅸ和Ⅺ，以及低水平的凝血因子Ⅰ、Ⅱ、Ⅴ、Ⅹ和Ⅻ。正常范围为 25~40 秒
凝血酶原时间试验	血液检查检测凝血功能。它检测外源性和共同凝血途径：凝血因子Ⅰ、Ⅱ、Ⅴ、Ⅶ和Ⅹ。结果报告为国际标准化比率（international normalized ratio，INR）。正常 INR 约为 1
肾功能衰竭	肾脏失去正常功能。肾功能衰竭可导致严重的电解质紊乱、心律失常、肺瘀血、充血性心力衰竭和长期出血

🍀 观点快读

脑卒中病史患者的管理	• 卒中后的 6 个月内不应进行不必要的牙科治疗 • 由于有卒中史的患者通常服用抗凝剂，因此有必要在任何手术治疗前咨询内科医生 • 应仔细监测血压
糖尿病患者的管理	• 一般来说，对于未控制的糖尿病患者（特别是 HbA1c≥10% 的患者），不应进行牙科手术 • 在这些患者中，在任何长时间手术之前应检查血糖，如果患者有低血糖症状（如颤抖 / 震颤、意识模糊、激动 / 焦虑、出汗），应立即检查血糖 • 让在牙科手术前服用药物（如胰岛素）的糖尿病患者进食，以避免低血糖是很重要的

观点快读（续）

肾上腺皮质功能不全患者的管理	大多数肾上腺皮质功能不全患者如果在手术前 2 小时内服用常规剂量的皮质类固醇，则可以接受牙科手术，而无须补充糖皮质激素。但是，在进行任何外科手术之前，仍然建议进行医疗咨询
血液透析患者的管理	肾功能衰竭患者可能接受血液透析。对于这些患者，牙医应检查肝炎病史，在手术前考虑预防性使用抗生素，以防止动静脉分流的动脉内膜炎，并在透析后的第 2 天（等待肝素的作用消退）安排牙周／手术治疗
肝病患者的管理	肝病患者（如肝硬化、乙型／丙型肝炎）可能患有凝血障碍，因为大多数凝血因子是由肝脏产生的。咨询内科医生并检查凝血功能（如凝血酶原时间）非常重要
癌症患者的管理	癌症患者使用的一些药物可能导致并发症： • 双膦酸盐——可能在拔牙或其他手术创伤后引起 MRONJ • 抗凝剂——可能增加出血并发症的风险 • 类固醇——可诱发继发性肾上腺皮质功能不全 • 化疗——可引起血小板减少、贫血和白细胞减少 • 放疗——可引起黏膜炎、口干、吞咽困难、放射性龋齿和牙关紧闭症

核心知识

引言

有牙周治疗需求的患者可能伴有各种疾病，其中一些伴随症状将直接影响这些患者的牙周病管理和治疗方式。一些全身性疾病有口腔表现，但牙周炎的存在也与一些慢性全身性疾病有关。在本章中，重点主要放在常见疾病患者的管理注意事项上。读者可以参考《纽曼－卡兰萨临床牙周病学》（第 13 版）中的第 39 章，深入了解伴有全身疾病患者的临床管理和牙周治疗考虑因素。

心血管疾病

常见心血管疾病患者的管理注意事项列于表 22.1 中。对于其他心脏病，请参阅《纽曼－卡兰萨临床牙周病学》（第 13 版）中的第 39 章。

糖尿病

糖尿病患者的管理注意事项列于表 22.2 中。

需要预防性使用抗生素治疗的疾病

需要预防性使用抗生素的疾病列于表 22.3 中。

 临床思维拓展

对于使用心脏起搏器的患者，牙科护理有什么影响？

尽管证据相互矛盾，但美国牙科协会（ADA）建议考虑超声波设备对心脏起搏器功能的潜在干扰。较新的设备具有更好的屏蔽效果，一些制造商建议超声波仪器和起搏器之间的安全距离约为 15 英寸（约 0.38 米），以避免干扰。如有疑问，请与患者的心脏病医生沟通。有关此主题的更多信息，请参阅 ADA 关于心脏植入设备和电子牙科器械的网页：https://www.ada.org/en/member-center/oral-health-topics/cardiac-implanted-devices-and-electronic-dental-instruments.

临床思维拓展

什么是 HbA1c？ HbA1c 用来检测什么？

糖基化是一个涉及酶介导的蛋白质修饰的过程。葡萄糖与血红蛋白结合并形成糖化血红蛋白或血红蛋白 A1C（HbA1c）。由于红细胞的生命周期为 120 天，因此 HbA1c 是过去 3 个月平均血糖（糖尿病）控制的良好客观指标。定期监测 HbA1c 被用作糖尿病患者治疗建议和方案调整的标准。

表 22.1 ▌常见心血管疾病患者的治疗注意事项

疾病和参考值（如适用）	患者管理注意事项	牙周关联
高血压 分类 [1]： 正常：<120/80 mmHg 升高：120~129 mmHg（收缩压）或 <80 mmHg（舒张压） 第 1 阶段：130~139 mmHg（收缩压）或 80~89 mmHg（舒张压） 第 2 阶段：≥140 mmHg（收缩压）或 ≥90 mmHg（舒张压） 高血压危象：>180/120 mmHg	• 应尽量减少使用含肾上腺素的局部麻醉剂（最多两支卡局芯剂型 1：100 000 的肾上腺素）或完全避免。同时，疼痛管理对于减轻压力和焦虑至关重要 • 高血压可增加术中和术后出血并发症的机会。这些患者经历其他心脏相关事件的风险也更高 • 减轻高血压患者的压力至关重要。这些患者应考虑镇静方案，以尽量减少焦虑 • 除紧急治疗外，对于出现极高血压（>180/100 mmHg）的患者，应推迟择期手术，并且在治疗这些患者之前需要进行医疗咨询 • 已知某些抗生素和非甾体抗炎药会通过药物相互作用干扰抗高血压药物的功效 • 避免椅位的快速变化，这可能会导致体位性低血压 • 监测生命体征	钙通道阻滞剂与药物性牙龈增生有关。一些药物可引起口干，从而可能影响患者的口腔卫生
缺血性心脏病（心绞痛和心肌梗死）	• 根据需要咨询患者的内科医生 • 含肾上腺素的局部麻醉剂使用应该最小化（最多两支卡局芯剂型 1：100 000 的肾上腺素）或完全避免使用。同时，疼痛管理对于减轻压力和焦虑至关重要 • 如果患者正在服用抗凝剂或抗血小板药物，应预测术中和术后出血，并做好应对准备工作 • 减轻高血压患者的压力至关重要。这些患者应考虑镇静方案，以尽量减少焦虑 • 确保硝酸甘油未过期，氧气应随时可用 • 避免椅位的快速变化，椅位应适合患者 • 临床医生应了解这些患者使用的药物的潜在不良反应和药物的相互作用 • 监测生命体征	这些患者服用的一些药物会导致口干，这可能会影响患者的口腔卫生
充血性心力衰竭	• 根据需要咨询患者的内科医生，以确定在不产生心血管并发症的风险下处理这类患者的合适治疗手段 • 如果患者有人工心脏瓣膜，则需要预防性使用抗生素 • 应尽量减少使用含肾上腺素的局部麻醉剂（最多两支卡局芯剂型 1：100 000 的肾上腺素）或完全避免使用。同时，疼痛管理对于减轻压力和焦虑至关重要 • 如果患者正在服用抗凝剂或抗血小板药物，应预测术中和术后出血，并做好应对准备工作 • 临床医生应了解这类患者使用的药物的潜在不良反应和药物的相互作用 • 监测生命体征	这些患者服用的一些药物会导致口干，这可能会影响患者的口腔卫生

表22.1 （续）

疾病和参考值（如适用）	患者管理注意事项	牙周关联
出血性疾病 常见检查指标： • 血小板计数： 正常：150 000~300 000/mm³ 血小板减少症：<100 000/mm³ • 出血时间： 正常：1~6 分钟 异常：>6 分钟 • 凝血酶原时间——评估外源性凝血途径 正常：11~14 秒 凝血酶原时间报告为国际标准化比率（INR） 正常 INR：1 异常 INR：>1.5 • 部分凝血活酶时间——评估内源性凝血途径 正常：25~40 秒 异常：>1.5× 正常	• 可能是凝血障碍或使用药物（抗凝剂和抗血小板药物） • 凝血障碍包括 A 型血友病、B 型血友病和血管性血友病 • 抗凝药物是维生素 K 拮抗剂，通过抑制维生素 K 依赖性凝血因子（Ⅱ、Ⅶ、Ⅸ和 X）（如华法林）的产生而起作用，而抗血小板药物则抑制血小板聚集（如阿司匹林） • 需要咨询患者的内科医生，以评估出血倾向并相应地管理护理 • 术中和术后出血是主要关注点 • 许多临床医生不再建议患者在外科手术前停止用药，因为医疗并发症的风险很高 • 术中应考虑使用止血剂，如氧化纤维素和微纤维胶原蛋白，以及术后使用氨甲环酸	当 INR 低于 3 时，可在局部麻醉下进行非手术牙周治疗。当 INR 为 2~2.5 时，可以进行简单的外科手术，当 INR 小于 1.5~2.0 时，才可进行复杂的外科手术

　　以上是常规指南，不过患者的管理取决于患者的个人需求以及特定的临床情况。有关其他心脏病患者的深入信息和治疗注意事项，请参阅 Newman, M.G., Takei, H.H., Klokkevold, P.R., et al. (2019). Newman and Carranza's Clinical Periodontology (13th ed.). Philadelphia: Elsevier 中的第 39 章。

表22.2 糖尿病患者的管理注意事项

疾病和参考值（如适用）	患者管理注意事项	牙周关联
1 型糖尿病 [2] 由胰腺中 β 细胞的自身免疫性破坏引起的绝对胰岛素缺乏 • 糖化血红蛋白（HbA1c）： 正常（健康）：<5.7% 糖尿病前期：5.7%~6.4% 糖尿病控制良好：≤7% 糖尿病控制不佳：>8% • 空腹血糖： 正常（健康）：<100 mg/dL 糖尿病前期：100~125 mg/dL 糖尿病：≥126 mg/dL（两次单独的测试）	• 某些镇痛药，如阿司匹林和非甾体抗炎药会干扰糖尿病药物，导致低血糖 • 如果糖尿病控制不佳，需要咨询内科医生 • 控制不佳的糖尿病在术后具有更高的感染风险，抗生素治疗可能有益于患者 • 糖尿病控制良好的患者在牙科手术过程中发生低血糖的风险更高。在牙科手术前检查血糖水平；如果低，患者应摄入一些碳水化合物，以尽量减少低血糖发作的风险 • 监测生命体征（糖尿病与高血压有关）	糖尿病（1 型和 2 型）对牙周有直接影响，并可能加重牙周病（已确定的危险因素）。它还会对治疗和创口愈合产生负面影响。控制良好的糖尿病患者对治疗反应良好（与没有糖尿病的患者类似）未控制的糖尿病患者发生单个或多个牙周脓肿的风险很高。其他常见的口腔病变包括念珠菌病和扁平苔藓
2 型糖尿病 主要来自胰岛素抵抗的相对胰岛素缺乏 1 型糖尿病的参考值也适用于 2 型糖尿病	• 最常见的糖尿病类型 • 1 型糖尿病的管理注意事项也适用于此类型	牙周关联与 1 型糖尿病相同

表22.2　（续）		
疾病和参考值（如适用）	**患者管理注意事项**	**牙周关联**
妊娠糖尿病 妊娠期葡萄糖耐量异常	• 与婴儿死亡和妊娠并发症风险增加有关 • 患有妊娠糖尿病的女性在以后的生活中患 2 型糖尿病的风险更高 • 有关孕妇牙周病管理的更多信息，请参阅第 24 章	早期证据表明，牙周炎与妊娠糖尿病风险增加有关

以上是常规指南，患者管理将取决于患者的个人需求和特定的临床情况。有关糖尿病患者的深入信息和其他治疗注意事项，请参阅 Newman, M.G., Takei, H.H., Klokkevold, P.R., et al. (2019). Newman and Carranza's Clinical Periodontology (13th ed.). Philadelphia: Elsevier 中的第 39 章。

表22.3　预防性使用抗生素适应证			
临床状况	**预防性使用抗生素适应证**	**成人首选抗生素（口服途径）**	**预防用药程序**
预防感染性心内膜炎	• 用于心脏瓣膜修复的人工心脏瓣膜和人工材料 • 感染性心内膜炎病史 • 心脏移植瓣膜反流 • 先天性心脏病，如： 　• 未修复的发绀型先天性心脏病 　• 已修复的先天性心脏缺损，伴有残余分流或瓣膜反流	对于无青霉素过敏患者：阿莫西林（2g），术前 1 小时 对于青霉素过敏患者：克林霉素 600 mg，术前 1 小时	任何牙科操作涉及牙龈组织或牙齿根尖区域，或口腔黏膜穿孔（如拔牙、刮治和根面平整、牙周翻瓣手术）时，需要预防性使用抗生素
骨科（关节置换术）	• 根据目前的指南，进行过人工关节置换的患者在牙科手术前通常不建议预防性使用抗生素来防止人工关节感染 • 如果需要，整形外科医生最合适推荐和开具抗生素 • 在决定是否需要抗生素预防时，应考虑某些因素: 免疫状态和感染风险，糖尿病状态以及关节感染既往史		

在美国牙科协会关于牙科手术前预防性使用抗生素的网页中可获得更多相关信息：https://www.ada.org/en/member-center/oral-health-topics/antibiotic-prophylaxis. 版权所有 2015 美国牙科协会。保留所有权利。经许可转载。

案例练习

临床场景： 一名 45 岁的白人男性主诉 "牙龈肿胀疼痛"。该患者是 2 型糖尿病患者，他的最后一次 HbA1c 检测值为 8.3%。大部分区域探诊深度为 2~4 mm，右上中切牙和下颌前牙探诊深度为 6~8 mm，并溢脓，牙龈红肿。触诊肿胀的区域时，脓液从牙周袋溢出。所有牙齿的牙髓电活力测试正常。口腔卫生较差，并注意到明显的龈上牙石和龈下牙石。没有全身受累的体征（发热、寒战、不适）。

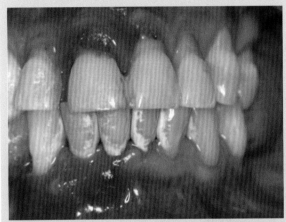

临床照片摘自 Newman, M.G., Takei, H.H., Klokkevold, P.R., et al. (2019). Newman and Carranza's Clinical Periodontology (13th ed.). Philadelphia: Elsevier.

问题

1. 根据病史和临床表现，以下哪种情况可能在该患者身上表现出来？

 a. 冠周脓肿

 b. 牙周脓肿

 c. 牙髓脓肿

2. 该患者报告的 HbA1c 水平为 8.3%，该检测值：

 a. 正常

 b. 未控制

 c. 糖尿病前期

 d. 已控制

3. 以下选项中，除了 _____，所有情况都与未控制的糖尿病有关。

 a. 单个或多个牙周脓肿

 b. 念珠菌病

 c. 扁平苔藓

 d. 化脓性肉芽肿

4. 该患者是否需要口服全身性抗生素进行干预？

 a. 需要

 b. 不需要

本章改编自《纽曼－卡兰萨临床牙周病学》（第 13 版）第 39 章，是对该章节许多重要部分的总结。鼓励读者阅读参考该章节，以全面了解这一重要主题。

答案解析

1. 答案：b

解析：附着丧失，更深的探诊深度、牙髓健康的牙齿周围的牙周袋内溢脓都指向牙周脓肿。

2. 答案：b

解析：由于患者的 HbA1c 水平大于 8，因此被认为是不受控制的。

3. 答案：d

解析：列出的选项除了化脓性肉芽肿都可以与未控制的 2 型糖尿病相关。化脓性肉芽肿通常与妊娠有关。

4. 答案：b

解析：由于该患者没有系统性感染的体征，因此无须开具全身性抗生素。局部清创和脓肿引流就足够了。

参考文献

[1] Whelton, P. K., Carey, R. M., Aronow, W. S., Casey, D. E., Jr., Collins, K. J., Dennison Himmelfarb, C., et al. (2018). 2017 ACC/AHA/AAPA/ABC/ACPM/AGS/APhA/ASH/ASPC/NMA/PCNA guideline for the prevention, detection, evaluation, and management of high blood pressure in adults: Executive summary: A report of the american college of cardiology/american heart association task force on clinical practice guidelines. Hypertension, 71(6), 1269-1324. https://doi.org/10.1161/HYP.0000000000000066.

[2] American Diabetes Association. Diagnosis. Available at: https://www.diabetes.org/a1c/diagnosis. Accessed October 28, 2019.

第 23 章

老年患者的牙周治疗

🌸 相关术语

术语 / 缩写	释义
日常口腔卫生活动指数	• 日常口腔卫生活动是一种牙科评估工具，用于量化老年人执行口腔自我护理的能力 • 可以制订策略，帮助老年人根据结果进行口腔护理[1]
细胞老化	• 随着个体年龄的增长，细胞更新的速度变慢，细胞数量减少 • 干细胞的耗尽会影响再生过程
慢性萎缩性念珠菌病	• 由白色念珠菌过度生长引起 • 特征为义齿下红斑病变 • 在老年人中，缺乏口腔护理或口干症可诱发这种情况
老年人的功能类别	• 功能独立——生活在社区，很少或根本无须帮助 • 虚弱——生活在社区，需要一定程度的帮助 • 功能依赖性——无法保持任何程度的独立性，完全依赖援助
老年牙科	老年牙科专注于为老年人提供口腔疾病的诊断、预防和治疗。牙医应与医生、护士和家庭成员合作，为老年人提供最好的护理
老年病学家	专门为老年人（通常是年龄超过 65 岁的老年人）提供护理的医生。除初级保健外，还提供专门护理，重点是预防和管理老年人常见的疾病
医源性作用	由于治疗而导致的患者出现意外问题。在老年人中，治疗计划应更加保守，因为这些患者通常有系统性疾病
根面龋	• 根面龋坏 • 在一般人群中不常见 • 在老年患者中，由于牙龈退缩、无效的口腔护理、药物诱发的口干症，根面龋的患病率更高
人工唾液	• 唾液替代品含有盐离子、调味剂、对羟基苯甲酸酯（防腐剂）、纤维素衍生或动物黏蛋白以及氟化物，以模拟唾液的化学和物理性质 • 可在冲洗瓶、喷雾瓶或口腔拭子棒中分装
口干症筛查	• 老年人常因使用控制全身性疾病的药物而诱发口干症 • 临床医生可以使用特定仪器（唾液流率测量）或通过口腔检查筛查口干症 • 通过使用压舌板接触口底或颊侧前庭沟进行快速检查。如果只有压舌板的顶端是湿的，则结果可以记录为异常

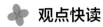 **观点快读**

人口老龄化	• 根据美国卫生与公众服务部的数据，全球年龄超过 65 岁的成年人人数将从 2010 年的 5.6 亿增加到 2050 年的 15 亿，或占全球人口的 8%~16% • 2014 年，美国有 4620 万（14.5%）65 岁以上的人 • 牙医在未来将治疗更多的老年人
衰老对牙周的影响	• 黏膜上皮变薄 • 血管生成、胶原纤维的数量、牙周韧带的弹性和骨密度都会减少 • 骨吸收增加和牙骨质增厚
老年人跨学科护理团队	• 老年病学家、护士、牙医和营养师组成老年人护理团队 • 团队成员之间的协作对于让老年人接受多种治疗非常重要
老年人的功能状态	功能障碍会影响老年人进行口腔自我护理的能力。牙医可以使用日常口腔卫生活动制订策略帮助老年人进行口腔护理。牙医还应咨询内科医生或护士，以监测患者的功能状态
与衰老有关的口腔疾病	老年人容易患上一些口腔疾病，包括龋齿（尤其是根面龋）、牙周病、口腔癌、口腔干燥症，以及与活动修复体相关的病变 / 疾病
衰老和牙周炎	牙周病的患病率随着年龄的增长而增加。然而，这是由累积的疾病进展引起的，而不是疾病易感性的增加
牙周炎和全身性疾病	对于老年人，控制牙周病以及与牙周病密切相关的全身性疾病（如糖尿病和心血管疾病）非常重要，因为在这个年龄组中患这些疾病的风险更高
老年人的牙周治疗计划	在制订治疗计划时，考虑患者病史、功能状态和耐受治疗的能力非常重要。此外，还应考虑患者的价值观和主观意愿
老年人牙周手术	• 年龄不是牙周手术的禁忌证。然而，临床医生在进行手术前应考虑老年人的依从性、病史和功能状态 • 有时，支持性牙周治疗可能比手术治疗更适合这些患者
老年人的牙周健康维护	• 评估患者获得支持性牙周治疗的机会及其保持口腔卫生的能力非常重要 • 对于残疾的老年人，轻便的电动牙刷可能比手动牙刷更有益

核心知识

引言

在美国，老年人（≥65 岁）的比例正在增加；预测在不久的将来，针对老年人的口腔治疗将成为牙科实践的重要组成部分[2]。这些老年患者中的许多人将保留其天然牙齿[3]。临床医生应该具备足够的知识储备并进行有效的训练，为老年人的诊疗提供保障。除了衰老对不同系统的影响，包括它对口腔的影响，治疗老年人也有其自身的挑战。牙周组织随年龄变化的具体变化列于表 23.1 中。

表 23.1 牙周组织随年龄的变化

随机变化	结构可溶性降低，热稳性更高
生理变化	组织弹性减退或丧失，血管减少
功能改变	有丝分裂活动和代谢率减少，愈合能力和速度降低
临床变化	• 口腔黏膜上皮变薄，角质减少 • 牙周韧带组织弹性降低或丧失 • 牙龈萎缩 • 附着丧失和牙槽骨吸收 • 牙骨质增厚

老年人的牙周病

目前的疾病模型强调牙龈炎先于牙周炎，但实际上牙龈炎发展为牙周炎的位点相对较少。基于该模型，有关老年人的几项观察结果值得注意：

- 牙周病的患病率低且可能下降。
- 牙周病的进展不常见，本质上是偶发性的。
- 疾病活动和非活动位点可以共存。
- 牙周病发生在一小群高危老年人中。
- 中等程度的附着丧失在老年人中的比例较高，但严重附着丧失在老年人中的比例较低。
- 随着年龄的增长，牙龈退缩患者的比例显著增加，增加了他们患根面龋的风险。

影响老年人临床管理的因素

许多因素可以在为老年人提供护理方面产生影响。其中一些因素妨碍口腔护理，而另一些则直接影响治疗结果；所有这些都应该仔细考虑。表 23.2 总结了其中一些关键因素。

◆ 临床思维拓展

年龄是种植失败的危险因素吗？

种植体可以成功地植入老年人口腔中，并且可以长期维持稳定。需要仔细考量与该患者群体相关的全身危险因素（如骨质疏松症），以尽量减少其对治疗结果的影响[4]。

鼓励读者参考《纽曼 – 卡兰萨临床牙周病学》（第 13 版）中的第 42 章，可获得有关衰老对牙周的影响，以及有关老年患者的治疗注意事项的更多信息。

案例练习

临床场景： 一名 78 岁的女性 6 个月后进行牙周复诊。她指着上颌前牙的六颗牙，提到这个区域的牙齿偶尔对冷刺激变得非常敏感。她是一名高血压患者，正在服用赖诺普利，并服用阿托伐他汀治疗高胆固醇血症。她的上颌前牙曾行牙周手术以减少牙周深袋。临床检查显示全口牙龈退缩，邻间隙有黑三角。探诊深度为 2～4 mm。前磨牙至前磨牙尚存，上颌和下颌佩戴可摘部分义齿以恢复其后牙。口腔卫生良好，但口干明显。

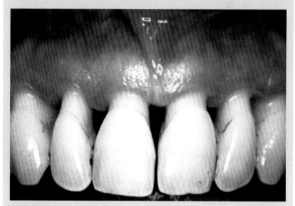

图片摘自 Newman, M.G., Takei, H.H., Klokkevold, P.R., et al. (2019). Newman and Carranza's Clinical Periodontology (13th ed.). Philadelphia: Elsevier.

表 23.2　老年人治疗的主要考虑因素

系统性和健康相关因素	• 老年患者经常出现多种医疗或心理健康状况和多种药物治疗（摄入多种药物） • 这些因素可能会显著限制口腔护理的开展，也可能影响牙周病的发生和进展 • 灵活性的改变可能会影响患者的保持口腔卫生的措施 • 在治疗前应仔细考虑非手术和手术牙周治疗的风险和益处
社会心理因素	• 随着生活优先事项的变化，老年患者可能无法坚持日常口腔保健 • 与年龄相关的其他心理状况（如老年抑郁症）可能会加剧牙周病
功能状态	• 老年人可归类为功能独立、虚弱或功能依赖 • 虚弱（有住院风险）和功能依赖的老年人可能对口腔健康和口腔自我保健产生重大影响
护理障碍	• 常见的护理障碍包括缺乏保险覆盖、运输问题、缺乏财务支持和医疗复杂性
老年人常见的口腔疾病	• 临床医生应评估口腔状况并管理老年人中常见的疾病，如根面龋、与口腔干燥症和佩戴修复体相关的疾病（如念珠菌病）以及全身性疾病的口腔表征 • 临床医生还应制订预防此类问题的策略

问题

1. 以下哪项是老年患者常见的牙周表现？

a. 牙龈退缩

b. 牙骨质变薄

c. 口腔黏膜上皮增厚

2. 本临床病例可预期获得根面覆盖，这个说法是否正确？

a. 正确

b. 错误

3. 以下哪项是老年人口牙龈退缩的常见后遗症？

a. 牙周脓肿

b. 牙龈脓肿

c. 根面龋

d. 牙根吸收

4. 下列药物可引起口干，但以下药物除外：

a. 选择性 5- 羟色胺再摄取抑制剂（SSRIs）

b. 氢氯噻嗪

c. 马来酸氯苯那敏

d. 毛果芸香碱

本章改编自《纽曼－卡兰萨临床牙周病学》（第13 版）第 42 章，是对第 42 章中许多重要部分的总结。鼓励读者阅读参考该章节，以全面了解这一重要主题。

答案解析

1. 答案：a

解析：在老年人口腔中观察到广泛的牙龈退缩是很常见的。对于这位患者，过去的牙周手术史肯定对牙龈退缩的严重程度有影响。

2. 答案：b

解析：可预测的完全根面覆盖的重要局部（解剖学）决定因素之一是邻间牙槽骨的高度。根据临床表现，可以发现上颌前牙的邻间牙槽骨的高度降低，因此在这种情况下实现完全的根面覆盖是不可行的。从骨水平到接触点的距离是决定龈乳头是否存在的重要指标。

3. 答案：c

解析：在列出的条件中，根面龋在老年人中非常常见。暴露的根面与口腔干燥症（在本患者中）相结合，促使根面龋的发生发展。

4. 答案：d

解析：毛果芸香碱刺激唾液分泌。服用其他列出的药物与口干有关。

参考文献

[1] Bauer, J. G. (2001). The index of ADOH: Concept of measuring oral self-care functioning in the elderly. Special Care in Dentistry, 21(2), 63–67. https://doi.org/10.1111/j.1754-4505.2001.tb00227.x.

[2] American Dental Association. Aging and Dental Health. Available at: https://www.ada.org/en/member-center/oral-health-topics/agingand-dental-health. Accessed October 21, 2019.

[3] Centers for Disease Control. (2002). Public health and aging: Retention of natural teeth among older adults—United States. Available at: https://www.cdc.gov/mmwr/preview/mmwrhtml/mm5250a3.htm. Accessed 21 October 2019.

[4] Compton, S. M., Clark, D., Chan, S., Kuc, I., Wubie, B. A., & Levin, L. (2017). Dental implants in the elderly population: A long-term follow-up. The International Journal of Oral & Maxillofacial Implants, 32(1), 164–170. https://doi.org/10.11607/jomi.5305.

第24章

女性患者的牙周治疗

🌸 相关术语

术语 / 缩写	释义
激素替代治疗（雌激素替代治疗）	• 单独使用雌激素（或配合使用黄体酮）来缓解绝经期导致的一系列症状和长期的生物学改变，如骨量流失 • 可能会影响凝血时间，延长其他药物的作用时间，或干扰其他处方药的吸收或是药效发挥
绝经期	• 末次月经期后 12 个月开始的一段时间，一般在 44~55 岁出现 • 通常持续 7 年左右 • 与雌激素缺乏症状相关
卵巢周期	• 包括卵泡期和黄体期 • 卵泡期促卵泡激素分泌增多。发育的卵泡合成雌二醇（E_2），在排卵前 2 天达到高峰 • 黄体期，发育的黄体合成雌二醇及黄体酮，促进子宫内膜增厚，为受精卵着床做好准备 • 如果卵细胞未受精，则黄体萎缩，卵巢激素水平降低，月经来潮
牙冠硬组织破坏	牙釉质和牙本质的大面积腐蚀，尤其好发于进食障碍患者上颌前牙的舌侧面
先兆子痫	妊娠后期以高血压和蛋白尿为特征性表现的病症，可危及生命
经前期综合征	• 月经来潮前 2 周开始出现的一系列生理和心理症状 • 可能原因之一是激素水平波动 • 遗传和环境因素影响经前期综合征的发生 • 常使用抗抑郁药进行治疗，如 5- 羟色胺再摄取抑制剂（SSRIs）
中间普氏菌	与青春期龈炎相关的革兰阴性致病菌，可利用卵巢激素替代维生素 K 作为其生长因子
青春期	• 一般指 11~14 岁 • 性激素（雌激素和黄体酮）的分泌增高
仰卧位低血压综合征	• 常发生于仰卧位的孕妇，一般始于妊娠中期 • 原因是妊娠状态下增大的子宫压迫下腔静脉和主动脉，导致心排血量的降低（收缩压降低 15~30 mmHg） • 症状包括心动过速、出汗、恶心、呕吐、面色苍白、虚弱、头重脚轻、眩晕 • 改变体位可缓解症状

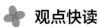 **观点快读**

进食障碍的征兆	• 与暴食和催吐相关的牙冠硬组织破坏和腮腺增大 • 唾液流速降低 • 口腔黏膜敏感，牙龈红斑，龋易感
牙周疾病与早产儿和低体重儿	• 目前认为母体的牙周疾病与早产儿、低体重儿存在可能的关联 • 不良妊娠事件可由口腔微生物感染直接导致，或由于微生物的代谢产物（如脂多糖）易位和母体产生的炎症介质而间接导致
妊娠期雌激素和黄体酮水平的增高对于免疫应答的影响	• 抑制妊娠期的免疫应答导致牙龈炎症的易感性增加 • 抑制细胞介导免疫 • 降低中性粒细胞趋化性 • 抑制抗体和 T 细胞反应 • T 细胞的 $CD4^+$：$CD8^+$ 比值下降 • 直接针对巨噬细胞和 B 细胞的细胞毒性 • 外周血 $CD3^-$、$CD4^-$ 和 $CD19^+$ 细胞绝对数值的减少 • 刺激前列腺素的产生
妊娠期雌激素和黄体酮水平的增高对于龈下菌斑构成的影响	• 厌氧菌：需氧菌的比值增加 • 中间普氏菌、链杆菌属、牙龈卟啉单胞菌的比例增加
雌激素水平的增高对于牙龈组织的影响	• 血管中细胞增殖增加 • 上皮细胞的糖原增多，角化降低
黄体酮水平的增高对于牙龈组织的影响	• 黄体酮使血管扩张，通透性增加，导致水肿和炎症细胞聚集 • 血管生成增加 • 代谢性的叶酸分解增加 • 胶原生成的速度和模式改变 • 纤溶酶原激活物抑制剂 2（会增加组织中蛋白质水解）减少
妊娠期使用氟化物	美国牙科协会不推荐妊娠期使用氟化物，因为其效用尚未被证明
美国 FDA 根据导致出生缺陷的可能性制订的药物分类系统	• A 类——对照研究显示使用该药物没有风险，导致胎儿缺陷的可能性很小 • B 类——基于动物试验或是动物试验结合人体试验的结果，没有证据提示在人体使用存在风险 • C 类——不能排除风险，仅考虑动物试验数据或者没有人体试验数据 • D 类——阳性证据证实其应用对胎儿存在风险，但在某些情况下可以合理应用 • X 类——基于动物试验或人体试验证据，在妊娠期禁止使用；妊娠期妇女使用该药物的风险大于任何可能的疗效收益
妊娠期使用局部麻醉药物	B 类包括利多卡因、丙胺卡因、依替卡因和阿替卡因，其余为 C 类
妊娠期使用镇痛药	B 类包括对乙酰氨基酚、氢可酮和氧可酮。在妊娠晚期不应使用阿司匹林和布洛芬（D 类）
妊娠期使用抗生素	• 四环素会影响牙齿发育，导致异常着色的副作用，妊娠期不应使用（D 类） • 克拉霉素在动物试验中会造成不良妊娠结局，影响胚胎和胎儿发育，妊娠期不应使用（D 类）
妊娠期使用镇静－催眠药物	• 妊娠期不应使用苯二氮和巴比妥酸盐（D 类） • 妊娠早期避免使用一氧化二氮，其余时期应谨慎使用（未分类）

观点快读（续）

哺乳期避免用药	母乳中药物剂量不超过母体使用药物剂量的 1%~2%。母亲应在哺乳后立即服药，之后至少 4 个小时避免哺乳（可能的话可延长） 避免服用下列药物： • 阿司匹林 • 四环素、环丙沙星、甲硝唑、庆大霉素、万古霉素 • 苯二氮䓬类，巴比妥类
使用口服避孕药的牙周表现和临床建议	• 口服避孕药使用者的牙龈组织对局部刺激物的反应增强 • 原因是牙龈微血管改变，其通透性增加，前列腺素合成增加 • 拟杆菌数量增多 • 医生应告知口服避孕药使用者该药物的副作用，强化患者自我口腔保健意识，提高其牙周维护治疗的依从性 • 由于抗生素可能会干扰口服避孕药的药效，患者应被告知抗生素治疗期间口服避孕药的药效可能会下降，需要配合额外的避孕措施
绝经期导致的口腔改变	• 绝经期症状与雌激素缺乏相关，雌激素影响细胞增殖、分化，影响牙龈上皮角化 • 绝经期口腔表现包括口腔黏膜变薄、口腔不适（如灼口症）、牙龈退缩、口干、味觉改变、牙槽骨吸收、牙槽嵴吸收 • 骨量减少或骨质疏松症导致的可能的牙槽骨吸收和牙齿脱落与绝经期或绝经后期的改变相关 • 有报道接受激素替代治疗的妇女其牙周状况可获得改善
绝经期或绝经后患者的临床管理	• 了解全身病史 • 使用超软刷毛的牙刷，避免对变薄的牙龈造成创伤 • 避免使用粗磨料的牙膏 • 骨质疏松的药物治疗包括钙剂联用维生素 D 补充剂、氟化钠、双磷酸盐、选择性的雌激素受体调节剂和甲状旁腺素
最佳的钙摄入推荐剂量	• 绝经前女性（25~50 岁）：每天 1000 mg • 绝经后女性（雌激素治疗）：每天 1000 mg • 绝经后妇女（无雌激素治疗）：每天 1500 mg • 男性（25~65 岁）：每天 1000 mg • 年龄超过 65 岁：每天 1500 mg

核心知识

引言

女性一生中发生的激素变化对牙周组织有深远的影响。临床医生应充分了解女性患者所处的生命阶段，从青春期一直到绝经期，对应不同的激素变化，这会影响牙周组织和临床决策的制订。鼓励读者阅读《纽曼 – 卡兰萨临床牙周病学》（第 13 版）的第 41 章，了解有关女性患者牙周治疗注意事项的详细信息。

表 24.1 总结了女性患者的牙周临床表现、全身情况影响和治疗方面的综合考量。

 临床思维拓展

目前对妊娠期牙周炎与不良妊娠结局之间的关系有何看法？

现有证据表明牙周病可能与早产、低体重婴儿之间存在关联。不良妊娠事件可由两种主要途径之一介导的感染引起：直接由口腔微生物引起，或间接由细菌产物如内毒素（脂多糖）易位和母体产生的炎症介质而引起。然而，目前尚不清楚妊娠期进行牙周治疗是否对预防早产有益[1, 2]。

目前针对妊娠期患者的治疗建议

图 24.1 展示了妊娠期患者牙周治疗的简单流程。

表24.1　女性患者牙周临床表现和治疗方面的综合考量

人生阶段	牙周临床表现	治疗考量
青春期	• 牙周组织可能对局部刺激物的反应加重 • 青春期牙龈炎：可能发生牙龈增生，发炎的组织变红，呈分叶状，有回弹感，容易出血 • 组织学上，牙龈外观与炎性增生一致	• 轻度牙龈炎：进行刮治和根面平整术，并强化口腔卫生，可取得良好治疗效果 • 严重牙龈炎：可能需要微生物培养、抗菌漱口水和抗生素治疗 • 当牙周状况不稳定时，需要进行更频繁的牙周维护治疗
月经期	• 雌激素和免疫细胞之间的相互作用导致牙龈炎症增加 • 据报道，一些女性的牙龈组织在月经期更为水肿，在月经来潮前牙龈发红 • 月经期间龈沟液增多有时与牙齿动度的轻度增加有关	• 与月经周期相关的牙龈出血和压痛增加需要密切的牙周监测 • 牙周维护应根据患者需要进行调整。如果有问题，推荐3~4个月的复诊间隔 • 处于经前期综合征阶段的患者对治疗更敏感，耐受性更差，需要温和细致的治疗
妊娠期	• 妊娠期牙龈炎：是以牙龈变红、水肿、增生和出血增加为特征的常见疾病。临床表现可以是轻微的炎症，也可以是严重的增生、疼痛和出血 • 妊娠期龈瘤：比妊娠期牙龈炎少见，这种情况与非妊娠期患者的化脓性肉芽肿无法区分。牙龈瘤可以是无蒂、有蒂和溃疡型，颜色从紫红色到深蓝色不等	• 在妊娠期可以安全地进行刮治、抛光和根面平整 • 妊娠中期的前期是提供常规口腔护理的最安全时期。大部分口腔或牙周择期手术可能需要推迟到分娩后 • 影响咀嚼且疼痛的妊娠期龈瘤，或其在机械治疗后出现出血或化脓，可能需要在分娩前进行切除并活检 • 需要仔细选择这些患者的药物。在大多数情况下，阿莫西林和对乙酰氨基酚可以安全使用 • 禁止使用四环素和布洛芬，尤其是在妊娠晚期
绝经期	• 口腔变化包括口腔黏膜变薄、灼口症、味觉改变、牙龈退缩和口干 • 由于骨质减少或骨质疏松症导致的牙槽骨丢失和牙槽嵴吸收	• 密切监测患者的牙周稳定性 • 严格进行有规律的牙周维护治疗，告知患者激素缺乏可能产生的口腔风险，如果需要的话可以进行医疗咨询

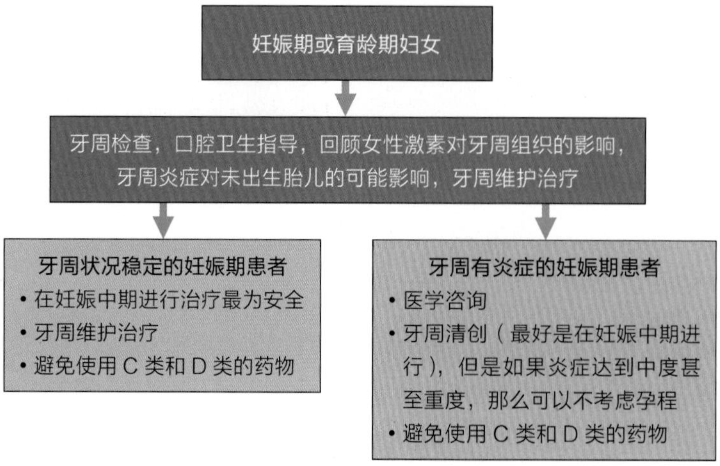

图24.1　妊娠期患者牙周临床处理决策
改编自 Newman, M.G., Takei, H.H., Klokkevold, P.R., et al. (2019). Newman and Carranza's Clinical Periodontology (13th ed.). Philadelphia: Elsevier.

案例练习

临床场景：一名 29 岁的女性患者到牙科诊所就诊，主诉"牙龈剧烈疼痛和不适，刷牙出血"。临床检查显示边缘龈广泛性的严重炎症（变红和水肿）。探诊深度范围为 2～5 mm。影像学检查显示即使在探诊深度 4～5 mm 的位点，牙槽骨水平也正常。患者处于妊娠中期。全身情况良好，无用药史。

临床照片摘自 Newman, M.G., Takei, H.H., Klokkevold, P.R., et al. (2019). Newman and Carranza's Clinical Periodontology (13th ed.). Philadelphia: Elsevier.

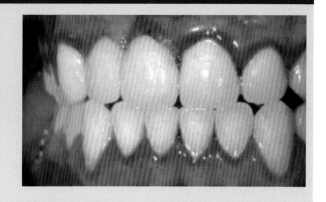

问题

1. 该患者是以下哪种情况？

a. 牙周脓肿

b. 牙龈脓肿

c. 妊娠期龈炎

d. 坏死性溃疡性龈炎

2. 妊娠期妇女进行预防性治疗的理想时期是何时？

a. 妊娠中期

b. 妊娠早期

c. 妊娠晚期

3. 探诊深度 4～5 mm 的位点，牙槽骨水平正常，说明这些位点是 _____。

a. 真性牙周袋

b. 假性牙周袋

c. 正常龈沟

本章改编自《纽曼－卡兰萨临床牙周病学》（第 13 版）第 41 章，是对该章许多重要部分的总结。鼓励读者阅读参考该章节，以全面了解这一重要主题。

答案解析

1. 答案：c

解析：根据患者病史和临床表现，最可能是妊娠期龈炎。

2. 答案：a

解析：妊娠中期是三个妊娠期中进行口腔治疗最安全的时期，大多数择期治疗可以推迟到分娩后。

3. 答案：b

解析：根据临床表现和影像学改变，该患者是假性牙周袋，治疗后牙周炎症消退将导致这些炎症性的假性牙周袋深度减少。

参考文献

[1] Iheozor-Ejiofor, Z., Middleton, P., Esposito, M., & Glenny, A. M. (2017). Treating periodontal disease for preventing adverse birth outcomes in pregnant women. Cochrane Database of Systematic Reviews, 6, CD005297. https://doi.org/10.1002/14651858.CD005297.pub3.

[2] Ren, H., & Du, M. (2017). Role of maternal periodontitis in preterm birth. Frontiers in Immunology, 8, 139. https://doi.org/10.3389/ fimmu.2017.00139.

第 25 章
牙龈与牙周急性病变的治疗

相关术语

术语/缩写	释义
急性牙周脓肿	牙龈组织疼痛、发红、水肿、光滑和卵圆形肿胀,含有脓性渗出物
慢性牙周脓肿	感染扩散被控制后,脓肿表现为与牙周袋相关的钝痛,常伴有窦道
牙龈成形术	一种牙龈整形外科手术,用于纠正急性状况而形成的刃状龈缘
切开和引流	一种小型外科手术以减轻脓腔压力并从波动的脓腔释放脓性渗出物
带状疱疹	口腔黏膜中小的、隆起的、含有液体的病损,其病毒滴度非常高;代表病毒处于传染阶段
盲袋	覆盖在未完全萌出的牙齿牙冠上的软组织

观点快读

坏死性牙龈炎（NG）	NG 的治疗围绕减轻疼痛、减少微生物负荷和去除坏死组织至可以重建正常组织屏障的修复和再生。第一次就诊时禁止进行龈下刮治和使用刮治器,因为这些操作可能会导致感染扩散到深层组织和（或）导致菌血症
NG 病变的治疗预期	即使在严重牙龈坏死的情况下,治疗通常也查使正常牙龈轮廓的恢复,尽管正常牙龈结构可能在数周或数月后才能形成
原发性疱疹性龈口炎	治疗包括早期诊断和立即开始针对单纯疱疹病毒的抗病毒治疗
原发性疱疹性龈口炎的治疗预后	如果在症状出现后 36 小时内进行抗病毒治疗（如阿昔洛韦）,则可以缩短病变的持续时间
牙周脓肿	麻醉后,用牙周探针或刮匙轻轻撑开袋壁,尝试通过牙周袋入口引流;轻柔的手指压力和冲洗可用于挤出渗出液和牙周袋引流。如果不成功,则通过外部切口进行引流。洁治和根面平整被推迟到初期愈合后
牙龈脓肿	去除一切异物（如牙线、印模材料等）、温水冲洗和用湿纱布轻压引流,通常足以缓解
冠周脓肿	对急性冠周脓肿进行适当的麻醉以保证患者舒适,并用刮匙轻轻提起软组织盲袋建立引流。如果发现下方有炎症物质,则可以将其清除,然后用无菌盐水轻轻冲洗。反复脓肿通常需要拔除相关的未完全萌出的阻生牙

核心知识

牙周疾病通常表现为慢性病变,患者不会立即察觉到牙周病的存在。但有一组以疼痛为主要表现的疾病和状况——包括坏死性溃疡性口腔疾病、牙周脓肿和原发性疱疹性龈口炎,会导致患者立即寻求治疗。

图 25.1 展示了常见的急性牙龈和牙周疾病的治疗指南。如需更多信息,请参阅本书第 13 章以及《纽曼-卡兰萨临床牙周病学》（第 13 版）的第 44 章和第 45 章。

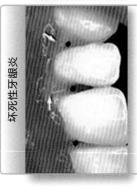
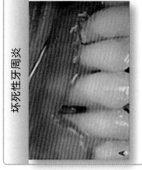
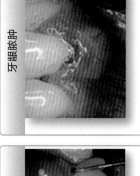
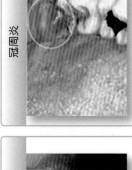

坏死性牙龈炎

第一次就诊：综合评估，对患处进行温和清创（在局部麻醉下），开具抗生素处方

第二次就诊（第一次就诊后 2~3 天）：重新检查评估（如果需要）部位并进行洁治（如果需要）

第三次就诊（第二次就诊后 5 天）：综合牙周检查，制订治疗计划并洁刮治、根面平整（如果需要）

坏死性牙周炎

- 全身体检和医学咨询（如果需要）以排除免疫功能低下的情况（如 HIV 或白血病）
- 在局部麻醉下使用手工和超声仪器对该区域进行温和清创
- 口腔卫生指导
- 成功的治疗取决于对潜在疾病的成功管理

牙周脓肿

通过牙周袋引流：
- 局部麻醉下，使用刮治器或牙周探针，通过牙周袋引流脓液
- 刮治和根面平整（SRP）
- 抗生素处方*

经外切口引流：
- 局部麻醉下，在波动最明显的部位做垂直切口，引流脓液
- SRP
- 抗生素处方*

牙龈脓肿

- 在局部麻醉下，根据脓肿的位置，通过 SRP 或外部切口进行引流
- 用手指按压排出脓液
- 应清除任何引起脓肿的异物（如牙线或印模材料）
- 温水冲洗并用湿纱布覆盖该区域（在轻压力下）

冠周炎

初步处理：
- 用温水冲洗该区域以去除龈袋下的炎症物质
- 咬合评估/调整以消除软组织创伤
- 抗生素处方*

随访：
- 应评估该牙齿的预后并建议拔牙（根据需要）

图 25.1　牙龈和牙周急性病变的治疗。急性牙龈和牙周病的患者通常会感到疼痛，因此在初始治疗期间的疼痛管理至关重要。彻底的病史采集对于阐明临床表现背后的潜在病因至关重要。对于所有列出的情况，根据具体情况，建议在治疗后立即使用温盐水或洗必泰水液冲洗。在 2017 年分类中，提到牙周牙髓联合病变也合并比如脓肿和坏死性牙周病等急性疾病（尽管牙周牙髓联合病急性病变也有慢性表现）。它们可能是痛苦的，引起不适和快速的组织破坏。本书第 26 章分别讨论了这些病变的诊断和治疗。*全身性抗生素的使用应仅用于有全身感染扩散体征和症状的患者。具体来说，已知免疫抑制疾病的患者应谨慎使用抗生素，因为它们有可能发生机会性感染

摘自 From Newman, M.G., Takei, H.H., Klokkevold, P.R., et al. (2019). Newman and Carranza's Clinical Periodontology (13th ed.). Philadelphia: Elsevier.

临床思维拓展

牙周脓肿患牙的治疗预期是什么？

影像学上患有牙周脓肿的牙齿通常仅有非常有限的骨支持，若伴随一些临床症状（如牙齿松动和根分叉受累），则预后很差。然而，通过适当的治疗和持续的预防性牙周维护，牙槽骨丧失明显的牙周脓肿患牙仍可能会保留多年。

临床照片摘自 Newman, M.G., Takei, H.H., Klokkevold, P.R., et al. (2019). Newman and Carranza's Clinical Periodontology (13th ed.). Philadelphia: Elsevier.

案例练习

临床场景： 38 岁白人男性因主诉"牙齿之间有缝隙并剧烈疼痛"就诊。该患者是 HIV 阳性，CD4+ 计数为 150 个 / μL；病毒载量无法检测。无明确药物过敏史，但在过去 12 个月内曾有多次复发性肺炎发作。有吸烟史（每天 1 包，持续 28 年）。临床检查：广泛性探诊深度范围为 2~4 mm。右上颌前磨牙和尖牙之间的邻间组织出现严重的局部牙龈退缩并伴有坏死和溃疡。患者诉过去 2 天内还有发热症状，临床检查显示颈部淋巴结肿大。影像学检查显示病变部位的骨质丧失。有局部中重度菌斑生物膜伴中重度牙龈红斑。

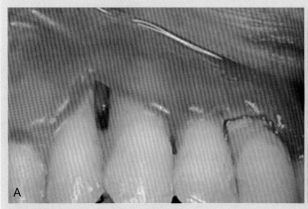
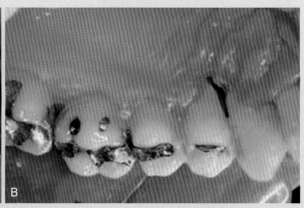

问题

1. 根据患者的 CD4+ 计数，疾病控制和预防中心会将他分类为：

　　a. A

　　b. B

　　c. C

2. 根据所提供的临床和影像学信息，可能的诊断是什么？

　　a. 坏死性牙龈炎

　　b. 牙周脓肿

　　c. 坏死性牙周炎

　　d. 牙龈脓肿

3. 评估右上第一前磨牙（5 号牙）根分叉病变水平方向受累最合适的工具是什么？

　　a. Explorer 17

　　b. Explorer 23

　　c. 牙周探针 UNC15

　　d. Nabers 探针

4. 根据所提供的信息，全身性抗生素可用于治疗这种形式的牙周炎，这个说法是否正确？

　　a. 正确

　　b. 错误

本章改编自《纽曼－卡兰萨临床牙周病学》（第 13 版）第 43 章至第 45 章，是对这些章节中许多重要部分的总结。鼓励读者阅读参考相关章节，以全面了解这一重要主题。

答案解析

1. 答案：c

解析：根据疾病控制和预防中心的指南，HIV

患者根据 CD4$^+$ 计数和临床表现，分为 A 组（≥ 500 个细胞 /μL；无症状）、B 组（200~499 个细胞 /μL；有症状）或 C 组（<200 个细胞 /μL：提示 AIDS 病变）。

2. 答案：c

解析：牙周附着龈组织坏死并伴有骨丢失的临床表现提示坏死性牙周炎。这种情况在 HIV 阳性和免疫抑制的患者中普遍存在。

3. 答案：d

解析：Nabers 探针是评估根分叉病变水平受累的最合适仪器。

4. 答案：a

解析：考虑临床和牙周表现有全身受累的可能性，可能需要全身性抗生素治疗来减轻牙龈炎症。

第 26 章

牙周牙髓联合病变的诊断和治疗

🌸 相关术语

术语 / 缩写	释义
副根管	沿根管全长发现的牙周和牙髓的互通通路；这些是主根管的附加部分，增加了根管解剖的复杂性
真正的联合病变	原发性的牙髓感染和原发性的牙周感染可以各自进展，直到根尖区和牙颈部的骨质破坏区发生重叠
牙本质小管	沿牙本质的可渗透微管结构，直径在 0.9~2.5 μm 不等；在缺乏牙骨质的区域的牙本质小管还可使牙髓和牙周组织之间发生互通
原发性牙周病变	由于炎症性牙周炎导致牙槽嵴的广泛破坏，从颈部区域发展到根尖，导致继发性的牙髓受累
原发性牙髓病变	牙髓感染导致慢性根尖周炎，根尖周的感染可以向冠方发展
逆行性种植体周围炎	牙髓细菌和炎性细胞的持续存在，影像学检查发现骨结合的种植体根尖区的明显病变，最终导致种植体周围感染
逆行性牙周炎	牙髓感染导致牙周组织破坏，从根尖 / 根分叉区域向牙龈边缘进展
解剖学交通	在牙齿发育过程中自然形成的连接牙髓和牙周组织的物理通道，例如根尖孔、侧支 / 副根管、牙本质小管
非解剖学交通	由医源性损伤产生的连接牙髓和牙周组织的物理通道，例如根折、牙根穿孔

🌸 观点快读

牙周牙髓联合病变	牙周和牙髓组织由坚硬的牙本质和牙骨质分隔开，但两者可通过各种入口相互连通，细菌可通过这些交通途径引发牙周和牙髓的炎症反应
牙髓感染进入牙周组织的途径	根尖孔是牙髓感染导致牙周组织继发感染和破坏的主要交通途径；副根管、侧支根管和牙本质小管是牙髓组织和牙周组织之间额外的潜在交通途径
牙周感染进入牙髓组织的途径	沿牙髓 – 牙本质复合体的牙本质小管和侧支根管为牙周袋的细菌侵入牙髓提供了通道
牙髓来源的根尖病变	这些是发生在根尖周组织的炎症过程，它们是由根管内多种微生物形成的菌斑生物膜引发的后续免疫炎症反应
牙髓疾病分类	牙科检查包括疼痛的类型和定位、叩诊和热诊，根尖周组织的影像学检查，这些检查对于诊断牙髓疾病是必要的
鉴别诊断	原发性牙髓病变往往伴随冠部牙体组织缺损且牙髓活力丧失，而原发性牙周病变大多牙体组织完整，牙髓活力正常，牙槽嵴顶骨吸收，且剩余牙列伴有广泛性的牙槽骨丧失

观点快读（续）

逆行性种植体周围炎的治疗	除非种植体松动，否则对炎性病灶进行手术清创常可取得良好疗效
牙髓来源窦道的发病机制	牙髓炎症可导致由牙髓内压升高，牙髓血流量减少，从而导致牙髓坏死。牙髓坏死如果不及时治疗，会导致根尖周组织的慢性炎症和脓肿形成，导致引流窦道产生

核心知识

引言

牙髓和牙周组织中的细菌感染通常独立发生。然而，在某些情况下，感染会通过解剖学上的交通途径（如根尖孔、侧支根管和副根管、牙本质小管和折裂线）从一个组织发展到另一个组织。根管和牙周组织之间微生物和炎症介质的迁移可能导致牙周牙髓联合病变（endodontic-periodontal lesions, EPL）的发生。

病因

EPL 通常是特定牙齿的牙髓和牙周组织之间病理性联通的结果，可能由以下因素引发[1]：

1. 牙髓和（或）牙周感染

- 龋坏导致原发性的牙髓病变，继发牙周病变。
- 原发性牙周病变，继发牙髓病变。
- 同时存在两种疾病。

2. 创伤和（或）医源性因素

- 牙根 / 髓腔 / 根分叉穿孔（如根管器械使用不当或修复治疗时牙体预备）。
- 根折（如外伤或修复治疗时的牙体预备）。
- 通过牙周组织引流的牙根外吸收或牙髓坏死（如由于外伤）。

由外伤或医源性因素引起的EPL通常预后无望，而与牙齿感染相关的EPL的预后可能从良好到无望，这取决于多种因素。

图 26.1 回顾了 EPL 的发病机制和鉴别诊断。

牙周牙髓联合病变的分型

1999 年分类的主要不足是 EPL 的各种分型（原发性牙髓病、原发性牙周病、联合病变等）是基于感染来源，即感染是牙髓还是牙周来源。然而，有人指出感染源的确定与 EPL 治疗措施的选择没有明显相关性，因为在大多数情况下，牙髓和牙周组织都需要治疗。因此 EPL 的诊断和分类应基于两者的疾病状态和受累牙的预后。这将决定治疗计划的第一步——决定保留患牙还是拔除。

基于这一基本原理，EPL 病变根据直接影响预后和治疗的体征及症状分类（表 26.1）（如存在 / 不存在牙折 / 穿孔，存在 / 不存在牙周炎，牙周破坏程度）[1]。

> **临床思维拓展**
>
> **影响牙周组织且常规牙髓治疗效果不佳的根外感染的其他可能原因是什么？**
>
> 沿根尖外表面发生的根尖外感染，可导致或加重急性根尖周脓肿的发展。它可以独立于根管内感染而发生，可能是由于：
>
> - **根尖周放线菌感染**——可能是由于根管治疗时，感染的根管内容物被带出根尖孔，进入了根尖周组织。常规牙髓治疗效果不佳，需要进行根尖手术。
> - **根尖外表面的牙石堆积**——一般认为一些病例中的开放性窦道可将外部口腔环境中的菌斑带入根尖周组织，继而堆积和钙化形成根尖周牙石。这与根尖周病变愈合失败、持续性窦道形成和难治性根尖周炎有关。

牙周牙髓联合病变的治疗

基于许多因素，治疗方案包括一种或多种治疗措施：

- 建立引流（如脓肿的切开和引流）。
- 牙周非手术治疗。
- 使用抗菌药物。
- 牙髓治疗。
- 牙周手术治疗。
- 根尖手术治疗。
- 牙周夹板固定松动牙和轻微的咬合调整。
- 拔除受累患牙。

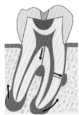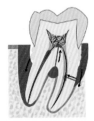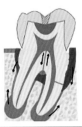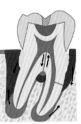

发病机制	病变来源	牙髓组织来源	牙周组织来源	牙体病变和牙周病变独立并存	真正的互相融合的牙周牙髓联合病变
	感染扩散的途径	通过下列途径从牙髓到牙周组织： • 侧支根管和副根管 • 根尖孔	通过下列途径从牙髓到牙周组织： • 侧支根管和副根管 • 根尖孔	两种途径各自扩散，没有原发病变相互融合	两种途径各自扩散，原发病变相互融合
诊断	患者症状	呈现出不同程度*	轻度不适	呈现出不同程度*	呈现出不同程度*
	牙冠完整性	不完整	完整	不完整	不完整
	牙髓活力	无活力	有活力	无活力	无活力
	影像学病变	根尖周暗影	牙槽嵴骨缺损	独立的根尖周暗影和牙槽嵴骨缺损	从牙槽嵴到根尖周的连续骨缺损
	探诊	直达根尖的窄而深的牙周袋	真性牙周袋	真性牙周袋	真性牙周袋，其根尖区可探及窄袋

* 呈现出不同程度：慢性病变通常无症状；急性病变出现疼痛，但无病理学影像学证据。

图 26.1　牙周牙髓联合病变：发病机制和鉴别诊断

牙髓感染对牙周组织的生物学影响：

• 牙髓的早期炎症变化对牙周组织的影响很小。

• 然而，当牙髓坏死时，显著的炎症反应可能会穿过根尖孔、根分叉副根管、侧支根管和牙本质小管，这可能导致牙周组织的继发性损害。

• 感染通过牙周组织扩展可导致局部或弥漫性肿胀或侵入各种软组织间隙发展成蜂窝织炎。然而，更常见的结局是感染积聚在唇、颊或舌黏膜下，继而黏膜破溃，炎症通过窦道引流。阻力最小的排脓途径是炎性物质沿着附着龈，经由牙周膜间隙，从龈沟排出，这会导致窄而深的牙周袋的形成。

牙周感染对牙髓组织的生物学影响：

• 与牙髓疾病对牙周组织的影响相比，牙周疾病对牙髓组织的影响似乎更小。

• 重度牙周病可以通过牙根侧面的较粗大的副根管和根尖的主根管开口区域逆行性感染牙髓组织。

EPL 的鉴别诊断——该表回顾了有助于鉴别诊断的因素。EPL 可以急性或慢性形式出现，无论感染来源如何，一般具有以下特征[1]：

• 症状：自发性疼痛、牙齿松动、口腔异味／气味。

• 主要症状：牙周探诊发现窄而深的牙周袋，可能深达根尖，牙髓活力测试正常／不正常。

• 次要体征／症状：骨丢失的影像学证据（根尖／根分叉区）；触诊／叩诊疼痛；化脓性渗出物／分泌物；窦道／瘘管。

注：本表仅为一般指南；每种情况都需要通过恰当的牙髓测试和牙周检查进行仔细彻底的评估。

改编自 Newman, M.G., Takei, H.H., Klokkevold, P.R., et al. (2019). Newman and Carranza's Clinical Periodontology (13th ed.). Philadelphia: Elsevier.

表 26.1　2017 牙周牙髓联合病变的分类 [1]

牙周牙髓联合病变 伴牙根损害	牙根折裂或裂痕 根管或髓腔穿孔 牙根外吸收	
牙周牙髓联合病变 不伴牙根损害	牙周炎患者的牙周牙髓联合病变	Ⅰ期：1 个牙面有窄而深的牙周袋 Ⅱ期：1 个牙面有宽而深的牙周袋 Ⅲ期：>1 个牙面有深牙周袋
	非牙周炎患者的牙周牙髓联合病变	Ⅰ期：1 个牙面有窄而深的牙周袋 Ⅱ期：1 个牙面有宽而深的牙周袋 Ⅲ期：>1 个牙面有深牙周袋

　　牙周牙髓联合病变（EPL）伴牙根损害：通常是"预后无望"；牙周牙髓联合病变（EPL）不伴牙根损害：预后可能从良好到无望，这取决于受累牙的牙周损害情况和全口牙的牙周状况（分类的目的是指导临床医生就患牙的保留或拔除做出决策，因而新分类更多从治疗 / 预后方面进行考量，而非是病因方面）。

案例练习

　　临床场景：71 岁男性，主诉"上颌牙齿松动"。病史包括控制性高血压和过敏性哮喘。牙科病史：来自牙体牙髓科医生转诊，该医生给出右上尖牙（3 号牙）的牙髓诊断为先前接受过根管治疗的牙齿，该牙的根尖周诊断为有症状的根尖周炎，包括垂直根折。治疗计划是 3 号牙拔除和位点保存。患者接受了牙槽嵴保存手术，并同期进行种植手术。

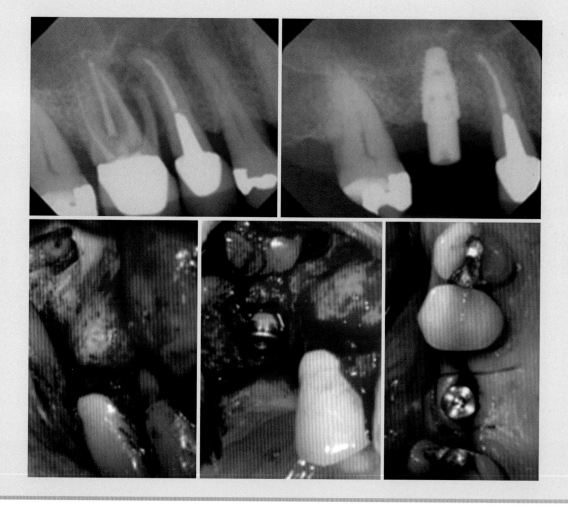

问题

1. 除了根折，还有什么交通途径可以在牙髓和牙周组织之间传播感染物质？

a. 侧支根管

b. 根尖孔

c. 牙本质小管

d. 上述所有

2. 在进行联合治疗时，哪项解剖结构与术区很接近？

a. 颧弓

b. 鼻腭管

c. 上颌窦

d. 眼眶

3. 原发性牙髓病变，继发牙周损坏，治疗的顺序应该是：

a. 仅进行牙髓治疗

b. 先进行牙周治疗，并在 2~3 个月内再评估；根据需要进行牙髓治疗

c. 先进行牙髓治疗，并在 2~3 个月内再评估；根据需要进行牙周治疗

d. 仅进行牙周治疗

4. 当牙髓病变冠向发展，与牙周袋相连时，称为 _____ 。

a. 原发性牙髓病变伴继发性牙周损害

b. 原发性牙周病变伴继发性牙髓损害

c. 真正的联合病变

d. 仅牙周病变

本章改编自《纽曼－卡兰萨临床牙周病学》（第 13 版）的第 46 章，是该章许多重要部分的总结。鼓励读者阅读参考该章节，以全面了解这一重要主题。

答案解析

1. 答案：d

解析：上述所有的解剖通路都能促进牙髓和牙周组织之间的感染传播。

2. 答案：c

解析：根据影像学表现，上颌窦与牙周和牙髓两个组织都非常接近。

3. 答案：c

解析：考虑到病变主要是牙髓来源的，建议先进行牙髓治疗，然后在 2~3 个月内再评估牙周治疗的潜在需求。

4. 答案：c

解析：当牙髓病变冠向发展与牙周袋相连，这被称为真正的联合病变。

参考文献

[1] Herrera, D., Retamal-Valdes, B., Alonso, B., & Feres, M. (2018). Acute periodontal lesions (periodontal abscesses and necrotizing periodontal diseases) and endo-periodontal lesions.Journal of Peri-odontology, 89(Suppl. 1), S85–S102.

第 27 章
菌斑控制

相关术语

术语 / 缩写	释义
摩擦剂	不溶性无机盐，可将刷牙的研磨效率提高 40 倍，占牙膏的 20%~40%
氯己定	一种具有抗菌特性的双胍类化合物，用作处方漱口水
菌斑显示剂	可使牙齿、舌和牙龈的菌斑生物膜着色的溶液或片剂，作为口腔卫生指导工具
植物精油漱口水	含有百里酚、桉树脑、薄荷醇和水杨酸甲酯，具有减少菌斑生物膜和减轻牙龈炎的功效
龈谷	指两颗相邻牙齿邻面接触区域下方的牙龈，上覆非角化上皮，最易受到微生物影响
菌斑控制记录	用指数来记录牙龈表面是否存在牙菌斑
龈下冲洗	通过狭窄的喷嘴使液体渗入难以到达的牙根表面（如根分叉处）

观点快读

菌斑管理	牙周病的治疗和预防是基于通过专业的清洁维护和自我护理，最大限度地减少牙周组织菌斑生物膜的积聚并去除它们
菌斑微生物和牙石	菌斑微生物在数小时内迅速生长，可以通过在家中进行有效的口腔自我护理来去除。如果不去除，它会因唾液中矿物质转移而矿化，形成牙石，只能通过牙科器械去除
牙刷	清洁牙齿表面的主要工具。选择应优先考虑易用性；大多数牙刷的设计具有同等的牙菌斑去除功效。硬刷毛可能会导致牙龈退缩，应避免使用。与手动牙刷相比，使用摆动和旋转的电动牙刷，其功效和患者接受度可能略有提高，尤其是对于儿童和动手能力下降的人群
牙膏	辅助清洁和抛光牙齿表面。含氟牙膏有利于龋齿控制。由于存在硬组织和软组织损伤的风险，不建议使用含有过大摩擦剂粒子的牙膏
Bass 刷牙法	Bass 刷牙法是使刷毛到达龈沟的首选刷牙方法。其他刷牙方法有：Stillman 刷牙法，改良Stillman 刷牙法、Charters 刷牙法、Fones 刷牙法、Leonard 刷牙法和 Scrub 刷牙法（详见《纽曼 – 卡兰萨临床牙周病学》(第 13 版) 的第 48 章）
牙间隙清洁工具	牙间隙清洁工具的选择应基于易用性和患者的灵巧性。虽然牙线是最广泛推荐的去除邻面菌斑生物膜的清洁工具，但在确定理想的清洁工具之前，应鼓励每个人探索其他选择
口腔冲洗	与牙刷和漱口水相比，可以更有效地去除口腔中的非附着性菌斑和碎屑（尤其是在难以到达的部位），并减少炎症
化学性菌斑控制	大量的抗菌剂可供选择作为机械性口腔清洁的辅助手段。虽然它们可以减少牙菌斑和（或）减轻牙龈炎，但若长期使用则必须权衡其益处与发生不良事件的风险。例如，长期使用洗必泰可能会导致牙齿、舌头和修复体染色，以及短暂的味觉减退

核心知识

菌斑生物膜的控制在牙周治疗和牙周维护治疗中有两个重要目的：

1. 减少牙龈炎症。
2. 防止牙周病和龋病（尤其是牙骨质暴露区域的根面龋）的复发或进展。

图 27.1 简要回顾了目前提倡的菌斑控制方法。读者可参阅《纽曼－卡兰萨临床牙周病学》（第 13 版）的第 48 章，其详细描述了各种菌斑控制的方法。

◆ 临床思维拓展

当一个人停止采取口腔卫生措施一段时间后，会发生什么？

每天采取菌斑控制措施可改善牙周和牙龈健康。停止菌斑控制 7~21 天会导致：

- 牙齿表面积聚厚厚的牙菌斑。
- 牙龈变红，容易出血。
- 转变为毒性更强的革兰阴性菌群。
- 恢复口腔卫生清洁 7 天后，才能完全逆转微观变化。

案例练习

临床场景：一位 60 岁的女性主诉："我很久没有去看牙医了，我想我可能需要做很多治疗。"患者全身情况良好，无用药史。临床检查结果：后牙区广泛性的牙石沉积和较深的探诊深度（6~8 mm），以及全口广泛性探诊出血。

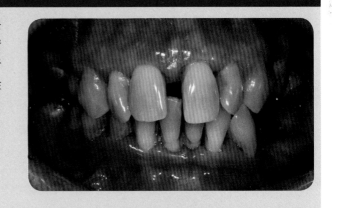

问题

1. 普通人群预防牙周疾病最有效的方法是：
   a. 口腔清洁
   b. 低脂饮食
   c. 氟治疗
   d. 抗生素

2. 对牙周炎患者进行牙周非手术治疗后重新评估（随访）的推荐间隔是多少？
   a. 0~1 周
   b. 2~3 周
   c. 4~8 周
   d. >2 个月

3. 一般来说，探诊深度为多少时，通过龈下刮治和根面平整术即可彻底去除牙菌斑的概率比较大：
   a. 4 mm 或者更少
   b. 6 mm 或者更少
   c. 8 mm 或者更少
   d. 10 mm 或者更少

4. 使用 Gracey #11/12 刮治器进行有效刮治时，末端柄和牙齿表面之间的正确成角是多少？
   a. 0~19°
   b. 20°~39°
   c. 70°~80°

本章改编自《纽曼－卡兰萨临床牙周病学》（第 13 版）的第 48 章，是该章许多重要部分的总结。鼓励读者阅读参考该章节，以全面了解这一重要主题。

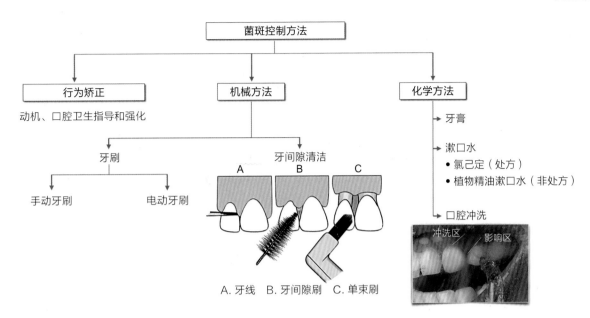

图 27.1　菌斑控制方法。 卫生目标是指强调去除龈牙交界处的菌斑生物膜，以预防龋齿和牙周病。以下方法都可以不同方式结合使用，以实现最佳卫生目标。

行为矫正　使用镜子和菌斑显示剂（可选择性地使牙面上的菌斑染色）等辅助工具，可以让患者了解他们当前刷牙方式的不足之处，并指导正确的刷牙方法以实现最佳口腔卫生。

机械方法　刷牙：可以使用手动或电动牙刷。

- 使用手动牙刷的建议：
  - 柔软的毛牙刷可以有效清洁，并且不会像硬毛牙刷那样对牙龈或牙根表面造成过多伤害。
  - 磨损的牙刷应每 3~4 个月更换一次。
  - 如果患者认为特定设计的牙刷有好处，只要其刷毛不是太硬，患者就可以长时间使用。
- 使用电动牙刷的建议：
  - 摆动和旋转的电动牙刷去除菌斑生物膜和减少牙龈出血是略优于手动牙刷的，应鼓励想要使用电动牙刷的患者使用电动牙刷。
  - 动手能力有限的患者，儿童、老年人和照护人员可能会因使用电动牙刷受益颇丰。
- 刷牙技巧：
  - 为了实现有效刷牙，无论是使用手动还是电动牙刷，都需要系统地刷牙，保证所有牙面都被清洁到。
  - 最常推荐的方法是 Bass 刷牙法，强调刷毛应放置在牙颈部，进入邻间隙，并深入龈沟内。
    牙间隙清洁：患者牙间隙的类型决定了选择何种牙间隙清洁工具。例如：单束刷可以很好地清洁没有龈乳头的邻间隙，而牙线则可以有效清洁龈乳头丰满的邻间隙。

化学方法　牙膏：可以通过添加其他成分来提高刷牙的效果，例如：

- 氟化物和抗菌剂，为控制龋齿和牙龈炎提供了额外益处。
- 牙膏中的焦磷酸盐与牙石亲和力较强，可用于龈上牙石形成风险较高的患者。
  漱口水：菌斑控制时，这些作为经过验证的机械方法的辅助手段。
- 洗必泰冲洗液（仅限处方）可用于改善复发患者第一阶段治疗过程中的菌斑控制，也可用于牙周或口腔手术后的菌斑控制，以及龋齿管理。
- 植物精油漱口水副作用较少，无须处方即可使用。
  冲洗：某些患者有残留的牙周袋和复杂的牙齿结构，需要每天清洁，牙龈冲洗对于他们来说是一种有用的辅助手段。
- 对来自冲洗装置的水流施加的脉动和压力共同形成一个压缩－减压阶段，该阶段允许冲洗液渗透到龈沟或牙周袋中，并排出细菌和碎屑。

摘自 Newman, M.G., Takei, H.H., Klokkevold, P.R., et al. (2019). Newman and Carranza's Clinical Periodontology (13th ed.). Philadelphia: Elsevier.

答案解析

1. 答案：a

解析：口腔清洁是预防牙周病的关键。这可以使用多种工具和技术来实现，包括刷牙、使用牙线和牙间隙刷。

2. 答案：c

解析：对牙周炎患者进行牙周非手术治疗后重新评估（随访）的推荐间隔时间为 4~8 周。对于牙龈炎患者，最早可在 2 周观察到临床症状改善。

3. 答案：a

解析：一般来说，探诊深度在 4 mm 或更小时，通过龈下刮治和根面平整术完全清除牙菌斑的机会更大。

4. 答案：c

解析：70°~80° 是末端柄和牙齿表面之间形成的正确角度，以便使用 Gracey 刮治器进行有效刮治。

第 28 章

牙周非手术治疗

 相关术语

术语／缩写	释义
刮治器	具有圆头末端的精细器械，用于龈下刮治和根面平整
探针	用于探查牙石和龋坏。龈下刮治和根面平整之前，探查牙石沉积非常重要。治疗完成后，评估牙石清除的有效性也至关重要
Gracey 部位特异性刮治器	Gracey 刮治器与通用刮治器的不同之处在于工作端与颈部下干不成 90° 角，而是大约成 70° 角。颈部下干平行于被刮治牙的牙长轴时，Gracey 刮治器这种独特的角度允许工作端进入龈下刮治和根面平整所需的精确位置
种植体刮治器械	种植体洁治器和刮治器通常由塑料复合材料或钛制成，以避免对金属种植体表面造成磨损。传统的不锈钢器械会对种植体表面造成机械损伤
磁伸缩	指金属材料受磁场作用时的尺寸变化。磁致伸缩材料包括：铁、镍、镍合金和钴
磁致伸缩式和压电陶瓷式超声仪器	两种仪器的手柄都包含一个换能器，将来自脚踏板的电流转换为声能和工作尖的高频振动。这种转换可由磁伸缩或压电换能器通过尺寸变化来实现。在磁伸缩洁牙机中，换能器是由镍条组成，而压电陶瓷洁牙机中，则由陶瓷／石英盘充当换能器
牙周探针	沿牙齿表面探查，用于牙周袋的定位、测量和标记
压电（现象）	受电场作用时，晶体材料的尺寸发生变化。压电材料包括石英、陶瓷
动力器械	声波、磁伸缩和压电陶瓷器械是临床洁刮治的常用器械，可以单独使用，也可以与手动器械结合使用，以去除牙菌斑（生物膜）和牙石。使用这些器械可以减少对手工刮治器的需求
洁治和根面平整	洁治或刮治是去除龈上和龈下菌斑生物膜和牙石的过程。根面平整是去除残留的嵌入根面的牙石，并对不规则根面进行平整，使之光滑、坚硬和清洁
镰形洁治器	具有锋利尖端和切削刃的器械，有助于快速去除大块龈上牙石和沉积物
超声波能量	高于人类正常听力范围，即 20 kHz 的声能
通用刮治器	通用刮治器具有切削刃，可通过调整操作者的指托、支点和手的位置，使其进入牙列的大部分区域 工作端尺寸、颈部的角度和长度可能有所变化，但从尖端的横截面看，每个通用刮治器的切割面均与颈部下干成 90° 角（垂直）。这种角度允许刮治器的两个切削刃发挥作用

观点快读

刮治的目标	1. 破坏和去除龈下生物膜（牙菌斑） 2. 减少／去除菌斑滞留的因素（如牙石） 3. 保护牙齿结构 4. 恢复根面的生物相容性 5. 缓解炎症
经典牙周洁／刮治器的组成	• 工作端／工作刃 • 颈 • 柄
器械的平衡	如果工作端以柄的长轴为中心保持对称，则称牙周器械是平衡的
牙周非手术器械的分类	• 牙周探针 • 探针 • 洁治和刮治器械 　• 镰形器、超声和声波器械 　• 刮治器——用于龈下刮治和根面平整的精细器械 　• 锄形器、凿形器、根面锉 　• 超声器械和声波器械 　• 种植体洁治和刮治器械（塑料或者钛合金材质） • 牙周内镜 • 清洁和抛光器械
牙周探查	• 多种探针设计可供选择 • 建议在同一个患者口中使用同一种探针，以保证检查结果的可重复性 • 探查牙周袋时，探针与被检查牙齿长轴平行，以保证可靠性；探针与牙长轴所成角度超过30°时，探查结果偏高
刮治器种类	• 通用刮治器械 • 部位特异性刮治器 　• Gracey 刮治器——1～18 号 　• 用于深牙周袋的刮治器——颈部加长的刮治器，比 Gracey 刮治器长 3 mm，用于探诊深度超过 5 mm 的牙齿 　• Mini Five 刮治器，工作刃长度只有 Gracey/After five 刮治器的一半，用于窄而深的牙周袋 　• Micro Mini Five 刮治器，比 Mini Five 刮治器工作刃窄 20% 　• Macro Mini Five 刮治器——工作端比 Gracey 刮治器短 50%，工作端弯曲向上 　• Langer 刮治器——结合 Gracey 刮治器颈部和通用型刮治器工作端的设计 　• Quetin 刮治器——用于根分叉
成功洁／刮治的决定因素	• 正确的器械选择，恰当的患者和术者体位 • 频繁的冲洗能获得良好的能见度和清晰的视野 • 器械的保养状况和锋利度 • 正确的器械握持手法及支点 • 合理的贴合度、正确的牙齿－工作刃关系、恰当的侧压力和操作顺序
超声清创的机制	包括： 1. 通过工作尖的振动对沉积物进行机械破坏，取决于工作尖振荡的频率（振荡次数）和幅度（运动的距离） 2. 通过声流（水单向流出手机）和声湍流（流动的水中尖端移动引起的漩涡效应）冲刷碎屑 3. 空穴效应——声学湍流产生"内爆"或坍塌的气泡，在液体中留下空腔，并产生冲击波，破坏微生物群落

核心知识

引言

为了控制炎症，牙周非手术治疗占据了大量牙周治疗时间，用于消除牙菌斑及其促进因素。对于执业牙医来说，了解每种治疗方式（如洁治和根面平整）之间的区别，以及围绕每种治疗方式的目标的细微差别是很重要的。此时有必要在如何最好地治疗和管理患者的背景下解释我们对牙周病发病机制理解的模式转变（表 28.1）。

器械治疗的目的

宿主对龈下菌斑的反应有时是一种试图消除病理性生物膜影响的失败尝试，因为：

- 龈沟内的生物膜有效保护病原体免受宿主防御机制的免疫清除，它还影响抗生素对病原体的破坏作用。

临床思维拓展

考虑到当前我们对牙周病发病机制理解的模式转变，牙周基础治疗的主要目标是什么？怎样才能最好地实现这一目标？

目前，对牙周发病机制的认识表明，"控制炎症"对于治疗牙周病至关重要。这取决于牙周治疗最重要的部分，即：

1. 患者的菌斑控制情况。
2. 临床医生控制菌斑生物膜的治疗。

- 同时，在牙周袋内，菌斑邻近宿主组织足以触发宿主炎症反应。

由于这些原因，机械去除 / 破坏菌斑生物膜仍然是牙周治疗的首选方案。

虽然较早的观点普遍认为牙周器械治疗的目标是去除所有牙石、内毒素和污染 / 坏死的牙骨质，但现在的观点有所改变。基于对牙周病病因的更深入了解，现代牙周器械治疗的目标（图 28.1）更加切实可行，包括[1]：

1. 破坏和去除龈下生物膜。
2. 减少 / 去除促进牙菌斑滞留的因素（如牙石、修复体悬突）。
3. 保护牙齿结构。
4. 创造具有生物相容性的根面。
5. 消除炎症。

非手术治疗方式

非手术治疗在本质上既可以是"预防性的"，也可以是"治疗性的"；因此，它是牙周病患者治疗中进行的基础治疗（第一阶段）之一。实际上，根据现有的临床状况，这一阶段的治疗可被分为三类（表 28.2）：

- 一级预防——在临床健康的牙周组织中。
- 二级预防——牙龈炎。
- 基础 / 病因治疗——形成真性牙周袋和附着丧失时。

表 28.1　牙周发病机制的模式转变：对非手术治疗方式的影响 [4, 5]

传统观点	当前观点
牙石和内毒素是牙周病的主要病因	菌斑生物膜是牙周炎症的始动因素
内毒素（来自革兰阴性菌细胞壁的脂多糖）牢固结合于龈下菌斑生物膜下的牙骨质外层。这种含有脂多糖的牙骨质被认为是"感染的""坏死的"或"污染的"	内毒素 / 脂多糖松散地结合在牙骨质上
通过根面平整去除牙石和牙骨质外层可清除内毒素，实现牙周健康	可以通过更温和的技术（如用水清洗、抛光根面、刷牙）去除内毒素。因此，尽管通过根面平整系统广泛地去除牙骨质以清除内毒素仍然被接受和实践着，但现在存在一些争议
牙周疾病是由细菌毒素和毒性产物导致的直接损伤	牙周病是由菌斑细菌引发的，但组织损伤主要是龈下生物膜中特定微生物引发的宿主炎症反应失调的结果

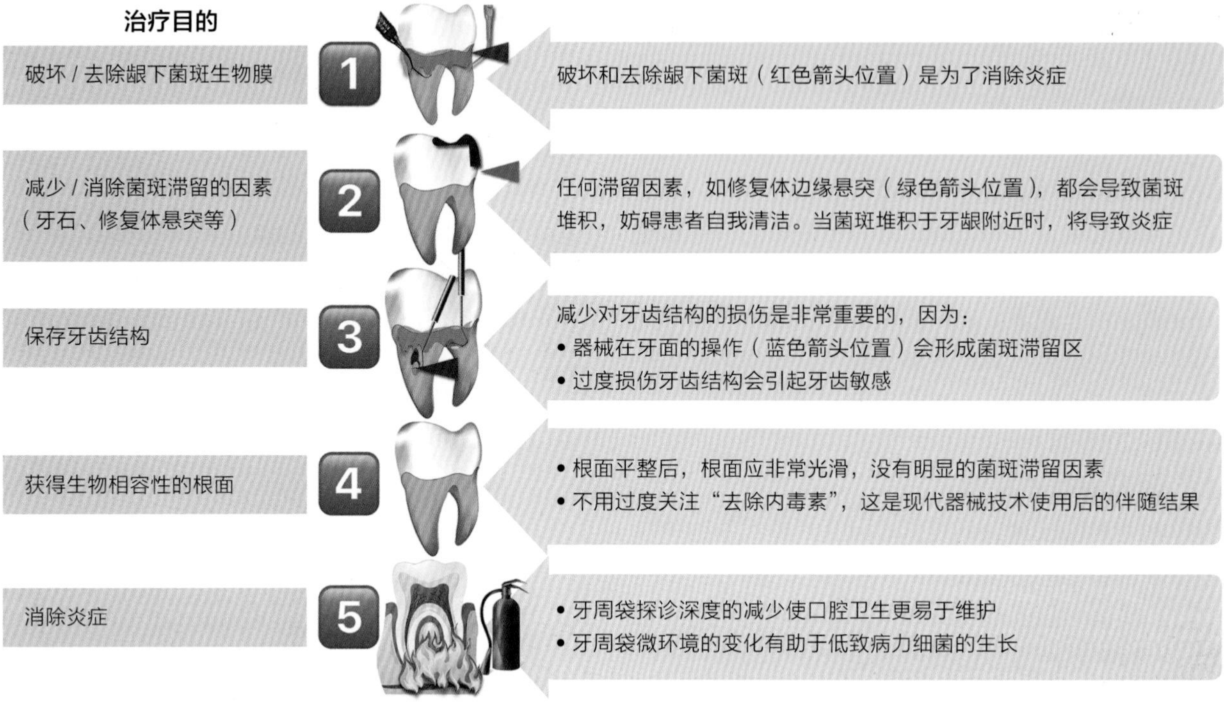

治疗目的

破坏 / 去除龈下菌斑生物膜	**1**	破坏和去除龈下菌斑（红色箭头位置）是为了消除炎症
减少 / 消除菌斑滞留的因素（牙石、修复体悬突等）	**2**	任何滞留因素，如修复体边缘悬突（绿色箭头位置），都会导致菌斑堆积，妨碍患者自我清洁。当菌斑堆积于牙龈附近时，将导致炎症
保存牙齿结构	**3**	减少对牙齿结构的损伤是非常重要的，因为： • 器械在牙面的操作（蓝色箭头位置）会形成菌斑滞留区 • 过度损伤牙齿结构会引起牙齿敏感
获得生物相容性的根面	**4**	• 根面平整后，根面应非常光滑，没有明显的菌斑滞留因素 • 不用过度关注"去除内毒素"，这是现代器械技术使用后的伴随结果
消除炎症	**5**	• 牙周袋探诊深度的减少使口腔卫生更易于维护 • 牙周袋微环境的变化有助于低致病力细菌的生长

图 28.1　现代牙周机械治疗的目标。现代牙周机械治疗目标主要是通过去除菌斑生物膜和促进其滞留的因素，减少牙周炎症，以增强健康的生物牙－牙周组织界面。图中讨论了每个主要治疗节点背后的基本原理[1]

表 28.2　牙周非手术治疗[6]

	预防		治疗
	一级预防	二级预防	基础 / 病因治疗
临床表现	健康	牙龈炎	牙周炎
治疗策略	刷牙和其他口腔卫生措施。根据口腔局部状况（如牙间隙、牙列拥挤），选择合适的手段；通过手工或超声器械每6个月定期洁治和抛光	除了一级预防的清创和口腔卫生措施，可通过洁治和冲洗去除菌斑生物膜	除了在一级和二级预防下讨论的清创和口腔卫生措施，用于根面清创的闭合性龈下治疗和去除促进菌斑滞留的因素（如龈下牙石、突出的修复边缘）

过去和现阶段，第一阶段（非手术）牙周治疗中使用的各种非手术治疗方式包括：

1. **洁治**
   • 破坏和去除菌斑生物膜。
   • 减少 / 去除牙石。
   • 消除炎症。

2. **根面平整**
   • 去除根面附着的牙石和牙骨质表面的内毒素。
   • 恢复光滑、坚硬的根面。

3. **刮治术**　旨在通过以下方式将慢性病灶转变为急性手术伤口，以促进更好的愈合：

   • 龈缘退缩。
   • 上皮附着于牙齿表面。

4. **根面清创或去除内毒素**
   • 破坏和去除龈下生物膜。
   • 减少 / 去除促进菌斑滞留的因素（如牙石）。
   • 保护牙齿结构。
   • 创建具有生物相容性的根面。
   • 消除炎症。

刮治和根面平整通常结合使用，并且在局部麻醉下同时进行。图 28.2 描述了满足牙周非手术治疗目标的各种治疗方案的相关性。

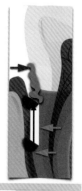

刮治
用于清除菌斑和牙石的机械治疗
NST 的现代观念：牙周治疗的基石和起点

→ 牙菌斑和牙石　→ 牙周袋衬里上皮
→ 牙骨质　　　　　 牙周袋衬里下方的结缔组织

根面平整
去除附着在根面的牙石，平整粗糙的根面以及去除含有内毒素的牙骨质
NST 的现代观念：虽然去除含有内毒素的牙骨质不再是治疗的目的，根面的轻度平整仍然在临床应用，以便产生相对光滑的表面，避免菌斑积聚

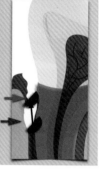

根面清创
去除牙菌斑和牙石，而不需要特意去除牙骨质或牙周袋内壁衬里上皮
NST 的现代观念：牙周综合治疗是牙周病患者非手术治疗的选择

袋内壁刮治术
去除牙周袋衬里上皮，有时候连同上皮下方的结缔组织一并去除
NST 的现代观念：与单纯刮治的临床愈合结果相似，不再推荐使用

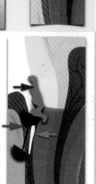

图 28.2　牙周非手术治疗的现代观念。经典的龈下刮治和根面平整（SRP）是同一次非手术治疗过程中的两个组成部分。根面平整和刮除——在过去分别作为去除感染牙骨质和牙周袋衬里上皮的独立步骤——现在不再是牙周机械治疗的主要目标。目前的观点认为，使用手工或超声仪器、激光等进行刮治（治疗的起点）和根面清创（不为去除内毒素而特意去除牙骨质的牙周综合治疗）是牙周非手术治疗中更有效的治疗方式 [2, 3]

牙周器械的分类

根据用途，牙周器械被分为：

1. **牙周探针**——用于牙周袋的定位和深度测量，并确定其形态。
2. **探针**——用于探查牙石和龋齿，并检查术后牙面的光滑度。
3. **牙周治疗器械**——用于牙面和根面的刮治和清创。
4. **内镜**——用于观察牙周袋和根分叉部的沉积物。
5. **清洁和抛光器械**——用于清洁和抛光牙面、种植体和修复体。

图 28.3 详细讨论了用于牙周非手术治疗的各种器械。它们的使用都有一个共同的目的，即对牙齿 / 种植体表面和牙周袋进行刮治和清创。读者可参阅《纽曼 – 卡兰萨临床牙周病学》（第 13 版），了解所有器械的详细说明。

器械治疗的总体原则

有效器械的某些基本先决条件是所有牙周器械共有的：

1. **可及性**——取决于患者和术者体位以及恰当的牵拉。
2. **能见度**——取决于舌、颊部等组织的适当牵拉，以及术区的良好照明（直接来自牙椅的光源、器械的光纤、术者的头灯或口镜的间接反射光）。
3. **锋利的器械**——可以有效去除牙石；圆钝的器械切削力不足，为弥补其刮治的无效性，术者可能过度用力，从而造成不必要的创伤。
4. **术区清晰**——依赖于吸唾器正确吸出唾液、血液和碎屑或用纱布擦拭 / 吸干。
5. **器械的稳定性**——取决于器械的握持和支点（提供一个稳固的"支点"，防止器械控制不佳导致牙龈损伤 / 撕裂）。非操作手的示指 / 拇指通常用于器械的柄 / 颈部上，加强支点，以实现更好的控制。
6. **器械的使用**——取决于器械工作端的贴合度、柄和工作刃的角度、器械使用过程中施加的侧向压力，以及根据不同目的在不同方向使用的"提拉"力。

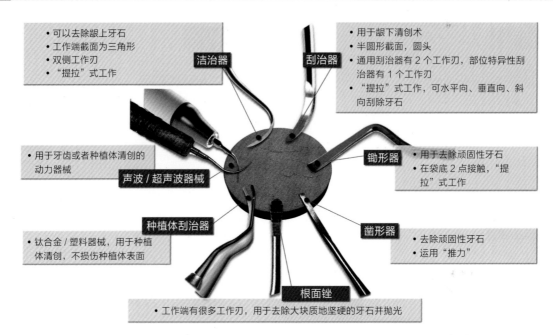

图 28.3   用于牙周非手术治疗的器械。该图描述了用于非手术治疗的不同器械。它们可分为（1）手工器械——洁治器、刮治器、锄形器、凿形器、根面锉、种植体洁治 / 刮治器——和（2）动力器械——声波 / 超声波洁牙机。注意：器械尖端未按比例描绘

摘自 Newman, M.G., Takei, H.H., Klokkevold, P.R., et al. (2019). Newman and Carranza's Clinical Periodontology (13th ed.). Philadelphia: Elsevier.

图 28.4 详细说明了术者进行有效的器械操作时各种类型器械的握持手法、支点和用力。

牙周非手术治疗中的手工和超声器械

在大多数情况下，手工和超声器械相互配合使用，以实现有效的牙周清创。一种或另一种的使用程度可能取决于个人偏好、专长和操作培训。读者可参阅《纽曼－卡兰萨临床牙周病学》（第 13 版），详细讨论各种器械的设计、用途和使用方法。

◆ 临床思维拓展

手工和超声器械的主要设计差异是什么？

手工洁刮治器械和洁刮治技术的目的在于破坏牙齿与沉积物二者界面的结合。手工器械的工作刃从牙石的根尖端边缘开始对牙齿表面进行清创，而超声器械虽然有时也在牙齿－沉积物界面工作，但主要通过消融 / 磨损去除牙石。它们依靠振动和生物力（声流、湍流和空穴效应）从牙齿表面去除菌斑 / 牙石沉积物。因此，使用超声器械叠瓦式洁 / 刮治时，不需要像使用手动器械清创时通常需要的严格控制的压力；相反，轻柔的压力和握持能够更有效地工作。

必须充分了解手工和动力器械在操作上的差异；以相同的方式使用它们可能影响治疗效果，并且可能损伤牙周组织和（或）损坏器械。不应将超声洁牙机当作"有动力的手工器械"来使用。两种器械的正确使用原则是不同的，图 28.5 简要讨论了二者的细微差别。

牙周非手术治疗的局限性

虽然牙周非手术治疗是针对牙周病病因的保守且有效的方法，但这种方法存在一定的局限性。

- 对深牙周袋中龈下牙石的观察和器械进入路径受限——术者主要依靠触觉来评估是否所有沉积物都已从牙根表面被有效去除，这可能不完全可靠。
- **探诊深度大于 6 mm 时，与手术治疗相比，非手术治疗后牙周袋深度减少较少**——在探诊深度大于 6 mm 的情况下，与非手术治疗相比，手术治疗可以使牙周袋深度减少更多。
- **无法进行再生治疗**——无法使用非手术方法进行再生治疗（如引导性组织再生术）；非手术治疗中，大部分临床附着的获得是由于修复 / 再附着，而不是"新附着"的形成。

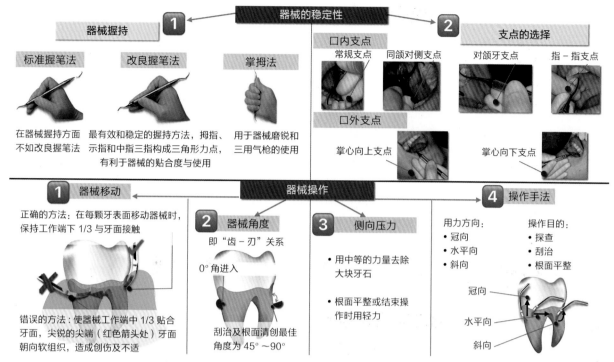

图 28.4　**器械的稳定和使用。** 器械的稳定性取决于（a）器械的握持手法：改良握笔法控制器械效果最佳，而掌拇法最差；（b）口内支点或口外支点。口内支点可邻近工作牙位（常规）、同颌的对侧（对侧牙）、对颌牙或非操作手的示指 / 拇指上（指－指支点），都是稳定的。口外支点以操作手的手指背面（掌心向上）或正面（掌心向下）为支点，以获得最大的稳定性。器械的正确使用取决于：

1. 贴合度——只有工作端的下 1/3，即距工作刃尖端的最后几毫米，在操作时必须始终与牙齿表面接触。这可以防止锐利的尖端损伤软组织，尤其是在窄而深的牙周袋中。
2. 角度——工作端放入龈沟内时，须与牙面平行；即 0° 角进入，并在操作时保持在 45°～90°。如果角度大于 90°（太钝）或小于 45°（太锐），则牙石去除效果不佳。
3. 侧向压力——器械在牙齿表面施加的压力大小取决于沉积物的性质（顽固的牙石 / 牙菌斑生物膜 / 松散的碎屑）和操作的目的（刮治或根面平整）。
4. 操作手法——垂直、倾斜或水平方向的"提拉"动作，用于探查、刮治和根面平整。"探查"是一种轻柔"感觉"过程，用于评估牙周袋形态或探查牙石或者牙面的不规则性。"刮治"是一个去除牙石的短而有力的"拉动"动作。"根面平整"是一种轻到中度的"拉动"动作，用于对根面进行最终的平整。

注意：图示未按比例绘制，旨在理解概念

摘自 Newman, M.G., Takei, H.H., Klokkevold, P.R., et al. (2019). Newman and Carranza's Clinical Periodontology (13th ed.). Philadelphia: Elsevier.

- **牙龈退缩和牙齿敏感的副作用**——尽管程度可能比牙周手术治疗小，但软组织退缩和牙本质敏感可能也会在牙周非手术治疗后出现。

总结

当前，在临床实践中有几种公认的非手术治疗方式，但围绕它们的使用和命名法存在一些混乱。

无论是作为主要治疗手段还是作为其他治疗手段的辅助，临床医生在特定情况下选择牙周治疗都应有充分的理由支持。牙周治疗的成功取决于牙周组织的愈合反应，而不仅仅是完全去除牙石。本章重点关注治疗相关性，根据目前对这种疾病的理解，讨论了当今临床实践中各种非手术治疗方式背后的基本原理。

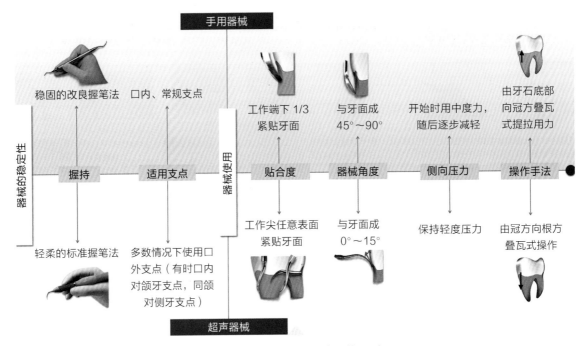

图 28.5　器械握持和使用的原则

摘自 Newman, M.G., Takei, H.H., Klokkevold, P.R., et al. (2019). Newman and Carranza's Clinical Periodontology (13th ed.). Philadelphia: Elsevier.

案例练习

　　临床场景：患者是一位 55 岁的机械工程师，5 年前他的牙医发现他患有严重的牙周炎伴有多处脓肿，随后被诊断为糖尿病，并进行了治疗。他每天早上注射 20 单位胰岛素，同时服用格列本脲、阿托伐他汀（立普妥）和氯沙坦。患者超重，患有高血压，即使服用药物，他的空腹血糖有时也超过 200 mg/dL。他在诊所的主诉是右上第一前磨牙（5 号牙）疼痛并且左下第二磨牙（18 号牙）咀嚼时不适。自从 5 年前接受洁治和刮治后，他没有接受过任何牙周治疗，当时的医生要求他进行复诊。检查发现：数颗磨牙有根分叉病变，伴有严重的骨丧失和溢脓；广泛的探诊出血，但没有活动性牙周脓肿。口腔卫生差，广泛性重度牙周炎（广泛性牙周炎，Ⅲ期，B 级），探诊深度为 4~9 mm，口内中度至重度牙石。

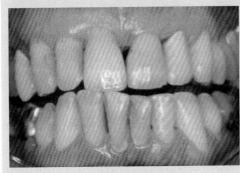
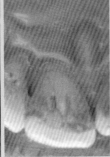
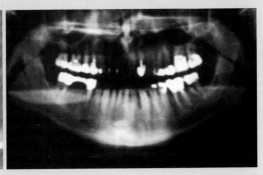

问题

　　1. 对于该患者，以下哪种刮治器对刮除右上中切牙（8 号牙）腭侧 6 mm 牙周袋中的坚韧薄层牙石最有效（该牙垢非常牢固、紧密）？

a. Gracey #7-8, Gracey #13-14

b. Gracey #11-12, Gracey #5-6, Gracey #7-8

c. Gracey #13-14, Mini Five #13-14, Micro Mini #13-14

d. Gracey 刮匙 Sub-0, Mini Five #5-6, 或 Micro

Mini #1-2

2. 使用 Gracey 刮治器时，下列哪些区域你会采用口外支点？

a. 组织致密的上前牙唇侧

b. 有大量牙石的下前牙舌侧

c. 有根分叉病变的下颌磨牙颊侧

d. 有深牙周袋的上颌磨牙近中

3. 任何超声工作尖作用于牙齿或牙根表面时，其运动范围的最大宽度为：

a. 1～2 mm

b. 2～4 mm

c. 4～6 mm

d. 6～8 mm

4. 作为牙线的替代品，水牙线是否可以减少菌斑和出血？

a. 同样有效

b. 效果较差

c. 效果较好

5. 4 周后对刮治和根面平整的效果进行再评估时，成功的最佳指征是：

a. 牙周袋深度减少

b. 没有探诊出血？

c. 根面光滑

d. 没有菌斑

本章改编自《纽曼 – 卡兰萨临床牙周病学》（第 13 版）的第 50 章和第 51 章，是对这些章节中许多重要部分的总结。读者可阅读相关章节，以全面了解重要内容的知识点。

答案解析

1. 答案：d

解析：d 中列出的三种迷你工作端的 Gracey 刮治器更适合刮除牙根腭侧深部组织致密处的顽固牙石。其他选项包括标准 Gracey 刮治器，由于太大而不适合在这样的腭侧面使用。

2. 答案：d

解析：口外支点最适合上颌磨牙的近中面。口内支点最适合选项中列出的其他区域，这些区域应使用迷你工作刃的 Gracey 刮治器进行刮治。

3. 答案：a

解析：由于牙齿或牙根表面存在曲度，任何超声工作尖或手动器械在操作过程中只有 1～2 mm 与牙齿贴合。无论超声工作尖端的设计或长度如何，都是如此。

4. 答案：c

解析：新的研究表明，水牙线在减少出血和牙龈炎症方面比牙线更有效。许多因素可能促成了这一结果。对大多数人来说，水牙线比传统牙线更容易使用，并且已被证明可以减少 6 mm 深牙周袋内的细菌；这可能会使有牙周袋或难以进入区域的患者受益。

5. 答案：b

解析：没有探诊出血是刮治和根面平整成功的最可靠指标。存在探诊出血表明根面极大可能存在残留的龈下牙石，尤其是在深牙周袋处。牙周袋深度减少、牙根光滑和没有牙菌斑都是积极的结果，但如果探诊出血持续存在，这些结果的意义则并不大。

参考文献

[1] George, M. D., Donley, T. G., & Preshaw, P. M. (2014). Ultrasonic periodontal debridement: theory and technique. John Wiley & Sons, Inc.

[2] Nyman, S., Westfelt, E., Sarhed, G., & Karring, T. (1988). Role of "diseased" root cementum in healing following treatment of periodontal disease. A clinical study. Journal of Clinical Periodontology, 15, 464–468.

[3] Cheetham, W. A., Wilson, M., & Kieser, J. B. (1988). Root surface debridement: an in vitro assessment. Journal of Clinical Periodontology, 15, 288–292.

[4] Van Dyke, T. E. (2008). The management of inflammation in periodontal disease. Journal of Periodontology, 79, 1601–1608. PMID: 18673016.

[5] Moore, J., Wilson, M., & Kieser, J. B. (1986). The distribution of bacterial lipopolysaccharide (endotoxin) in relation to periodontally involved root surfaces. Journal of Clinical Periodontology, 13, 748–751.

[6] Wolf, H. F., Edith, M., Klaus, H., Rateitschak-Plüss, E., & Hassell, T. M. (2005). Periodontology: Color atlas of dental medicine. New York: Thieme Stuttgart.

第29章

牙周病的抗生素与宿主防御功能调节治疗

❁ 相关术语

术语 / 缩写	释义
阿莫西林	具有广泛抗感染谱（包括革兰阳性菌和革兰阴性菌）的半合成青霉素
杀菌剂	真正杀死细菌的药剂
抑菌剂	抑制细菌生长的药剂
联合药物治疗	指服用多种药片，每片含有一种药物，或服用一种药片，但由多种药物组合在一起；可能包括连续给药（相继服用）或平行给药（同时服用）
指示剂	对牙齿、舌头和牙龈表面的细菌生物膜进行染色的溶液或薄片。常用作对患者口腔卫生宣教的激励工具
精油漱口液	含有百里酚、桉树脑、薄荷醇和水杨酸甲酯，能有效减少菌斑生物膜和牙龈炎症
宿主防御反应调节	旨在改变宿主对致病性刺激反应的治疗。一个很好的例子是亚抗菌剂量多西环素能抑制基质金属蛋白酶（参与胶原蛋白降解的酶），从而调节宿主对微生物感染的反应
甲硝唑	具有抗原虫功效的硝基咪唑，常与其他抗生素联合治疗厌氧菌感染
非甾体抗炎药（NSAIDs）	通过抑制环氧合酶来抑制前列腺素合成的药物，具有抗炎作用

❁ 观点快读

抗牙周生物膜的抗生素	由于口腔生物膜具有很强的适应性，并保护细菌免受抗生素的影响，通常需要非常高的抗生素浓度才能产生效果。因此，机械去除牙齿表面的局部因素对于破坏生物膜至关重要；抗生素主要用作全身或局部治疗的辅助剂
常用抗生素的副作用	阿莫西林：过敏反应、肠胃不适 甲硝唑：摄入酒精时会出现严重的痉挛、恶心和呕吐（双硫仑样作用） 克林霉素：伪膜性结肠炎 阿奇霉素：可改变心脏电活动，这可能引起具有潜在致命性的 QT 间期延长
全口抗感染方案	包括： 1. 24 小时内两次就诊，去除所有菌斑和牙石 2. 用 1% 洗必泰凝胶刷舌 3. 用 1% 洗必泰溶液进行牙周袋内冲洗

观点快读（续）

龈沟外细菌储存库	许多牙周病原菌（如伴放线聚集杆菌）能够在牙周组织内存活，这使得它们能够在机械去除牙菌斑后持续存在，因此需要辅助使用抗生素
抵抗	除了与使用抗生素有关的不良事件（如腹泻），另一个需要谨慎使用抗生素的主要因素是产生耐药菌株的可能性。由于细菌通过基因传递和各种其他机制进行的信息交流很普遍，抗生素的过度使用或误用会给牙周感染以及其他全身性感染带来局部特异性抗药性
抗生素选择	选择使用抗生素治疗牙周炎需要考虑多种因素，包括特定的微生物群组成、特定药物在牙龈中的生物利用度、不良事件、病史和费用。理想情况下，抗生素的选择应基于药物敏感性试验。虽然四环素在治疗牙周炎方面具有多种优势，但由于存在多种耐药菌株，它们的使用受到了限制。目前，阿莫西林（加或不加克拉维酸盐）和甲硝唑的组合是最常用的针对牙周致病菌的全身性抗生素治疗方案
相互作用	由于杀菌抗生素对活跃生长的细菌有效，应避免同时使用抑菌抗生素（抑制细菌生长）。阿莫西林（杀菌剂）和四环素（抑菌剂）应连续给药而不是同时给药
用于急性症状的抗生素	不建议对急性牙周疾病（如坏死性牙龈炎）使用抗生素，除非有全身受累的体征和症状，例如发热、淋巴结肿大或不适
局部使用的抗菌剂	一系列制剂，包括药片和可注射凝胶，可用于牙周袋内抗菌剂和控释药物的局部给药。它们的优势是靶向给药，避免口服/全身给药相关的不良事件
化学性菌斑控制	大量的抗菌剂可作为机械性口腔卫生控制的辅助手段。虽然它们有助于减少菌斑和（或）牙龈炎，但长期使用时必须权衡利弊。例如，长期使用洗必泰作为漱口水可能会导致牙齿、舌和修复体染色，以及短暂的味觉损害

核心知识

牙周治疗中全身性抗生素的使用

牙周治疗的非手术治疗阶段通常包括机械治疗，旨在从根面和龈牙结合部去除菌斑和其他沉积物，以减少微生物负担。菌斑基质为病原体抵抗抗菌剂提供了保护环境，因此通过机械治疗破坏菌斑，并结合患者对龈上菌斑的良好控制，将增强微生物对抗生素的敏感性。在一组牙周炎患者中，全身性抗生素的辅助使用可以改善机械治疗的临床疗效[1]。用于评估牙周治疗中抗生素使用需求的治疗决策树（图 29.1）。

用于治疗牙周病的抗生素及其主要特点见表 29.1 和表 29.2。表 29.3 列出了在不同牙周状况下使用全身性抗生素的适应证。表 29.2 重点介绍了可局部使用的抗生素。

牙周治疗中的局部控释抗生素

在这种给药方式中，不是让患者口服药物（如全身给药），而是将抗生素直接注入牙周袋中。然后活性成分以持续控释的方式释放，在局部环境中提供有效剂量（有关可用的局部给药系统的详细信息，请参见表 29.2）。与全身使用抗生素相比，局部给药具有以下优势：

1. 能够在局部提供更高浓度的药物。
2. 有助于克服全身性副作用，提高患者依从性。
3. 降低与全身使用抗生素相关的微生物耐药性的风险。

临床思维拓展

从全身性使用抗生素中受益的牙周炎患者的特征是什么？

具有某些特征的牙周炎患者可从全身性使用抗生素的辅助治疗中受益[1]：

- 龈下生物膜中牙周致病菌（如牙龈卟啉单胞菌）数量较多的患者。
- 尽管进行了充分的刮治和根面平整，但是患者疾病进展迅速（持续的临床附着丧失）。
- 重度牙周炎患者。

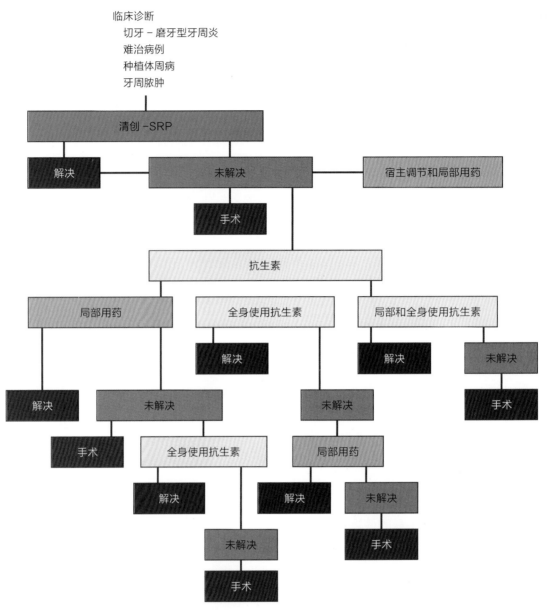

图 29.1　牙周病抗生素治疗的药物选择与时机的决策树

摘自 Newman, M.G., Takei, H.H., Klokkevold, P.R., et al. (2019). Newman and Carranza's Clinical Periodontology (13th ed.). Philadelphia: Elsevier.

刮治和根面平整后，通常将局部使用的抗生素注射到需要抗生素辅助治疗位点的牙周袋中（图29.2）。局部使用抗生素的适应证包括：（a）作为辅助治疗（与减少牙周袋深度的非手术或手术治疗同时使用）和（b）用于治疗种植体周围炎的位点。

宿主调节

尽管牙周病是一种感染性疾病，牙周病导致的组织破坏（如临床附着丧失）是宿主介导的。因此，病原体和破坏性的宿主反应都参与了牙周炎的发生和发展。宿主调节的观点认为，牙周病的成功治疗可能需要同时处理病原体和调节宿主免疫反应的整合疗法。在高风险患者中，将宿主调节治疗与机械治疗相结合，有助于获得良好的临床疗效。表29.4列出了一些已在牙周病学研究中评估过疗效的全身和局部给药的宿主调节剂。亚抗菌剂量的多西环素作为一种宿主调节剂，是目前唯一被批准用于治疗牙周炎的辅助刮治和根面平整的辅助全身药物。

表 29.1　用于治疗牙周病的抗生素

种类	药物	主要特点	可用于局部用药（现在 / 过去）
盘尼西林（青霉素）	阿莫西林	广谱抗生素，口服吸收良好，全身性使用	
	奥格门汀（阿莫西林 + 克拉维酸钾）	对产生青霉素酶的微生物有效，全身性使用	
四环素	米诺环素	广谱抗生素；可全身和局部应用（龈下）	是
	多西环素		是
	四环素	广谱抗生素；全身和局部应用（龈下）；以亚抗菌剂量进行化学治疗，用于调节宿主防御功能（免疫调节制剂）；广谱抗生素	是
喹诺酮	环丙沙星	对革兰阴性杆菌有效，促进与健康相关的微生物群落生长	
大环内酯类	阿奇霉素	药物集中在炎症部位，全身性使用	
林可霉素衍生物	克林霉素	用于青霉素过敏患者，对厌氧菌有效，全身性使用	
硝基咪唑类	甲硝唑	对厌氧菌有效；全身使用和作为凝胶局部（龈下）使用	是

氯己定是一种抗菌剂，也可在局部使用。

摘自 Newman, M.G., Takei, H.H., Klokkevold, P.R., et al. (2019). Newman and Carranza's Clinical Periodontology (13th ed.). Philadelphia: Elsevier（表 52.1）。

表 29.2　用于治疗牙周炎的局部给药抗生素

	米诺环素	多西环素	洗必泰
商品名	Arestin	Atridox	Periochip
载体	聚合物微球	可生物降解的聚合物	可降解的明胶片
药物浓度	生物可吸收微球中的米诺环素浓度为 2%	10% 多西环素（使用注射器的凝胶系统）	2.5 mg 洗必泰被加入明胶基质中
对微生物的作用	抑菌	抑菌	抑菌 / 杀菌

注：Actisite 是一种含有四环素类抗生素的乙烯或醋酸乙烯酯共聚物纤维，是 20 世纪 90 年代初引入美国市场的第一个产品，为原型系统。这种四环素纤维在美国已不再销售。

表 29.3	全身使用抗菌药物的临床适应证
疾病	**全身使用抗菌剂**
牙龈疾病	不推荐使用抗生素
坏死性牙龈炎	除非有全身并发症（如发热、淋巴结肿大），否则不推荐使用抗生素
牙周炎	效果有限，不推荐使用抗生素
切牙－磨牙型牙周炎	推荐使用抗生素；为了获得最佳效果，刮治和根面平整完成时，抗生素应达到治疗浓度（所有清创应在 1 周内完成）；最佳抗生素种类、剂量、给药频率和用药时间尚未确定
坏死性牙周炎	抗生素的使用取决于患者的全身状况
伴有全身性疾病的牙周炎	抗生素的使用取决于患者的全身状况
牙周脓肿	不推荐使用抗生素

摘自 Newman, M.G., Takei, H.H., Klokkevold, P.R., et al. (2019). Newman and Carranza's Clinical Periodontology (13th ed.). Philadelphia: Elsevier（表 52.3）。

局部控释抗菌药物的临床应用

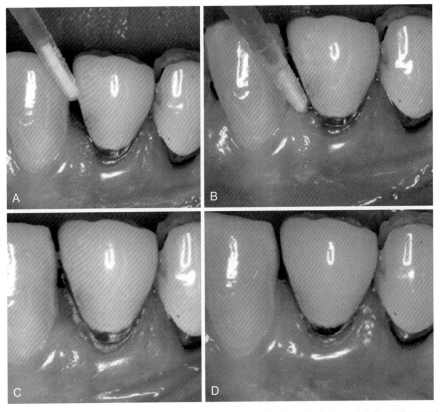

图 29.2　局部控释抗菌药物的临床应用。（A 和 B）使用注射器局部施用抗生素。（C）用药后即刻。（D）用药后 1 周

摘自 Newman, M.G., Takei, H.H., Klokkevold, P.R., et al. (2019). Newman and Carranza's Clinical Periodontology (13th ed.). Philadelphia: Elsevier.

表 29.4	在牙周治疗中使用宿主防御功能调节剂	
给药途径	药物类别	示例
全身给药	非甾体抗炎药	吲哚美辛、萘普生和氟比洛芬
	双膦酸盐	阿仑膦酸盐
	亚抗菌剂量多西环素	多西环素
局部给药	非甾体抗炎药	酮咯酸漱口水，酮洛芬
	釉基质蛋白、生长因子和骨形态生成蛋白（bone morphogenetic protein，BMP）	重组人血小板衍生生长因子，重组人 BMP-2

◆ 临床思维拓展

在牙周炎的治疗中辅助使用局部给药系统的临床考虑是什么？

适应证：常规牙周治疗后局部复发和（或）残留探诊深度不小于 5 mm（伴有炎症）的位点。

在以下情况下应考虑局部给药之外的其他治疗方式：
1. 同一象限内多个深牙周袋（不小于 5 mm）。
2. 局部给药未能控制牙周炎。
3. 存在需要手术矫正的解剖缺陷[2]。

案例练习

临床场景：一名 17 岁女性被诊断患有局限性、快速进展的切牙 - 磨牙型牙周炎（以前被称为侵袭性牙周炎），并接受了非手术治疗，包括刮治和根面平整，并辅以全身性抗生素治疗。治疗 3 年后，影像学检查显示发生了积极的改变（红色箭头）。治疗期间使用的抗生素是阿莫西林和甲硝唑。

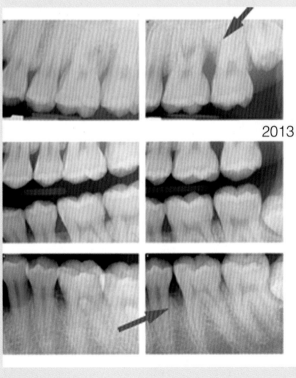
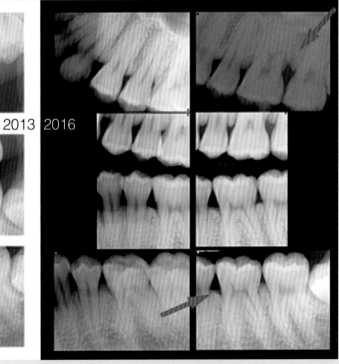

2013　2016

问题

1.根据病例介绍，哪种牙周致病菌最有可能与该病有关？

　　a.伴放线聚集杆菌

　　b.黏性放线菌

　　c.聚核梭杆菌

　　d.梅毒螺旋体

2.与全身使用抗生素相比，抗生素局部给药有什么优势？

　　a.临床效果更好

　　b.降低细菌耐药的风险

　　c.药物对结石的直接影响

　　d.更便宜

3.使用亚处方剂量多西环素（Periostat）的主要目的是什么？

　　a.对牙周致病菌有选择性杀菌作用

　　b.对牙周致病菌有广谱抑菌作用

　　c.抑制花生四烯酸通路

　　d.抑制胶原酶活性

4.以下都是市售的可局部给药的抗生素中的活性成分，_____除外。

　　a.阿莫西林

　　b.米诺环素

　　c.多西环素

　　d.洗必泰

本章改编自《纽曼－卡兰萨临床牙周病学》（第13版）第52章至第54章，是对这些章节中许多重要部分的总结。读者可阅读参考相关章节，以全面了解这一主题的重要内容。

答案解析

1.答案：a

解析：临床表现显示，患者为明显的切牙－磨牙型（以前被称为局限型侵袭性牙周炎）。伴放线聚集杆菌是最可能的牙周致病菌，因为它通常与这种情况有关。

2.答案：b

解析：与全身使用抗生素相比，抗生素局部给药降低了细菌耐药的风险。

3.答案：d

解析：抑制胶原酶（基质金属蛋白酶）活性是给予亚抗菌剂量多西环素的主要目的。

4.答案：a

解析：阿莫西林没有用于局部给药的商业化产品，但其余抗生素有。

参考文献

[1] Walters, J., & Lai, P. C. (2015). Should antibiotics be prescribed to treat chronic periodontitis? Dental Clinics of North America, 59(4),919–933. https://doi.org/10.1016/j.cden.2015.06.011.

[2] American Academy of Periodontology Statement on Local Delivery of Sustained or Controlled Release Antimicrobials as Adjunctive Therapy in the Treatment of Periodontitis. J Periodontol. 2006. 77(8):1458.doi:10.1902/jop.2006.068001.

第30章

咬合评估和治疗

相关术语

术语	释义
绝对支抗	在正畸治疗中使用微种植体作为支抗（临时支抗装置）
前牙引导	下颌前伸时，上下颌牙齿仍保持接触，下颌骨运动主要由上颌前牙的腭面引导。这构成了"前牙引导"，理想情况下，前牙引导时后牙应立即脱离接触
磨牙症	不自觉和（或）无意识地磨牙、咬牙切齿或紧咬牙，通常发生在睡眠期间
尖牙引导	下颌侧方运动时，上下颌牙齿仍保持接触，此时由工作侧尖牙的腭面引导下颌运动。理想状态下，尖牙引导时除了引导尖牙，所有后牙及前牙都脱离咬合接触
正中𬌗	上下颌牙齿在最大牙尖交错位保持接触（牙齿 - 牙齿关系）
正中关系	当两侧盘突复合体在各自的关节窝中处于其最上位，并抵住各自颞关节结节的斜面时下颌骨的位置（骨与骨的关系）
非正中运动的𬌗分离	上下颌牙齿之间脱离接触 / 咬合
非正中运动	下颌骨从正中位置开始的任何运动都被认为是非正中运动，包括： • 前伸运动——下颌骨从最大牙尖交错位向前运动。患者可以建立这种运动 • 后退运动——下颌骨从最大牙尖交错位向后运动。这需要临床医生出于诊断目的，用力推动下颌骨进行 • 侧方运动——下颌骨从最大牙尖交错位向右侧或左侧运动。下颌骨运动的一侧被称为"工作侧"。远离下颌运动的一侧被称为"非工作侧"或"平衡侧" • 归中运动——下颌从侧方运动回到最大牙尖交错位
正畸助萌术	用正畸力使牙齿冠向萌出
震颤	当患者叩齿时，感觉到牙齿的震动或微动
组牙功能𬌗	当侧方运动时，上下颌牙齿仍保持接触，工作侧上颌牙齿颊尖的腭侧斜面引导下颌运动。虽然这在稳定的咬合中是可以接受的，但不能认为它是一种理想的咬合
咬合干扰	正中关系闭口时的任何咬合接触，或妨碍其余咬合面稳定接触或功能不协调，或促进咀嚼系统不协调的咬合接触，都称为咬合干扰
咬合板	传统定制的矫治器，可在正中关系中保持双侧所有后牙同时接触，浅的前牙引导，并在非正中运动时所有后牙立即脱离接触
口腔副功能运动	牙齿的正常功能是在进食时咀嚼食物。口腔副功能运动是指使用牙齿进行咀嚼以外的活动（如磨牙症、紧咬牙、过度咀嚼口香糖、咬嘴唇或指甲、吮吸拇指）
牙周加速成骨正畸	利用选择性切开皮质骨，伴 / 不伴颗粒骨移植的临床技术，当正畸力存在时借助区域加速现象加速牙齿移动

相关术语（续）

术语	释义
区域加速现象	软硬组织对有害刺激（如切开骨皮质）的反应，该反应最终增强了组织愈合能力。骨皮质切开术是对皮质骨钻孔，使骨髓中的骨形成细胞通过穿孔到达覆盖的骨移植物，以促进骨再生的过程
牙根紧邻	当牙根靠得太近时，口腔卫生措施无法实施，这些部位的牙周病进展迅速

观点快读

咬合创伤和牙周炎	虽然牙周炎是由宿主对病原菌的免疫防御反应引起的，但咬合创伤可以加重（而不是引起）炎性骨破坏造成的局部附着丧失。因此，它是牙周破坏的一个促进因素
咬合与牙周炎症	由于炎症破坏了附着组织的完整性，牙周炎导致骨支持组织减少，因此牙周组织受损的牙齿耐受对颌牙咬合力的能力较小。正确诊断牙齿松动是过大的殆力还是活动性炎症引起的非常重要
咬合调整	炎症控制后，如果临床医生确认咬合干扰会加重附着丧失，可通过选磨牙齿咬合面对患者咬合进行直接干预
牙周患者的正畸治疗	除了通过正畸建立没有干扰的平衡殆，正畸还可用于改善牙齿排列以利于菌斑控制
骨缺损的正畸治疗	正畸治疗可以通过策略性牙齿移动促进骨缺损的治疗。例如，与近中倾斜的牙齿相关的近中骨缺损，可以通过直立牙齿来消除

核心知识

引言

所有口腔专科都需要对咬合关系进行全面分析以制订治疗计划。读者可参考第 16 章（图 16.3）了解咬合评估和可能影响牙周预后的咬合因素的概要。本章回顾了与患者牙周炎易感性相关的咬合管理的重要内容。

牙周治疗中咬合治疗的时机和目标

咬合创伤的对症治疗适用于治疗的任何阶段，但急性病变和牙周炎症未控制时除外 [1]：

- 炎症减轻后才能进行明确的咬合治疗。
- 牙周再生手术必须在咬合治疗获得满意的疗效后才能进行。

牙周治疗中咬合治疗的目标是 [2]：

- 减轻（或消除）牙齿动度。
- 建立或维持稳定且生理上可接受的最大牙尖交错位（正中殆）。
- 维持有效的咀嚼功能，在边缘运动时没有殆干扰。
- 建立符合发音和美学需求的无痛和舒适的咬合。

◆ 临床思维拓展

未解决的咬合创伤的临床指征是什么？

对于因咬合创伤而接受治疗的患者，如果其他促进因素（牙周病、牙髓感染等）已经得到有效控制，但仍然存在以下情况，则表明他们需要继续进行咬合治疗：

- 牙齿松动度持续增加。
- 牙齿继续移位（排除过大的殆力），导致牙间隙增加。
- 与咬合创伤相关的影像学变化（如牙周膜间隙增宽、根分透射影）持续存在并加重。
- 咀嚼过程中的疼痛和不适、过早接触和咬合干扰持续存在。
- 持续的副功能习惯和颞下颌关节功能紊乱加重。

- 消除或改变副功能习惯（如磨牙症）。

咬合治疗作为牙周治疗的一部分

咬合治疗的所有努力都是为了消除过大的殆力，特别是牙周受损的牙齿，并维持颞下颌关节和咀嚼肌协调的生理功能。为此，可以使用几种不同的方法来完成咬合治疗：

- 咬合调整（如牙冠成形术、选磨、牙冠修形、咬合平衡）。
- 使用咬合夹板管理副功能习惯。
- 正畸移动牙齿。
- 使用活动或固定义齿暂时或永久性地固定松动牙。

影响牙周健康的咬合问题的不同治疗方法如图30.1 所示。

正畸治疗的辅助作用

对成年牙周病患者而言，正畸治疗有多种益处。图 30.2 显示了正畸治疗在患者牙周治疗中的不同辅助作用。

◆ 临床思维拓展

牙周患者咬合治疗可接受的结果 / 终点是什么？
咬合治疗后的理想结果包括[2]：

- 牙齿松动度降低 / 不松动（如果牙齿松动，但可以舒适地行使功能，没有疼痛不适及动度进一步加重的危险，那么具有松动度降低的牙齿是可接受的）。
- 防止进一步的牙齿移位（牙周条件差的牙齿，其病理性移位可能由于唇颊舌肌等力量的改变而缓解，也可能无法缓解）。
- 随访中，影像学改变稳定或减小。
- 稳定的、生理和美学上可接受的、与牙周健康相适应的咬合关系。

案例 1：咬合治疗中的咬合平衡与正畸

1. 右上颌第一磨牙过度萌出
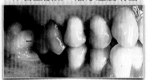
2. 伴邻间牙槽骨吸收
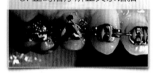
3. 标记显示准备采用牙冠成形术平整咬合平面（虚线）
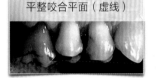

4. 咬合平整术后效果（多次复诊后）显示已平整的咬合平面（虚线）
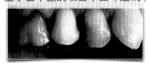
5. 正畸治疗矫正其余错𬌗
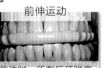
6. 完善的咬合有助于牙周的稳定
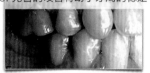

案例 2：咬合板治疗

最大牙尖交错位 / 前伸运动
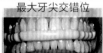
侧方运动
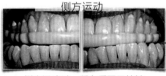
咬合板
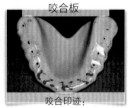

正中关系时，尖牙和所有后牙双侧同时接触

前伸时，所有后牙脱离接触，即失去咬合接触（红色箭头）

侧方运动时，所有后牙无接触（红色箭头）

咬合印迹：后牙区点状，前牙区线状

图 30.1　咬合治疗中使用的不同方法示例

案例 1：使用咬合平衡和正畸方法治疗创伤𬌗，增强牙周稳定性。
- 为了调整咬合平面，并防止丧失的咬合对上颌磨牙牙周支持组织产生不利影响，第一磨牙的咬合面需要进行平整，并对错𬌗进行正畸矫正。

案例 2：使用𬌗垫减少副功能习惯的不利影响，包括牙齿松动异常。
- 设计良好且准确佩戴的𬌗垫有助于咀嚼系统功能，并在牙周组织愈合时促进上下颌松动牙的稳固。
- 固位𬌗垫的牙齿的负荷应尽可能接近其牙体长轴。
- 随着牙齿因𬌗垫的持续使用而变得稳固，咬合干扰可能会变得更加明显，需要进一步进行咬合平衡以获得稳定的效果。
- 正中关系时，所有上下颌后牙在应双侧同时接触、浅的前牙引导，并在每次边缘运动时所有后牙立即脱离接触，这是上颌和下颌𬌗垫的关键要素。

摘自 Newman, M.G., Takei, H.H., Klokkevold, P.R., et al. (2019). Newman and Carranza's Clinical Periodontology (13th ed.). Philadelphia: Elsevier.

竖直近中倾斜的磨牙，改善倾斜所致的
近中骨缺损及深牙周袋

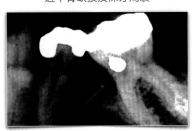

矫正边缘嵴高度不一致和过近的
牙根，重塑正常的邻间外形

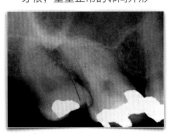

下颌牙根分叉缺损可通过分根术
矫正，获得适当的邻间软硬组织
外形，以利于后期修复

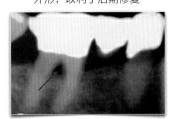

改善错𬌗畸形导致的牙龈退缩
（常见相关牙的唇裂）

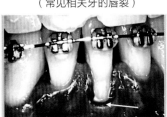

折裂牙助萌术使修复体
有利于牙周健康

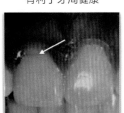

正畸治疗为种植提供可用空间

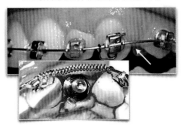

图 30.2　牙周和种植体周治疗中的正畸辅助治疗

摘自 Newman, M.G., Takei, H.H., Klokkevold, P.R., et al. (2019). Newman and Carranza's Clinical Periodontology (13th ed.). Philadelphia: Elsevier.

案例练习

临床情景： 一位 63 岁的女性主诉"我的牙齿在晃动，我觉得它们要掉出来了"。牙科病史：她有一个刚刚折断的可摘局部义齿。右上第一磨牙（3 号牙）位置的种植体 10 多年前就已植入，但从未修复（A）。口内检查：广泛的牙周膜间隙增宽，牙齿 2~3 度松动。大部分 PD 为 1~3 mm，BOP（+）位点小于 10%。

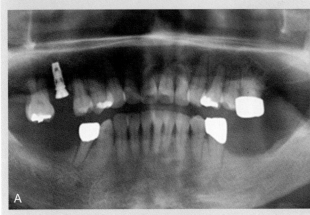

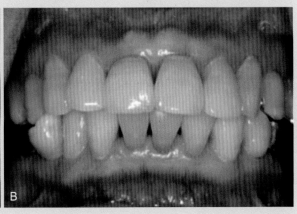

问题

1. 根据现有定义，该患者的咬合创伤可归为
_____。

a. 原发性

b. 继发性

c. 基础治疗后为原发性，骨手术后为继发性

2. 继发性咬合创伤有什么特点？

a. 继发指恒牙列，原发指乳牙列

b. 继发指二次发生的创伤

c. 继发指存在附着丧失

d. 原发是全科医生的诊断，继发是专科医生的诊断

3. 该患者从以下哪个操作中获益最多？

a. 组织活检

b. 刮治和根面平整

c. 咬合板

d. 开放性翻瓣清创

4. 以下所有都是第一阶段治疗的一部分，_____ 除外。

a. 动机性访谈

b. 口腔卫生宣教

c. 咬合调整

d. 骨手术

本章改编自《纽曼 – 卡兰萨临床牙周病学》（第13 版）的第 26 章、第 55 章和第 56 章，是对这些章节中许多重要部分的总结。鼓励读者阅读参考相关章节，以全面了解这一主题的重要内容。

答案解析

1. 答案：a

解析：这是一例原发性咬合创伤。附着丧失极少，可见咬合创伤的特征（广泛的牙周膜间隙增宽，牙齿松动），表明创伤性咬合力作用于正常牙周组织。

2. 答案：c

解析：原发性咬合创伤一般没有附着丧失，而继发性咬合创伤一般发生于存在附着丧失时。

3. 答案：c

解析：考虑到临床和影像学表现，该患者最可能受益于使用咬合板。

4. 答案：d

解析：所有选项均属于第一阶段治疗，除了骨手术，它是第二阶段治疗的一部分。

参考文献

[1] Reinhardt RA, Killeen AC. Do Mobility and Occlusal Trauma Impact Periodontal Longevity? Dent Clin North Am,2015;59(4):873–883. PMID: 26427572.

[2] American Academy of Periodontology. (2000). Parameter on occlusal traumatism in patients with chronic periodontitis. Journal of Periodontology, 71(Suppl. 5), S873–S875.

第31章

牙周手术的适应证与基本原则

相关术语

术语	释义
脱敏剂	控制牙根敏感症的药物
电凝法	最初进入软组织时使用电凝电流控制凝血和出血
电外科和放射外科	使用150万～750万次/秒的可控高频电流（无线电）进行软组织外科手术的技术
龈乳头刀	有特殊的外形，用于去除邻间软组织的工具
长结合上皮	治疗后，病变部位可以通过在牙齿上形成长结合上皮附着来愈合，而不是通过再生形成支持短结合上皮附着的新结缔组织牙周附着。这种类型的愈合被认为是修复性的；与真正的附着组织再生相比，它可能不是最理想的
持针器	用于外科手术完成后在所需位置缝合组织瓣
牙周塞治剂	在手术部位用于保护伤口的外科敷料。它可以是氧化锌/丁香酚（Wonder Pak）或非丁香酚（Coe-Pak）
牙周刀（牙龈切除刀）	常用于牙龈切除或组织切除的器械
骨膜剥离器	翻瓣术中切开后，用于分离和移动黏骨膜瓣，使其与下方的骨分离（不同于牙挺）
第二阶段治疗	牙周治疗的手术治疗阶段，在口腔健康教育/激励、控制菌斑生物膜和对患牙牙根进行彻底的机械治疗（即第一阶段治疗）之后进行
消除牙周袋	切除或再生的方法减少牙周袋深度的外科治疗
牙根敏感症	因温度变化（冷或热）、进食柑橘类水果或甜食、接触牙刷/牙科器械而引起的疼痛。常见于牙周治疗后的患者

观点快读

牙周手术的关键区域	• 软组织袋壁 • 根面 • 下方牙槽骨 • 附着龈
牙周手术的目标	• 改善天然牙及其替代物的预后 • 建立可以由患者和专业人员维持的牙周环境（浅牙周袋） • 改善美观
牙周手术的类型	• 治疗牙周病（如减小牙周袋深度的手术） • 增强美感（牙周成形/美学手术） • 修复前准备（如牙冠延长）

观点快读（续）

第一阶段治疗后再评估的时机	• 第一阶段治疗结束后不少于 1~3 个月，有时甚至长达 9 个月。通常在第一阶段治疗后 4~8 周进行 • 只有在对第一阶段治疗的效果进行全面的评估后，才能做出是否需要牙周手术的最终决定 • 对牙周状况的重新评估包括全口再次牙周探诊，评估牙石、根面龋、不良修复体和持续性炎症的迹象
牙周袋的手术治疗	由于有限的入路和视野常阻碍从病变部位去除牙石和菌斑，开放性翻瓣手术是一种可行的治疗方案，增加了可见性和器械治疗时根面的可及性
评估疾病进展	对患者的口腔健康教育和非手术牙周治疗通常带来可持续的疗效，而不需要手术治疗。为了确定位点的活动性，并评估是否需要额外的治疗，临床附着水平（即从釉牙骨质界到牙周袋/龈沟底的距离）的长期评估非常重要
牙周外科的关键组成部分	仅在医疗需要的情况下术前用药，行为的改变（如戒烟），知情同意，普遍的预防措施，适当的麻醉/镇静，组织管理，刮治和根面平整，止血，术后指导，术后评估
疼痛管理	预计近一半的牙周手术患者术后轻微疼痛或没有疼痛，只有不到 5% 的患者有严重疼痛。术前服用布洛芬（600 mg），术后每 6 小时服用一片，可有效控制疼痛。对乙酰氨基酚和布洛芬的联合使用进一步改善了对疼痛的控制。绝大多数牙周外科手术都不需要阿片类药物处方，而且该类药有滥用的风险

核心知识

引言

完成非手术牙周治疗后，包括对患者的口腔健康教育、对菌斑生物膜的控制和根面的彻底消毒和清创，需要对累及的牙周区域重新评估。有时，当彻底的根面平整需要更好的入路或者需要纠正解剖或形态缺陷时，作为牙周治疗的第二阶段，进一步的治疗需要以手术干预形式进行。种植体的植入也是手术治疗阶段的一部分。

第二阶段牙周治疗

手术阶段的治疗也被称为第二阶段治疗。这一阶段的目的是改善天然牙（及其替代物）的预后，并改善美学。在许多情况下，不同的治疗方法可结合使用以实现上述目标，或者一种治疗方法可以实现多个目标（如牙龈切除术可以改善美观，同时减少牙周袋深度）。表 31.1 讨论了牙周手术治疗的主要目标和实现这些目标的各种手术方法。

减小牙周袋深度的手术治疗

减小牙周袋深度手术的目的是：

• 更好地暴露根面和下方牙槽骨，并在直视下清除刺激物和感染组织。
• 将探诊深度减少到结合专业清洁，患者可以轻松保持无菌斑状态的水平。

上述目标可以采用"翻瓣术"和"牙龈切除术"手术，切除或使软组织袋壁根向复位来实现。

减小牙周袋深度手术的基本原理

• 深牙周袋很难保持清洁。菌斑在牙周袋中积聚导致牙龈炎症，并进一步导致牙周袋加深。这是一个恶性循环。
• 明确的牙周袋治疗有助于消除或减小牙周袋深度。这两种结果，加上适当的口腔卫生维护，有助于恢复龈沟/牙周袋深度，使患者容易维持，并保持没有菌斑的状态。

"临界探诊深度"是一个基于循证医学的临床概念。对具体病例而言，为了获得新附着，可以用探诊深度作为牙周袋治疗方法的依据。这个概念并不是治疗计划的硬性规定，但它可以作为决策的指南。

表 31.1   不同类型牙周手术的目标

		牙周外科的类型				
		减小牙周袋深度的手术		膜龈手术		修复前牙周手术
		切除性	再生性	成形术	美学手术	
手术方法描述		减小牙周袋深度的手术，包括去除软和（或）硬组织袋壁，以减少临床探诊深度	使用骨移植物和膜等生物材料重建丧失的牙周附着，以减小牙周袋深度的手术	增宽附着龈的技术	根面覆盖、重建龈乳头的技术	• 改善牙周和邻近组织以接纳修复替代体的技术 • 种植体植入和种植体位点重建
目标	通过减小牙周袋缩深度的手术加强患者的菌斑控制	√	√			
	通过纠正形态/解剖缺陷加强患者的菌斑控制	√	√	√	√	√
	改善美学	√	√		√	√
外科手术的示例		• 牙龈切除术 • 根向复位瓣手术 • 伴或不伴骨切除的原位复位瓣手术 • 改良 Widman 翻瓣术	• 引导性组织再生术	• 游离龈移植术 • 结缔组织移植术 • 同种异体软组织术	• 带蒂瓣手术 • 龈乳头重建术 • 结缔组织移植术	• 牙冠延长术 • 牙槽骨增量手术（如引导骨再生术、上颌窦提升术） • 前庭沟加深术 • 种植体植入术

这张表格提供了一个广泛的分类，指导人们初步了解常见牙周手术的目标。它并不试图提供有关的复杂决策过程或在临床实践中经常遇到的各类手术目标/原理大量重叠时的术式选择。

基于这一概念提出的决策指导原则是[1]：

- 刮治和根面平整（SRP）的临界 PD：2.9 mm，当 PD<2.9 mm 时，如果做 SRP，就会发生附着丧失；当 PD>2.9 mm 时，SRP 导致附着增加。
- 改良 Widman 皮瓣（modified Widman flap, MWF）的临界 PD：4.2 mm，当 PD<4.2 mm 时，如果做了 MWF 手术，就会发生附着丧失；当 PD>4.2 mm 时，MWF 导致附着增加。
- 袋深 5.5 mm 时，MWF 优于 SRP。深度超过 5.5 mm 的牙周袋对 MWF 的反应比 SRP 更好，新附着获得更多。

◆ **临床思维拓展**

牙周手术的适应证是什么？

某些发现表明可能需要手术阶段的治疗：

- 有骨轮廓不规则的区域，深的凹坑状骨吸收等，导致牙龈轮廓无法自洁或患者难以保持无菌斑状态。
- 牙周袋限制了到达根面的入路，导致仅通过刮治和闭合性根面平整难以完全清除根面刺激物。
- 根分叉病变（Ⅱ度或Ⅲ度），包括需要进行牙根切除术或牙半切术者
- 最后一颗磨牙远中骨内袋伴膜龈问题者。
- 非手术治疗后仍有持续性炎症。
- 膜龈和美学问题。
- 作为修复前准备的一部分（如牙冠延长术）。

牙周袋治疗的结果

了解牙周袋治疗后牙周手术伤口如何愈合非常重要：

- 愈合期，上皮对手术的反应比其他所有牙周组织（结缔组织、牙骨质或骨）更快。
- 术后血凝块的最终状态取决于其位置和在正确的时空（正确的时间和进入正确的空间）募集的前体细胞。
- 因此，通过修复（恢复的组织与被疾病破坏的组织类型不完全相同）或再生（恢复的组织与失去的组织类型完全相同）的牙周愈合都是手术治疗的可能结果（图 31.1），取决于用于治疗牙周袋的手术方式。

牙周袋治疗中关键的组织区域

牙周袋治疗中牙周手术方式的选择取决于对组成牙周袋的四个不同关键组织区的评估（图 31.2）：

- 1 区：软组织袋壁。
- 2 区：牙面。
- 3 区：下方骨组织。
- 4 区：附着龈。

牙周袋治疗的方法

表 31.2 根据如何减少 / 消除牙周袋，将牙周袋的治疗方法分为三种类型：

1. 新附着获得技术。
2. 软组织袋壁去除术。
3. 牙面去除术。

牙周手术的一般原则

常规的术前、术中和术后考量是所有牙周手术技术共有的。表 31.3 列出了第二阶段牙周治疗需要考虑的因素。

手术器械

牙周手术器械分类如下（图 31.3）：

1. 切除和切割器械。
2. 骨膜剥离器。
3. 手术刮匙和镰形器。
4. 骨凿和骨锉。
5. 剪刀。
6. 止血钳和组织镊。

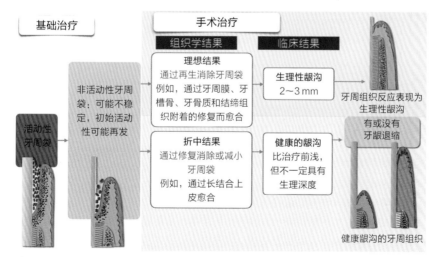

图 31.1　牙周袋的手术治疗的可能结果。 牙周袋手术可以分阶段进行。通常先进行基础治疗，然后根据结果的稳定性，可能选择特定的方法进行最终治疗。在这种情况下，将最初深的、活跃的牙周袋转变成较浅的、静止的、可维持的牙周袋，需要某种形式的明确的牙周袋手术治疗和随后的持续维护治疗。无论采用哪种治疗方法，牙周袋手术治疗的可能结果可分为两种：

- 理想结果——获得组织学再生，临床 PD 2～3 mm（生理性龈沟）。
- 折中结果——获得组织学修复，龈沟深度降低，牙周健康（伴或不伴牙龈退缩）。注意：无论采用何种手术技术进行牙周袋的治疗，都会有一定程度的袋深再次加重。因此，治疗目标为保持这一袋深，而没有进一步的附着丧失。

摘自 Newman, M.G., Takei, H.H., Klokkevold, P.R., et al. (2019). Newman and Carranza's Clinical Periodontology (13th ed.). Philadelphia: Elsevier.

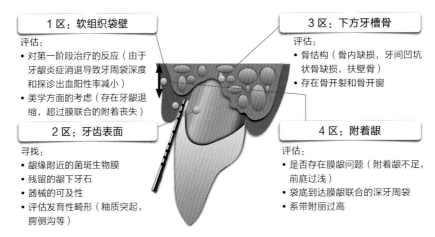

图 31.2　牙周袋手术中对关键组织区域的评估。该图显示了对于决定牙周袋手术的治疗方法至关重要的四个组织区域。对每个区域的各种因素进行分析，然后选择特定技术进行最终手术治疗。应该选择最有可能成功解决问题而不良反应最少的方法

表 31.2　牙周袋治疗的方法

	新附着获得技术（再生）	袋壁去除术（切除）	去除构成袋壁的牙面
通过以下方法减小或消除探诊深度：	• 新骨的填充和牙周韧带、牙龈结缔组织附着和牙骨质的再生（如引导性组织再生术和生长因子的使用）	炎症组织的去除： • 刮治和根面平整术 袋壁的外科切除（可能包括某些骨内缺损的骨切除）： • 牙龈切除术 • 原位瓣 • 改良 Widman 翻瓣术 袋壁的根向复位： • 根向复位瓣	部分拔牙： • 牙半切术 • 截根术 拔牙

表 31.3　牙周手术治疗的一般考量

	术前考量
患者的准备	• 第一阶段治疗后再评估：再评估包括重新探诊和重新检查所有表明需要进行牙周手术的相关发现。这些发现的持续存在证实了手术的适应证 • 术前用药：可根据需要预防性使用抗生素、术前镇痛剂和术前抗菌冲洗剂 • 吸烟：应告知患者吸烟对免疫力和伤口愈合的不良影响，并鼓励患者彻底戒烟 • 控制有害的全身性影响：潜在的全身性疾病和状态（如精神压力、糖尿病、高血压、激素水平失衡、血液病、免疫抑制）应得到控制；必要时，与患者的临床医生合作，记录其血压和生命体征 • 知情同意：告知所建议的手术治疗的利弊、风险和结果，鼓励患者表达疑虑，并让他们通过签署知情同意书表明他们同意接受该手术
急救设备	急救所需的药物和设备应随时可用
灭菌和消毒	必须采用标准预防措施（如防护服）和屏障技术

表 31.3	（续）
	术前考量
镇静和麻醉	• 必须使用局部阻滞麻醉和（或）浸润麻醉来有效地实施局部麻醉 • 焦虑和神经质患者可能需要通过吸入、口服、肌肉注射或静脉给药等途径，使用抗焦虑或镇静催眠的特殊管理。具体的药物和给药方式取决于所需的镇静水平、预期的疗程长度和患者的整体状况
术式选择	一旦问题清单和治疗目标最终确定，必须在适当考虑膜龈和下方骨问题、解剖限制（如颏孔、下颌管）、生理限制（如口裂小、咽反射、张口受限）、年龄和全身因素的情况下，以最简单、可预测和有效的方式进行实现所需目标的外科手术
	手术注意事项
器械的选择	器械必须锋利才能有效；钝的器械会造成不必要的创伤，这是由于其切割效果不良，而且会为了弥补其无效性而用力过度
切口	所有的切口都必须设计好，并干脆、平稳和精确地切开。犹豫不决的操作会导致伤口不整齐，需要更长时间才能愈合
瓣的设计	• 应确保最佳的可视性、可及性和保存角化组织 • 应防止不必要的骨暴露 • 应使伤口尽可能一期愈合和二期愈合 • 应提供足够的血供
组织处理	• 对组织的操作应该精确、谨慎和温柔；创伤性器械会造成过度的组织损伤，引起术后不适，并延迟愈合 • 必须去除病变组织，以便快速愈合并防止肉芽组织重新生长 • 全程观察患者；面部表情痛苦、面色苍白和出汗是患者疼痛、焦虑或恐惧的明显表现。临床医生对这些体征的应对可能是患者治疗成败的关键
止血	• 术中对出血的良好控制可以准确观察疾病的程度、骨破坏的类型以及根面的解剖形态和状况，还能防止失血过多 • 翻瓣、去除肉芽组织后，出血停止或明显减少 • 用吸唾器持续抽吸手术部位，并用湿纱布压迫伤口，有助于控制出血。这些简单方法未能控制的术中出血可能意味着更严重的问题，需要采取额外的控制措施 • 使用肾上腺素进行局部麻醉也有帮助。重要的是要记住，它的作用在短时间内是有效的，而不应该在手术接近尾声时使用。结束就诊后，血管收缩的效果不再存在时，患者可能在回家途中出血 • 可使用止血剂，如可吸收明胶海绵（Gelfoam）、氧化纤维素（Oxycel）、氧化再生纤维素（Surgicel 可吸收止血剂）和微纤维胶原止血剂（Avitene、CollaCote、CollaTape、CollaPlug）等止血
组织瓣的稳定性	使用缝线来固定组织瓣，以防止组织瓣移位、出血过多、血肿形成、骨外暴露和愈合期可能的感染
塞治剂	手术完成后，临床医生可以选择用外科塞治剂（丁香酚或非丁香酚）覆盖术区
	术后注意事项
术后指导	在患者离开椅位之前，应给予口头和书面的术后指导
术后疼痛和牙本质过敏的处理	• 对于大多数健康患者来说，术前服用布洛芬（600~800 mg），随后每 8 小时一片，持续 24~48 小时，对于减轻牙周手术后的不适非常有效。如果需要，建议患者此后继续服用布洛芬或对乙酰氨基酚 • 牙根敏感经常发生在牙根颈部，此处牙骨质极薄。刮治和根面平整术去除了这种薄牙骨质，从而导致牙本质过敏。菌斑控制和脱敏剂有助于改善根面敏感

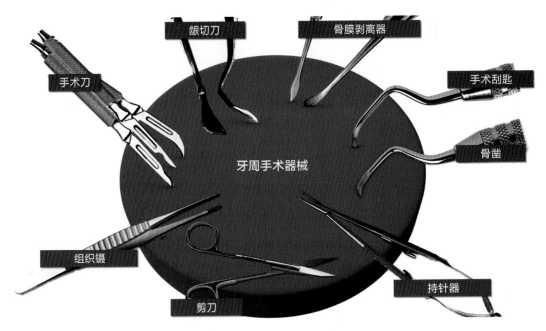

图 31.3　牙周手术器械

1. 切除和切开器械：包括手术刀（BP 刀片 #15、#15C 和 #12、#12D）和龈切刀（Kirkland 和 Orban 刀）。

2. 骨膜剥离器：用于翻瓣手术切口后翻开和移动组织瓣的双端器械（如 Woodson 和 Prichard 剥离器）。

3. 手术刮匙和镰形刀：手术中经常需要更大更重的刮匙和镰形刀来去除肉芽组织、牙间纤维组织和顽固的龈下牙石（如 Prichard's 手术刮匙）。

4. 外科用凿和锉：在骨成形术中，通过推拉动作去除骨轮廓中尖锐的齿间骨突（牙齿线角处的骨突）（如反作用凿、Ochsenbein 凿）。

5. 剪刀：牙周手术中使用的剪刀（如 Goldman-Fox）可有效修剪瓣边缘、扩大切口以利于牙周脓肿引流和在膜龈手术中去除肌肉附着。组织钳和剪刀也有助于在牙龈切除术中去除多余的组织。

6. 止血钳和组织镊：组织镊用于在缝合时夹持组织瓣，也用于在翻瓣后瓣的定位和移位（如 DeBakey 镊）。

7. 持针器：完成手术后，有助于将瓣牢固地缝合于所需位置（无论未移位还是移位）。除了常规的持针器，Castroviejo 持针器还用于需要快速轻松地夹持和松开缝针的精准操作。

摘自 Newman, M.G., Takei, H.H., Klokkevold, P.R., et al. (2019). Newman and Carranza's Clinical Periodontology (13th ed.). Philadelphia: Elsevier.

案例练习

　　临床场景：一名 47 岁白人男性在全口刮治和根面平整术后 5 周接受牙周再评估。临床检查发现，口内数个区域探诊深度减少。上颌中切牙的远中和上颌磨牙仍有深牙周袋（>5 mm）。影像学检查显示，在探诊深度较深的区域主要是水平型骨吸收。初诊以来，患者的口腔卫生有了显著改善。本次就诊时 BOP 阳性率为 10%。作为一名控制良好的 2 型糖尿病患者，其他方面身体健康，不吸烟。

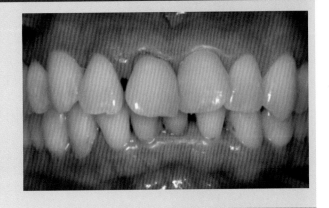

问题

1. 进行牙周再评估的理想时间是什么？

a. 2 周

b. 4~8 周

c. 3 个月

d. 6 个月

2. 这位患者是否适合做降低牙周袋深度的手术？

a. 是

b. 否

3. 根据所提供的信息，在这种临床情况下，再生手术是降低磨牙牙周袋深度的优选手段吗？

a. 是

b. 否

4. 以下哪一项是减少上颌切牙牙周袋深度的首选手术技术？

a. 改良 Widman 翻瓣术

b. 根向复位瓣手术

c. 切除性骨手术

d. 引导性组织再生术

本章改编自《纽曼 – 卡兰萨临床牙周病学》（第 13 版）的第 57 章和第 59 章，是对这些章节的许多重要内容的总结。读者可阅读参考相关章节，以全面理解重要内容的知识点。

答案解析

1. 答案：b

解析：4~8 周足以使刮治和根面平整后的软组织（上皮和结缔组织）愈合，也足以评估患者口腔卫生依从性的改善。

2. 答案：a

解析：患者已经承诺改善自己的口腔卫生，除了糖尿病，他没有其他全身性疾病，而且糖尿病也得到了很好的控制。

3. 答案：b

解析：再生手术不适用于水平型骨吸收的骨袋。

4. 答案：a

解析：由于涉及美学区，首选更保守的术式，如改良 Widman 翻瓣术，因为它将减少术后牙龈退缩的可能性。在美学要求高的区域进行牙周手术时，还应该考虑保留龈乳头。

参考文献

[1] Lindhe, J., Socransky, S. S., Nyman, S., Haffajee, A., & Westfelt, E. (1982). "Critical probing depths" in periodontal therapy. Journal of Clinical Periodontology, 9(4), 323–336.

第32章

牙周与种植体周手术的应用解剖

相关术语

术语	释义
上颌牙槽突	上颌骨的一部分，容纳上颌牙的牙根
解剖间隙	与口腔关键结构相关的间隙，由于感染扩散（或出血）而膨大，并出现疼痛和（或）肿胀
感觉迟钝与感觉异常	神经损伤可能导致这两种并发症之一，两种情况下都有异常感觉；不愉快的异常感觉被称为感觉迟钝，非不愉快的异常感觉则被称为感觉异常
外生骨疣	以骨质过多为特征的正常范围的解剖变异
上颌窦裂孔	位于上颌窦内壁最高点的开口，上颌窦通过此开口汇入中鼻道
气化	鼻旁窦（包括上颌窦）体积扩大的过程，上颌窦的体积随年龄增长而增加
磨牙后三角	位于下颌第三磨牙远中的三角形区域，包含非角化上皮覆盖的腺体和脂肪组织
施耐德膜	衬在上颌窦内壁的膜，组织学上，由假复层纤毛柱状上皮组成
间隙分离	下颌下间隙通过附着在下颌舌骨嵴上的下颌舌骨肌与舌下间隙分开
隆突	上颌隆突通常位于腭中线，下颌隆突通常出现在双侧尖牙和前磨牙的舌侧

观点快读

下颌管	包含下牙槽神经和血管。它有两个分支，一个从颏孔出来成为颏神经，另一个通过切牙管向前走行
颏孔	位于下颌体的颊侧、前磨牙根方（靠近第二前磨牙）、牙槽突与下颌骨下缘中间
颏神经襻	发生率超过85%，双侧，平均长度为4mm（0.5~5mm）
上颌突	包括牙槽突、腭突、颧突和额突
位于硬腭的孔	切牙管：位于上颌切牙的后方，容纳鼻腭神经和血管通过 腭大孔：位于硬腭后缘前方3~4mm处，腭大神经和血管通过此孔并向前延伸
上颌窦的血供和神经	血供来自上颌动脉的前、中、后上支，它受上颌神经的前、中、后上分支支配
上颌窦骨间隔	大约1/3的上颌窦存在骨间隔；与上颌窦前部和后部相比，它们在上颌窦中1/3更常见；第二前磨牙和第一磨牙之间是最常见的位置
上牙槽后动脉	可在上颌窦的外侧面骨内走行，在上颌窦外（直接）提升术中应避开
舌下间隙	该解剖间隙（位于口底前部）的感染会抬高舌体，导致呼吸困难，会危及生命
牙周手术涉及的肌肉	颏肌、下唇门齿肌、降下唇肌、降口角肌和颊肌

228

核心知识

引言

在牙周和种植手术过程中，靠近牙齿和颌骨的几个重要解剖结构存在受损风险。临床医生必须对牙周组织和颌骨解剖有充分的了解，才能确定牙周和种植外科手术的范围和可行性，并将与损伤重要结构相关的风险降至最低。

- 神经血管结构容易在切开和分离时受损，或在预备种植体窝和骨增量手术时受损。
- 面部间隙，如舌下和颏下等筋膜间隙如果不小心被侵犯，会立即造成出血风险和随后的感染风险。

本章仅回顾了上颌骨、下颌骨及周围组织的关键解剖结构，这些结构在制订计划和实施牙周与种植外科手术时至关重要。读者可参阅《纽曼－卡兰萨临床牙周病学》（第 13 版）第 58 章，以进一步详细阅读该主题。

下颌骨

下颌骨呈马蹄形，通过颞下颌关节与颅骨相连，为牙周和种植外科手术提供了几个具有重要解剖意义的标志物（图 32.1）。

上颌骨

上颌骨是一对包含上颌窦和鼻腔的颌骨，有以下四个突起：

- 牙槽突包含容纳上颌牙的牙槽窝。
- 腭突从牙槽突水平延伸，在腭中缝与对侧上颌骨腭突相遇，并与腭骨水平板一起向后延伸形成硬腭。
- 颧突从第一磨牙上方的区域横向延伸，并决定了该区域前庭穹隆的深度。
- 额突向上延伸，并在额上颌缝处与额骨连接。

图 32.2 显示了在牙周与种植手术时需要考虑的重要解剖标志。

解剖间隙

解剖间隙是靠近牙周和种植手术部位的间隙，其中包含疏松结缔组织，容易因出血、炎性渗出和感染而肿胀。手术侵入这些区域可能导致严重的出血（术中并发症）或感染（术后并发症），应谨慎避免。

表 32.1 列出了牙周和种植手术中需要考虑的重要解剖标志。

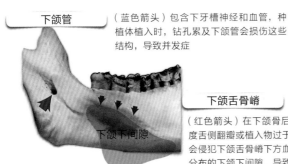
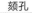
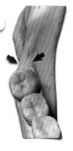

下颌管　（蓝色箭头）包含下牙槽神经和血管，种植体植入时，钻孔累及下颌管会损伤这些结构，导致并发症

下颌舌骨嵴　（红色箭头）在下颌骨后部，过度舌侧翻瓣或植入物过于向舌侧会侵犯下颌舌骨嵴下方血管密集分布的下颌下间隙，导致出血并发症

下牙槽神经　牙周或种植术中损伤该神经可导致术后慢性疼痛、感觉改变或丧失，正常的神经传导也可能无法恢复

舌神经　舌神经靠近下颌第三磨牙区黏膜面。注射麻醉药、在第三磨牙区翻开牙周半厚瓣或在该区做松弛切口时，可能损伤该神经

外斜嵴　（红色箭头）在该区域内进行切除性骨手术可能很困难或者无法进行，因为为了达到最佳效果，必须切除下颌升支远端大量骨质

颏孔　（蓝色箭头）手术损伤，包括压迫、手术操作、意外划伤或术后颏神经肿胀，可能导致暂时或永久性唇部感觉异常

磨牙后三角　（红色箭头）此区域被腺体和脂肪组织所占据，被覆非附着、无角化黏膜。如果最后一颗磨牙远中有足够的空间，可能存在附着龈；只有在这种情况下，远中翻瓣术才能有效施行

图 32.1　下颌手术需要考虑的术区解剖

摘自 Newman, M.G., Takei, H.H., Klokkevold, P.R., et al. (2019). Newman and Carranza's Clinical Periodontology (13th ed.). Philadelphia: Elsevier.

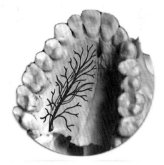

腭大孔、神经和血管

- 应小心处理获取牙龈和结缔组织的腭侧瓣，并仔细选择供区以避免损伤这些部位，因为可能会发生出血
- 应避免在磨牙区腭侧做垂直切口

- 当上颌窦过度气化时，上颌后部的牙周骨手术可能会受限制
- 当没有足够骨质来维持上颌窦底的完整性时，拔除根部暴露于上颌窦中的牙齿、骨增量的外科手术或在该区域的缺牙区植入种植体可能会导致上颌窦与口腔交通

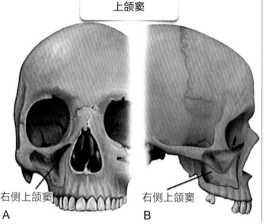

上颌窦

右侧上颌窦　　　右侧上颌窦
A　　　　　　　B

上牙槽后动脉骨内支

当采用侧壁开窗法进行上颌窦底提升和骨增量以植入种植体时，该动脉（白色箭头）相对于上颌窦底提升时侧方开窗位置的关系是出血并发症的危险因素

图 32.2　上颌手术需要考虑的术区解剖

摘自 Newman, M.G., Takei, H.H., Klokkevold, P.R., et al. (2019). Newman and Carranza's Clinical Periodontology (13th ed.). Philadelphia: Elsevier.

表 32.1　解剖间隙：牙周和种植手术的并发症

间隙	并发症
尖牙窝	该区域的感染会导致： • 上唇肿胀，鼻唇沟消失 • 上下眼睑肿胀，睁眼困难
颊间隙	该区域的感染会导致： • 面颊部肿胀，可扩散至颞间隙 • 导致与颊间隙相通的下颌下间隙肿胀
颏间隙	该区域的感染会导致颏部大面积肿胀，并可向下扩散
咬肌间隙	• 该区域感染会导致面部肿胀、牙关紧闭和疼痛 • 如果脓肿位于最深处，面部肿胀可不明显，但患者可能主诉疼痛和牙关紧闭 • 舌体运动和吞咽时，患者可能感到吞咽困难与不适
舌下间隙	该区域的感染使口底抬高，舌体移位，导致疼痛与吞咽困难，但很少出现面部肿胀
颏下间隙	该区域的感染来自下颌前牙区，并可导致颏下区肿胀；当感染向后扩散时，会变得更加危险
下颌下间隙	该区域的感染起源于磨牙或前磨牙区，导致肿胀，下颌下线消失，吞咽疼痛

◆ 临床思维拓展

什么是路德维希咽峡炎？

- 路德维希咽峡炎是一种危及生命的间隙感染，累及下颌下、舌下和颏下间隙。
- 其特点是口外肿胀、下面部和颈部水肿，口内肿胀会抬高口底和舌体。

- 如果不立即治疗，可能会因颈部和声门水肿而导致气道阻塞，需要进行气管切开。
- 感染可扩散到头颈部的其他间隙，包括胸骨后间隙。
- 尽管这种感染的致病菌尚未完全确定，但推测它是以厌氧菌为主的混合感染。

案例练习

临床场景：一名 58 岁的白人女性主诉"我的下颌义齿在嘴里不稳定，当我使用它咬物时，有时感到下颌疼痛"。该患者已戒烟 20 余年，患高血压，用赖诺普利控制。大约 6 年前，所有牙齿都因严重龋坏，无法修复而被拔除。触诊发现牙槽嵴吸收，呈刀刃状（主要位于下颌前牙区）。

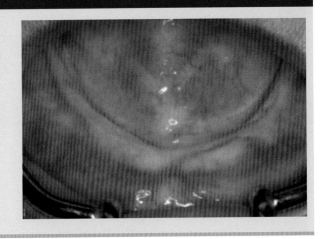

临床照片摘自 Newman, M.G., Takei, H.H., Klokkevold, P.R., et al. (2019). Newman and Carranza's Clinical Periodontology (13th ed.). Philadelphia: Elsevier.

问题

1. 治疗该患者时，应考虑的下颌骨关键解剖标志是什么？

　　a. 下颌管

　　b. 颏孔

　　c. 舌神经

　　d. 以上都是

2. 如果计划植入多个种植体，评估解剖标志的理想影像学检查方式是什么？

　　a. 全景片

　　b. 根尖片

　　c. CBCT

　　d. 骀翼片

3. 患者咬合时（佩戴义齿时）下颌牙槽嵴疼痛可能是由于：

　　a. 义齿对颏神经的压迫

　　b. 义齿对下牙槽神经的压迫

　　c. 义齿性口炎

　　d. 以上都是

4. 实施手术时，应避免下颌第三磨牙区舌侧的垂直切口，这个说法是否正确？

　　a. 正确

　　b. 错误

本章改编自《纽曼－卡兰萨临床牙周病学》（第 13 版）的第 58 章，是对该章节中许多重要内容的总结。读者可阅读相关章节，以便全面了解这一内容的知识点。

答案解析

1. 答案：d

解析：根据手术涉及范围，应考虑所有提到的下颌解剖标志。

2. 答案：c

解析：在列出的影像学检查方式中，CBCT 将为手术医生提供最多的信息，以避免术中损伤解剖结构。

3. 答案：a

解析：在完全无牙颌的患者中，由于牙槽嵴吸收，颏孔非常靠近牙槽嵴上缘。在这种情况下，咀嚼过程中义齿压迫会导致不适或疼痛。CBCT 对诊断这种情况非常有价值。

4. 答案：a

解析：避免舌侧垂直切口很重要，以免损伤舌神经。

第33章

减少牙周袋深度的手术：切除性手术

相关术语

术语	释义
平坦的骨结构	牙间骨高度保持在与颊侧或舌/腭侧骨相同的水平
牙龈切除术	手术切除/去除牙龈
牙龈成形术	手术重新修整牙龈以建立更具生理性的轮廓
理想的骨结构（正性或扇形骨结构）	牙间骨位于颊侧或舌/腭侧骨的冠方
负性（或反波浪形）骨结构	牙间骨位于颊侧或舌/腭侧骨的根方
骨切除术	去除牙支持骨的过程
骨成形术	在不去除牙支持骨的情况下，重塑骨形态的过程
孤立的骨尖	在骨手术过程中，残留在牙齿颊侧和舌/腭侧和邻面线角的骨尖。重要的是，在手术后续步骤中要去除孤立的骨尖，以建立平滑流畅的骨结构，愈合后覆盖在上方的牙龈组织外形将与之相适应

观点快读

减少牙周袋深度的基本原理	减小牙周袋深度手术的目的是减少或消除牙周袋（加深的龈沟），这些牙周袋内含有牙周致病菌，使自我口腔卫生维护和专业牙周维护都很困难
切除（减小）的方法	通过去除软和（或）硬组织袋壁的手术来消除牙周袋
再生（增加）的方法	通过恢复附着丧失的手术来消除牙周袋
切除性骨手术的适应证	• 在牙周再评估时（第一阶段治疗后），一个象限内有多个深牙周袋（探诊深度超过5 mm）且有水平骨丧失 • 不适合再生的磨牙根分叉病变 • 龈（假性）袋（牙龈切除术的适应证）
切除性骨手术的禁忌证	• 可再生的多壁骨内缺损或根分叉病变 • 严重的骨吸收和（或）牙齿松动 • 如果通过切除减少牙周袋深度会损伤邻牙的牙周支持组织 • 患者不适合任何牙周手术（如口腔卫生状况不佳或全身状况复杂）
切除性手术的术后不良反应	• 更多的牙体暴露和（或）牙龈退缩（附着丧失） • 如果牙本质暴露更多，会出现牙本质过敏症 • 牙齿松动度增加

✿ 观点快读（续）

缝线的种类	**不可吸收线：** • 丝线——编织线 • 尼龙线——单丝线（Ethilon） • ePTF——单丝线（Gore-Tex） • 涤纶线——编织线（Ethibond） **可吸收线：** • 外科线——羊肠线 • 平制羊肠线——单丝线（30 天） • 铬制羊肠线——单丝线（45~60 天） **合成线：** • 聚乙醇酸——编织线（16~20 天） • Vicryl（Ethicon） • Dexon（Davis & Geck） • 聚乙二醇酮——单丝线（90~120 天） • 单晶石（Ethicon） • 聚糖酸酯——单丝线（Maxon）
牙龈肥大手术治疗的标准	**牙龈切除术：** • 小范围肥大（最多 6 颗牙齿） • 无附着丢失或骨吸收 • 角化组织充足 **翻瓣术：** • 大范围增生（＞6 颗牙齿） • 存在骨缺损 • 角化组织有限
骨切除技术	包括四个步骤： 1. 垂直开槽 2. 修整根面骨 3. 平整牙间骨 4. 获得渐进式的骨边缘

核心知识

引言

牙周手术作为非手术治疗的辅助手段，其目标包括：

- **首要目标**——获得通过根面刮治彻底清除根面菌斑生物膜和牙石的通路。
  - 牙龈切除术和翻瓣术都为器械的使用提供了良好的根面暴露。
- **次要目标**——通过软硬组织切除或牙周再生使牙周袋深度降低，便于家庭护理和长期维护治疗。

- 牙龈切除术仅通过切除骨上软组织袋壁来降低牙周袋深度。
- 牙周翻瓣术通过软组织切除、骨切除或牙周再生来实现牙周袋深度的降低（第 34 章对使用翻瓣术进行牙周再生进行了回顾）。

表 33.1 牙龈切除术和翻瓣术的比较。

切口

在牙周手术中，最常用于切开的是 #15、#15C 和 #12 刀片。图 33.1 展示了用于翻瓣术和龈切术中不同种类的切口。

◆ 临床思维拓展

龈瓣如何分类？

牙周翻瓣术可按照翻瓣后骨暴露的程度、龈瓣位置、对龈乳头的处理进行分类。

- 根据翻瓣后骨暴露的程度：
  - 全厚瓣——又称黏骨膜瓣；切口必须穿透骨膜直达骨面，沿牙槽骨将整个黏膜和骨膜翻起。这需要通过骨膜分离器进行钝性分离。当考虑进行切除性或骨再生手术时，这种完全暴露和直达下方骨质的方式是适用的。
  - 半厚瓣——又称黏膜瓣；切口止于骨膜。用手术刀锐性分离，黏膜（带有部分结缔组织的上皮）被从下方结缔组织和骨膜上翻起，没有任何骨暴露。进行根向复位瓣，或不希望暴露骨时（牙嵴边缘很薄或存在骨开窗、骨开裂时），应选择半厚瓣。

- 根据术后瓣复位的水平：
  - 原位复位瓣——将龈瓣复位并缝合于原位。
  - 非原位复位瓣——将龈瓣复位至相对于原始位置的根向、冠向或侧向。全厚瓣和半厚瓣都可以移位（注意：由于没有膜龈联合以及可移动的弹性组织，腭瓣无法移位）。

- 根据对龈乳头的处理：
  - 常规翻瓣——切开时（翻瓣前），龈乳头可能在触点下被削薄或者劈开。
  - 保留龈乳头瓣——在再生手术和涉及美学的病例中，保存整个龈乳头的技术受到青睐。这需要牙齿间有足够的宽度，允许完整的龈乳头与瓣的一侧（颊侧或舌腭侧）一同翻起。

表33.1　龈切术和翻瓣术用于减少牙周袋深度的比较

	牙龈切除术	翻瓣术
根面刮治的可及性	充分	很好
减小牙周袋深度	通过切除骨上软组织袋壁实现	通过软组织切除、骨切除或牙周再生实现
适用牙周袋的类型	假性牙周袋	龈袋（假性）和牙周袋（真性）
术后出血	通常表现为轻微渗血	极少
术后愈合和舒适度	二期愈合，感到明显不适	一期愈合，因此感受到的不适最轻微
施行骨手术治疗骨形态不良和骨缺损的可行性	不可行	可行
常用第一（龈缘下）切口	外斜切口（牙龈出血的创面远离牙面）	内斜切口（牙龈出血的创面面向牙面）
对角化龈的影响	不可能保留现有角化龈	可以保留现有角化龈宽度

牙龈手术

仅限于牙龈组织而不翻瓣的牙周手术，包括切除新附着术、袋内壁刮治术、牙龈切除术以及牙龈成形术：

- **切除新附着术**是为降低牙周袋深度，使用手术刀切除部分牙龈后进行的龈下刮治术，已被认为是过时和不必要的。
- **袋内壁刮治术**（刮除牙周袋的龈壁以去除慢性炎症组织）也已被认为是过时和不必要的。这是一种封闭式手术，不应与在翻瓣术（开放式手术）中使用刮匙清除肉芽组织相混淆。

后者去除阻挡视野的出血组织是为了对根面和骨进行必要的检查。因此，手术中使用刮匙来去除肉芽组织是出于技术原因而不是生物原因。

- **牙龈切除术**指切除软组织袋壁，以达到消除或减小牙周袋深度的目的。
- **牙龈成形术**指的是重塑牙龈外形以获得生理性轮廓（也被称为"正性"结构，表现为邻间组织高度逐渐增加，唇舌侧组织高度逐渐下降）。牙龈切除术和牙龈成形术可以同时进行（图33.2）。

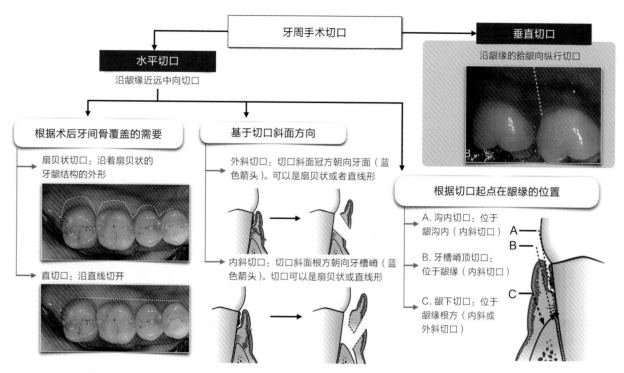

图 33.1 牙周手术的切口。 切口可以是水平的（沿近远中方向），也可以是垂直的（殆龈向）。水平扇贝状切口使龈瓣复位于骨面和牙面时，可以覆盖牙间骨，提高了患者舒适度，使伤口很快关闭，获得一期愈合；因此，通常首选扇贝状切口。垂直切口或斜形减张切口既不应在龈乳头中间劈开，也不应置于牙根凸起处。它们应该放在牙齿的线角处，这样在翻瓣设计中，切口就可以完全包括或排除龈乳头。垂直切口必须延伸至膜龈联合，到达牙槽黏膜，以允许龈瓣冠向、根向、侧向移位

摘自 Newman, M.G., Takei, H.H., Klokkevold, P.R., et al. (2019). Newman and Carranza's Clinical Periodontology (13th ed.). Philadelphia: Elsevier.

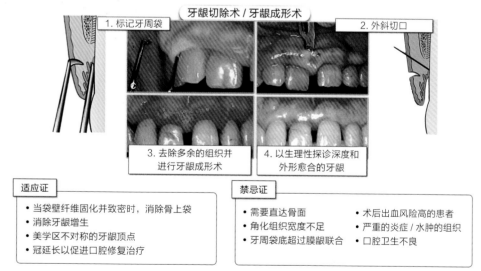

图 33.2 牙龈切除术和牙龈成形术。 进行牙龈切除术 / 牙龈成形术的主要目的是消除软组织袋，便于根面刮治，并建立牙龈的生理轮廓。该过程的主要步骤包括牙周袋标记（使用 CraneKaplan 牙周标记探针），连续或不连续的外斜切口（使用手术刀或龈切刀），去除所切除的袋壁组织，冲洗，如果需要可对暴露根面进行刮治和根面平整，去除多余组织，最后放置牙周塞治剂。彻底的上皮修复大约需要 1 个月，而结缔组织的完全修复大约需要 7 周。读者可参考《纽曼－卡兰萨临床牙周病学》（第 13 版）第 6 章了解对手术的详细描述

摘自 Newman, M.G., Takei, H.H., Klokkevold, P.R., et al. (2019). Newman and Carranza's Clinical Periodontology (13th ed.). Philadelphia: Elsevier.

牙周翻瓣术

牙周翻瓣手术是对非手术治疗的辅助和补充，只有在患者能够有效控制菌斑后才能进行。目前，主要使用的翻瓣技术有五种：改良 Widman 翻瓣术、原位复位瓣术、根向复位瓣术、保留龈乳头的翻瓣术、磨牙远中楔形瓣术。读者可查阅《纽曼－卡兰萨临床牙周病学》（第 13 版），查阅这一过程的详细描述。表 33.2 回顾了这些手术可实现的目标。

表 33.2 不同翻瓣手术实现的目标

目标	改良 Widman 翻瓣术	原位复位瓣术	根向复位瓣术		磨牙远中楔形瓣术	保留龈乳头翻瓣术
			全厚瓣	半厚瓣		
根面暴露	√	√	√	√	√	√
术中减小牙周袋深度	—	√	√	√	√	—
处理骨缺损的能力（切除/再生）	—	√	√	—	√	√

案例练习

临床场景： 一位 46 岁男性患者接受了骨切除术。术前为他做了初步评估，随后进行了四个象限的刮治和根面平整。再评估时，由于右下后牙区存在残留的深牙周袋（与轻到中度牙槽骨水平吸收有关），决定进行切除性手术以减小牙周袋深度。作为手术的一部分，在颊侧做龈缘下切口后，翻开颊舌侧全厚瓣。

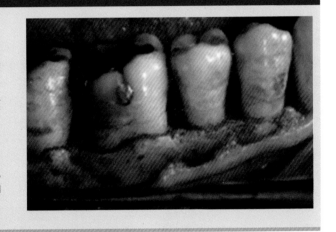

临床照片摘自 Newman, M.G., Takei, H.H., Klokkevold, P.R., et al. (2019). Newman and Carranza's Clinical Periodontology (13th ed.). Philadelphia: Elsevier.

问题

1. 根据案例练习中的照片，可以看到哪种类型的骨结构？
   a. 正性
   b. 负性
   c. 平坦的
   d. 以上都不是

2. 在下颌磨牙附近翻颊侧瓣时，应避免什么解剖结构？
   a. 鼻腭孔
   b. 根尖孔
   c. 颏孔
   d. 腭大孔

3. 在骨切除术中，去除支持牙槽骨的过程被称为：
   a. 骨成形术
   b. 骨切除术
   c. 牙槽切除术
   d. 釉质成形术

本章改编自《纽曼－卡兰萨临床牙周病学》（第 13 版）的第 60 章和第 61 章，是这 2 个章节中许多重要内容的汇总。读者可阅读相关章节，以全面了解重要的知识点。

答案解析

1. 答案：c

解析：邻间区骨嵴顶和颊侧几乎在同一水平，这是平坦的骨轮廓。

2. 答案：c

解析：颏孔位于下颌前磨牙颊侧根尖附近。在此处翻开颊侧瓣时，必须避免该孔及其内容物。

3. 答案：b

解析：骨成形术包括重塑牙槽骨外形而不去除支持牙槽骨。牙槽骨切除术不是公认的术语；釉质成形术如其名，在釉质而不在骨质。

第 **34** 章
减少牙周袋深度的手术：再生性手术

🌸 **相关术语**

术语 / 缩写	释义
同种异体移植物	取自同一物种的不同供体（如取自人类的供体）
非骨移植材料	化学性质类似羟基磷灰石和骨矿物质的合成骨替代物
牙齿固连	是指在伤口愈合过程中，直接通过骨 – 根附着而重新建立组织连续性的修复现象
自体移植物	从患者自身的骨中获取的自体移植物。这种移植物可从口外或口内位点获取
牙根表面的生物改性	在处理过的牙根表面局部使用化学制剂（如四环素），目的是去除可能干扰新附着的局部因素或使结缔组织优先黏附 / 附着于牙根表面
刮治术	用刮治器去除牙周袋内上皮。它与根面平整术非常相似，不同之处在于器械的刃直接作用于牙周袋的软组织壁而不是根面。这一过程现在已被认为是非必需的，因为当根面达到彻底平整，生物膜和牙石被清除时，不需要刮除组织，组织中的炎症也会自动消退
釉基质衍生物	由釉质基质蛋白组成的生物介质可有效治疗组织学证据上可再生的骨下袋
引导性组织再生术	在骨内缺损部位放置屏障膜，以阻挡牙龈上皮沿牙周袋内牙骨质壁迁移，并提供一定的空间以使血凝块稳定
激光辅助新附着形成术	使用具有潜在辅助牙周再生作用的掺钕钇铝石榴石（Nd：YAG）激光。激光在牙周治疗中的作用仍然存在争议，并缺乏科学验证
长结合上皮	牙周组织通过修复而愈合的一种形式，其特征是上皮附着在原来暴露于牙周袋内的牙根表面
新附着	上皮和（或）结缔组织形成各种无功能的瘢痕组织，实现牙周组织愈合
骨传导	移植物和生物材料的一种特性，它被动地支持其表面的骨形成
成骨能力	由于自体移植物内存在能够成骨的活细胞而可直接促进新骨形成的一种特性
骨诱导	移植物通过募集前体细胞，并刺激这些细胞发育成前成骨细胞，进而促进新骨的形成。只有自体移植物和某些同种异体移植物才具有骨诱导性
骨充填的影像学证据	经过治疗的牙周骨缺损区的放射学表现为骨缺损区有骨组织形成的迹象（注：这一描述并不意味着真正的组织学上的牙周再生）
重组人血小板衍生生长因子（recombinant human platelet-derived growth factor, rhPDGF）	一种有效的促有丝分裂因子和趋化因子，已成功应用于人类骨下袋的再生治疗
再生	通过涉及牙槽骨、功能性排列的牙周膜和病变牙根表面上新牙骨质的形成等新牙周组织的重建而达到牙周愈合
异种移植物	从不同物种获得的移植物，最常见的来源是牛或猪

🍀 观点快读

牙周再生治疗的理论基础	骨下袋和根分叉病变是牙周病的伴发病变。其中一些病变的骨缺损可采用骨替代物移植、引导性组织再生术（GTR）或两者结合的方法进行骨再生
再生生物材料	骨移植物替代品： • 自体骨（如骨的凝结物） • 同种异体骨（如冻干骨） • 异种骨（如小牛骨移植物） • 非骨移植材料（如陶瓷） 膜： • 可吸收膜（如胶原膜） • 不可吸收膜（如膨胀聚四氟乙烯膜） 生物制品： • 釉基质衍生物 • 重组人血小板衍生生长因子
再生手术中瓣的处理	再生性手术方法的目的是促进因牙周炎导致的缺损牙周组织的再生；瓣的处理尽可能保守，保留软组织，以达到预期的牙周组织再生。因此，尽可能选择采用沟内切口或龈缘切口（与切除手术不同，后者常使用龈缘下扇贝状切口）
骨缺损治疗	最常见的牙周再生手术需要骨移植作为愈合的支架，表面盖屏障膜以防止上皮迁移，使牙周结缔组织和骨细胞进入骨缺损区并再生牙周组织
治疗注意事项	• 关闭软组织瓣，以便完全覆盖移植材料 • 瓣设计要求能够无张力缝合 • 较深的缺损与临床附着水平的增加和探诊深度的减少相关 • 三壁或两壁的狭窄环状骨缺损比宽的一壁骨缺损更有利 • 如果牙齿松动，应在手术前行牙周夹板固定 • 再生治疗之前应进行根管治疗
治疗效果评估	术后 6 个月内禁止进行牙周探诊。通常在术后 6 个月后出现骨充填的影像学证据，并持续 1 年以上
牙周创面愈合评估	方法： 1. 组织学评估 2. 临床方法 3. 影像学方法 4. 手术再探查

核心知识

引言

传统的减少牙周袋深度的方法包括机械清创和切除性手术。虽然探诊出血、探诊深度和临床附着丧失等临床参数有所改善，但在牙周袋切除术中病变牙周组织的再生机会渺茫且不可预测。大量文献记载的两种牙周再生技术是骨移植和引导性组织再生术。本章回顾了这些再生方法的生物学基础和临床适用性。

牙周创面愈合

表 34.1 以简化的方式回顾了牙周创面愈合的复杂反应，并比较了所有牙周组织在牙周袋切除术后愈合过程中的可能反应。

各种再生方式的生物学基础

牙周再生是指功能性牙周支持组织的完全重建，包括新的牙槽骨、牙骨质和牙周膜[1]。牙周再生手术的术式有几种选择。表 34.2 回顾了各种再生治疗方式的生物学基础。

表 34.1　牙周组织愈合：牙周袋切除术后的组织学结局

	牙龈上皮	牙龈结缔组织	骨	牙骨质和牙周膜
再生	结合上皮恢复原始结构（即非长结合上皮）和功能	结缔组织的形态和功能完全再生	达到牙槽骨充填	形成插入了新的牙周膜纤维的无细胞牙骨质
修复	长结合上皮恢复创面/缺损区的组织连续性	在这些组织成分中，没有原始完整组织的形态和功能的再生		
新附着	新形成的长结合上皮附着于先前病变的牙根表面	先前病变和暴露的牙根表面上可能形成新的结缔组织附着	可能达到牙槽骨充填	可能形成插入了新的牙周膜纤维的新牙骨质
再附着	无法实现上皮再附着，因为组织的连续性总是由来自基底层的新上皮细胞重新建立	发生在牙周袋的更深处。如牙骨质和牙周膜之间等结缔组织和牙齿剩余的重要组成部分的结合，在没有暴露于牙周病的健康牙根表面发生重建		

再生和新附着之间可能会产生一些混淆，因为这两种类型的愈合都涉及所有牙周组织类型。记住：
- 通过替换新的上皮和（或）结缔组织达到愈合，这些新的上皮和（或）结缔组织形成各种无功能的瘢痕组织，称为新附着。
- 通过重建新的牙周组织达到愈合，包括形成牙槽骨、功能性排列的牙周膜和新的牙骨质，称为再生。

表 34.2　牙周袋切除术中各种再生方法背后的理论基础

治疗方法	基本原理
未采用骨移植物或膜的龈下刮治和根面平整术（非手术/闭合性手术/开放性翻瓣清创术）	• 在具有生物相容性的牙根表面，通过有目的地切除病变的结合上皮和牙周袋内上皮、稳定创面和保护血凝块，有助于在缺损区底部达到部分骨和结缔组织的再生 • 然而，新的牙骨质或新的功能性牙周膜纤维没有形成，通过形成长结合上皮来实现愈合（如改良 Widman 翻瓣术后的愈合）
根面处理	• 牙根生物改性被认为可以解除牙根表面毒性、去除玷污层和暴露胶原纤维，防止上皮细胞在处理后的牙根表面迁移，从而促使成纤维细胞优先附着到牙根表面 • 这种诱导牙骨质形成和胶原纤维附着的尝试在人类中产生了争议，并将这种方式作为一种辅助的再生过程（如使用柠檬酸、四环素、纤维连接蛋白的牙根生物改性）
牙周植骨术	• 有多种骨移植材料可用于治疗骨缺损，从而减少探诊深度和改善临床附着水平 • 牙周骨移植不会导致所有牙周组织的再生；反之，它可提供骨再生的空间或充当骨再生的支架 • 当仅使用骨移植充填骨缺损区时，牙周组织愈合是通过长结合上皮形成的。由于探诊出血、探诊深度和临床附着丧失等临床参数的改善，这也被认为是一种治疗成功
屏障膜：引导性组织再生术	• 引导性组织再生术包括放置不同类型的屏障（膜）来覆盖骨和牙周膜，暂时将它们与牙龈上皮和结缔组织隔开 • 这种再生方法基于此假设：在术后愈合阶段，将上皮和牙龈结缔组织与根面隔开，不仅可以防止上皮迁移到创面，并且有利于来自牙周膜和牙槽骨的细胞在该区域增殖 • 当给屏障膜下的深部牙周组织足够的时间重新形成血凝块时，可能达到新的牙周结缔组织附着和骨充填（无长结合上皮）的愈合，使得这种方式成为再生性牙周袋切除术的较好选择之一

表 34.2　（续）

治疗方法	基本原理
组织工程	• 在这里，创面愈合过程的反应通常涉及三个关键要素中的一个或多个： 　1. 信号分子（生长因子，如 rh-PDGF-BB、生物改性剂，如 EMD） 　2. 支架或支持基质（如 β-TCP） 　3. 细胞 • 这三个要素相互"缠绕"，并利用不同于生物排斥原理的机制促进组织再生，如引导性组织再生术中屏障膜的使用 • 使用生物制剂可刺激干细胞重新聚集到骨内或根分叉区，它们将增殖和分化为新的牙周再生细胞
组合方法	• 将上述各种方法结合起来可以增强牙周组织的再生潜力，这是合乎逻辑的。为此，目前正在研究各种组合方法 • 值得注意的是，患者的选择（一般健康和态度）、病例选择（缺陷特征）、治疗方式、材料的选择以及外科医生的技术和经验在为特定病例选择正确的再生组合方法方面起着至关重要的作用

β-TCP，beta tricalcium phosphate，β-磷酸三钙；EMD，enamel matrix derivative，釉基质衍生物。

引导性组织再生术

引导性组织再生术用于防止上皮细胞沿牙周袋内牙骨质表面的迁移，并提供一定的空间以使血凝块稳定。通过防止快速迁移的上皮和牙龈结缔组织"过早"占据牙周瓣下的创面空间，GTR 膜试图"引导"来自牙槽骨和牙周膜的前体细胞优先占据相同的创面空间。通过主要的屏障膜技术，可以防止上皮及牙龈结缔组织向下进入创面生长。这使得来自牙周膜和牙槽骨的具有再生潜力的细胞可以优先长入创面空间，从而有助于牙周膜和牙槽骨的再生。图 34.1 回顾了这一过程，其中植骨术与屏障膜使用相结合。

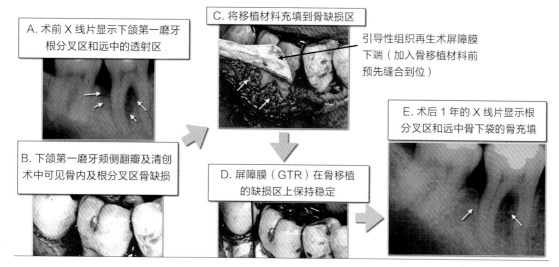

图 34.1　引导性组织再生术结合牙周骨移植[2]。引导性组织再生术过程中的主要步骤包括翻全厚瓣、清创、修剪牙龈以及调整骨缺损处的屏障膜使膜超过缺损边缘 2~3 mm，可选择在缺损区放置骨移植材料或生物改性剂支撑屏障膜，主要使用缝线稳定膜和闭合皮瓣。引导性组织再生术在使用可吸收膜（如胶原膜）或不可吸收膜（如钛加强膨胀聚四氟乙烯膜）时效果相同

图 34.1（续）

GTR 中使用屏障膜的目的：

- 隔开牙龈上皮和结缔组织
- 控制细胞／组织再生
- 提供空间
- 稳定创面内的血凝块

GTR 的适应证：

- 狭窄的二壁或三壁骨下袋
- 环状／沟状骨缺损
- Ⅱ 度根分叉病变（尤其是下颌磨牙）
- 牙龈退缩（并非牙周袋切除术的一部分，而是膜龈手术的一部分）

GTR 的禁忌证：

- 口腔卫生不良
- 重度吸烟
- 附着龈宽度不超过 1 mm
- 广泛水平型骨吸收
- 骨下袋深度小于 4 mm

摘 自 Newman, M.G., Takei, H.H., Klokkevold, P.R., et al. (2019). Newman and Carranza's Clinical Periodontology (13th ed.). Philadelphia: Elsevier.

牙周植骨术

移植材料的使用曾被认为提供了再生诱导效应；然而，目前的观点是，它应该主要被视为辅助愈合的支架。除了骨移植材料，许多非骨移植材料也被用来尝试修复牙周组织。移植材料的选择取决于临床医生的偏好和专业知识、骨下袋的性质（如根分叉病变或骨下袋），以及最终寻求的愈合类型（即再生、新附着或修复）。表 34.3 回顾了牙周袋切除手术中用于牙周组织再生的各种类型的植骨材料。

表 34.3　骨移植与骨替代材料

	自体骨	异体骨	异种骨	非骨移植材料
解释	取自自体骨	从商业组织库中获得的同种不同个体的骨	从不同物种中获取的去除所有细胞和蛋白质成分的骨	合成的、有生物相容性、有时具有生物活性的骨替代物
举例	• 口内：骨凝骨混合物 • 口外：来自髂骨的松质骨骨髓	• 脱钙冻干骨移植（DFDBA） • 冻干同种异体骨移植（FDBA）	• 牛源性羟基磷灰石 • 猪源性 • 马源性	• 有机：牙本质、牙骨质、骨胶原、珊瑚 • 无机：熟石膏、生物陶瓷（羟基磷灰石、磷酸三钙）、生物活性玻璃、聚合物（PMMA/HEMA）
在骨再生中的作用	成骨、骨诱导、骨引导	骨引导（DFDBA——可能具有骨诱导作用）	骨引导	骨引导

PMMA/HEMA，polymethylmethacrylate/hydroxyethylmethacrylate，聚甲基丙烯酸甲酯／甲基丙烯酸羟乙酯

骨引导：骨移植材料为骨形成提供支架或被动基质的能力

骨诱导：骨移植材料促进未成熟细胞募集并刺激这些细胞发育成前成骨细胞（成骨细胞）的能力，即移植物刺激来自外部移植材料的细胞形成骨

成骨：骨移植材料本身形成骨的固有能力，即移植物内的细胞成骨

案例练习

临床场景：一名 65 岁的男性患者，至牙周病科接受牙周袋切除术。在这次就诊之前，患者已经接受了龈下刮治和根面平整后的再评估。患者没有吸烟史且没有已知的系统性疾病。牙周再评估时，大多数位点有所改善，但有剩余局部位点的探诊深度大于 6 mm。其中一个位点是右下颌尖牙的远中，这个位点的影像学表现显示磨牙远中的角形吸收，临床上牙齿保持生理性动度。在手术时，翻颊舌侧瓣并刮净骨缺损处（尖牙远中）的肉芽组织。

临床照片摘自 Newman, M.G., Takei, H.H., Klokkevold, P.R., et al. (2019). Newman and Carranza's Clinical Periodontology (13th ed.). Philadelphia: Elsevier.

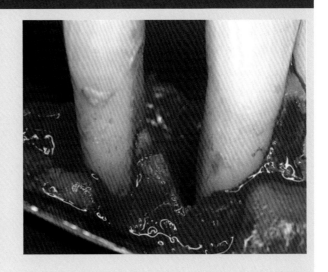

◆ 临床思维拓展

在牙周再生治疗中，"再生"和"骨充填"有什么区别？

- 再生是指用新的组织修复失去的天然组织的结构和功能。组织学是验证再生的金标准。
- 骨充填是指临床上用骨组织修复牙周骨缺损。然而，这一术语并没有给出任何关于上皮或结缔组织是否存在的概念。新附着（即新的上皮或结缔组织与原来牙周膜破坏的病变牙根表面的结合）或再附着（结缔组织与原来牙周膜未破坏的根面结合）[2]。临床或 X 线检查可证实骨充填。
  - X 线片上的骨充填是用来表示再生治疗后 X 线片上的积极变化。与组织学不同，X 线片不能显示修复与再生。
  - 外科再入是另一种使用的方法，但同样不能界定修复后的再生。外科再入是一种过程，涉及反射皮瓣以评估结果。在这种情况下，任何积极的改善都被称为"临床骨充填"。

问题

1. 以下哪个选项接近于案例练习图中的骨缺损（可见尖牙远中）形态？

　a. 角形缺损

　b. 水平缺损

　c. 初期缺损

　d. 凹坑状缺损

◆ 临床思维拓展

植骨材料和替代物的作用是什么？

植入物和替代物的作用包括：

- 在细胞存在的情况下主动形成新骨（成骨）。
- 诱导骨形成（骨诱导）。
- 创建骨形成的被动支架（骨引导）。
- 为上皮细胞占据创面部位提供机械阻碍（提供空间和避免接触）。
- 充当生物介质（如生长因子）的载体。

2. 在这种情况下，哪种方法更好？

a. 切除

b. 再生

3. 下列哪个选项是正确的？

a. 骨壁的数量对再生效果没有影响

b. 牙齿动度对再生效果没有影响

c. 骨壁的数量直接影响再生效果

d. 吸烟对再生效果没有影响

4. 在引导性组织再生术中，使用屏障膜可阻挡上皮以及 ＿＿＿＿。

　a. 抗炎

　b. 提供空间

　c. 阻挡血管

本章改编自《纽曼－卡兰萨临床牙周病学》（第 13 版）的第 63 章，也是书中许多重要内容的汇总。读者可阅读相关章节，以全面了解这一重要主题。

答案解析

1. 答案：a

解析：由于骨吸收呈倾斜状，这被归类为角形骨吸收。

2. 答案：b

解析：由于这种倾斜状骨缺损得到了很好的控制，使用再生的方法更佳。

3. 答案：c

解析：骨壁数量越多，预后越好；骨壁数量越多，提供的骨再生细胞越多，有助于骨移植物的充填。

4. 答案：b

解析：除了防止上皮细胞进入缺损区，维持空间是屏障膜的另一项重要功能。

参考文献

[1] Rosenberg, E., & Rose, L. F. (1998). Biologic and clinical considerations for autografts and allografts in periodontal regeneration therapy. Dental Clinics of North America, 42(3), 467–490.

[2] Wang, H. L., & Cooke, J. (2005). Periodontal regeneration techniques for treatment of periodontal diseases. Dental Clinics of North America, 49(3), 637–659.

第35章

根分叉病变的处理

🍀 相关术语

术语 / 缩写	释义
副根管	位于根分叉区域通向牙髓的通道，被认为是牙髓病和牙周病变在根分叉区融合的通道
颈部釉突	以牙釉质向根分叉处延伸为特征的发育异常。它们阻碍牙菌斑的清除，最终导致根分叉病变，常见于上颌和下颌第二磨牙
颈部釉突分类	Masters 和 Hoskins（1964 年）将颈部釉突分为三类[1]： • Ⅰ类：颈部釉突从釉牙骨质界伸向根分叉 • Ⅱ类：颈部釉突延伸至根分叉开口处 • Ⅲ类：颈部釉突延伸至根分叉内
釉珠	位于磨牙根分叉部位导致菌斑滞留的异位釉质小球；它们缺乏软组织附着，并与根分叉病变相关
根分叉箭头	X 线片上，上颌磨牙近中或远中的根分叉病变表现为透光的三角形区域
根分叉	多根牙牙根之间的区域
根分叉入口	未分叉的根柱与牙锥体相接处
穹隆	根分叉区的顶盖部分
牙半切除术	如果将一颗下颌磨牙切割成两颗前磨牙，而不是切除或去除一个根，这个过程被称为牙半切除术或前磨牙化 / 分牙术。为了进行截根术或牙半切除术，牙齿必须先进行根管治疗
中间分叉嵴	嵴在本质上主要是牙骨质，常见于下颌磨牙。它们从远中根的近中面开始，通过双根的根分叉，止于近中根的顶端，就像颈部釉突和釉珠一样，它们会妨碍牙菌斑的去除
牙周组织再生的方法	在根分叉部位，利用引导性组织再生术等技术促进牙周组织恢复附着丧失的过程
切除性方法	通过重构或重塑根分叉内及周围现有骨的形状来清除或尽量减少根分叉对骨缺损的有害影响的过程
牙根复合体	由根柱和根锥体两部分组成
根锥体	从根分叉入口到根尖的部分
根分歧	根锥体之间的距离
截根术	在某些情况下，具有根分叉病变的牙齿去除一个根后将会改善该牙的预后，这个过程被称为截根术
根柱	釉牙骨质界和根分叉之间尚未分开的部分
隧道形成术	在一些下颌磨牙的晚期根分叉病变的病例中，为了加强根分叉部位的卫生维护，有目的性地将根分叉穿通并暴露在口腔内。这就是所谓的"隧道"形成术

观点快读

根分叉病变和牙周病进展	多根牙的根分叉病变将会导致牙菌斑的聚集。根分叉的解剖结构使患者和临床医生很难通过非手术手段有效地清除菌斑和牙石，这将导致牙周病的进展
根分叉和牙齿脱落	有根分叉的牙齿比没有根分叉的牙齿更容易脱落
根分叉病变的病因	宿主对牙菌斑微生物及其副产物的反应导致根分叉部位的骨质丧失。各种各样的局部因素导致菌斑滞留
根分叉入口与釉牙骨质界之间的距离	一般来说，上颌磨牙的根分叉入口位于釉牙骨质界的近中面、颊面和远中面根方 3.6 mm、4.2 mm 和 4.8 mm[2]。在上颌第一前磨牙，根分叉入口一般位于釉牙骨质界根方 7.9 mm[3]
影响根分叉病变的局部解剖因素	根柱长度、牙根形态、根间距离和局部解剖异常 (如颈部釉突、中间分叉嵴)。更短的根柱长度和异常解剖形态的存在增加了根分叉病变的可能性
根分叉入口和清洁	研究发现，根分叉入口直径小于 1 mm，这使得刮匙很难进入根分叉处并有效地清除菌斑和牙石。可使用窄小的超声波刀尖或特殊的刮匙，如 De Marco 刮匙和 Mini Five Gracey 刮匙。请参阅《纽曼－卡兰萨临床牙周病学》(第 13 版) 的第 50 章对这些仪器的讨论

核心知识

引言

在多根牙 (上颌第一前磨牙、上颌和下颌磨牙) 中，根分叉病变表现为预后难和治疗难。这是因为多根牙的形态在牙周治疗中是一个特别的难题。本章论述了治疗牙周病引起的根分叉病变的主要注意事项。

根分叉病变的诊断和分度

根分叉病变的诊断主要依靠：

- 使用 Nabers 探针进行牙周探诊。
- 牙片 (根尖片、殆翼片、曲面断层片)。

图 35.1 为根分叉病变的分类。

牙周病根分叉病变的病因学研究

当牙周病的附着丧失和骨吸收向根尖进展时，它们最终会累及多根牙的根分叉区。在牙周病中，易发生根分叉病变的不同促进因素包括：

- 局部解剖因素——釉珠、颈部釉突、根分叉区域的根面凹陷。
- 咬合创伤。

根分叉病变对于牙周诊断和治疗的独特挑战是什么？

诊断方面的难题[4]：

- 初始根分叉病变并不能在 X 线片上发现。即使是比较严重的病变也可能由于结构的叠加 (特别是根部) 而被隐藏，只有骨小梁放射密度的轻微改变可能作为提示其存在的微妙线索。

- 初始根分叉病变通常要靠牙周探诊才能发现。然而，探针的进入取决于是否有软组织阻挡、骨缺损的宽度、根分叉、根分叉脊等。因此，如果根分叉 (特别是上颌远中根分叉) 过窄或过曲折，可能无法探查，导致诊断不足。

治疗方面的难题[4]：

- 与骨内缺损不同，其缺损的边界大多是骨壁，而

根分叉病变的大部分壁实际上是非骨的 (即根表面和根分叉顶盖)。它们通常被牙骨质覆盖，有时被牙本质甚至釉质覆盖 (如釉珠和颈部釉突)。这种血管分布区域的缩小与受限的骨前体细胞来源是牙周再生治疗的一个难题。

- 在最近的电子显微镜评估中，颈部釉突显示出极大的复杂性。这种复杂性以袋状开口的形式存在，口腔生物膜可以黏附在这种开口表面，即使是最严格的口腔卫生措施，也可能无法清除这种生物膜，这进一步促进了根分叉病变的发展。

- 有时根分叉穹隆太窄，一旦牙周炎将其暴露在口腔环境中，患者几乎不可能在这个狭窄的缝隙中保持口腔卫生。由于缺乏进入根分叉区的恰当途径，专业清创术也极具挑战。

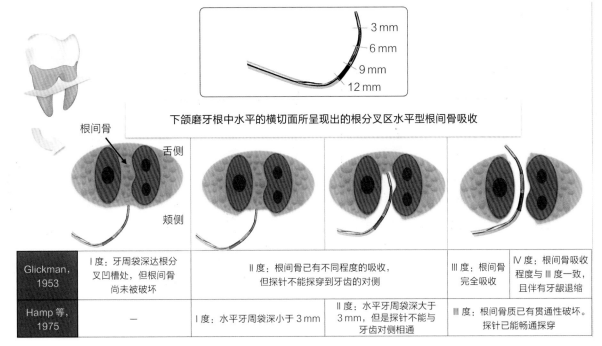

图 35.1　根分叉病变的分类。根分叉病变有几种分类体系，大多数是基于对根分叉的水平探诊深度（注：根分叉处水平骨吸收方向为颊舌向或近远中向；其他部位水平骨吸收为咬合 – 根尖向）。该图讨论了两种流行的分类系统：Glickman 分类法[5] 和 Hamp、Nyman 和 Lindhe 分类法[6]。除了 Hamp 等人的水平分类系统，Tarnow 和 Fletcher 的亚分类被提出，用于从根分叉病变的顶部测量"垂直"探诊深度（在咬合 – 根尖向进行探查）[7]。

他们提出的亚分类：

- A——垂直探诊深度为 1~3 mm。
- B——垂直探诊深度为 4~6 mm。
- C——垂直探诊深度为大于 7 mm。

根分叉病变则分类为 IA、IB、IC，IIA、IIB、IIC，IIIA、IIIB、IIIC。

这些亚分类有助于我们更好地制订根分叉病变的预后和治疗计划。

摘 自 Newman, M.G., Takei, H.H., Klokkevold, P.R., et al. (2019). Newman and Carranza's Clinical Periodontology (13th ed.). Philadelphia: Elsevier.

- 牙周牙髓联合病变——牙髓的侧副根管与牙周膜交通可引起牙髓来源的牙周组织感染和炎症（此类病变的治疗详见第 26 章）。
- 根折延伸至根分叉——通常导致根分叉区局部牙槽骨迅速吸收。
- 医源性促进因素——根管穿孔、充填物悬突、修复体边缘侵犯生物学宽度等。

根分叉病变治疗时的注意事项

图 35.2 列出了通用的分类方式和相关治疗注意事项。然而，尽管分类方式通常是一种治疗指南，但为了良好的预后和制订恰当的治疗计划，仍需要对以下因素进行评估：

1. 根分叉开口处的宽度——非常接近或融合的根可能会妨碍刮治、根面平整术和手术中适当的处理。而根分叉较大的牙齿有更多的治疗选择，更容易治疗。

2. 根柱长度（釉牙骨质界与根分叉之间的距离）——一旦根分叉暴露出来，根柱较短的牙齿可能更容易进行维护。

3. 根长以及剩余的支持骨——根柱较长以及根锥体较短的牙在根分叉病变发生时可能已经失去了大部分的支持骨，影响了任何治疗方式的预后。

4. 牙根接近相邻的牙齿——这与根分叉开口处宽度不足的问题是一样的。

5. 骨吸收的类型——较深的多壁骨缺损的治疗反应与水平型骨吸收的治疗反应不同。有较深的根间垂直骨吸收的复杂的多壁骨缺损是牙周再生治疗可能的适应证。

尽管根分叉入口能够直视，但是不能水平探入

根分叉区既能水平探入又能垂直探入（红色箭头所指）

探诊表明这颗磨牙的根分叉区颊侧能与远中部分相通，但有软组织覆盖

牙龈退缩使得这颗上颌磨牙的根分叉区直接暴露

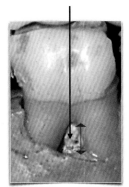
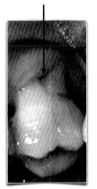
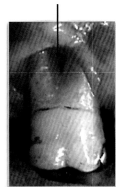

Glickman	Ⅰ度	Ⅱ度		Ⅲ度	Ⅳ度
Hamp 等	–	Ⅰ度	Ⅱ度	Ⅲ度	
治疗分类	早期病变	中度病变	晚期病变		
治疗建议	• 龈下刮治术 • 牙体成形术 • 牙龈切除术	• 牙体成形术 • 骨修整术 • 骨切除术	• 牙周翻瓣术：牙成形术、骨修整术、植骨、引导性组织再生术、截根术、牙半切除术、隧道成形术 • 拔除后种植		

图 35.2　根分叉病变处理的注意事项。根分叉病变的治疗目的是利于根分叉处牙周的维护，避免进一步的附着丧失，并消除作为牙周维护问题的根分叉病变。

根分叉病变的不同治疗：

- 早期病变——早期根分叉病变可接受保守的牙周治疗。通过牙体成形术、充填体外形重建等措施去除充填体悬突、面部沟槽或颈部釉突。炎症的消退、牙周膜和牙槽骨的修复通常足以使牙周恢复健康。
- 中度（早期Ⅱ度）病变——一旦根分叉区出现水平型骨吸收，治疗就变得更加复杂。轻度水平型骨吸收且无明显的垂直型骨吸收，通常为牙体成形术、骨修整术和骨切除术等局部翻瓣术的适应证。
- 晚期（晚期Ⅱ度、Ⅲ度和Ⅳ度）病变——多根牙的一个或多个根分叉处出现显著水平型骨吸收，或根分叉处出现重度垂直型骨吸收，会带来其他的问题。非手术治疗通常是无效的，因为对牙齿表面清洁的能力受损，可能需要进行牙周手术（切除/再生）、根管治疗和辅助手术，如牙半切除术、截根术或隧道成形术。像引导性组织再生术这样的再生方法主要用于下颌磨牙的Ⅱ度根分叉病变。有时，当选择拔除后种植时，治疗更容易预测。

摘自 Newman, M.G., Takei, H.H., Klokkevold, P.R., et al. (2019). Newman and Carranza's Clinical Periodontology (13th ed.). Philadelphia: Elsevier.

案例练习

　　临床场景：一名 47 岁男性来到牙周病诊所进行牙周袋切除术。在此手术之前，他曾在刮治和根面平整术后接受牙周再评估。患者不吸烟，无已知系统性疾病。在再评估过程中，发现大多数部位都有改善，但是下颌磨牙根分叉病变区仍有 6 mm 以上的深牙周袋。X 线片检查显示根分叉区存在病变。在手术时，颊舌侧瓣翻开后，发现异常的（尖的）釉质延伸到两颗磨牙的根分叉部位。

临床照片摘自 Newman, M.G., Takei, H.H., Klokkevold, P.R., et al. (2019). Newman and Carranza's Clinical Periodontology (13th ed.). Philadelphia: Elsevier.

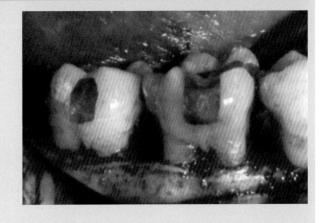

问题

1.用来描述釉质延伸的定义是什么?

a.牙骨质 – 釉质突起

b.颈部釉突

c.颈部釉质结节

d.牙本质 – 釉质突起

2.基于 Masters 和 Hoskins 分类,在该临床图片中所显示的颈部釉突应属于哪一类?

a.Ⅰ类

b.Ⅱ类

c.Ⅲ类

3.下颌磨牙哪种根分叉病变(Glickman 分类)再生治疗的预后最好?

a.Ⅰ度

b.Ⅱ度

c.Ⅲ度

d.Ⅳ度

4.在这种临床条件下,去除颈部釉突是实现牙周治疗成功的重要因素,这个说法是否正确?

a.正确

b.错误

本章改编自《纽曼 – 卡兰萨临床牙周病学》(第 13 版)的第 64 章,是这一章中许多重要内容的总结。鼓励读者阅读参考章节来全面理解这个重要的主题。

答案解析

1.答案:b

解析:这种延伸被称为颈部釉突,是导致牙龈炎和牙周炎的一种局部促进因素。它们更常见于下颌第二磨牙。

2.答案:c

解析:因为两颗磨牙的颈部釉突都进入根分叉区,因此它们属于Ⅲ类颈部釉突。

3.答案:b

解析:下颌磨牙Ⅱ类根分叉病变有良好的植骨条件且有利于牙周再生。

4.答案:a

解析:在牙周手术时,为了避免牙周炎复发,颈部釉突应通过牙体成形术消除。

参考文献

[1] Masters, D. H., & Hoskins, S. W. (1964). Projection of cervical enamel into molar furcations. Journal of Periodontology, 35, 49–53.

[2] Gher, M. W., Jr., & Dunlap, R. W. (1985). Linear variation of the root surface area of the maxillary first molar. Journal of Periodontology, 56(1), 39–43.

[3] Booker, B. W., III., & Loughlin, D. M. (1985). A morphologic study of the mesial root surface of the adolescent maxillary first bicuspid. Journal of Periodontology, 56(11), 666–670.

[4] Zambon, J. J. (2015). Unanswered questions: can bone lost from furcations be regenerated? Dental Clinics of North America, 59(4), 935–950.

[5] Glickman, I. (1953). Clinical periodontology. Philadelphia: Saunders.

[6] Hamp, S. E., Nyman, S., & Lindhe, J. (1975). Periodontal treatment of multirooted teeth. Results after 5 years. Journal of Clinical Periodontology, 2, 126.

[7] Tarnow, D., & Fletcher, P. (1984). Classification of the vertical component of furcation involvement. Journal of Periodontology, 55, 283.

第36章

牙周成形和美学手术

🍀 相关术语

术语	释义
脱细胞真皮基质	同种异体软组织移植的替代品（如人来源），即经过处理以消除上皮和细胞；可以在手术中使用，没有移植排斥反应的风险
主动萌出与被动萌出	牙齿向咬合平面萌出称为主动萌出，被动萌出为龈缘的根向移动。当被动萌出受到影响时（如延迟性被动萌出），会导致不符合美学要求的短冠，可能需要进行牙冠延长术
黑三角	龈乳头缺失，主要发生在美学区。这是最困难和无法预测的美学问题之一
爬行附着	游离自体组织移植术后愈合期龈缘向冠方迁移。术后 12 个月可出现约 1 mm 的爬行附着[1]
系带切除术和系带修整术	系带切除术是采用外科方法完全切除系带（包括其下方附着的骨组织），系带修整术是将系带重新定位到更靠近根方的位置
角化龈	包括附着龈和游离龈，通过膜龈联合与牙槽黏膜分离
带蒂皮瓣	带蒂皮瓣不完全脱离供体，因此得以保留其血供（如侧向转位瓣或冠向复位瓣）
牙槽嵴上附着组织（以前称作生物学宽度）	在牙槽嵴顶和釉质牙骨质界之间的环状空间（相对于每颗牙齿）（临床上平均为 2 mm），为结合上皮和结缔组织纤维提供附着的空间
隧道技术	在不剥离和抬高龈乳头的情况下，通过建立一个隧道来准备移植床的过程。然后将供体组织小心地插入所创建的隧道中，并用缝合线固定
前庭沟修整术	用于增加前庭沟深度的外科手术，通常与游离自体移植技术结合进行

🍀 观点快读

牙周成形外科手术	包括牙冠延长术、牙槽嵴增宽术、未萌出牙齿暴露的外科手术、裸露牙根覆盖术、龈乳头重建术、牙齿和种植体周围的美学矫正术
附着龈的最小宽度与牙龈健康	口腔卫生良好的患者尽管缺乏附着龈，但仍可以保持牙龈健康；然而，口腔卫生不良的患者将受益于附着龈和较深的前庭
龈乳头充盈度与下方牙槽骨	当齿间牙槽嵴顶至牙冠邻面接触点的距离不超过 5 mm 时，龈乳头 100% 充盈[2]
前庭沟深度浅	使刷牙困难，从而妨碍有效控制菌斑
牙龈退缩的常见原因	创伤性刷牙、牙周病、正畸牙齿移动和异常系带 / 肌肉附着
牙龈退缩可能的后果	牙本质过敏、影响美观、边缘性龈炎（由于逃避刷牙）、易感牙颈部非龋性病损和根面龋

🍀 观点快读（续）

增宽退缩根方附着龈的技术	• 根向复位瓣 • 游离龈移植术 • 游离结缔组织移植术 • 自体移植替代物（如脱细胞真皮基质）
增宽退缩冠方附着龈（根面覆盖）的技术	• 隧道技术 • 游离龈移植术 • 游离结缔组织移植术 • 冠向复位瓣术，包括半月形带蒂皮瓣（Tarnow 法） • 上皮下结缔组织移植术（Langer 法） • 侧向（水平向）转位带蒂皮瓣术 • 引导性组织再生术
腭神经血管束	一般腭大神经血管束位于距龈缘向腭中线 12 mm 处，范围从 7 mm（浅腭）到 17 mm（深腭）[3]
影响牙周成形手术成功的因素	• 手术部位无生物膜、牙石和炎症 • 供体组织有充足的血供 • 供体和受体部位的解剖 • 受体部位移植组织的稳定性 • 手术部位创伤小
组织工程产品用于牙周成形手术	• 釉基质衍生物 • 血小板衍生生长因子 • 细胞治疗（如双层细胞治疗、人成纤维细胞衍生真皮替代物） • GTR（屏障膜） • 脱细胞真皮基质

核心知识

引言

并不是所有的牙周手术的目的都是减少牙周袋深度。有时需要额外的措施，以确保建立一个健康的牙周复合体，能够承受由于咀嚼、刷牙、异物（如舌头和嘴唇穿孔）造成的创伤、单冠或固定桥的牙体预备、正畸的牙齿移动、系带牵拉、炎症，以及修复体的龈下边缘所带来的压力[4]。

牙周成形手术是指为矫正或消除牙龈或牙槽黏膜的解剖、发育或创伤性畸形而进行的外科手术，如增加附着龈的宽度、前庭沟加深、系带切除术。需要注意的是，膜龈治疗是一个更加广义的术语，包括非手术治疗，如通过正畸或修复治疗进行龈乳头重建。

牙周美学手术被定义成为提高美学效果而进行的外科手术，例如，牙冠延长以纠正牙龈边缘的差异、牙龈退缩的根面覆盖手术等。

膜龈畸形和状况的分类[5]：

1. 牙龈 / 软组织退缩。
2. 牙周表型。
3. 缺乏角化龈。
4. 异常的系带 / 肌肉位置。
5. 前庭深度降低。
6. 异常的颜色。
7. 牙龈过量。

牙周成形美学手术的目标[4]：

1. 维持一个健康和稳定的膜龈复合体。
2. 覆盖暴露的根面，以解决审美或敏感问题。
3. 获得最佳的附着角化龈。
4. 以提供足够的前庭沟深度。
5. 来消除异常的肌肉 / 系带牵拉。
6. 克服修复体龈下边缘的并发症。

膜龈复合体问题的病因经常是重叠的，例如，高系带附着可能与附着龈宽度、前庭沟深度不足或剩余牙槽嵴的高度降低是共存的，并且会导致龈沟的移动，最终导致菌斑附着，难以维持牙周健康。在这种情况下，不同牙周手术方式的目的是重叠的，因此，对特殊的问题进行针对性的治疗就变得非常重要。这涉及结合多个外科手术来达到一个目标，甚至使用一种外科手术来达到多个目标。本章将回顾这个复杂主题的基本原理。读者可以参考《纽曼－卡兰萨临床牙周病学》（第 13 版）的第 65 章来了解各种术式的详细讨论。牙周整形手术的某些方面，如牙周修复手术和种植体周围的美容手术，在本书的第 38 章和第 45 章中有所介绍。

临床思维拓展

增加附着角化龈宽度的目的是什么？

增宽附着龈可以达到以下几个目的：

- 增强牙龈边缘周围的菌斑清除的能力，减少炎症，特别是修复体边缘。
- 抵抗未来牙龈退缩。
- 优化美学效果。

牙周成形手术中术式的分类

图 36.1 展示了牙周成形和美学手术的基本分类。

供体移植物组织的分类

供体组织可以从不同的地方获得，包括无牙颌牙槽嵴、结节区、牙龈切除组织和腭部组织。通常的选择区域是腭组织远端前皱襞相对于前磨牙和第一磨牙区域。该区域牙龈区最宽，黏膜下组织最少，该区域前为脂肪，后为腺体。图 36.2 展示了牙周成形手术中最常用的自腭区游离自体移植物的理想边界。

牙龈退缩和角化龈不足

在膜龈手术中，对缺乏角化组织和牙龈萎缩的治疗是较常见的手术，也是本文的主要重点。表 36.1 回顾了角化龈增宽术和根面覆盖术的主要区别。

图 36.3 为牙龈退缩缺损的分类。

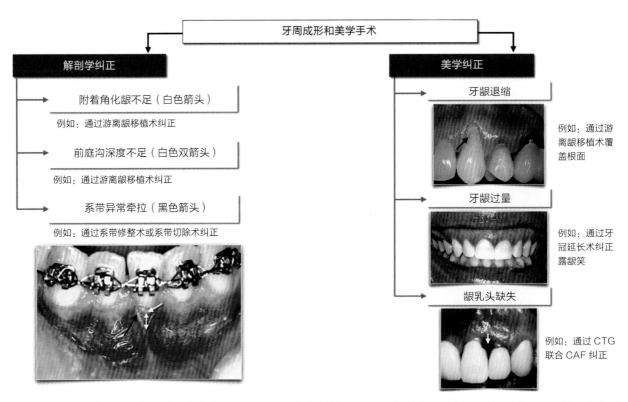

图 36.1　牙周成形和美学手术程序的分类。CAF，冠向复位瓣；CTG，结缔组织移植。该图提供了基于治疗目标的牙周成形手术的一个非常简单的分类，每种不足都有相应的手术举例。请注意，每种类型的治疗的目标有相当多的重叠，决策过程涉及各种临床参数。读者可以参考《纽曼－卡兰萨临床牙周病学》（第 13 版）的第 65 章来深入学习这个主题

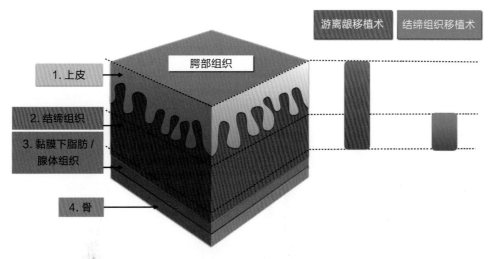

图 36.2　腭部供体移植物组织示意图。图中显示了腭骨上软组织的三个组织区（上皮层、固有层 / 结缔组织、黏膜下层）。在牙周成形手术中，两种最常从腭部软组织采集移植物的术式：

- 游离龈移植术——包含上皮组织和结缔组织，不包括黏膜下层。
- 上皮下结缔组织移植术——理想情况下只包含固有层，不包括上皮和黏膜下层。

表 36.1	根面覆盖术和角化龈增量术的差异		
		根面覆盖术	角化龈增量术
矫正部位		在现存龈缘之上进行软组织增量	在现存龈缘下进行软组织增量
主要目的		• 覆盖缺损以达到美观要求 • ↓暴露根面的牙本质过敏症	• ↑组织厚度 • ↑角化龈宽度
获得的成果	美学	√	—
	过敏症	√	—
	牙颈部非龋性缺损的治疗 *	√	—
	厚度 / 生物型的改善	√	√
完成主要目的的术式		• 带蒂皮瓣移植术 　• 侧向或冠向转位瓣 • 游离移植术 　• FGG 　• 游离 + CTG • 组合 　• CAF + SCTG 　• CAF + GTR 　• CAF + 生物材料	• 带蒂皮瓣移植术 　• 根向复位瓣 • 游离移植术 　• FGG 　• 游离 + CTG • 组合 　• 前庭沟修整术 + FGG

表 36.1　（续）

根面覆盖术	角化龈增量术
牙龈退缩	角化龈不足
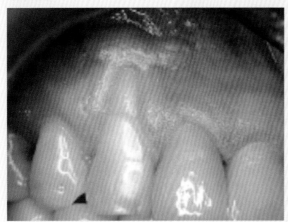	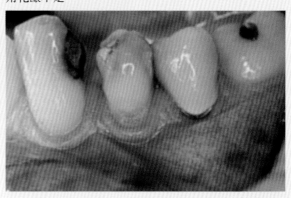
冠向复位瓣覆盖治疗牙龈退缩后	游离龈移植术进行角化龈增量后
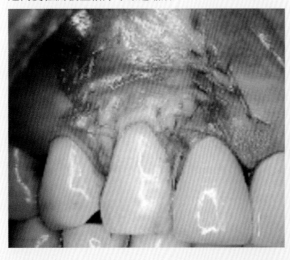	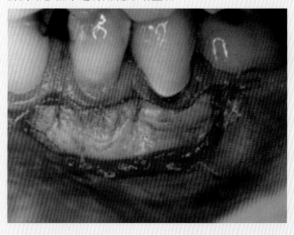

　　↑，增加；↓，减少；CAF，coronally advanced flap，冠向复位瓣术；CTG，connective tissue graft，结缔组织移植术；FGG，free gingival graft，游离龈移植术；GTR，引导性组织再生术；SCTG，subepithelial connective tissue graft，上皮下结缔组织移植术。

　　*牙颈部非龋性病损的原因可能是：（1）酸蚀症——摄入酸性食物、饮料和药物（大多与碟形缺损有关）；（2）磨耗——由于磨削力，如不当的刷牙方式（边缘尖锐的楔形缺陷，以及牙齿表面的划痕）；或（3）楔形缺损——由于异常咬合负荷[5]。可采用修复性治疗、根面覆盖治疗或两者结合治疗。

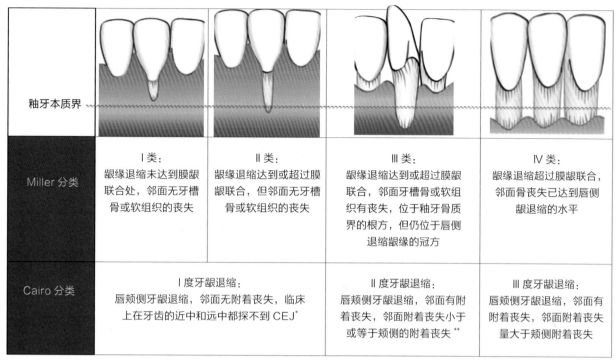

	Ⅰ类： 龈缘退缩未达到膜龈联合处，邻面无牙槽骨或软组织的丧失	Ⅱ类： 龈缘退缩达到或超过膜龈联合，但邻面无牙槽骨或软组织的丧失	Ⅲ类： 龈缘退缩达到或超过膜龈联合，邻面牙槽骨或软组织有丧失，位于釉牙骨质界的根方，但仍位于唇侧退缩龈缘的冠方	Ⅳ类： 龈缘退缩超过膜龈联合，邻面骨丧失已达到唇侧龈退缩的水平
Miller 分类				
Cairo 分类	Ⅰ度牙龈退缩： 唇颊侧牙龈退缩，邻面无附着丧失，临床上在牙齿的近中和远中都探不到 CEJ*		Ⅱ度牙龈退缩： 唇颊侧牙龈退缩，邻面有附着丧失，邻面附着丧失小于或等于颊侧的附着丧失 **	Ⅲ度牙龈退缩： 唇颊侧牙龈退缩，邻面有附着丧失，邻面附着丧失量大于颊侧附着丧失

图 36.3　**牙龈退缩的分类** [6, 7]。CEJ，釉牙本质界；MGJ，膜龈联合。* 邻间隙附着水平的测量是由邻面的釉牙骨质界至根方的龈沟 / 牙周袋底。** 颊侧附着丧失的测量是由颊侧的釉质牙骨质界到根方的龈沟 / 牙周袋底

　　摘自 Newman, M.G., Takei, H.H., Klokkevold, P.R., et al. (2019). Newman and Carranza's Clinical Periodontology (13th ed.). Philadelphia: Elsevier.

案例练习

　　临床场景：一名 49 岁的女性患者，因"牙龈萎缩影响美观"就诊，患者有吸烟史，15 年前戒烟；患有高血压，通过药物治疗血压控制良好。根尖 X 线片显示右上前牙区骨高度完整。该患者描述刷牙习惯为较粗暴的水平向刷牙。

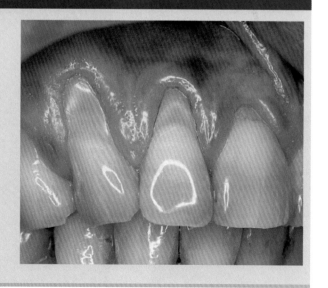

问题

1. 根据临床表现和影像学描述，在右上颌尖牙和侧切牙中发现哪种 Miller 类型的退缩？

　　a. Ⅰ类

　　b. Ⅱ类

　　c. Ⅲ类

　　d. Ⅳ类

2. 根据临床表现，上颌右侧尖牙和侧切牙的牙龈退缩类型 （Cairo 分类）是什么？

　　a. Ⅰ类

　　b. Ⅱ类

　　c. Ⅲ类

3. 以下哪种牙龈退缩类型对根部覆盖率有更好的预测能力？

　　a. Miller Ⅰ类和Ⅱ类

　　b. Miller Ⅲ类和Ⅳ类

4. 在以下的膜龈手术中，哪一个在这个临床情况中不适用？

　　a. 冠向复位瓣术

　　b. 冠向复位瓣术联合结缔组织移植术

　　c. 前庭沟成形术

　　d. 冠向复位瓣术与同种异体真皮替代品

本章改编自《纽曼－卡兰萨临床牙周病学》(第 13 版) 的第 65 章，是对该章许多重要内容的总结。读者可阅读相关章节，以完全理解这一重要内容的知识点。

答案解析

1. 答案：a

解析：它们是Ⅰ类缺陷，因为牙龈退缩没有延伸到膜龈联合处，受累牙齿之间没有牙间骨缺失。

2. 答案：a

解析：受累牙齿的颊侧有牙龈退缩，但牙间区没有观察到附着丧失。

3. 答案：a

解析：牙间区骨的冠根向位置在根面覆盖结果中起着重要作用，完整的牙间骨水平可以提供最好的覆盖。Miller Ⅰ类和Ⅱ类与Ⅲ类和Ⅳ类的区别在于前者缺乏完整的牙槽骨丢失。

4. 答案：c

解析：采用选项（a）（b）和（d）实现根面覆盖，可以解决该患者的主要需求。前庭成形术是为了增加前庭沟深度，但在本例中并不适用，因为已经有足够的前庭沟深度。

参考文献

[1] Matter, J., & Cimasoni, G. (1976). Creeping attachment after free gingival grafts. Journal of Periodontology, 47(10), 574–579.

[2] Tarnow, D. P., Magner, A. W., & Fletcher, P. (1992). The effect of the distance from the contact point to the crest of bone on the presence or absence of the interproximal dental papilla. Journal of Periodontology, 63(12), 995–996.

[3] Reiser, G. M., Bruno, J. F., Mahan, P. E., & Larkin, L. H. (1996). The subepithelial connective tissue graft palatal donor site: Anatomic considerations for surgeons. The International Journal of Periodontics & Restorative Dentistry, 16(2), 130–137.

[4] Cohen, E. S. (2007). Atlas of cosmetic and reconstructive periodontal surgery. Hamilton, Ont: BC Decker.

[5] Cortellini, P., & Bissada, N. F. (2018). Mucogingival conditions in the natural dentition: Narrative review, case definitions, and diagnostic considerations. Journal of Periodontology, 89(Suppl. 1), S204–S213.

[6] Miller, P. D. (1985). A classification of marginal tissue recession. The International Journal of Periodontics & Restorative Dentistry, 5, 9.

[7] Cairo, F., Nieri, M., Cincinelli, S., Mervelt, J., & Pagliaro, U. (2011). The inter-proximal clinical attachment level to classify gingival recessions and predict root coverage outcomes: An explorative and reliability study. Journal of Clinical Periodontology, 38, 661–666.

第 37 章

激光在牙周病学中的应用

🍀 相关术语

术语	释义
消融	组织中的细胞和细胞外基质充分吸收激光能量后爆破的过程
生物调节（或光生物调节）	使用低能量激光减少组织炎症，促进伤口愈合（通过促进上皮化、成纤维细胞增殖和基质合成）
校准	粒子或波从某种设备（如激光设备）发出后，借助准直器变得更窄的过程
激光缩写	• 钕：钇–铝–石榴石（Nd：YAG） • 铒，铬：钇–钪–镓–石榴石（Er，Cr：YSGG，水激光） • 铒：钇–铝–石榴石（Er：YAG）
激光（首字母缩写 LASER）	受激辐射的光放大（light amplification by stimulated emission of radiation）
低能量激光治疗	红色到近红外范围（600~1070 nm）的激光器被认为是低能量激光器，主要用于生物调节治疗
单色的	来自激光设备的只有一个波长（颜色）的激光束
光的穿透深度	激光穿透组织的深度
光动力疗法	它包含三个组成部分：光敏剂、光和氧。光激活光敏剂，随后与氧反应，产生单线态氧和自由基，从而杀死微生物

🍀 观点快读

激光是如何产生的	激光源激发特定介质的光能发射，产生准直聚焦的单色光束
激光器的关键部件	能量源、介质、光室（激光管）
潜在的激光–组织相互作用	根据激光的波长、能量和照射时间，可能有反射、吸收、散射或透射
牙科常用激光	氩激光、半导体激光、Nd：YAG 激光、Er：YAG 激光和 CO_2 激光
Nd：YAG 激光与 Er：YAG 激光比较	• Nd：YAG 激光和 Er：YAG 激光的波长分别为 1064 nm 和 2940 nm • Er：YAG 对羟基磷灰石有很强的亲和力，可以切割牙本质和骨等硬组织 • Nd：YAG 激光在组织中的穿透深度（>3000 μm）明显高于 Er：YAG 激光（<5 μm）
半导体激光与 CO_2 激光比较	半导体激光和 CO_2 激光的波长分别为 655~980 nm 和 10 600 nm。半导体激光能被软组织中的色素很好地吸收，常用于软组织手术，如系带切除术或软组织活检

观点快读（续）

牙周激光治疗的适应证	• 牙周非手术治疗 • 牙龈切除术 / 牙龈成形术 • 牙冠延长术 • 软组织活检 • 种植体清创（种植体周围炎的治疗） • 二期手术时暴露种植体 • 生物调节 • 牙周刮治（其疗效尚缺乏循证医学证据）。更多关于牙周治疗中激光使用的信息，请参阅 Cobb's 2006 年的相关综述[1]
激光在牙周手术治疗中的优势	• 减少出血，术区视野更好 • 减少组织损伤 • 可被精准使用
激光在牙周非手术治疗中的优势	• 微创龈下刮治和根面平整 • 有效去除牙石，去除毒素，并杀灭牙周致病菌
激光用于牙周非手术治疗	作为龈下刮治和根面平整的辅助手段，与单独采用上述方法的常规治疗相比，激光仅能轻度改善临床指标（尤其是探诊深度的降低）。激光治疗本身优于或与传统牙周治疗疗效相当的证据是有限的
激光用于种植体周组织疾病的治疗	目前还没有实质性证据支持使用激光治疗种植体周黏膜炎。一些证据表明，在种植体周围炎的非手术治疗中辅助使用激光，可在短期内减少探诊出血。目前，缺乏证据证实激光辅助治疗在种植体周围组织疾病治疗中的长期疗效[2]
牙周治疗中的光动力疗法	在最近的一项随机对照试验中，与单独龈下刮治和根面平整术相比，在上述治疗中辅助使用光动力疗法后，并没有观察到临床效果的额外改善[3]

核心知识

引言

为了给临床医生提供更好的设备和技术，以改善牙周治疗的疗效，不断的临床探索发现，激光技术是一个可能的治疗选择。最近的文献描述了许多使用激光治疗牙周和种植体周围组织疾病的积极结果，上述发现主要以病例报告和系列病例报道的形式呈现。但是，激光治疗的临床疗效和生物学基础仍需进一步研究。

激光的物理学与生物学相互作用

激光是"受激辐射的光放大"的英文首字母缩写。图 37.1 回顾了组织与激光光束间可能的相互作用。

表 37.1 列举了当前用于口腔治疗的激光种类。

相关基础知识

在牙周非手术治疗和手术治疗中使用激光的工作原理是什么？

激光的工作原理包括以下两条[4]：

• 生物刺激——当激光在非手术治疗中用于生物刺激时，其目的是抗炎，促进伤口快速愈合，缓解疼痛和增强胶原蛋白的产生。例如，低能量激光治疗（low-level laser therapy, LLLT）已被证明可以缓解健康受试者和糖尿病患者的炎症，提高牙周非手术治疗的疗效。初步证据表明，低能量激光治疗可能改善牙周再生治疗的效果。

• 光热效应——手术模式下，激光的光能被转化为热能；激光光束与靶组织间的 3 种主要光热相互作用分别是：①切除 / 切开；②汽化 / 消融；③凝血 / 止血。通过控制光束大小 / 光斑尺寸、能量大小和时间参数，可以获得所需的光热相互作用。

口腔激光的生物刺激和光热效应都需要靶组织吸收激光能量。

表 37.1 当前用于口腔治疗的激光种类

| 种类 | 波长 (nm) | 保存齿科学 | 当前的使用仅为建议，但缺乏循证医学证据支持 | | |
			黏膜病学与口腔病理学	牙周病学	口腔种植学
氩激光	488~514	牙齿漂白和光固化	—	—	—
半导体激光	655~980	—	• 阿弗他溃疡的治疗 • 组织活检 • 牙本质脱敏	• 牙龈切除术 /牙龈成形术 • 牙周刮治术	二期手术时暴露种植体
Nd：YAG 激光	1064	—	• 阿弗他溃疡的治疗 • 组织活检 • 牙本质脱敏	• 牙龈切除术 /牙龈成形术 • 牙周刮治术	二期手术时暴露种植体
水激光	2780	硬组织切割（牙本质）	• 阿弗他溃疡的治疗 • 组织活检 • 牙本质脱敏	• 牙龈切除术 /牙龈成形术 • 牙周刮治术 • 硬组织切割（用于骨手术）	二期手术时暴露种植体
铒激光	2940	硬组织切割（牙本质）	• 阿弗他溃疡的治疗 • 组织活检 • 牙本质脱敏	• 牙龈切除术 /牙龈成形术 • 牙周刮治术 • 硬组织切割（用于骨手术）	二期手术时暴露种植体
CO_2 激光	10 600	—	—	• 牙龈切除术 /牙龈成形术 • 牙周刮治术	二期手术时暴露种植体

Er，Cr：YSGG 水激光（erbium, chromium: yttrium-scandium-gallium-garnet，铒，铬：钇－钪－镓－石榴石）

Er：YAG（erbium: yttrium-aluminum-garnet，铒：钇－铝－石榴石）

Nd：YAG（neodymium: yttrium-aluminum-garnet，钕：钇－铝－石榴石）

改编自 Newman, M.G., Takei, H.H., Klokkevold, P.R., et al. (2019). Newman and Carranza's Clinical Periodontology (13th ed.). Philadelphia: Elsevier 中的表 68.1。

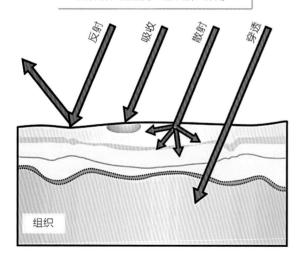

四种潜在的激光 - 组织相互作用

反射 吸收 散射 穿透

组织

图 37.1 激光 - 组织相互作用

根据组织的光学特性，激光的光能与靶组织间可能存在四种不同的相互作用：

• 反射——光束被重新定向离开表面，对靶组织没有影响。

• 穿透——激光能量直接通过组织，对靶组织没有影响。

• 散射——削弱了预期能量，导致光子改变方向，热传递到手术部位邻近组织。在这种情况下，可能发生不必要的损伤。

• 吸收——靶组织吸收的激光能量不仅取决于组织特征，如色素沉着和含水量，还取决于激光波长。这种相互作用（即吸收）是使用激光能量的首要目的。

摘自 Newman, M.G., Takei, H.H., Klokkevold, P.R., et al. (2019). Newman and Carranza's Clinical Periodontology (13th ed.). Philadelphia: Elsevier.

案例练习

临床场景：一位正畸科转诊的 14 岁女性患者，要求进行上前牙系带附丽过高的评估和治疗。患者健康，还需进行 6 个多月的正畸治疗。牙周检查发现上前牙区存在菌斑性龈炎和假性牙周袋。

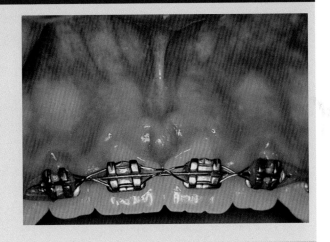

临床照片摘自 Newman, M.G., Takei, H.H., Klokkevold, P.R., et al. (2019). Newman and Carranza's Clinical Periodontology (13th ed.). Philadelphia: Elsevier.

问题

1. 以下哪种不是系带附丽过高的结果？

a. 中切牙间隙

b. 根面龋

c. 牙龈炎症

d. 刷牙困难

2. 系带切除术和系带修整术是不同的，这个说法是否正确？

a. 正确

b. 错误

3. 以下哪些技术可用于系带切除术？

a. 电刀

b. 手术刀片（常规手术）

c. 激光

d. 以上都是

4. 以下都是软组织手术中使用激光的优点，除了 ＿＿＿＿＿。

a. 增加伤口收缩和瘢痕形成

b. 止血效果更好

c. 精准的切口

本章来自《纽曼－卡兰萨临床牙周病学》（第 13 版）的第 68 章，是该章中许多重要部分的概括。读者可阅读上述章节，以便完全理解重要的知识点。

答案解析

1. 答案：b

解析：系带附丽过高与列出的其他选项均有关。

2. 答案：a

解析：系带切除术是完全去除系带，而系带修整术是切开和重新定位现有的系带。

3. 答案：d

解析：所有列出的方法均可用于系带切除术。每种方法都有其优点和局限性。

4. 答案：a

解析：激光治疗可减少伤口收缩和瘢痕形成。

参考文献

[1] Cobb, C. M. (2006). Lasers in periodontics: A review of the literature. Journal of Periodontology, 77(4), 545–564.

[2] Mills, M. P., Rosen, P. S., Chambrone, L., Greenwell, H., Kao, R. T., Klokkevold, P. R., et al. (2018). American Academy of Periodontology best evidence consensus statement on the efficacy of laser therapy used alone or as an adjunct to nonsurgical and surgical treatment of periodontitis and peri-implant diseases. Journal of Periodontology, 89(7), 737–742. https://doi.org/10.1002/JPER.17-0356.

[3] Segarra-Vidal, M., Guerra-Ojeda, S., Vallés, L. S., López-Roldán, A., Mauricio, M. D., Aldasoro, M., et al. (2017). Effects of photodynamic therapy in periodontal treatment: A randomized, controlled clinical trial. Journal of Clinical Periodontology, 44(9), 915–925. https://doi.org/10.1111/jcpe.12768.

[4] Convissar, R. A. (2016). Principles and practice of laser dentistry (2nd ed.). St. Louis: Mosby.

第 **38** 章

牙周病学 – 修复学的相互关系

🌸 相关术语

术语	释义
生物学宽度（牙槽嵴上组织附着）	每颗牙齿牙槽骨和釉牙骨质界之间的恒定距离（平均 2 mm）为结合上皮和结缔组织纤维提供了附着空间
生物学宽度的临床检查	生物学宽度的临床检查需要在局部麻醉下进行，将金属探针插入龈沟中，直达骨面，所得的测量结果减去龈沟深度即为生物学宽度
正中关系	用以描述上下颌的位置关系，即下颌骨髁突位于颞下颌关节复合体内，与关节盘最薄的无血管部分相连，位于颞骨关节隆突的上前方 [1]
最大牙尖交错位	对殆牙完全牙尖交错时的上下颌关系，与髁突位置无关 [1]
咬合垂直距离	上下牙咬合接触时的垂直距离 [1]

🌸 观点快读

修复治疗前的牙周治疗	• 建立稳定的牙龈边缘（美学） • 准确放置牙冠边缘 • 缓解牙龈炎症——减少出血，提高修复治疗时视野的清晰度
修复前的手术治疗	• 膜龈手术 • 牙冠延长术 • 牙槽嵴保存术 • 牙槽骨增量手术
牙冠延长术	旨在延长牙冠的外科手术，可通过只切除软组织（牙龈切除术）、只切除硬组织（骨切除术）或两者同时切除而实现
美学牙冠延长术	以增加牙冠长度为手术目的，以获得理想的美学比例（主要是前牙）
功能性牙冠延长术	以增加牙冠长度为手术目的，以便新的牙冠或修复体可以获得更好的固位形和抗力形
牙冠延长术的常见适应证	• 改善美观（如被动萌出不足） • 修复断缘平齐龈缘或位于龈下的折裂牙 • 修复龋坏平齐龈缘或位于龈下的牙齿 • 放置龈下边缘修复体
正畸牵引	在某些特殊的病例中，另一个治疗选择是通过可控的正畸牵引，将牙齿从牙槽窝中拉出
牙槽嵴保存术	拔牙后立即进行，以保存牙槽嵴的宽度和高度，便于后期种植修复。经典方法是在拔牙窝内填入骨移植材料，并覆盖可吸收膜

观点快读（续）

牙槽嵴增量术	用于牙槽嵴缺损患者，增加牙槽嵴宽度和高度，以便在理想的修复位置植入种植体的手术
修复前的膜龈手术	• 根面覆盖术（如冠向复位＋结缔组织移植术） • 牙龈增量手术（如游离龈移植术）
修复因素和牙周组织	• 深度——修复体边缘位于龈下过深将破坏生物学宽度，应当避免。此外，过深的龈下边缘还影响取模的准确性，最终影响修复体边缘的密合性 • 边缘密合性——边缘不密合促进菌斑滞留，导致炎症 • 修复体外形——过突的修复体外形影响口腔卫生措施的实施，导致炎症

核心知识

牙周－修复界面的关键区

牙周组织与修复体（牙冠、填充物等）紧密接触，前者是天然的，后者是人工的，二者的关系在几个关键部位必须协调，才能实现长期的、对周围组织没有损伤的功能与美学兼顾的修复。图 38.1 简要回顾了牙周－修复界面关键过渡区的修复体考量。

◆ 临床思维拓展

什么时候将修复体边缘放置在龈下？

• 在冠预备过程中为了获得足够的固位形和抗力形。

• 由于龋坏程度／牙体缺损而须进行明显的外形改变。

• 由于美观原因，须将牙齿－修复体连接处置于龈下（主要位于前牙区）。

临床医生开展修复治疗时必须理解生物学宽度（也称为牙槽嵴上组织附着）在维护牙周组织健康和维持修复体周牙龈形态方面的作用（图 38.2）。

◆ 临床思维拓展

为了维持恰当的生物学宽度，龈下边缘放置的原则是什么？

必须遵循一定的原则放置龈下边缘，才能一直保证生物学宽度不被破坏。在这里，建议临床医生采用现有的龈沟深度作为标志（注意，在临床实践中，龈沟底被视为结缔组织附着的最冠方）。

• 原则 1——当 PD ＝ 1～1.5 mm 时，龈下边缘放置在游离龈缘下 0.5 mm 处。

• 原则 2——当 PD ＝ 1.5～2 mm 时，龈下边缘的放置不超过龈沟深度的一半。

• 原则 3——当 PD ＞ 2 mm 时，行牙龈切除术，使 PD ＝ 1.5 mm，然后遵循原则 1。该原则的基本原理是解决龈沟过深时难以获得准确的印模边缘及正确的边缘预备问题，并避免增加炎症和牙龈退缩的风险。

桥体完全就位前，局部牙列缺损区的图片

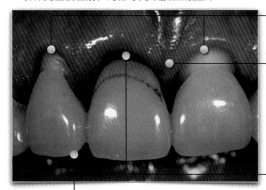

避免牙周问题的修复考量

1. 冠边缘

修复体边缘位置的设计不能损伤牙周生物学宽度的完整性

2. 邻间区

- 理想的邻间区应容纳龈乳头，并且龈乳头不受修复体轮廓或边缘的挤压
- 牙齿间的接触必须延伸到龈乳头的顶端，以免多余的空间嵌入食物或形成影响美观的黑三角

3. 桥体区

理想的外形是与牙槽嵴轻微接触，允许口腔卫生措施的实施，并在美学区形成美观的轮廓

4. 咬合

理想的情况下，咬合方案的设计须考虑到稳定的咬合接触，没有早接触或𬌗干扰

图 38.1　牙周 - 修复界面的关键区。这些关键区将在以下主题中进行讨论

摘自 Color Atlas of Periodontology 1985 by H.F. Wolf, K.H. & E.M. Rateitschak T.M. Hassell Ed 3, Thieme, NY.

冠边缘

冠边缘的放置有三种选择：

1. 龈上边缘——在牙冠预备过程中，冠边缘放置在龈上。龈上边缘应尽可能优先考虑，因为它对牙周组织影响最小。

2. 平齐龈缘的边缘——在牙冠预备过程中，将冠边缘放置在与龈缘平齐的水平。这种选择也可以很好地被机体适应，美学区采取这种冠边缘比龈上边缘能更好地将修复体边缘隐藏起来。

3. 龈下边缘——在牙冠预备过程中，将冠边缘放置在龈缘的根方。这样造成的生物学风险最大，尤其是冠缘被错误地放置在龈缘根方很深的位置，从而侵犯了生物学宽度。图 38.2 说明了生物学宽度（牙槽嵴上组织附着）的定义和被破坏的后果。

邻间隙

外展隙形状的变化（如近中倾斜的切牙或三角形牙冠导致接触点更靠近冠方，或者牙间骨吸收）将影响龈乳头的高度和形状。如果牙间骨嵴顶与邻面接触点之间的距离不大于 5 mm，则可能维持或重建完整的龈乳头[2]。

临床可行的龈乳头重建的方法包括：

- 修复方法——对于三角形牙齿，可通过增加材料（直接粘接树脂、冠或贴面）改变牙齿形状，从而将接触点重新定位于距离牙槽嵴顶 5 mm 以内。
- 手术方法——邻间骨吸收时，牙周再生术有助于龈乳头重建。
- 正畸方法——牙齿倾斜时，通过正畸将其扶正，可将接触点根向重新定位至距离牙间骨嵴顶 5 mm 内。

桥体区域

桥体设计有四种类型：卫生桥、盖嵴式、改良盖嵴式和卵圆形。桥体龈方的形状和光滑度决定了口腔卫生措施清除菌斑和食物残渣的难易程度。卫生桥和卵圆形桥体龈方较凸，使其最容易被清洁。

咬合

尖牙保护𬌗（后牙在最大的牙间交错位接触，前牙不接触或轻接触；下颌移动的瞬间，所有后牙不接触，而只有前牙接触）是理想的。

摘自 Newman, M.G., Takei, H.H., Klokkevold, P.R., et al. (2019). Newman and Carranza's Clinical Periodontology (13th ed.). Philadelphia: Elsevier.

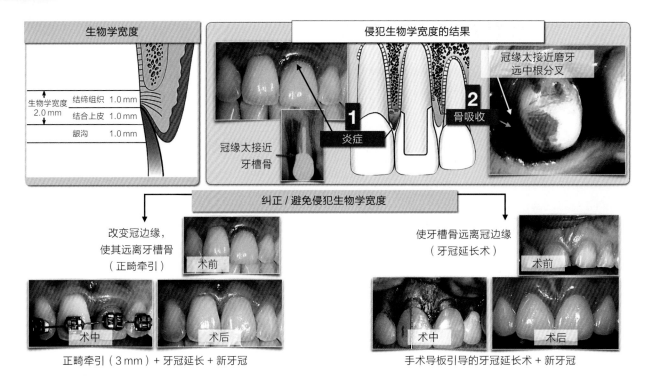

图 38.2　生物学宽度（牙槽嵴上附着组织）

生物学宽度

左上角方框显示了生物宽度组织构成的图示。它指龈沟底和牙槽嵴顶之间，被健康牙龈组织占据的空间大小，包括结合上皮附着和结缔组织附着[3]。临床上，当修复体边缘至牙槽嵴顶的距离小于 2 mm，牙龈组织有炎症，又没有其他明确病因时，可以诊断为侵犯生物学宽度[4]。

侵犯生物学宽度的后果

可能有两种不同的临床后果：

1. 炎症——这是较常见的龈下边缘放置过深的后果，并常见于牙龈厚度中等或厚龈生物型患者。没有骨吸收，但牙龈炎症持续存在。

2. 骨吸收——常见于薄龈生物型/表型患者。当机体试图恢复修复体边缘和牙槽嵴顶之间的空间，以便组织重新附着时，可能发生不可预测的骨吸收和牙龈退缩。

纠正对生物学宽度的破坏

可通过以下方法来实现：

• 手术（冠延长术使牙槽嵴顶远离冠边缘）。

• 正畸牵引（使冠边缘远离牙槽嵴顶）。

摘自 Newman, M.G., Takei, H.H., Klokkevold, P.R., et al. (2019). Newman and Carranza's Clinical Periodontology (13th ed.). Philadelphia: Elsevier.

案例练习

临床场景： 一名 49 岁男性患者曾看过全科牙医，后被转诊至牙周专科医生处进行评估。初诊时，他的主诉是"我的上前牙牙龈疼痛，刷牙时出血"。患者身体健康，上颌中切牙牙冠已于 3 个月前修复。牙周检查显示，上颌前牙区有菌斑性牙龈炎和假性牙周袋，该区患牙 100% 探诊出血。X 线检查显示全口牙槽骨水平正常。很明显，这些牙冠边缘比理想的位置更深入龈下。

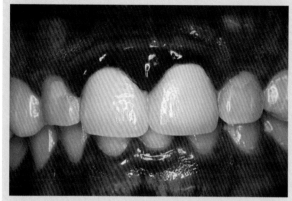

临床照片摘自 Newman, M.G., Takei, H.H., Klokkevold, P.R., et al.(2019). Newman and Carranza's Clinical Periodontology (13th ed.). Philadelphia: Elsevier.

问题

1. 以下哪项是上颌中切牙牙龈状况的可能病因？

　　a. 侵犯牙槽嵴上组织附着

　　b. 口呼吸导致的炎症

　　c. 化学灼伤

　　d. 系带附丽位置过高

2. 牙槽嵴上组织附着（生物学宽度）包括结合上皮和 ＿＿＿＿。

　　a. 角化龈

　　b. 牙槽骨

　　c. 结缔组织附着

　　d. 牙槽黏膜

3. 该部位拍摄良好的 X 线片显示，从牙冠边缘（位于上中切牙的近中面）到牙间牙槽骨的距离小于 1 mm。针对患者主诉的可能治疗方案是什么？

　　a. 引导性组织再生术

　　b. 冠向复位瓣手术

　　c. 游离牙龈移植术

　　d. 牙冠延长术

4. 下列牙冠延长术的适应证，应排除下列选项中的哪一个？

　　a. 龈下的龋坏

　　b. 牙冠固位不良

　　c. 严重松动

　　d. 临床牙冠短

本章改编自《纽曼－卡兰萨临床牙周病学》（第 13 版）第 69 章和第 70 章，是对该章中许多重要部分的概括。读者可阅读上述章节，以便完全理解重要的知识点。

答案解析

1. 答案：a

解析：从现有资料看，上颌中切牙周围明显的牙龈炎症是由于龈下放置的牙冠边缘侵犯了生物学宽度。

2. 答案：c

解析：牙槽嵴上组织附着包括结合上皮和结缔组织附着，冠根向约 2 mm。

3. 答案：d

解析：牙冠延长术的目的之一是在冠边缘和牙槽嵴顶之间提供足够的空间，以重建牙槽嵴上组织附着（生物学宽度）。

4. 答案：c

解析：已经有严重松动的牙齿行牙冠延长术（包括切除组织附着）会对牙齿的预后 / 寿命产生不良影响。只要满足其他条件，其他所列选项都是牙冠延长术的适应证。

参考文献

[1] The glossary of prosthodontic terms. The Journal of Prosthetic Den- tistry, 94(1), 10–92.

[2] Tarnow, D. P., Magner, A. W., & Fletcher, P. (1992). The effects of the distance from the contact point to the crest of bone on the presence or absence of the interproximal dental papilla. Journal of Periodontology, 63, 995.

[3] Gargiulo, A. W., Wentz, F. M., & Orban, B. (1961). Dimension and relations of the dentogingival junction in humans. Journal of Periodontology, 32, 262.

[4] Color Atlas of Periodontology 1985 by H.F. Wolf, K.H. & E.M. Rateitschak T.M. Hassell Ed 3, Thieme, NY.

第39章

牙周治疗的结果与牙周支持照护

相关术语

术语	释义
经典的纵向研究	20世纪80年代到90年代，世界各地区开展的临床研究评估了几种牙周治疗的长期疗效，包括刮治和根面平整，以及选择手术减少牙周袋深度的治疗
实验性龈炎	一种临床研究策略，要求受试者停止口腔卫生措施，以确定龈炎的病因，和与该病相关的临床和微生物学改变的顺序
牙周再评估	在牙周非手术治疗后4~8周进行，包括完整的牙周评估，并将检查结果与初诊结果比较
牙周风险评估	对患者进行评估，确定风险等级，有助于根据患者的不同需求制订牙周支持维护计划
牙周炎的进展速度（直接证据）	慢速进展：超过5年没有附着丧失的证据 中速进展：超过5年附着丧失小于2 mm 快速进展：超过5年附着丧失大于或等于2 mm
支持性牙周维护治疗	治疗后，应当为牙周病患者制订个性化的复诊方案，定期检查，并进行洁刮治/抛光

观点快读

牙周治疗的最终目标	• 消除或控制致病因素与危险因素 • 创造良好的局部环境，使患者能通过常规的自我口腔卫生维护措施，保持牙周组织健康 • 创造一个有利于医生定期有效控制局部因素的环境
牙龈健康的先决条件	• 口腔卫生维护 • 洁刮治
实验性龈炎	停止口腔卫生维护措施平均约21天，形成牙龈炎。恢复口腔卫生措施后，牙龈炎症可在1周内消失[1]
牙周病的进展模式	在无法进行口腔卫生维护的斯里兰卡茶叶工人中，观察到牙周病进展的三种模式：快速（8%）、中度（81%）和无进展（11%）[2]
牙周治疗和附着丧失	缺乏牙周治疗可能导致牙周袋深度因附着丧失和骨吸收而逐渐增加[3]
牙周治疗和牙齿缺失	失牙是牙周病的最终结果。与不治疗相比，牙周病治疗减少了因牙周病而缺失的牙齿数量[3]
支持性牙周维护治疗和牙齿缺失	牙周治疗后的支持性牙周维持治疗对于维持疗效和减少牙齿缺失是至关重要的[4]
刮治和根面平整的有效性和牙周袋深度	探诊深度越深，探及根面牙石的路径受限，刮治和根面平整的有效性就越低

266

观点快读（续）

支持性牙周维护计划的组成	• 临床检查（硬组织、软组织、牙周评估等） • 治疗（强化口腔卫生维护措施、洁刮治、抛光等） • 撰写病历，清理操作区，安排下次复诊
复诊间隔	复诊间隔因人而异，不是固定的。牙周治疗后刚进入维护期治疗的患者，一般每 3~4 个月复诊一次。牙周治疗效果良好，且能维持 1 年以上的患者，可以考虑每 6 个月复诊一次

核心知识

引言

牙周支持治疗（或牙周维护治疗）不同于积极的牙周治疗，但须与后者相结合。这个阶段的牙周治疗应在非手术治疗后很快开始（各阶段牙周治疗的正确程序，请参阅第 21 章）。让患者从积极的治疗状态进入维护治疗，是整个治疗过程中的一个关键性步骤，需要时间，以及牙医和工作人员的努力。

牙周支持治疗的基本原则

患者依从性不佳，积极治疗后缺乏主动、有针对性的牙周维护，可能导致：

• 菌斑和牙石堆积。
• 余留牙周袋再次感染。
• 持续的袋内活动性牙龈出血，牙周袋探诊深度增加。
• 附着丧失增加、牙齿松动、牙齿移位，如果未被注意，可能导致牙齿缺失。
• 牙颈部龋坏。

牙周支持治疗的目标

牙周支持治疗的目标包括：

• **维护**——牙周治疗的疗效（如探诊深度减少），口腔健康（包括癌症筛查）、咀嚼功能、语音、美观。
• **预防**——新感染、非活动性的余留牙周袋再次感染、龋齿、牙齿脱落。

牙周支持治疗期间的维护计划

对于已接受牙周治疗的患者，维护间隔一般开始时为 3 个月，但可能会因个人情况而有所不同。

临床思维拓展

为什么患者不能遵循建议的维护治疗计划？改善患者依从性的可行之策是什么？

患者未能遵循建议的维护治疗计划的原因很多，包括[5]：

• 不重视自己的牙齿状况。
• 否认自己有任何问题。
• 害怕牙医 / 牙科治疗。
• 患者对牙医诊疗活动的感受和预期不同。
• 生活中的压力事件。
• 经济因素。

提高依从性的可能方法包括[5]：

• 简化对患者的要求，使其更容易执行。
• 满足患者的需求，包容其价值观。
• 与依从性不佳的患者保持密切联系，在下次就诊之前予以温和的提醒。
• 积极强化良好的口腔卫生习惯。
• 强调牙周炎的病因及预防措施的重要性。

对于上下颌有多颗余留牙的患者，复诊时间约为 1 小时。图 39.1 显示了"复诊时间"的组成。

治疗后患者的 Merin 分类

积极治疗后，各类牙周患者将被转入维护治疗方案中。表 39.1 列出了这些分类，以及每类患者的建议复诊间隔。由于牙周病的缓解或加重，患者可能被调整至新的分类。

本章改编自《纽曼 – 卡兰萨临床牙周病学》（第 13 版）第 72 章和第 73 章，是对该章中许多重要部分的概括。读者可阅读上述章节，以便完全理解重要的知识点。

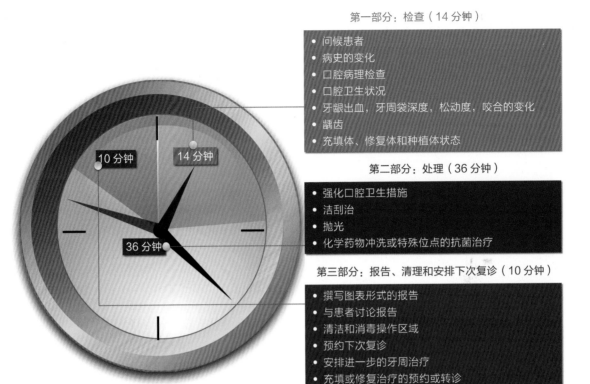

第一部分：检查（14 分钟）

- 问候患者
- 病史的变化
- 口腔病理检查
- 口腔卫生状况
- 牙龈出血，牙周袋深度，松动度，咬合的变化
- 龋齿
- 充填体、修复体和种植体状态

第二部分：处理（36 分钟）

- 强化口腔卫生措施
- 洁刮治
- 抛光
- 化学药物冲洗或特殊位点的抗菌治疗

第三部分：报告、清理和安排下次复诊（10 分钟）

- 撰写图表形式的报告
- 与患者讨论报告
- 清洁和消毒操作区域
- 预约下次复诊
- 安排进一步的牙周治疗
- 充填或修复治疗的预约或转诊

多个活动性位点 / 牙周炎复发的患者需要单独预约，重新采用各种适当的措施（根面平整、手术等）再治疗

图 39.1　牙周支持治疗的复诊时间

表 39.1　治疗后患者的 Merin 分类

第一年		一年后		
		A 类	B 类	C 类
常规治疗，恢复正常痊愈	复杂修复体，根分叉病变，冠根比例不佳，患者依从性存疑	维护治疗效果良好，口腔卫生良好，无复杂修复体，无剩余牙槽骨小于 50% 的牙齿	间断的口腔卫生措施，复杂修复体，部分牙齿剩余牙槽骨小于 50%，正在进行正畸治疗，复发性龋，吸烟，全身和（或）遗传易感性，超过 20% 位点 BOP（+），种植体	除 B 类中的因素外：由于全身健康、心理或经济原因，须进行牙周手术但未实行；或病情太严重，无法通过牙周手术得到改善
每 3 个月复诊	每 1~2 个月复诊	每 6 个月复诊 可由全科医生诊治，每 2~3 年拍一次咬合翼片	每 3~4 个月复诊 可由全科医生和牙周医生诊治，每 1~2 年拍摄根尖周和（或）垂直咬合翼片	每 1~3 个月复诊 最好由牙周医生诊治 每 1~2 年拍摄根尖周和（或）垂直咬合翼片

BOP，探诊出血。

案例练习

临床场景：一位 67 岁女性患者需进行牙周再评估，5 周前曾接受牙周非手术治疗（刮治和根面平整）。两个上颌区有局限型牙周炎（Ⅱ期，B 级）。再评估显示该患者探诊深度明显减少，牙周健康和口腔卫生状况显著改善。再评估当天，探诊深度 1~4 mm，BOP（+）位点为 8%。

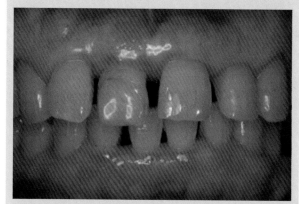

临床照片摘自 Newman, M.G., Takei, H.H., Klokkevold, P.R., et al. (2019). Newman and Carranza's Clinical Periodontology (13th ed.). Philadelphia: Elsevier.

问题

1. 根据所提供的资料，该患者下一阶段的牙周治疗是什么？

a. 龈下刮治和根面平整

b. 降低牙周袋深度的再生治疗

c. 牙周支持治疗

d. 降低牙周袋深度的切除性手术治疗

2. 这名患者初始阶段牙周支持治疗的间隔时间多久为好？

a. 3~4 个月

b. 6 个月

c. 8~12 个月

d. 16 个月

3. 下列哪项不是牙周支持治疗的目标？

a. 监测疾病进展或复发

b. 提供专业的清洁

c. 更新全身和牙科医疗记录，定期拍 X 线片（必要时）

d. 招募临床研究对象

4. 治疗 1 年后，如果安排该患者每 6 个月复诊，根据 Merin 分类，该患者应被归为 _____。

a. A 类

b. B 类

c. C 类

答案解析

1. 答案：c

解析：由于该患者龈下刮治和根面平整后获得了预期改善，并可通过有效的自我口腔卫生维护和定期牙周维护保持牙周健康，目前她可以开始牙周支持治疗。

2. 答案：a

解析：由于该患者刚接受过牙周治疗，至少在牙周支持治疗刚开始的 1 年内，该患者应更频繁地接受牙周支持治疗，以评估她对口腔卫生措施的依从性，监测特定部位疾病复发的情况，而后才能进入每 6 个月复诊期。

3. 答案：d

解析：所有列出的其他选项都是牙周支持治疗的目标，通常需要 1 个小时完成。

4. 答案：a

解析：请参阅表 39.1。

参考文献

[1] Löe, H., Theilade, E., & Jensen, S. B. (1965). Experimental gingi- vitis in man. The Journal of Periodontology, 36, 177–187.

[2] Löe, H., Anerud, A., Boysen, H., & Smith, M. (1978). The natu- ral history of periodontal disease in man. Journal of Periodontology, 49, 607.

[3] Becker, W., Berg, L., & Becker, B. E. (1979). Untreated peri- odontal disease: a longitudinal study. Journal of Periodontology, 50, 234.

[4] Fardal, Ø., Johannessen, A. C., & Linden, G. J. (2004). Tooth loss during maintenance following periodontal treatment in a peri-odontal practice in Norway. Journal of Clinical Periodontology, 31, 550–555.

[5] Wilson, T. G., Jr. (1998). How patient compliance to suggested oral hygiene and maintenance affect periodontal therapy. Dental Clinics of North America, 42(2), 389–403.

第40章

种植体周组织的解剖，生物学与功能

相关术语

术语	释义
角化黏膜	种植体对应的角化牙龈
种植体初始稳定性	种植体植入时获得的稳定性，受种植体的宏观设计（几何形状）以及骨骼的质和量的影响
本体感受	接受身体组织内感觉神经末梢的刺激，提供有关运动和身体位置的信息；是由本体感受器介导的知觉[1]
种植体继发稳定性	植入后随时间推移获得的稳定性，受种植体的微观设计（表面）以及骨骼的质和量的影响
穿通（沙比）纤维	连接牙骨质和牙槽骨外侧层板骨的胶原纤维束

观点快读

骨结合	这是 Per-Ingvar Brånemark 在研究骨组织血液供应时的偶然发现。他将钛种植体和骨之间的结合称为"骨结合"
牙种植体的种类	• 骨内（叶状、针状、碟形或螺纹形） • 骨膜下 • 穿下颌
骨和种植体过热	在进行种植窝洞预备时，温度过高会导致骨坏死。骨细胞保持活力的临界温度不超过47℃、时间不超过 1 分钟[2]
种植体的上皮附着	种植体周黏膜的长结合上皮通过基底层和半桥粒附着于种植体的钛表面。上皮附着冠根向测量值约为 2 mm
种植体周的结缔组织	• 缺乏牙周膜和牙骨质（与天然牙相比） • 无穿通的胶原（沙比）纤维，纤维与种植体平行（少数研究显示使用激光微纹理凹槽的种植体时有垂直向纤维） • 结缔组织附着的冠根向测量值为 1~2 mm
角化黏膜和种植体	种植体颈圈周围角化黏膜的存在确保了患者口腔卫生维护时的舒适感，并被证明可以减少种植体周黏膜炎症和其他种植并发症
血供	与天然牙周围的牙龈相比，由于缺乏牙周膜和其中的血管，种植体周黏膜的血管总量减少
天然牙和种植体的临床比较	• 种植体缺乏牙周膜意味着前者被刚性固定在骨上，没有任何正畸移动的可能性 • 由于缺少包含必要受体的牙周膜，种植体没有本体感觉 • 与天然牙相比，由于种植体周黏膜和种植体颈部的解剖关系，人们常发现种植体周探诊深度更深 • 与天然牙相比，种植体周炎症更快地向深层组织进展

核心知识

引言

20 世纪 50 年代，瑞典解剖学教授 Per-Ingvar Brånemark 在研究骨组织血液循环时有了一个偶然的新发现，标志着现代口腔种植学和钛种植体应用的开始。他创造了术语"骨结合"，并开发了一种具有特定流程的植入系统，以获得可预期的骨结合。他发现骨与钛种植体之间的紧密连结提供了足够的强度来应对载荷传递，从而使种植体能够固定取代牙齿的修复体。如今，种植体设计、植入手术技术、愈合时间和修复方案不断发展，以适应不断增长的需求。

骨结合

- 组织学上，术语"骨结合"指有序的活体骨和负重的种植体表面之间直接的结构性和功能性连接，而没有软组织介入。
- 临床上，它指人工材料（植入物）在骨中的无临床症状的刚性固定，并具有承受咬合力的能力。

图 40.1 描述了骨结合的过程。

临床思维拓展

影响牙科种植体骨结合的临床因素有哪些?

- **固定**　在骨 - 种植体界面超过 150 μm 的微动将损害成骨细胞分化，并且骨与种植体表面之间会产生纤维性包裹。因此，愈合期间，必须仔细规划咬合力带来的种植体负荷。
- **患者因素**　例如不良习惯（如吸烟、酗酒和滥用药物），骨质骨量不佳，颌骨放疗史，控制不佳的全身性疾病（如糖尿病）。
- **种植体相关因素**　例如材料的生物相容性、表面处理、种植体微观与宏观设计、负重方案以及修复的考量。

天然牙和种植体周围软硬组织界面的比较

种植体周围软组织在外观和结构上与天然牙周围软组织基本相似，但两者在组织学上有一些区别：

- 种植体周黏膜不"附着"于种植体上；相反，它由屏障上皮"密封"到种植体上。
- 虽然富含胶原纤维，但种植体周黏膜中成纤维细胞较少，血供有限；与天然牙周围的牙龈相比，它是一种瘢痕样组织，修复潜力有限。

图 40.2 展示了天然牙和种植体周围软硬组织界面的比较。

临床思维拓展

没有牙周膜间隙的骨 - 种植体直接结合界面的临床意义是什么?

在骨水平上，种植体周牙周膜缺如具有重要的临床意义：

- 由于种植体与支持骨之间缺乏弹性连接，种植体无法像天然牙一样移动，去补偿早接触的存在。因此，任何咬合不协调都会对修复体与种植体的连接（如螺丝松动、基台折断）、骨与种植体的界面（骨结合丧失）或两者同时产生影响。
- 种植体周围没有牙周膜会降低触觉和反射功能（上述功能依赖于天然牙周围牙周膜内的本体感受器）。所以，上下颌同时存在骨结合种植体支持式固定修复是非常具有挑战性的。
- 天然牙在生长过程中持续萌出和移动（这一功能归因于牙周膜的存在），而种植体则不然；因此，将种植体植入生长发育期个体（儿童和青少年）可能会导致咬合失调。

1. 炎症和血凝块形成	2. 骨形成	3. 骨重塑
骨损伤（因种植窝预备导致的损伤）引起炎症，同时募集骨祖细胞到达损伤区域	编织骨快速形成，并出现在骨和种植体之间的区域	位于骨和种植体之间的编织骨缓慢地被板层骨取代

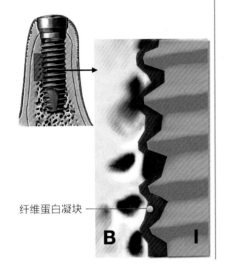
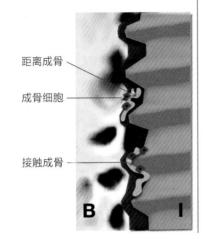
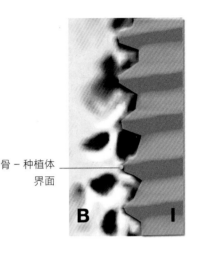

图 40.1　骨结合的过程

骨结合过程大致可分为三个阶段：

炎症和血凝块形成（48 小时）：

- 行种植窝预备并植入种植体，种植体（I）与骨皮质和骨小梁（B）密切接触后，两个表面间的空隙会形成血凝块。
- 手术损伤所致炎症反应旨在去除受损组织并启动愈合成骨过程，该过程包括从受损细胞中释放再生生物分子（如骨生长因子）。
- 纤维蛋白凝块被富含血管和间充质细胞的肉芽组织替代。
- 间充质细胞分化形成骨祖细胞和成骨细胞。

骨形成（1~4 周）：

- 骨髓来源的成骨细胞迁移到肉芽组织中，并在血管周围形成类骨质。这种类骨质通过羟基磷灰石沉积矿化时，形成编织（未成熟）骨。
- 编织骨从种植体侧（接触成骨：在种植体表面通过骨的直接沉积而形成）或牙槽骨侧形成（距离成骨：骨沉积在骨表面远离种植体的地方）。
- 种植体表面有纹理的情况下，纤维蛋白网络在种植体表面的黏附是有积极意义的，可以充当支架，细胞可在其上迁移，以直接在种植体表面形成类骨质（接触成骨）。光滑的机械加工表面不能触发相同的过程。
- 机械加工的种植体表面，或当种植体和牙槽骨之间存在明显的间隙（也称为"跳跃间隙"）时，类骨质更多是在骨表面而不是在种植体表面形成（距离成骨）。
- 无论是距离成骨还是接触成骨，编织骨在血凝块中逐渐融合，在种植体表面和牙槽骨之间形成骨桥。这是骨结合的第一阶段，即新形成的骨组织和种植体之间的直接连接。

骨重塑（长达 18 个月）：

- 编织骨逐渐缓慢地被板层骨取代，后者具有有序平行的胶原纤维层和致密的矿化层。
- 最后，板层骨不断被吸收和替代从而达到一种稳定状态。一旦实现骨结合，种植体可抵抗咬合力作用并行使功能多年。
- 骨结合是骨与种植体之间的结合，其测量方法是与骨接触的总种植体表面的比例（也称为骨－种植体接触或骨－种植体接触表面积）。

摘自 Newman, M.G., Takei, H.H., Klokkevold, P.R., et al. (2019). Newman and Carranza's Clinical Periodontology (13th ed.). Philadelphia: Elsevier.

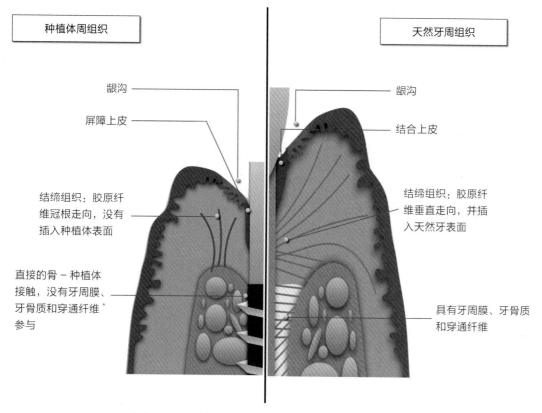

种植体周组织　　　　　　　　　　　　　　　　天然牙周组织

龈沟

屏障上皮

结缔组织：胶原纤维冠根走向，没有插入种植体表面

直接的骨－种植体接触，没有牙周膜、牙骨质和穿通纤维*参与

龈沟

结合上皮

结缔组织：胶原纤维垂直走向，并插入天然牙表面

具有牙周膜、牙骨质和穿通纤维

图 40.2　天然牙和种植体周围软硬组织和界面的比较

- 植入种植体后，在屏障上皮帮助下，通过半桥粒建立了精密的种植体周黏膜密封。这被认为与天然牙周围的长上皮结合相同。
- 与种植体表面直接接触的结缔组织含有平行于种植体表面的胶原纤维，而不会附着／黏附于种植体（黏附）。因此，与天然牙周围探诊相比，种植体周探诊的阻力更小，从而导致种植体周探诊深度的增加。
- 天然牙有牙周膜，其结缔组织纤维插入牙骨质，并将天然牙悬吊于牙槽骨中。骨结合的种植体沿骨－种植体界面没有胶原纤维插入。骨与种植体表面直接接触，中间没有软组织，这被认为是一种"功能性固连"。
- 由于缺乏牙周膜，种植体血液供应仅限于种植体周黏膜和骨膜上的血管等来源。

* 穿通纤维是胶原纤维束，进入牙槽骨的板层骨和天然牙的牙骨质。

案例练习

　　临床场景：一名 52 岁男性患者到诊所就诊，主诉为"我右上侧缺了一颗牙，想要种一颗牙"。患者已有 3 年未看牙医；有牙周炎病史；经临床检查，诊断为有牙周炎病史的牙龈炎。既往牙周病导致的附着丧失及其治疗效果明显。可见牙龈炎症和广泛性菌斑堆积的症状。45% 位点探诊出血，探诊深度 1~4 mm（4 mm 的牙周袋是假性牙周袋）。患者 2 型糖尿病的病情控制良好，并服用二甲双胍。对患者进行了 CBCT，并在缺牙位点放置了一个显影指示。缺牙位点的颊舌向宽度测量约 8.5 mm。

临床照片摘自 Newman, M.G., Takei, H.H., Klokkevold, P.R., et al. (2019). Newman and Carranza's Clinical Periodontology (13th ed.). Philadelphia: Elsevier.

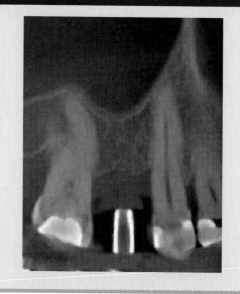

问题

1. 根据以上信息，下一步治疗计划应该是什么？

　　a. 上颌窦底提升以增加骨高度

　　b. 刮治以控制炎症

　　c. 上颌窦底提升同期植入种植体

　　d. 植入种植体

2. CBCT 扫描显示冠根向存在 7 mm 骨量。如果我们计划放置一个长度为 9 mm 的种植体，该部位可能需要采用以下哪种手术方式？

　　a. 上颌窦底内（经嵴顶）提升术

　　b. 上颌窦底外（经侧壁）提升术

　　c. 上颌窦底经内和经外提升术联合治疗

3. 患者的牙周病既往史可能对未来种植修复的效果产生 ＿＿＿＿ 影响。

　　a. 负面的

　　b. 正面的

4. 患者的糖尿病病情将对种植体结果产生负面影响，这个说法是否正确？

　　a. 正确

　　b. 错误

本章改编自《纽曼－卡兰萨临床牙周病学》（第13 版）的第 74 章，是对该章许多重要内容的总结。读者可阅读参考章节，以全面了解这一重要主题。

答案解析

1. 答案：b

解析：在进行任何手术之前，应先进行口腔卫生宣教和洁刮治，控制患者的口腔卫生水平和牙龈炎症。

2. 答案：a

解析：由于种植计划需要的骨高度仅几毫米，预测可通过上颌窦内提升来获得。

3. 答案：a

解析：有牙周病既往史的患者中，边缘性骨吸收和种植体生物并发症的患病率往往更高。

4. 答案：b

解析：该患者的糖尿病得到了很好控制，因此他的糖尿病状态不应对结果产生负面影响。

参考文献

[1] The Academy of Prosthodontics. (2017). The glossary of prosthodontic terms: Ninth edition. The Journal of Prosthetic Dentistry, 117(5S), e1–e105. https://doi.org/10.1016/j.prosdent.2016.12.001.

[2] Eriksson, A. R., & Albrektsson, T. (1983). Temperature threshold levels for heat-induced bone tissue injury: A vital-microscopic study in the rabbit. The Journal of Prosthetic Dentistry, 50(1), 101–107.

第41章

种植患者的临床评估

相关术语

术语	释义
美国麻醉师协会（ASA）身体状态分类[1]	ASA Ⅰ型：正常而健康的人 ASA Ⅱ型：轻度全身性疾病的患者 ASA Ⅲ型：严重全身性疾病的患者 ASA Ⅳ型：严重全身性疾病的患者，面临持续性生命威胁 ASA Ⅴ型：不进行手术预计无法生存的濒死患者 ASA Ⅵ型：被宣布脑死亡的患者，其器官将被切除用于移植
骨密度分类	根据骨密度，牙槽骨可分为[2]： • Ⅰ型——高度致密骨（主要为皮质骨） • Ⅱ型——致密骨，但密度低于Ⅰ型骨（优质的皮质骨包绕松质骨） • Ⅲ型——骨密度高于Ⅳ型骨，但低于Ⅱ型骨（薄皮质骨板包绕松质骨） • Ⅳ型——最不致密的骨（极薄皮质骨板包绕稀疏的松质骨） 下颌骨比上颌骨密度更大，上颌后磨牙区是整个颌骨密度最小的区域
牙槽嵴缺损	牙缺失带来的牙槽骨吸收导致牙槽嵴缺损。它可以是水平向的（宽度的缺失）。也可以是垂直向的（高度的缺失），或同时伴有垂直向和水平向缺损
牙槽嵴维度	牙槽嵴的冠根向尺寸（从种植体植入位点牙槽嵴处开始测量）代表了牙槽嵴的高度，而颊舌或颊腭尺寸是牙槽嵴的宽度。可用的牙槽嵴高度由解剖结构决定，如分别位于上颌骨和下颌骨后部的上颌窦和下牙槽神经管
牙槽嵴体积	拟植入位点的骨总量，它决定了种植体的位置和是否需要额外的重建性手术。需要CBCT来充分评估牙槽嵴体积

观点快读

种植体支持单冠的优点	• 有助于维持骨量 • 低风险人群中的成功率高（高于90%） • 为牙冠修复体提供固定支持（与可摘义齿相比） • 使患者能进行牙间清洁（与固定局部义齿相比） • 避免邻牙被调整/预备（与固定局部义齿相比）
术前评估的关键诊断	• 全面的口外和口内临床评估（包括咬合和牙周评估） • 影像学分析——适宜的影像学检查和CBCT（如果需要） • 研究模型

275

✿ **观点快读（续）**

决定牙列缺损患者种植体植入的局部因素	邻牙的评估：
	• 相邻牙齿的牙周和牙体状况
	• 相邻牙齿的倾斜度和根部解剖形态。对种植体和修复体的可用空间进行三维评估：
	• 近远中向缺牙间隙（牙间间隙）
	• 冠根向缺牙间隙（咬合空间）
	• 颊舌向牙槽骨的厚度
	• 牙槽骨的高度
	• 解剖学标志：
	  • 上颌——上颌窦底的位置（上颌后牙区种植体）、鼻腔（上颌前牙区种植体）和鼻腭管（上颌前牙区种植体）
	  • 下颌——邻近下颌神经管（下颌后牙区种植体）、"下颌舌骨嵴"和颏孔（下颌前牙区种植体）
	• 其他注意事项：
	  • 角化黏膜的宽度和厚度
	  • 咬合设计

CBCT 相对于二维成像的优势	• 提供关注位点的三维骨量信息（尤其是骨厚度） • 提供重要解剖结构的详细信息（如上颌窦、下颌神经管的位置） • 有助于种植方案设计和计算机引导下的种植体植入
种植体和天然牙之间可接受的距离	• 相邻种植体之间：3 mm • 种植体和天然牙之间：1.5 mm
各种直径的种植体所需的最小近远中缺牙区间隙	• 窄直径种植体（如 3.25 mm）所需的间隙为 6 mm • 标准直径种植体（如 4.1 mm）所需的间隙为 7 mm • 宽直径种植体（如 5 mm）所需的间隙为 8 mm
最小牙槽嵴宽度	对于直径为 4 mm 的种植体，需要 6~7 mm 的最小宽度才能放置种植体，无须任何额外的骨增量手术。这样至少有 1~1.5 mm 宽度的骨组织包绕种植体

核心知识

引言

种植是为了解决牙列部分或完全缺失。患者的选择对于口腔种植的成功至关重要。大多数种植患者的评估与常规临床和影像学评估过程相似（见第 19 章）；本章仅涉及种植患者临床评估时必须考虑的特殊问题。有关种植患者的影像学评估，请参见第 42 章。

种植患者的临床评估必须包括以下部分：

• 患者总体评估——病史、就诊态度、不良习惯（可能增加种植失败的风险）。
• 口腔 / 牙齿评估——包括口外和口内的评估，以评估种植体植入的可行性。

患者总体评估

医学评估对口腔种植的意义

种植治疗包括治疗口腔（缺牙）状况，这与为治疗存续的口腔疾病或感染而进行的其他牙科手术不同。对潜在种植患者的医学评估不仅是为了确定他们是否能承受种植体植入（手术风险），也是为了评估他们发生与种植治疗相关的并发症的风险。在临床评估期间，必须牢记以下几点：

• 对于全身性状况不佳或系统性疾病的患者，应推迟种植体植入，直到系统性疾病得到控制和稳定。
• 对于身体基础状况不佳的患者，询问临床医生的建议和进行体检非常重要。

医学检查包括：

1. 实验室检查——全血细胞计数、凝血酶原时间、国际标准化比值（INR）和糖化血红蛋白（HbA1c）。
2. 生命体征——血压、脉搏、呼吸频率。
3. 美国麻醉师协会（ASA）身体状况分类系统。

医学评估后，确定手术和种植失败的危险因素。

手术危险因素

绝对禁忌证——种植治疗不适用于：

- 正在接受化疗和放疗（头颈部）的患者。
- 静脉注射双膦酸盐的患者。
- 精神疾病（如精神分裂症、痴呆）的患者。
- 终末期肾病患者。
- 物质滥用（如酒精、药物）。

相对禁忌证——只有在以下患者绝对需要时，才能在风险缓解后进行种植手术：

- 未控制的糖尿病。
- 未控制的高血压。

- 出血性疾病。
- 免疫抑制（类固醇治疗、HIV/AIDS）。
- 伤口愈合不良的风险（如口服双膦酸盐、红斑狼疮、胃食管反流）。

种植体失败的危险因素

- 生长发育中的个体（患者年龄低于18岁）。
- 吸烟。
- 牙周炎病史（治疗或未治疗的）。
- 严重骨疾病（如佩吉特病、骨质疏松症）。
- 血糖控制不佳。

口腔评估

口外评估 包括颞下颌关节、咀嚼肌、头颈部淋巴结和面部对称性的评估。

口内评估 详细考虑可能对种植位点和周围天然牙的理想植入位置、成功骨结合，以及种植修复体构成风险的任何情况（图41.1）。

临床思维拓展

应考虑哪些预防措施以增加头颈部癌症放疗患者的种植成功率？[3, 4]

- 种植手术最好安排在放疗前至少21天（放疗使患者易因动脉内膜炎而发生骨坏死）。
- 为了尽量降低放射性骨坏死和骨结合失败的风险，总辐射剂量应分别小于66 Gy和50 Gy。
- 如果剂量大于50 Gy，应给予高压氧治疗。

- 放疗期间不应进行种植手术，种植体植入术最好推迟到放疗后9个月。
- 使用不与黏膜接触的种植体支持式修复体，避免即刻负重。
- 在植入手术过程中确保严格无菌，并考虑使用抗生素。

临床思维拓展

牙周炎是否属于种植体植入的禁忌证？

- 经过治疗的牙周炎患者植入种植体——种植修复治疗对于已接受治疗的牙周病患者是一种可行的选择，并不是禁忌，只需接受恰当的维护治疗。3～16年的长期研究表明，当患者牙周状况维持良好时，种植体存活率超过90%[5]。
- 未经治疗的牙周炎患者植入种植体——预后存疑，

由于可能存在的微生物异位定植、疾病复发/发作和口腔卫生不良，以及影响全身性疾病的额外并发症（如牙周炎影响血糖控制不佳），可能导致种植体周围龈沟内细菌感染，并导致种植体周围炎。因此，牙周炎必须始终得到治疗，在植入种植体之前，必须先控制疾病。

```
                            ┌─────────────┐
                            │  口内检查   │
                            └─────────────┘
```

1. 牙齿的考虑因素	2. 解剖学考虑因素	3. 手术可行性的考虑	4. 美学考虑因素
• 口腔卫生 • 不良习惯（殆面磨损，楔形缺损等） • 邻牙的健康程度	• 膜龈参数：角化龈、系带牵拉、前庭沟深度、牙周生物型	• 开口度	• 微笑线 • 牙龈生物型 • 覆盖－覆殆 • 龈乳头的高度

5. 种植植入和修复所需空间的评估

5a. 颌间距离	5b. 骨量	5c. 缺牙区的空间

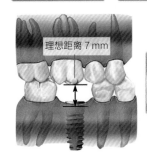

理想距离 7 mm

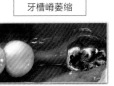

牙槽嵴萎缩

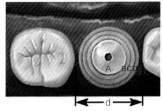

单颗种植体与天然牙之间所需的最小近远中间距：
• A. 窄径种植体（3.25 mm）需要 6 mm
• B. 标准径种植体（4.1 mm）需要 7 mm
• C 和 D. 宽径种植体（5 mm 和 6 mm）需要 8 mm 和 9 mm

图 41.1　种植治疗的口内临床评估。包括系统性评估，以确定种植失败的潜在危险因素：

1. 牙齿的考虑因素

• 口腔卫生不良会导致种植体周围炎，如果不及时治疗，还会导致种植失败。
• 过度的咬殆负重会增加生物机械并发症的风险，在设计种植修复体时必须加以考虑。
• 邻近种植位点的颌骨内根尖病变、残根和牙髓感染可干扰骨结合。在植入种植体之前，必须识别上述病变，并对其进行治疗。

2. 解剖学考虑因素

• 如果需要，应评估改善膜龈关系，以确保种植体周黏膜复合体的稳定性。
• 重要解剖结构的影像学评估在第 42 章中讨论。

3. 手术可行性的考虑

• 开口度：为了允许钻针和理想的种植体植入（角度、位置），特别是在口内后牙区，40~45 mm 开口度是必不可少的。
• 在确认手术预约之前检查手术入路非常重要。

4. 美学考虑因素

• 在种植学中，高笑线非常具有挑战性，因为修复体和种植体之间的连接可能会变得显而易见；这些患者在微笑时会露出种植修复体周围的组织。
• 薄龈、扇贝状生物型或表型的患者被认为具有"高美学风险"，因为他们拔牙后比厚龈、扁平状生物型的患者更容易发生明显的骨吸收。这样的位点在植入种植体后也更容易发生牙龈退缩。
• 过度的覆盖和覆殆会影响正确的种植体三维位置，导致功能和美学并发症。
• 近中骨塌陷（如拔出两颗相邻牙齿时看到的情况）可导致龈乳头缺失。需要在制订上前牙的治疗计划时给予特殊的考量。

5. 种植位点评估

• 咬合空间——该距离将因种植体设计和制造商提供的配件尺寸而异。通常，7 mm 的颌间距离被认为是简单种植修复的理想选择。当该距离小于 5 mm 时，谨慎的做法是选择螺丝固位基台，而不是粘结固位基台，以避免修复并发症。
• 骨量—牙槽嵴缺损会导致某些问题：
  • 颊侧骨板凹陷（水平／颊舌向骨吸收）——相关风险包括骨开窗和备洞时穿孔。减轻这些风险的治疗方案包括选择锥形种植体和引导骨再生术。
  • 垂直向吸收（牙槽骨高度丧失）——相关风险包括钻孔时解剖结构（如下颌神经）受损。这些风险可以通过使用更短的种植体、引导骨再生术等来解决。

图 41.1（续）

- 缺牙区近远中距离——对于标准尺寸的种植体，理想植入所需的近远中间隙大小如下：1 枚种植体——7 mm；2 枚种植体——14 mm；3 枚种植体需 21 mm 等。近远中空间不足需要调整位置、方向、种植体数量，有时还需要正畸治疗创造空间以实现理想的种植体植入。要记住的其他要点包括：
  - 两个种植体之间至少需要 3 mm。
  - 天然牙和种植体之间至少需要 1.5～2 mm。

摘自 Newman, M.G., Takei, H.H., Klokkevold, P.R., et al. (2019). Newman and Carranza's Clinical Periodontology (13th ed.). Philadelphia: Elsevier.

案例练习

临床场景：一名 52 岁的女性患者主诉"我吃东西的时候门牙断了"。一位全科牙医接诊，为她制作了一副胶托式可摘局部义齿，但患者不喜欢，想用种植体支持的固定义齿恢复缺牙区。她没有特殊的医疗记录，也没有已知的药物过敏。

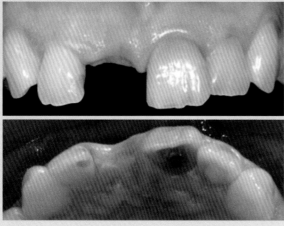
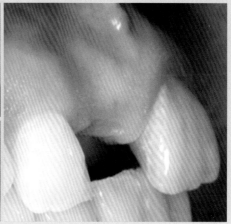

问题

1. 在以下选项中，哪一项不是患者的临床表现？

a. 龈缘不一致

b. 系带附着异常

c. 牙槽嵴水平向缺损

d. 临床牙周健康

2. 以进一步评估所关注部位的牙槽嵴缺损，需要以下哪种类型的影像？

a. 咬合片

b. 头影正侧位片

c. CBCT

d. 全景片

3. 粘接固位修复的最小咬合空间需要多少？

a. 4 mm

b. 5 mm

c. 6 mm

d. 7 mm

4. 以下所有预防措施都可以增加头颈放疗史患者的种植成功率，但有一项除外，是哪一项？

a. 确保外科手术过程严格无菌

b. 如果使用剂量超过 50 Gy，应考虑高压氧治疗

c. 植入手术最好在放疗前至少 21 天进行

d. 种植体植入最好在放疗后 3 个月

本章改编自《纽曼－卡兰萨临床牙周病学》（第 13 版）的第 75 章，是对第 3 章中许多重要内容的总结。读者可阅读参考相关章节，以全面了解这一重要主题。

答案解析

1. 答案：b

解析：根据临床表现，组织外形是健康的，因为有足够宽的角化组织。尖牙和中切牙的牙龈边缘存在差异。从侧面和腭部角度均可见缺牙区周围的牙槽嵴水平向缺损。

2. 答案：c

解析：CBCT 将提供颊舌向骨宽度的更多信息，这将使临床医生能够更好地制订治疗计划。

3. 答案：c

解析：咬合空间根据种植体设计和制造商配件尺寸而有所不同。然而，7 mm 的颌间距离被认为是简单种植修复的理想选择。当该距离小于 5 mm 时，谨慎的做法是选择螺丝固位基台，以避免修复并发症。

4. 答案：d

解析：建议放疗后等待 9 个月，再植入种植体。

参考文献

[1] American Society of Anesthesiologists. (2014). Physical Status Clas- sification System. Available at: https://www.asahq.org/standards- and-guidelines/asa-physical-status-classification-system. [Accessed 11 July 2019].

[2] Lekholm, U., & Zarb, G. A. (1985). Patient selection and prepa- ration. In P. I. Branemark, G. A. Zarb, & T. Albrektsson (Eds.), Tissue integrated prostheses: Osseointegration in clinical dentistry (pp. 199–209). Chicago: Quintessence Publishing Company.

[3] Granström, G. (2003). Radiotherapy, osseointegration and hyper- baric oxygen therapy. Periodontology 2000, 33, 145–162 2003.

[4] Diz P, Scully C, Sanz M. Dental implants in the medically com- promised patient. J Dent. 2013;41(3):195–206. doi:10.1016/j. jdent.2012.12.008.

[5] Heitz-Mayfield, L. J., & Huynh-Ba, G. (2009). History of treated periodontitis and smoking as risks for implant therapy. The In- ternational Journal of Oral & Maxillofacial Implants, 24(Suppl), 39–68.

第42章

种植患者的影像诊断

相关术语

术语 / 缩写	释义
ALADA	"诊断上可接受的最小视野（as low as diagnostically acceptable）"的缩写，该原则强调使用可能的最小视野（field of view, FOV）以获得临床收益的重要性
ALARA	"在合理的范围内的最低剂量（as low as reasonably achievable）"的缩写。它强调了在对患者进行放射检查之前仔细评估风险 / 收益比的重要性
CT 与 CBCT	计算机断层扫描（CT）或使用单个 X 射线源产生扇形光束的医用 CT［与锥形束计算机断层扫描（CBCT）相比］。CT 设备主要位于医院，其使用比 CBCT 更昂贵
DICOM	医学数字成像和通信，一种普遍接受的标准文件格式，用于医学成像中传输、存储、检索、打印、处理和信息显示
动态导航	利用特殊软件和传感设备的数字化种植技术，传感设备使临床医生以更实时、互动的方式将种植体植入计划位置
视野	视野决定成像体积的范围。小视野的范围较小，但分辨率较高，反之亦然
引导下手术	临床医生使用基于种植体位置制作的手术导板引导种植体植入的方案，其中种植体的位置是使用模拟程序设计的。其目的是提高种植体植入的准确性，特别是在可用骨量很少或附近有关键解剖结构的情况下
模拟程序	利用患者的 CBCT 数据，帮助临床医生在 3D 视图下规划种植体位置的专用第三方软件程序

观点快读

种植患者影像学诊断的目的	• 识别解剖结构和病理问题 • 检查骨量、骨质和位置
根尖周 X 线片的优点	• 成本低 • 容易获得 • 对患者的辐射低
根尖周 X 线片的局限性	• 仅能提供三维结构的二维数据 • 视野有限 • 可能重叠 • 可能压缩或伸长

观点快读（续）

CBCT 的优势	• 能够显示牙槽嵴的横断面，无放大 • 细节充分 • 采用合理的放射剂量，获得数字格式的信息 • 有助于数字化设计和引导式手术方案 • 视野广泛
CBCT 的局限性	• 相对昂贵 • 需要特殊设备
上颌骨的关键解剖结构	• 上颌窦 • 鼻腔 • 鼻腭孔
下颌骨的关键解剖结构	• 下颌神经管 • 下颌神经管的前襻 • 颏孔 • 下颌舌骨窝 • 正中舌神经孔
影像学检查的术中应用	• 使临床医生在种植体植入前知道钻孔的深度和角度，并进行适当的修改 • 有助于确认所放置种植体的深度和角度 • 在种植体植入过程中避开重要的解剖结构
影像学检查的术后应用	• 监测骨高度随时间的变化 • 有助于早期诊断种植体周围炎相关的骨吸收

核心知识

影像学诊断的目的

种植患者影像学诊断的目的包括：

• 术前评估：

1. 评估相邻牙齿和牙列的龋坏、牙髓和牙周问题。

2. 评估拔牙位点的骨量（评估牙槽嵴的高度和宽度，以确定最佳种植体尺寸和硬组织移植手术的必要性）。

3. 评估预后无望的牙齿周围的牙槽骨，确定未来种植治疗的可行性，并制订治疗计划。

4. 使用放射成像导板评估骨的三维方向与未来种植体支持的修复体的计划方向的关系。

5. 定位种植体植入手术中需要考虑的重要解剖结构（如下颌神经、上颌窦、颏神经、向拟种植位点倾斜的邻牙牙根）。

6. 评估牙槽骨的质量或密度。注意：使用影像学方法准确评估是很困难的，术中钻孔是准确评估骨密度的最佳方法。

• 外科导板的制作：根据术前评估的信息，影像学检查结果结合设计软件包，可制作引导种植体精确植入的外科手术模板。

• 种植体植入的术中影像学评估：由于易于拍摄和分辨率高，手术期间最常拍摄的是根尖 X 线片，以评估与重要解剖结构的接近程度。连续的根尖 X 线片检查可指导临床医生预备种植窝时进行适当的角度调整。在放射影像学的帮助下，可以正确保持钻孔过程的方向和深度，以及与相邻牙齿和其他种植体的平行度。

• 种植术后监测：是为了确保修复体咬合负重下，种植体随时间推移仍能健康地行使功能。与成功的种植体骨整合和修复功能相关的影像学检查包括：

1. 种植体周围没有特征性放射透射影，显示与牙槽骨直接相邻的清晰螺纹影像（种植体螺纹可分辨，且不重叠）（使用平行投照技术通过口内 X 线拍摄获得）。

2. 在修复体负重 1 年后，种植体与基台连接处或其界面的边缘或嵴顶部每年最多 0.1 mm 的骨吸收。

3. 各植体组件（种植体、基台、修复体）之间没有间隙。

根尖X线片对于发现粘接剂残留也非常有价值，尤其是当粘接剂为射线阻射时。过量的粘接剂会导致菌斑滞留，并与种植义齿生物学并发症相关；因此，应予以预防或清理。

图 42.1 显示了实现这些目标的影像学诊断工作流程。

用于种植学的图像诊断技术

所有诊断图像，无论采用何种技术，都应进行评估，以识别或排除病理问题，并识别正常的解剖结构。用于种植诊断和评估的影像学检查方法包括：

• 口内根尖 X 线片。

• 全景片。

• 锥形束计算机断层扫描（CBCT）。

表 42.1 比较了用于种植患者评估的常见影像学检查方法。

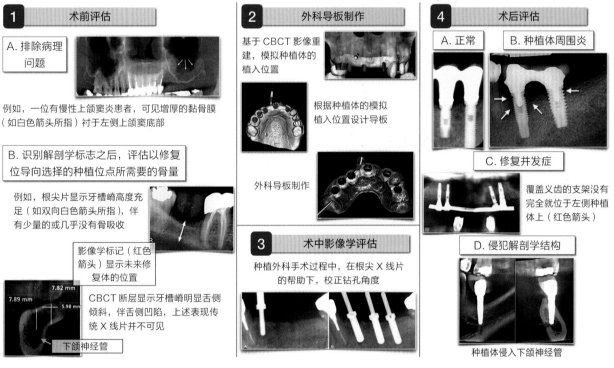

图 42.1　种植学中的影像学诊断：目标和工作流程

摘自 Newman, M.G., Takei, H.H., Klokkevold, P.R., et al. (2019). Newman and Carranza's Clinical Periodontology (13th ed.). Philadelphia: Elsevier.

表 42.1	口腔种植学中使用的影像学诊断技术的特征		
	二维成像		三维成像
	口内（根尖片）	全景片	锥形束计算机断层扫描
使用范围	• 术前评估 • 种植钻孔备洞和植入的术中监测 • 术后监测种植体的骨结合	• 术前评估 • 术后监测	• 详细而精确地设计种植体的植入 • 外科导板的制作
辐射剂量	低	低	低
费用	便宜	便宜	相对昂贵
图像放大	不可预测	不可预测，垂直向和水平向的不等放大	没有放大导致的失真

案例练习

临床场景：一名 63 岁男性的主诉为："我想修复右上方缺失的牙齿。"没有其他明显的健康问题。在最初的临床检查中，观察到左上第二前磨牙（13 号牙）缺牙区的牙槽嵴缺损（Seibert Ⅲ 级）。经影像学检查，发现骨高度有限，这是由于在 13 号牙拔除后可能出现上颌窦气化和牙槽骨吸收，进行了锥形束计算机断层扫描（CBCT）。

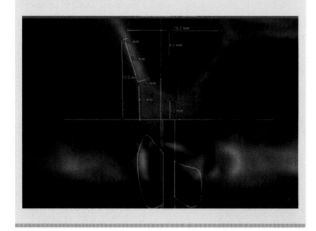

临床思维拓展

在各种影像学检查方法之间进行选择时，必须牢记哪些基本原则？

ALARA（as low as reasonably achievable）原则——目的是以最小的辐射剂量和最低的经济花费，选择最适合患者的检查技术。

- 为了有效评估种植体植入的多个可选择位点（如多牙缺失的牙列缺损患者或无牙颌患者），CBCT 是更好的选择。
- 对于评估单个拟种植位点（如在不受解剖条件限制且有足够骨量容纳、可直接种植的位点），口内根尖片或全景片可能就足够了。

问题

1. 在以下选项中，图像失真最小的影像学技术是哪一项？

　a. 全景片

　b. 根尖片

　c. 咬合翼片

　d. 锥形束计算机断层扫描

2. 使用 CBCT 对手术部位进行三维分析将提供以下信息，_____ 除外。

　a. 冠根向骨高度

　b. 毗邻上颌窦和需要窦内植骨

　c. 颊舌向骨宽度

　d. 使用的修复体类型

3. 考虑使用上颌窦底外提升术时，CBCT 可能识别的关键动脉（间隙）是什么？

　a. 眶下的

　b. 眼的

　c. 面的

　d. 上牙槽后的

4. 使用连续 X 线片测量，种植体负载后可接受的最大边缘骨质吸收是每年多少毫米？

　a. 0.05

　b. 0.1

　c. 0.15

　d. 0.2

本章改编自《纽曼－卡兰萨临床牙周病学》（第 13 版）第 76 章，是对许多重要内容的总结。读者可阅读参考相关章节，以全面了解这一重要的知识点。

答案解析

1. 答案：d

解析：CBCT 的辐射剂量相对较低，能提供失真度最小的图像。

2. 答案：d

解析：列出的所有其他因素都可从 CBCT 分析得出。

3. 答案：d

解析：某些情况下，在侧壁开窗入路过程中，上牙槽后动脉可能在准备开窗区域的骨内穿行而过。

4. 答案：b

解析：修复体负重后，在种植体与基台连接处或其界面，每年最多 0.1 mm 边缘或嵴顶部骨吸收是可以接受的。

第43章

种植的修复考量

🍀 相关术语

术语 / 缩写	释义
单端固定桥	一种由天然牙或种植体支持的修复体，替代缺失牙的桥体仅由桥体一端的基牙支撑（天然牙支持式或种植体支持式）
粘接固位冠	通过粘接剂粘接于下方种植体基台而获得固位的牙冠。与螺丝固位冠或混合固位冠相比，这种类型的冠没有螺丝通道孔
常规负重	2个月愈合期后对种植体进行上部修复[1]
早期负重	1周至2个月的愈合期内对种植体进行负重
穿龈轮廓	天然牙或修复体穿过牙龈部分的轮廓，从种植体平台到龈缘位置的基台形状和形式决定了上部修复体的穿龈轮廓
混合固位冠	也被称为"螺丝粘接"冠，即冠与成品钛基台在口外进行粘接，然后冠通过其表面的固位螺丝孔被旋紧就位。这种方式有效避免了龈沟内多余粘接剂的残留，螺丝通道的可视也使随访维护时冠便于拆卸
即刻负重	在种植体植入1周内对其进行修复
即刻修复	类似于即刻负重，但是修复体被特意设计为无咬合功能的
平台转移种植体	平台转移依赖于将窄径的基台连接在宽径的种植体上，平台转移的种植体能保留更多的嵴顶骨的原因包括： • 种植体 – 基台连接处的微动远离边缘骨 • 微渗漏减少，螺丝松动减少，对种植体周骨组织的压力减轻 • 平台转移水平会有软组织生长，并覆盖种植体肩台，进而带来更好的软组织封闭，同时也保护了嵴顶骨组织
螺丝固位冠	通过螺丝将冠连接在下方的种植体和基台上
一段式种植体	种植体的体部和基台是一个整体的种植体。一段式种植体的局限性在于牙冠只能借助粘接剂进行固位，并且不能进行角度矫正，因此使用并不广泛

观点快读

预期的龈乳头高度	为了确保龈乳头的存在，天然牙的邻接点到牙槽嵴顶之间的距离不应超过 5 mm[2]
粘接剂和种植体周并发症	冠粘接时过多的粘接剂已被证实与种植体周疾病相关[3]
严重的种植修复并发症	• 种植失败 • 非典型性种植体周骨吸收 • 持续的软组织炎症 • 种植体周围组织感染 • 瓷层断裂（需要更换） • 修复体脱落 • 螺丝、基台或种植体折断
轻微的种植修复并发症	• 螺丝松动 • 崩瓷（不需要更换） • 修复体失粘接
外六角连接的优缺点	优点： • 更高的灵活性和更广泛的修复选择 • 更有效地避免种植体折断 缺点： • 常见螺丝松动 • 相对较多的骨嵴顶吸收

核心知识

种植修复的注意事项

　　口腔种植学是口腔医学中以修复为导向的一个分支，基本的修复考量对口腔种植治疗的成功非常重要，包括种植修复体各组成部件的专业知识、所用材料和各部件间的连接种类。图 43.1 示意了种植体支持式修复体的各组成部件，以及制订修复治疗计划的各种注意事项。

◆ 临床思维拓展

　　制作种植体支持式临时修复体前，应该采取哪些基本预防措施以维持种植体周组织的健康？

• 种植临时修复体应该是螺丝固位的，因为新鲜的外科手术部位须避免使用粘接剂；并且在这一阶段，修复体必须能被移除、修改或者更换（螺丝固位比粘接固位更容易满足这一要求）。

• 临时修复体的穿龈部分必须是光滑的，且抛光良好。

• 临时修复体根方 2 mm 处应该是光洁的钛，而不是聚醚醚酮（polyether ether ketone, PEEK）、复合材料或者丙烯酸，因为已证实它对软组织的影响小，且折裂的风险也最小。

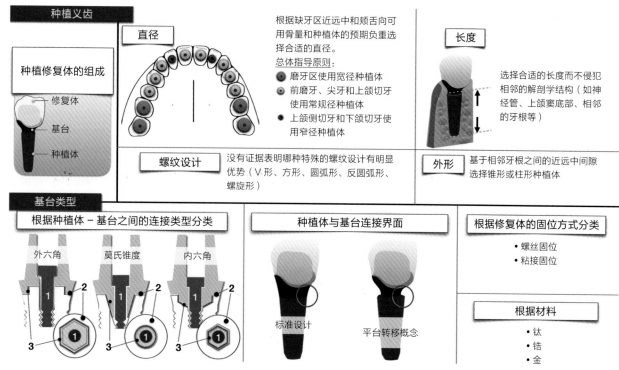

图 43.1　种植体和基台选择的修复学考量。 此图展示了模拟临床场景，选择合适的种植体和基台的主要修复学考量

　　左上角的灰色方框显示了种植修复体的三个基本组成部分：种植体（旋入牙槽骨的钛金属部分）、基台（将骨内种植体与口内修复体相连接的部分）和修复体（如冠、牙桥、覆盖义齿）。

种植体的主要特点和选择注意事项：

- 种植体直径——大多数种植体厂家制造的种植体直径为 3~7 mm。较大直径种植体的修复优势必须与可用骨宽度的外科考量相平衡。

- 种植体长度——较长的种植体（>10 mm）适用于根方固位对于获得良好的初期稳定性至关重要的地方（如种植体即刻植入或骨质较差时）。较短的种植体（4~8 mm）可用于特定条件（如避免因骨高度不足而需植骨）。

- 种植体螺纹设计——较深的螺纹可加强骨与种植体表面的接触和种植体的初期稳定性，适用于骨质较差但咬合负重预期值较高时。解读种植体螺纹设计的数据时要非常慎重，因为其中大部分数据是基于"有限元分析"方法，该种方法被认为仅仅是一种"理论"模型。

- 种植体外形——柱形（平行）和锥形种植体是最常见的设计。以下情况中使用尺寸更大的种植体显得更为重要：咬肌/颞肌肥大、天然牙或牙冠折断史、对颌也是种植体，以及有不良功能习惯且不愿意佩戴𬌗垫者。

基台设计主要基于：

- 种植体 - 基台连接——该图显示了每种连接方式种植体平台的横断面和俯视图。

  关键点：1. 基台螺丝的螺孔（深灰色）；2. 基台就位处的种植体平台（白色）；3. 滑盖过种植体外部连接或插入种植体内部连接的基台表面（红色线条）。

  （a）外六角连接：早期种植体被设计成这种类型的连接，其特征是基台和种植体之间有外部六边形结构（六边形从种植体向外凸起）的对接口。它非常适合全口无牙颌患者的种植固定修复。外六角连接的主要缺点是螺丝松动。

  （b）莫氏锥度：是一种内部连接；种植体的冠方有一个内置插槽，其被设计成小角度的圆锥形。在连接中引入锥形的基本原理是靠强大的摩擦力获得更好的稳定性，最大程度减少微渗漏、基台移动或螺丝松动。

  （c）内六角连接：六角形连接面在种植体的内部，而不是向冠方突出。

- 种植体 - 基台界面——种植体和基台之间存在"微间隙"，因此该位置存在细菌定植风险，这被认为会影响种植体周骨形态。该界面的标准设计是基台的基底直径与种植体平台/颈部的直径相似。"平台转移"概念意味着基台的直径比种植体平台的直径窄。这使得微间隙区域水平向内移动，远离边缘骨组织。这种界面增加了种植体周围的血流量，为软组织提供了足够的空间，同时减少了嵴顶部的骨吸收。

图 43.1（续）

- 修复体固位类型——修复体可被粘接于基台上，也可以用螺丝固定在基台和种植体上，固位方式的选择取决于基台肩台线与龈缘的关系和可用的咬合空间。如果基台肩台线被置于龈沟深处，则很难清除粘接剂，此时更倾向于使用螺丝固位修复体。如果咬合空间非常有限（如小于 4 mm），则螺丝固位的修复体优于粘接固位修复体。
- 材料类型——基台可以由钛、氧化锆或金制成。

所有基台都使用钛基台螺钉连接到种植体，基台螺丝可以加力拧紧。

案例练习

临床场景： 一名 63 岁男性患者主诉："我想要修复我缺失的牙齿。"他的病史显示没有相关的特殊状况，也没有服用药物。这位患者的牙科治疗记录显示，右上中切牙（8 号牙）是被紧急拔除的，拔除时没有植骨。种植位点组织重建后，一枚种植体被植入 8 号牙的位置。为了进行软组织塑形，制作了螺丝固位的临时修复体。

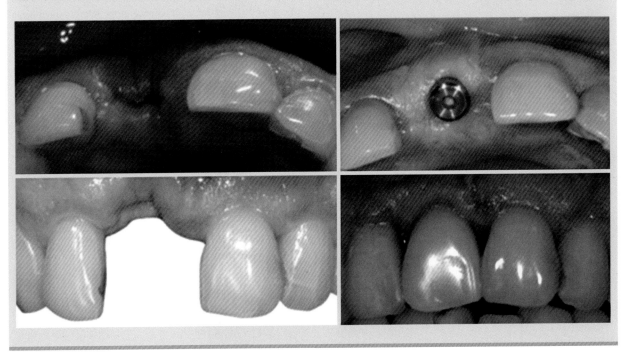

问题

1. 与粘接固位修复体相比，螺丝固位修复体的优势是什么？
   a. 美观
   b. 易于制作
   c. 易于修复
   d. 无优势

2. 考虑到该患者的笑线较高，对于最终修复的基台来说，最合适的材料是什么？
   a. 金合金
   b. 钛
   c. 陶瓷
   d. 钛合金

3. 为了提高准确性，建议牙医使用哪种类型的印模技术和材料修复 8 号牙的种植体？
   a. 聚醚闭窗式取模
   b. 聚醚开窗式取模
   c. 不可逆亲水凝胶闭窗式取模
   d. 不可逆亲水凝胶开窗式取模

4. 为验证印模帽是否正确就位于种植体，_____。
   a. 需拍摄 X 线片
   b. 需触诊检查
   c. 无须临床检查
   d. 需询问患者是否舒适

本章改编自《纽曼 – 卡兰萨临床牙周病学》（第13 版）第 77 章，是对该章节许多重要内容的总结。读者可参阅相关章节，以全面地了解重要内容的知识点。

答案解析

1. 答案：c

解析：与粘接固位相比，螺丝固位的修复体更容易取下修理。

2. 答案：c

解析：鉴于种植体位于美学区，建议使用陶瓷制成的最终基台。

3. 答案：b

解析：使用聚醚的印模精度高于不可逆亲水凝胶。对于 8 号牙，印模中的软组织轮廓是至关重要

的，建议使用开窗式取模技术。

4. 答案：a

解析：为了确认就位良好，需要进行根尖 X 线片检查。其他选项不合适。

参考文献

[1] Morton, D., Gallucci, G., Lin, W. S., Pjetursson, B., Polido, W., Roehling, S., et al. (2018). Group 2 ITI Consensus Report: Prosthodontics and implant dentistry. Clinical Oral Implants Research, 16(Suppl.), 215–223. https://doi.org/10.1111/clr.13298.

[2] Tarnow, D. P., Magner, A. W., & Fletcher, P. (1992). The effect of the distance from the contact point to the crest of bone on the presence or absence of the interproximal dental papilla. Journal of Periodontology, 63(12), 995–996.

[3] Wilson, T. G., Jr. (2009). The positive relationship between excess cement and peri-implant disease: A prospective clinical endoscopic study. Journal of Periodontology, 80(9), 1388–1392. https://doi.org/10.1902/jop.

第44章

种植外科流程

 相关术语

术语	释义
骨内攻丝	在特定病例中（在高密度骨中预备种植窝或在中等密度骨中植入较长的种植体）需要对骨质螺纹攻丝，预备出种植窝内壁的螺纹形状，从而避免种植体植入后产生过大的扭矩/力
肩台成型	在特定病例中使用肩台成型钻扩大种植窝冠方，以便将种植体颈圈和覆盖螺丝置于骨面以下
指示杆	指示杆是一类直径逐步增加的金属杆，在种植窝预备的扩孔过程中，用指示杆检查窝洞预备的三维角度及其与对颌牙的咬合关系。通常可选取一根直径合适的指示杆插入种植窝中，拍摄X线片进行检查
种植体植入时机	• 即刻种植：拔牙后即刻在牙槽窝中植入种植体 • 早期种植：拔牙4~8周后植入种植体，此时拔牙窝已获得较好的软组织愈合。相较于即刻种植，更容易获得术创的一期愈合。该种植方案在种植体植入过程中通常需同期行骨移植术 • 延期种植：拔牙6个月后，待软硬组织充分愈合后植入种植体[2]
种植体最终负重时机	• 即刻负重：指种植体植入当日或1周内，完成种植体冠修复，并予以负重咬合力（有咬合接触）。与之不同的是，在即刻修复方案中，种植体即刻完成冠修复但无咬合接触 • 早期负重：种植体植入后1周到2个月内进行修复，并形成功能性咬合 • 常规负重：种植体植入2个月后进行修复，并形成功能性咬合[2]
一段式种植（非埋入式）	种植体植入后，将愈合基台（而非覆盖螺丝）安装在种植体上，并使愈合基台暴露在口腔内
种植窝预备	在牙槽骨内逐级扩孔，以获得植体植入所需种植窝的过程
初始稳定性和继发稳定性	初始稳定性指种植体植入后由周围骨质提供的机械稳定性，而继发稳定性是种植体植入后，由骨与种植体表面的生物相互作用（骨结合）提供的
二期手术	通过组织环切刀或翻全厚瓣，暴露两段式种植中已形成骨结合的种植体
自攻种植体	种植体拥有尖锐的、有切削能力的螺纹，因而一般无须额外的骨质攻丝流程，这一类种植体称为自攻性种植体
两段式种植（埋入式）	在一期手术中，种植体被埋入组织内，需要二期手术暴露种植体。在行埋入式种植手术时，需用覆盖螺丝封闭种植体的内部接口
外科导板	种植手术中引导医生植入种植体的设备，可将种植体植入以修复为导向的预定位置

✿ 观点快读

种植窝预备流程	通常先用球钻标记种植位点，随后用逐级扩大直径的钻扩大种植窝。在种植体植入前，根据骨质情况使用特殊钻头进行螺纹攻丝和肩台成型
种植体植入过程中的冲洗	大量冲洗在种植窝预备过程中是至关重要的，其能避免过热并清除骨屑，以免对骨愈合过程产生不利影响
钻速	初始钻通常用高转速（800~1500 转 / 分钟），攻丝和肩台成型使用低转速，种植体植入使用超低转速（约 25 转 / 分钟）
术后注意事项	• 抗生素治疗（手术范围较大或患者免疫力低下时） • 服用镇痛药 • 使用抗菌漱口水
种植过程中的影像学检查	影像学可用于检查： • 种植体近远中向角度和放置深度 • 钻孔位置或种植体与解剖结构（邻近牙根、上颌窦底或下牙槽神经管）的位置关系

核心知识

引言

大部分种植外科手术可以在牙科诊室内通过局部麻醉或镇静（口服或静脉式）的方式开展。无论采用何种手术方法，种植体部必须获得良好的初期稳定性以保障骨结合的形成，应当使用微创技术以避免骨损伤。密质骨比松质骨能提供更大的骨 – 种植体接触表面积（bone-to-implant contact, BIC）。

◆ 临床思维拓展

面对"是否做埋入式种植"这一问题，临床医生必须考虑哪些因素？

• 初期稳定性和骨密度：当初期稳定性大于 35 Ncm 时，选择非埋入式种植是安全的。然而，当种植体植入初始稳定性较差的松质骨时，应采用两段式种植（埋入式）方案，以便在愈合过程中尽可能减少微动，避免在骨 – 种植体界面传递不必要载荷力。微动可导致种植体在愈合过程中被软组织包裹（非骨结合），因此应尽量减少微动，增加种植体形成骨结合的成功率。

• 硬 / 软组织增量：当屏障膜和骨移植物被用于引导骨再生时，如果安装临时修复体，在组织愈合过程中可能会将过度的力量传导至骨结合界面，牙列缺失患者尤其需要注意。在实施硬 / 软组织增量时最好使用两段式种植，从而为组织愈合提供无干扰的空间。

两种基本的植入手术操作如下：

• 一段式种植：种植体植入后被暴露在口腔内。
• 两段式种植：种植体植入后被牙龈 / 黏膜组织覆盖，后期需要额外操作将其暴露。

图 44.1 介绍了基本种植外科的流程。

问题

1. 以下哪种技术常被用来检测种植体的初始稳定性？
　a. 共振频率分析
　b. 叩诊
　c. 逆向扭矩试验
　d. 切割（植入）扭矩试验

2. 即刻种植是指 _____。
　a. 拔牙时种植
　b. 同时植入多个种植体
　c. 种植体植入后即刻修复
　d. 二期手术时修复

3. 从牙冠邻面接触点到牙槽嵴顶的距离为多少时能够使龈乳头完全填充邻间隙？
　a. 8 mm
　b. 5 mm
　c. 6 mm
　d. 7 mm

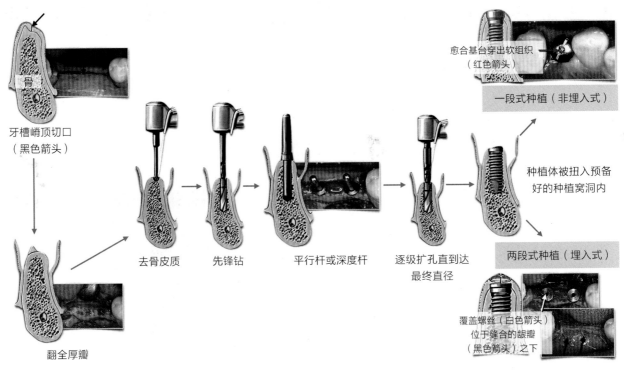

图 44.1 **种植外科手术标准流程。** 图中展示种植窝预备和种植体植入的基本步骤。示意图包括横截面视图以及相应的口内咬合面照片。不同制造商的推荐植入方案各不相同。这里所给出的种植外科手术流程遵循推荐的标准方案，适用于简单的、不需要软 / 硬组织增量的临床情况，步骤如下：

1. 牙槽嵴顶正中切口置于角化龈内，伴或不伴有垂直减张切口。
2. 翻全厚瓣以暴露下方牙槽嵴。
3. 种植窝预备：所有钻孔操作均应在充足的盐水冲洗（内 / 外冷却系统）下进行，以免灼伤骨质，转速为 800～1500 转 / 分钟，使用锋利的钻头并充分考虑骨密度。钻孔时间歇性地、反复地将钻头提拉出预备窝洞，使窝洞内骨质暴露于冷却生理盐水中降温，同时也便于清理切割面的骨屑。钻孔可以在有或没有外科导板的情况下进行。种植窝预备步骤为：
   （1）可选择性地调磨牙槽嵴顶，以创造更宽、更平的表面以利于种植体植入。使用较尖锐的钻或球钻穿透皮质骨，并精确标记植入位点。
   （2）用先锋钻或麻花钻（直径 2 mm）预备最初的种植窝以达到骨内合适的深度及方向。
   （3）使用平行杆、深度杆或通过根尖片检查种植窝的角度和深度。此时，运用直径更宽的钻可以较容易地完成对种植窝角度的调整。
   （4）使用更大直径的钻逐级扩孔，直到用终末直径钻将种植窝扩大到最终直径。终末钻直径通常小于种植体直径以获得初始稳定性。在骨密度较高的情况下，需要额外的钻孔步骤（如螺纹攻丝、硬质骨钻），避免在植入种植体时产生过大的扭矩。
4. 种植体植入：通过携带器将合适长度和直径的种植体使用种植手机或棘轮扳手置入骨内。螺纹攻丝和植体植入都应在非常慢的转速（20～40 转 / 分钟）下完成。
5. 关闭术创：植入种植体后，种植体肩台的边缘应被放置在骨水平，此时有两种方法关闭术创。
   • 两段式种植（埋入式）：将一枚覆盖螺丝置入种植体。龈瓣置于覆盖螺丝上，缝合术创以完全覆盖种植体。由于软组织完全覆盖了整个伤口，该方案需要二期手术暴露植体中的覆盖螺丝，从而进行修复流程。
   • 一段式种植（非埋入式）：将一个直径和高度合适的愈合基台置入种植体，使其高于种植体周围的软组织，将龈瓣贴合于愈合基台周围并缝合。这个方案不需要额外手术来暴露种植体。修复阶段可以在骨愈合后直接开始，只需拧下愈合基台，即可进入种植体水平取模修复。

摘自 Newman, M.G., Takei, H.H., Klokkevold, P.R., et al. (2019). Newman and Carranza's Clinical Periodontology (13th ed.). Philadelphia: Elsevier.

案例练习

临床场景：一位 32 岁女性的主诉"几年前掉了一颗牙，希望关闭这个空隙"。患者既往体健。口腔科病史：口内检查无明显牙周袋、探诊出血或牙齿松动。右下颌第一磨牙缺失的治疗方案需要修复科医生会诊。

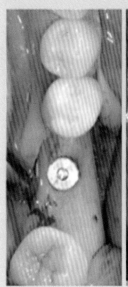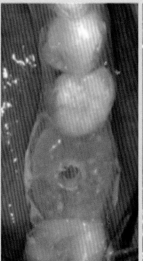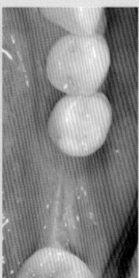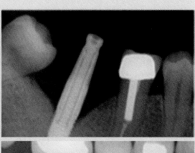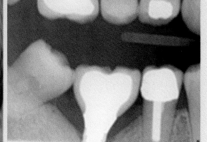

4. 全厚瓣不包括以下哪种组织？

a. 牙龈上皮

b. 牙龈结缔组织

c. 骨皮质

d. 骨膜

本章改编自《纽曼 – 卡兰萨临床牙周病学》（第 13 版）的第 78 章，是对该章节中许多重要内容的总结。读者可阅读参考相关章节，以全面了解重要内容的知识点。

答案解析

1. 答案：a

解析：共振频率分析是一种测试种植体初始稳定性的常用方法，其他技术均不适合。

2. 答案：a

解析：即刻种植是指在拔牙时植入种植体。在植入种植体时恢复咬合功能被称为即刻负重。

3. 答案：b

解析：根据塔尔诺的研究[1]，从牙冠邻面接触点到牙槽嵴顶的距离不大于 5 mm 时能够让龈乳头完全填充邻间隙。

4. 答案：c

解析：全厚瓣不包括骨皮质。

参考文献

[1] Tarnow, D. P., Magner, A. W., & Fletcher, P. (1992). The effect of the distance from the contact point to the crest of bone on the presence or absence of the interproximal dental papilla. Journal of Periodontology, 63(12), 995–996.

[2] Gallucci GO, Hamilton A, Zhou W, Buser D, Chen S. Implant placement and loading protocols in partially edentulous patients: A systematic review. Clin Oral Implants Res. 2018; 29 Suppl 16:106-134. doi:10.1111/clr.13276.

第**45**章

种植位点的演变

相关术语

术语	释义
块状骨移植	利用块状而非颗粒状的骨移植物（自体骨或同种异体骨）进行牙槽嵴增量。用特殊的螺钉将块状骨固定在牙槽嵴上
经牙槽嵴顶上颌窦底提升术	此方法通过种植体植入时在牙槽嵴所预备的窝洞来提升上颌窦黏膜，通常与种植体植入同期进行
骨开窗和骨开裂	骨开窗指牙槽骨上的一个小窗状开口，往往发生在天然牙或种植体的颊侧。如果这种骨缺损一直延伸到牙槽嵴顶，则称为骨开裂
引导骨再生术	一种通过避免上皮长入维持空间稳定，从而加强成骨的牙槽嵴骨增量手术，是通过使用屏障膜和颗粒骨移植来实现的
侧壁开窗上颌窦底提升术	通过提升上颌窦膜，增加上颌窦下方骨量的临床过程。从上颌骨侧壁开窗暴露上颌窦黏膜，通过侧壁窗口或直接通过种植窝洞进行骨增量的过程
颗粒骨移植	具有特定尺寸大小范围的颗粒状骨移植物，可填充到骨缺损或牙槽窝中
牙槽嵴骨增量	与种植体植入同期或分期进行，以期为将来的种植手术增加牙槽嵴骨量，或使植体周围被骨质包绕
牙槽嵴位点保存	拔牙后即刻开展的临床操作，以期减少拔牙后的牙槽嵴吸收，也称牙槽窝保存或牙槽窝移植术
上颌窦黏膜	上颌窦内衬的黏膜，由假复层柱状纤毛上皮构成。在上颌窦底提升植骨术中，上颌窦黏膜被小心抬起，进而为骨移植物提供空间
帐篷螺钉和固位膜钉	在引导骨再生过程中，帐篷螺钉被置于屏障膜下以维持成骨空间。固位膜钉可将膜的边缘固定在骨面上

观点快读

拔牙后的骨吸收	拔除牙齿后，牙槽嵴会发生吸收，不仅在颊舌径（宽度），冠根向（高度）也会有吸收。颊舌径向的骨吸收更为明显，通常在拔牙后 6 个月内发生
骨移植替代品的类型	自体移植物（来自同一患者）、同种异体移植物（尸体来源）、异种移植物（动物来源）和异种合成移植物（人工合成）
口腔外的自体骨来源	髂嵴或胫骨
口腔自体骨移植物来源	下颌骨正中联合或下颌支
牙槽嵴保存术的基本原理	牙槽嵴保存术可减少拔牙后的牙槽嵴吸收

观点快读（续）

牙槽嵴骨增量术的基本原理	如果在种植体植入前进行牙槽嵴骨增量术，可通过增大所需的牙槽骨体积而获得有利于修复的良好种植位点。如果在种植体植入时进行（同期植骨），目的是增加包绕种植体的骨量
牙槽嵴保存术的关键步骤	微创拔牙，然后用颗粒骨移植物充填牙槽窝，随后用屏障膜覆盖移植物
可吸收膜与不可吸收膜	可吸收性膜的优点是无须进行第二次手术取出，而不可吸收性膜在空间维持方面更优秀

核心知识

引言

将种植体精准植入硬软组织覆盖的以修复为导向的种植位点中，这是种植体成功修复的关键。在第 44 章，我们阐述了在缺牙区软硬组织充足情况下的标准种植外科手术流程。然而，这种理想状况在临床上并不总是能遇到，缺损部位需要软硬组织增量是较常见的。种植体位点演变这部分内容较多，读者可以参考《纽曼－卡兰萨临床牙周病学》（第 13 版）的第 79 章详细阅读。本章回顾了用于种植体周围组织重建的各类重要增量手术间的基本差异，旨在阐明不同模式背后的基本原理。

牙槽嵴保存术和牙槽嵴骨增量术

定义[2]

- **牙槽嵴保存术**：旨在维持拔牙后原有牙槽嵴轮廓和牙槽嵴体积的手术流程（图 45.1）。
- **牙槽嵴骨增量术**：旨在扩大拔牙时牙槽嵴轮廓，并增加牙槽嵴体积的手术流程（图 45.2）。

分类

牙槽嵴缺损分类如下[3]：

- **Ⅰ类**：颊舌向（水平方向）缺损，牙槽嵴高度正常。在所有骨缺损类型中，此类术后效果最佳。
- **Ⅱ类**：冠根向（垂直方向）缺损，牙槽嵴宽度正常。相对难治的骨缺损类型，往往需要块状骨移植（onlay 植骨）。

◆ 临床思维拓展

拔牙后的牙槽窝进行牙槽嵴位点保存是否有利？

是有利的。多项研究表明，相较不进行牙槽嵴位点保存（让拔牙窝自行愈合），在拔牙时将移植骨材料植入牙槽窝内进行牙槽嵴位点保存，术后的牙槽骨吸收更少。最近的一项系统综述表明，经牙槽嵴位点保存后，牙槽嵴水平方向的骨吸收平均为 2 mm，颊侧和舌侧的垂直向骨吸收平均为 1.7 mm 和 1.16 mm[1]。

- **Ⅲ类**：颊舌向及冠根向合并的骨缺损，是最难处理的骨缺损类型，往往需要多次手术。

种植位点组织增量手术的流程会因缺损的复杂程度而有所不同。建议在种植体植入前处理较大的骨缺损，而较小的缺损在种植体植入时处理为佳。表 45.1 对牙槽嵴保存术和牙槽嵴骨增量术进行了比较。在牙槽嵴骨增量术中，引导骨再生术（guided bone regeneration, GBR）和块状骨移植术是最常用的方法，两者的比较见表 45.2。

进阶种植手术流程

主要包括那些更具挑战性的严重垂直向骨缺损的牙槽嵴保存手术：

- 上颌窦提升手术（包括外提升和内提升）。
- 使用 GBR 和牵张成骨的垂直骨增量手术。
- 使用含促成骨生长因子（如自体富血小板血浆、骨形成蛋白 BMP）的组织工程技术。

关于进阶的种植手术程序的详细讨论，读者可以参考《纽曼－卡兰萨临床牙周病学》（第 13 版）的第 80 章。

1. 拔牙后即刻的牙槽窝

2. 牙槽嵴位点保存
（膜暴露）

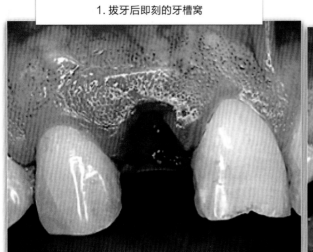
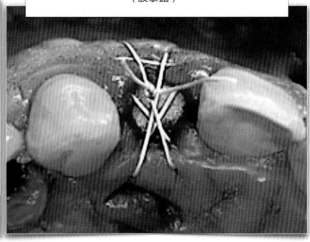

图 45.1　牙槽嵴保存术

摘自 Newman, M.G., Takei, H.H., Klokkevold, P.R., et al. (2019). Newman and Carranza's Clinical Periodontology (13th ed.). Philadelphia: Elsevier.

1. 术前：下颌牙槽嵴骨量不足
（黑色双箭头）

2. 骨移植物

3. 稳定覆盖移植物的屏障膜

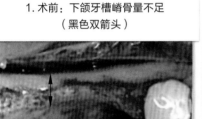
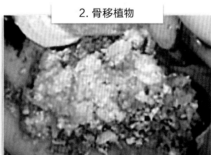
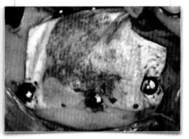

4. 获得水平牙槽嵴增宽

5. 种植体植入增宽的牙槽嵴

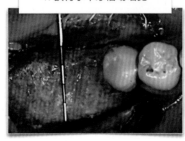
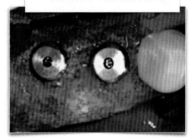

图 45.2　牙槽嵴骨增量

摘自 Newman, M.G., Takei, H.H., Klokkevold, P.R., et al. (2019). Newman and Carranza's Clinical Periodontology (13th ed.). Philadelphia: Elsevier.

表 45.1	牙槽嵴位点保存术和牙槽嵴骨增量手术流程对比	
	牙槽嵴位点保存术	**牙槽嵴骨增量**
目的	防止拔牙后骨吸收，从而减少软硬组织缺损，避免为了骨增量进行二次手术	纠正缺牙区存在的软硬组织缺损
手术时机及原理	在拔牙时进行，避免拔牙后牙槽骨的生理性骨吸收	在拔牙窝愈合后（植入前、植入时或植入后）进行，使种植体在骨内植入有利于修复的准确位点
所需材料	• 牙槽窝充填材料：自体移植物、同种异体移植物、骨替代物等 • 可用或不用覆盖植骨材料的屏障膜：自体结缔组织移植、游离龈移植、可吸收和不可吸收膜	• 骨移植物：自体移植物（骨块或颗粒骨）、同种异体移植物、异种移植物、骨替代品等 • 屏障膜：可吸收的（如胶原蛋白）和不可吸收的（钛增强的 ePTFE）膜 • 牵张成骨：垂直和水平牵张螺钉
方法	• 无龈瓣覆盖，膜暴露，牙槽窝内有或无骨移植材料 • 牙龈复位瓣，膜完全覆盖，牙槽窝内伴或不伴骨移植材料	可以使用以下方法在垂直和水平方向上进行牙槽嵴骨增量： • 骨引导再生术（GBR） • 块状骨移植：内置式植骨术（inlay 植骨）和外置式植骨术（onlay 植骨） • 牵张成骨 • 牙槽嵴劈开 / 扩张和三明治植骨（仅在水平方向上增量）
手术并发症	• 未发生骨结合的移植骨颗粒会损害植体的初始稳定性 • 移植材料或屏障膜感染 • 软组织开裂和膜暴露 • 早期种植失败 • 移植物脱落 • 疼痛	• 未发生骨结合的移植骨颗粒会损害植体的初始稳定性 • 移植材料或屏障膜感染 • 软组织开裂和膜暴露 • 早期种植失败 • 移植物脱落 • 疼痛 • 神经功能障碍

ePTFE，expanded polytetrafluoroethylene，膨胀聚四氟乙烯

相关基础知识

GBR 过程中的各个步骤应满足什么生物学要求以促进成骨？

• **血供**：手术中使用球钻对骨皮质钻孔，增强了区域加速现象（regional acceleratory phenomenon，RAP），改善创面血供，并由邻近松质骨提供成骨细胞。

• **移植物的稳定**：骨固位钉和膜固位钉确保屏障膜与任何移植骨材料一同固定就位。在愈合过程中，移植物的移动会破坏血运，这将导致纤维性愈合

而非硬组织的形成和矿化。

• **避免上皮干扰**：固定在移植物材料上的屏障膜确保了空间的密闭性，其中的骨质可以在不受上皮细胞干扰的情况下再生。

• **空间维持**：帐篷钉和植骨材料支撑屏障膜，防止其塌陷。

• **创面覆盖**：采用合理的龈瓣设计和非创伤性的翻瓣术式，再加上无张力缝合，可获得完善的创面覆盖及软组织愈合。

表45.2	引导骨再生与块状骨移植的方法比较

	引导骨再生（GBR）	块状骨移植
基本原理	• GBR 的工作原理： 　• 创面及血凝块的稳定性 　• 选择性隔离细胞 　• 空间维持 • 为了实现这些目标，手术使用了屏障膜和颗粒骨： 　• 膜的作用——起到屏障的作用，阻止上皮细胞和结缔组织细胞（比骨细胞有更高的细胞动力学）占据骨的生长空间 　• 骨移植物的特殊作用是维持空间稳定，充当骨前体细胞附着、增殖和分化为成骨细胞的支架，成骨细胞产生骨基质（类骨），最终矿化为成熟骨	• 自体骨移植是骨重建的金标准，因为自体骨具有较高的成骨潜力，并能有效应对严重的牙槽骨水平缺损 • 口腔内可获得的骨块移植（下颌支、下颌、上颌结节、颧骨支柱）可应对较小的骨缺损；对于较大的骨缺损，口外部位（髂骨、颅骨）可作为供体部位
优点	• GBR 可采用同种异体骨和异种骨，且无自体骨供区并发症 • 可供移植的骨量无限制	• 牙槽水平向缺损难以用颗粒状移植物重建，但更适合用单皮质块状骨移植重建
缺点	• 屏障膜或固位钉的过早暴露会引起感染或移植物丢失（GBR 术后感染发生率高于骨块移植） • 可吸收膜需要其下方的植骨材料来维持空间稳定，有塌陷可能，并限制成骨 • 不可吸收膜需要第二次手术取出	• 供骨区并发症（如取骨时神经损伤引起的感觉改变、疼痛、肿胀、上颌窦穿孔） • 移植物大量吸收 • 可供移植的骨（口内来源）数量有限 • 大骨块血管重建的生物学局限性 • 创面的初期愈合具有挑战性 • 移植骨在手术植入时可能容易骨折或发生额外吸收

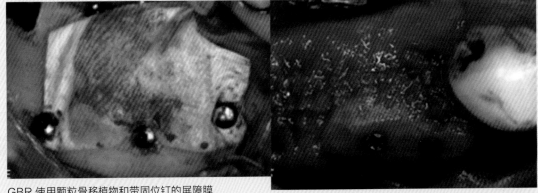

GBR 使用颗粒骨移植物和带固位钉的屏障膜

用固位钉固定的骨块

临床照片摘自 Newman, M.G., Takei, H.H., Klokkevold, P.R., et al. (2019). Newman and Carranza's Clinical Periodontology (13th ed.). Philadelphia: Elsevier.

案例练习

临床场景：一名 18 岁女性主诉在一次事故中失去了门牙，不敢张口露齿。患者既往体健，无口腔科治疗史，未探及明显牙周袋，无探诊出血，无松动牙。同修复科医生会诊，并确定右上尖牙 – 左上尖牙（6～11 号牙）缺损的治疗计划。为了解决下颌牙列不齐的问题，经牙体牙髓科医生确认牙髓活力后，需同正畸科医生会诊。

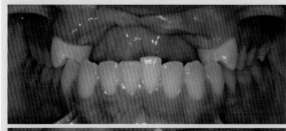
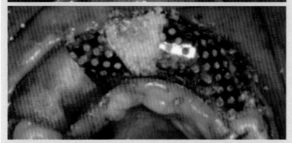

问题

1. 在上述病例中，口腔医生使用了骨移植材料的组合。牛来源的骨移植材料被称为 ＿＿＿＿。

　a. 自体移植物

　b. 同种异体移植物

　c. 异体移植物

　d. 异种移植物

2. 具有骨生成、骨引导和成骨诱导性能的骨移植是 ＿＿＿＿。

　a. 自体移植物

　b. 同种异体移植物

　c. 异体移植物

　d. 异种移植物

3. 6～11 号牙是在急诊室中被拔除的，没有进行牙槽嵴保存。一般来说，拔牙后发生明显骨丢失的部位是 ＿＿＿＿。

　a. 水平方向

　b. 垂直方向

　c. 以上两项都不是

4. 如图所示，用什么类型的膜来修复骨缺损？

　a. 可吸收的

　b. 不可吸收的

　c. 两者都可

本章改编自《纽曼 – 卡兰萨临床牙周病学》（第 13 版）的第 79 章和第 80 章，是对上述章节中许多重要内容的总结。读者可阅读参考相关章节，以全面理解这些重要的知识点。

答案解析

1. 答案：d

解析：从人类以外的物种获得的、用于临床骨移植的材料被称为异种移植物。

2. 答案：a

解析：在所有选项中，自体骨移植物是唯一具有骨生成、骨引导和成骨诱导性能的骨移植物。

3. 答案：a

解析：拔牙后牙槽嵴吸收在颊舌向或水平向更明显。创伤性拔牙可导致水平向和垂直方向的骨缺损。

4. 答案：c

解析：临床图片显示，可吸收膜（胶原蛋白）和不可吸收膜（钛网）均可用于恢复牙槽嵴缺损。

参考文献

[1] Avila-Ortiz, G., Chambrone, L., & Vignoletti (2019). Effect of alveolar ridge preservation interventions following tooth extraction: A systematic review and meta-analysis. Journal of Clinical Periodontology, 46(Suppl. 21), 195–223. https://doi.org/10.1111/ jcpe.13057.

[2] Hammerle, C. H., Araujo, M. G., & Simion, M. (2012). Evidence-based knowledge on the biology and treatment of extraction sockets. Clinical Oral Implants Research, 23(Suppl. 5), 80–82.

[3] Seibert, J. S. (1983). Reconstruction of deformed, partially edentulous ridges, using full thickness onlay grafts. Part I. Technique and wound healing. The Compendium of Continuing Education In Dentistry, 4(5), 437–453.

第46章

口腔种植学新进展：显微外科、超声骨刀和数字化辅助种植外科

相关术语

术语	释义
计算机引导下的种植体植入	种植体的植入需要使用一套特殊的钻头，还需要基于计算机虚拟设计的植入位点所制作的静态导板。这种方法的主要目的是提高种植体植入的准确性（包括植入的深度和角度）
基准标记	通常指代对两个实体进行比较的固定参考点/线；与数字化辅助植入手术相关，在植入手术中，使用基准标记将图像数据与患者实际的解剖结构相联系
微精度	超声骨刀的一个特征，由特定的超声波频率产生的机械微冲击波（在大约 80 μm 范围内）驱动
显微外科	在高倍镜（≥10×）显微镜下进行的外科手术
超声骨刀器械	该装置由超声波发生器驱动的超声波换能器组成，能够驱动一系列特殊设计的切削刀头
实时微定位种植体植入	利用同步实时跟踪或引导的方法，让临床医生能够将种植体植入计划位点。与计算机引导下的种植体植入不同，在这种方法中，临床医生在手术时可以实时查看仪器与扫描图像的交互作用
选择性切割	超声骨刀仅切割矿化组织（而非软组织）的能力
虚拟种植计划	经术前规划，外科医生使用特定软件，利用锥形束计算机断层扫描（CBCT）图像，以三维方式虚拟放置植入物。它允许外科医生选择尺寸合适的种植体，规划种植体的深度和角度，并为其他程序做好充分准备，例如同时进行硬组织移植

观点快读

显微手术的优点	• 辅助微创外科手术 • 减少术后并发症，并改善创面愈合 • 为外科医生提供更好的人体工程学体位
超声装置的类型	基于切削刀片的功能可将其分为： • 锋利刀片：用于截骨术和骨成形术 • 平整刀片：用于骨面平整操作 • 钝刀片：用于精细切口 临床分类（识别）代码包括： • OT 用于截骨术 • OP 用于骨成形术 • EX 用于拔除术 • IM 用于植入位点预备

🌸 观点快读（续）

超声骨刀的优势	• 精确切割硬组织（微精度） • 选择性切割（仅切割硬组织） • 止血（利用空化效应），提高可视性 • 改善软硬组织愈合
超声骨刀与骨愈合	振动模拟骨负荷，刺激骨形态发生蛋白（BMP）和转化生长因子 β_2（TGF-β_2）等生长因子的释放，这些生长因子有助于骨愈合
超声骨刀在牙周疾病中的应用	非手术程序： • 刮治、根面平整和清创 手术： • 牙冠延长 • 拔牙 • 种植位点预备（截骨术） • 上颌窦侧壁开窗的预备
实时微定位种植手术的步骤	• 数据采集 • 识别 • 登记 • 导航 • 校准

核心知识

显微外科

　　显微手术是一种通过放大镜下操作以改善视觉效果的外科手术，还包括其他精细的口腔科手术。这一手术方式的改良还利用基本的光学放大技术来辅助人体工程学技术和技术设备，使操作者保持正确的姿势，而不因近距离观察术区所累。显微手术有助于改善美学效果、加速创口愈合、减少并发症，同时增加了患者的接受度。图 46.1 回顾了显微外科在口腔种植学应用中的相关概念。

超声骨刀

　　超声骨刀的重要功能是将手术创伤降至最低，以实现最佳的骨愈合和骨再生。超声骨刀手术不但具有非凡的切割性能，还在口腔科操作中应用广泛。超声骨刀重新定义了骨相关手术中的微创概念。

工作原理

　　超声外科设备利用超声波振动切割矿化组织。为此，将 30 kHz 的主频与 30~60 Hz 的声波叠加（称为频率过调制），以产生锤击作用，有效地切割骨骼而不会伤害软组织，且产生的热量最小。该工作原理被称为频率过调制。

超声波切割的优点

- **微精度**——超声骨刀非凡的手术控制是其线性微振动的结果，只需要对手机施加轻微的压力（类似绘画时笔画的平滑和精确）。
- **选择性切割**——因其在软组织中的动能很容易消散，超声骨刀术工作尖的微振动无法切割软组织。有助于保持软组织（牙槽神经、颏神经、上颌窦膜、血管等）的完整性，同时有效地切割软组织旁的骨组织。
- **最大能见度**——这是在切割过程中通过确保术区没有血液来实现的，这得益于"空穴"效应（冷却盐水与超声骨刀术工作尖接触时发生雾化），能够产生微喷雾清除术区中的碎屑。
- **极好的愈合**——超声骨刀术后促进了生长因子（如骨形态发生蛋白）的释放，同时抑制炎症因子的表达，从而改善硬组织愈合。与手动骨膜剥离器相比，超声骨刀专用工作尖对骨膜剥离的损伤更小，组织学研究也证明了软组织愈合的改善。

放大系统			
放大镜			**手术显微镜**
简单式	复杂式	棱镜式	
基本特性 仅由一对凹凸透镜构成，每个镜片仅发生两次表面折射 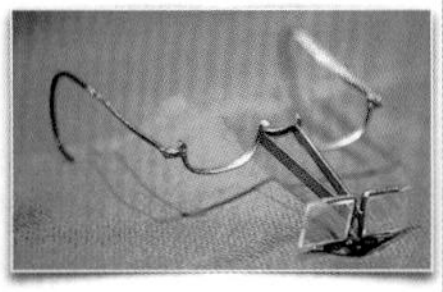	由镜片及中间的空腔构成，可获得额外的折射表面 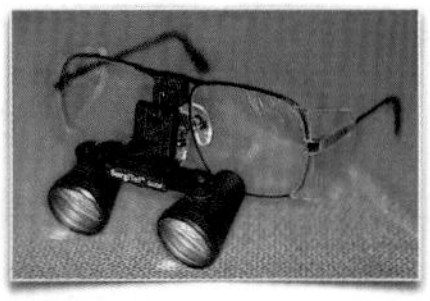	由棱镜构成，通过一系列反折镜反折光线来延长光路 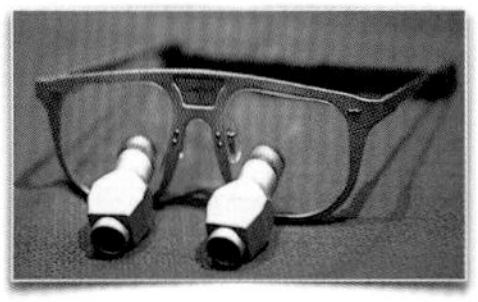	由双目镜构成，通过补偿棱镜构建平行视轴，避免双目汇聚和视疲劳 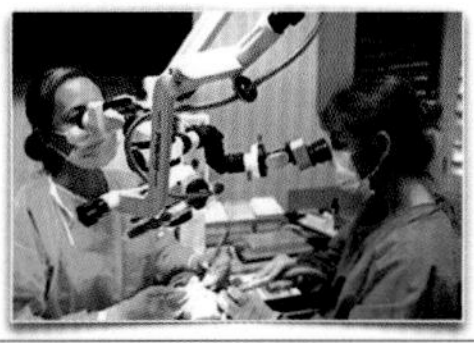
性能 最大放大倍数：1.5倍	最大放大倍数：3倍	最大放大倍数：6倍	高视觉分辨率，多用型放大设置
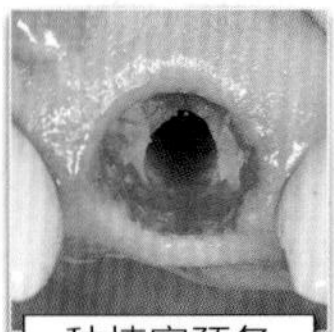 **放大案例** 种植窝预备	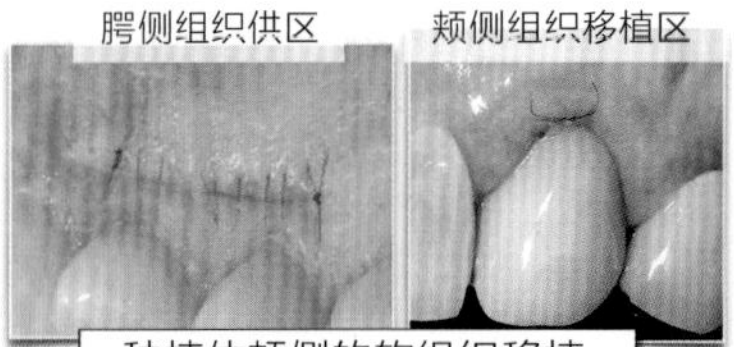 腭侧组织供区 颊侧组织移植区 种植体颊侧的软组织移植		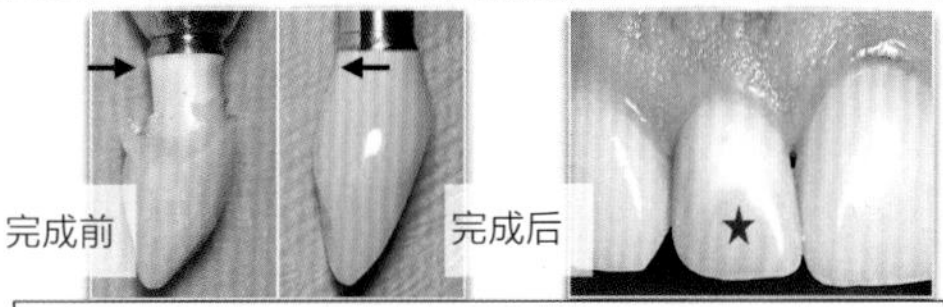 完成前 完成后 用螺丝固位临时冠构建良好的穿龈轮廓（★号）

图 46.1　显微外科在口腔种植学中的应用。显微外科手术从根本上改进了种植手术程序，通过改善动作协调性，能够为无法保留的前牙提供微创的美学解决方案。显微外科这一理念包含三个核心观点：

- 通过放大提高视觉灵敏度，同时使用高精度手柄提高操作准确性，进而提高动作技巧以获得更好的手术效果。
- 在制备小切口的同时缩小手术范围，以实现最小的组织损伤。
- 通过显微缝合完成创面一期闭合（需要 6-0 到 9-0 的显微缝线精确缝合术创边缘以消除空隙和死腔）。

放大系统：

- 放大镜（loupes）——从原理上讲，loupes 放大镜是一种带有并排式透镜的望远镜，这些透镜会聚在一起，聚焦于手术视野（这一会聚透镜光学系统被称为开普勒光学系统）。临床医生的目光需要集中在手术区域，这可能会导致视觉疲劳、疲乏和病理性视力改变，在长期使用后尤其明显。牙周病学中常用的三种放大镜是简单放大镜、复合放大镜和棱镜伸缩式放大镜。
- 外科显微镜——为口腔科设计的外科显微镜采用伽利略光学系统，配备双目目镜以避免双目会聚或视疲劳。光纤同轴照明是主要优势之一，通过聚焦光线消除阴影。配备的高清晰度摄像机能同时捕获静止图片和视频图像，以便记录操作过程。

摘自 Newman, M.G., Takei, H.H., Klokkevold, P.R., et al. (2019). Newman and Carranza's Clinical Periodontology (13th ed.). Philadelphia: Elsevier.

图 46.2 展示了超声骨刀手术在口腔种植学中的临床应用。

数字化辅助种植手术

数字化辅助种植手术，或实时微定位种植手术（real-time micropositioning implant surgery, RTMIS）（图 46.3），通过对种植器械的实时跟踪和"引导"，在手术期间准确地按照计划实施治疗。在使用 RTMIS 进行种植窝预备时，软件能终止钻头运行或发出语音提示和视觉提示，进而限制钻头相对理想种植位点的偏移。

RTMIS 的临床优势

- 提高精确度。
- 减少术后并发症。
- 改善修复质量。

RTMIS 的挑战

- 学习曲线和成本。
- 安装花费时间（但总的来说，手术时间更短）。

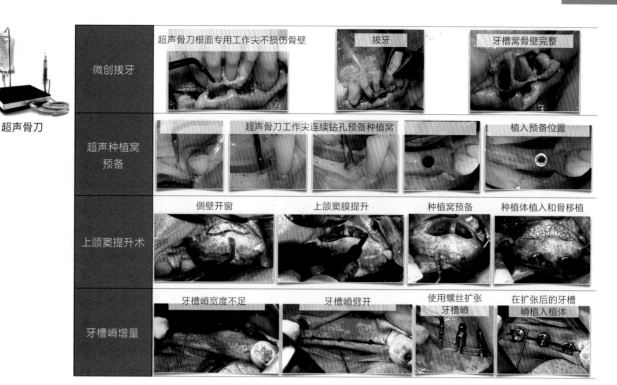

超声骨刀

微创拔牙	超声骨刀根面专用工作尖不损伤骨壁	拔牙	牙槽窝骨壁完整	
超声种植窝预备	超声骨刀工作尖连续钻孔预备种植窝			植入预备位置
上颌窦提升术	侧壁开窗	上颌窦膜提升	种植窝预备	种植体植入和骨移植
牙槽嵴增量	牙槽嵴宽度不足	牙槽嵴劈开	使用螺丝扩张牙槽嵴	在扩张后的牙槽嵴植入植体

图 46.2　超声骨刀：在种植牙科中的应用

摘自 Newman, M.G., Takei, H.H., Klokkevold, P.R., et al. (2019). Newman and Carranza's Clinical Periodontology (13th ed.). Philadelphia: Elsevier.

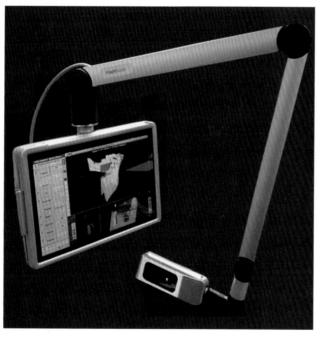

图 46.3　种植手术实时导航系统。该图（开放式先导系统，stereovision haptitude）展示了一种带有红外立体视觉摄像机和显示器的设备，通过下颌骨的三维超声重建，在冠状面视图和全景视图中显示计划种植位点

摘自 Newman, M.G., Takei, H.H., Klokkevold, P.R., et al. (2019). Newman and Carranza's Clinical Periodontology (13th ed.). Philadelphia: Elsevier.

案例练习

临床场景： 一名口腔医学专业的大四学生正在准备他的第一次种植手术操作，缺牙区位于左上第一前磨牙（12 号牙）。为了方便学习外科手术，他计划使用动态导航系统（如图）和 3D 打印模型，在实际手术之前"演练"种植体植入。

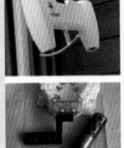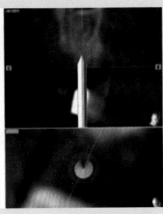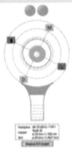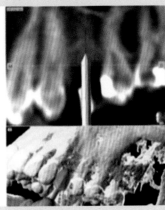

问题

1. 以下哪个组件是动态导航系统所独有的？
a. 机头
b. 外科支架
c. 基准标记
d. 牙科灯

2. 在下列选项中，哪一个是使用动态导航相对于传统外科支架／导板植入种植体的优势？
a. 降低成本
b. 降低 3D 精度
c. 减少术前计划
d. 增加手术部位的冲洗

3. 超声波切割（超声骨刀）适用于以下所有外科手术，除了＿＿＿＿＿。
a. 上颌窦提升的骨开窗预备
b. 拔牙
c. 牙龈切除术
d. 牙槽嵴骨增量

4. 以下均为超声波切割（超声骨刀）的特征，除了＿＿＿＿＿。
a. 微精度
b. 延期愈合
c. 增加可视性
d. 选择性切割

本章改编自《纽曼－卡兰萨临床牙周病学》（第 13 版）的第 67 章、第 82 章至第 84 章，是对上述章节中许多重要内容的总结。读者可阅读参考相关章节，以全面理解重要内容的知识点。

答案解析

1. 答案：c
解析：动态导航系统旨在根据患者的计算机断层扫描信息，通过计算机实时引导种植体植入。在动态手术引导系统中，一个独特的组成部分是在手术过程中附着在患者身上的基准标记。

2. 答案：d
解析：静态手术导板是一种可以提高手术期间植入物定位精度的绝佳工具，但仍有一些局限性，比如限制种植窝预备位点的冲洗，而动态导航能够增加对手术部位的冲洗。

3. 答案：c
解析：牙龈切除术是一种软组织切除术，不使用超声骨刀。其他选项都是超声骨刀的临床适应证。

4. 答案：b
解析：除了延期愈合，其他选项都是超声波切割的特征。实际上，应用超声骨刀通过生长因子（如骨形态发生蛋白）的刺激改善了组织愈合。

第 47 章

口腔种植学并发症

🌸 相关术语

术语	释义
早期种植失败	在种植体上部修复前发生的种植体脱落或失败
已失败的种植体与失败中的种植体	失败中的种植体周围出现骨丧失（如种植体周围炎），但无松动；已失败的种植体产生脱落或松动
感觉过敏	一种导致过度感觉反应的神经病变（神经损伤）
感觉迟钝	一种导致感觉反应受损/减退的神经病变（神经损伤）（如部分感觉丧失）
成功的种植体	评估种植体状况和功能的特定标准所定义的参数。一般来说，种植体的成功可能与任何种植体支持的修复体有关，其中包括：①治疗按计划进行，且无并发症；②植入的所有种植体保持稳定、无功能问题；③种植体周围软硬组织健康；④患者和临床医生对治疗结果满意
种植体存留率	用于评估已发生骨结合的种植体（已修复或未修复）是否留存的参数，不考虑种植体的状况或功能
晚期种植失败	在种植上部修复期间或之后发生的种植体脱落或失败
种植体周围健康	以种植体周围软组织无充血、肿胀或探诊出血（炎症）为特征。探诊深度通常不超过 5 mm，除初期愈合外无骨丢失（最大 2 mm 初期骨吸收是可接受的）
种植体周围黏膜炎	仅限于种植体颈部黏膜的可逆性炎症过程，除了最初骨重建没有支持骨的丧失
种植体周围炎	一种影响种植体周围骨组织的炎症过程，导致超过初期愈合的支持骨进行性丧失。探诊深度通常不小于 6 mm
二次骨结合	由于先前种植体周围炎导致骨缺损而裸露的种植体表面上，有新骨形成和骨结合

🌸 观点快读

生物学并发症示例	• 种植体周围黏膜炎 • 种植体周围炎
修复体并发症示例	• 基台与修复体螺丝松动 • 种植体或修复体折裂
种植外科手术并发症示例	• 种植体异位植入 • 软组织开裂和骨折裂 • 解剖结构受累或损害
美学并发症	未满足患者审美期望的相关并发症。通常见于治疗期望值和要求较高的患者

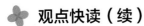 **观点快读（续）**

种植体异位植入的处理	可以使用定制的角度基台在一定程度上纠正异位植入。但错位严重的种植体无法进行上部修复，必须将其取出，并在有利于修复的位置重新种植
种植体周围黏膜炎和种植体周围炎的患病率	根据最近一篇针对 47 项研究的系统综述显示，种植体周围黏膜炎和种植体周围炎的患病率分别接近 30% 和 10%[1]
种植体折裂	一种罕见并发症，可以通过使用𬌗垫调节较大咬合力和避免使用悬臂式种植修复体预防。螺丝反复松动和骨丧失通常是种植体折裂的前兆
即刻种植后并发症	牙龈退缩、种植体位置不佳、术后角化黏膜宽度不足，以及美学效果欠佳
牙槽嵴增量后并发症	出血、感染、神经功能障碍、骨移植物缺失、鼻窦炎（上颌窦底提升植骨术后）及伤口裂开
经侧方开窗的上颌窦底提升术术中并发症	上颌窦黏膜穿孔、出血、上牙槽后血管损伤及颊侧组织瓣穿孔
经牙槽嵴顶入路的上颌窦底提升术术中并发症	上颌窦黏膜撕裂、初始稳定性不足、锤击操作相关的眩晕及头痛

核心知识

引言

种植技术为单颗或多颗牙体缺失提供了一种可高度预期的治疗方案。然而，其中可能会发生种植外科并发症、生物学并发症、修复体和美学并发症（图 47.1 展示了一些临床示例）。读者可参考《纽曼－卡兰萨临床牙周病学（第 13 版）》第 85 章以详细讨论各种种植并发症的处理。

种植体周围炎

种植体周围疾病是与口腔卫生不良密切相关的炎性病变，其预防与牙周病的预防类似。图 47.2 显示了健康种植体周围组织、种植体周围黏膜炎和种植体周围炎之间的区别。

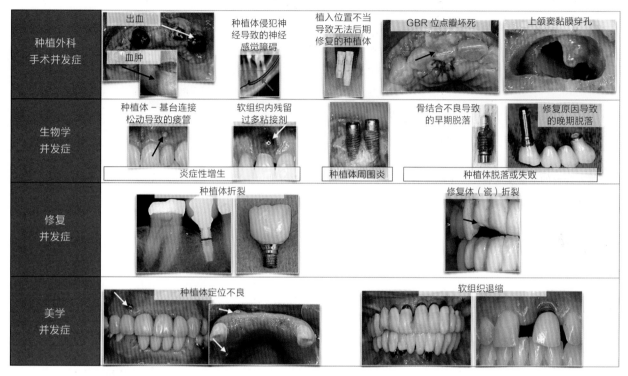

图 47.1　口腔种植并发症。影响种植治疗效果的因素很多，除了与患者有关的因素（口腔卫生不良、全身状况、药物使用、骨质欠佳、吸烟等不良习惯），手术相关的因素也会增加种植失败或并发症的风险，包括：

- 临床医生缺乏经验
- 术中骨受热过多和手术创伤过大
- 种植体初始稳定性不佳
- 灭菌不充分
- 在知识或培训不足的情况下贸然即刻负重
- 发挥支持功能的种植体数量不够或尺寸不足
- 表面特性与种植设计不良
- 修复体设计不良
- 咬合负担过重

摘自 Newman, M.G., Takei, H.H., Klokkevold, P.R., et al. (2019). Newman and Carranza's Clinical Periodontology (13th ed.). Philadelphia: Elsevier.

健康种植体周围组织	种植体周围黏膜炎	种植体周围炎

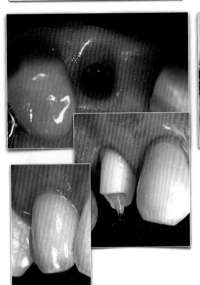

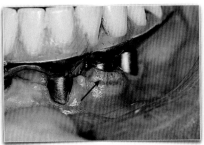

菌斑诱导的种植体周围软组织的可逆性炎症过程（黑色箭头），无骨丧失

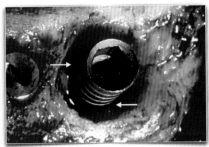

菌斑诱导的种植体周围组织炎症过程，以局部边缘骨丧失为特征（白色箭头），伴或不伴软组织并发症

图 47.2　健康种植体周围组织，种植体周围黏膜炎，种植体周围炎。种植体周围疾病表现为累及正常种植体周围软组织和（或）骨组织的炎症过程。种植体周围黏膜炎的损害仅限于软组织，而种植体周围炎也会影响支持骨。放射学评估、探诊出血（BOP）和探诊深度（PD）共同被用于种植体周围病变的早期检查。种植体周围黏膜炎通常采用非手术治疗，包括机械清创、抛光和抗菌剂（漱口水、龈下冲洗或抗生素）。种植体周围炎可采用非手术治疗和局部应用抗生素，或手术治疗、全身应用抗生素和再生手术的综合治疗

案例练习

　　临床场景：一位 41 岁的男性来诊所修复右上中切牙（8 号牙）的缺牙区。种植体于 6 个月前植入，随后患者搬到了另一个城市。他要求诊所进行最终的种植体上部修复（A）。考虑到 8 号牙在美学区存在软组织缺陷，同时，患者具有笑线高的特点，因此使用上皮下结缔组织移植术（SCTG）纠正膜龈缺损。SCTG 术后 2 周出现移植物坏死（B）。

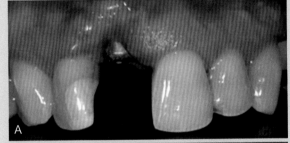

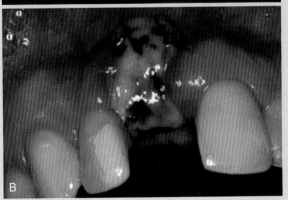

问题

1. 以下所有关于种植治疗相关并发症的说法都是正确的，除了 _____。

　　a. 并发症继发于种植手术期间或之后

　　b. 种植并发症可危及生命

　　c. 并发症的发生表明所提供的牙科治疗不合理

　　d. 并发症的发生并不一定意味着临床失败

2. 在当前案例中，牙医推荐 SCTG 以改善 _____ 轮廓。

　　a. 内聚的

　　b. 角度的

　　c. 穿龈的

　　d. 分散的

3. 下列选项中，哪些是确定的可能导致种植体周围疾病的危险因素？

　　a. 口腔卫生不良

　　b. 吸烟

　　c. 牙周炎病史

　　d. 以上都是

4. 种植覆盖义齿最常见的并发症是 _____。

　　a. 修复体折裂

　　b. 卡环 / 附着体松动

　　c. 种植体折裂

　　d. 基台螺丝松动

本章改编自《纽曼 - 卡兰萨临床牙周病学》(第 13 版) 的第 85 章，是对该章节许多重要部分的总结。读者可阅读参考相关章节，以全面理解重要内容的知识点。

答案解析

1. 答案：c

解析：除 c 项外，所有选项均正确。并发症的发生并不意味着提供了不合理的牙科治疗。无法控制的多种病因均可导致并发症。对于牙医来说，了解术中和术后的各种并发症是至关重要的，这样它们才能得到恰当的诊断和处理。

2. 答案：c

解析：种植体的横截面形状和尺寸与天然牙不同。为了达到良好的美学效果，软组织轮廓是非常重要的。这就是种植体支持的修复体穿龈轮廓至关重要的原因。

3. 答案：d

解析：越来越多的证据表明，口腔卫生不良、吸烟和牙周炎病史都是种植体周围疾病发展的危险因素。

4. 答案：b

解析：卡环 / 附着体松动是种植覆盖义齿最常见的并发症。

参考文献

[1] Lee, C.T., Huang, Y.W., Zhu, L., & Weltman, R. (2017). Preva-lences of periimplantitis and peri-implant mucositis: Systematic review and meta-analysis. Journal of Dentistry, 62, 1–12. https://doi.org/10.1016/j.jdent.2017.04.011.

[2] Buser, D., Weber, H.P., & Lang, N.P. (1990). Tissue integration of nonsubmerged implants. 1-year results of a prospective study with 100 ITI hollow-cylinder and hollow-screw implants. Clinical Oral Implants Research, 1(1), 33–40.

[3] Renvert, S., Persson, G.R., Pirih, F.Q., & Camargo, P. M. (2018). Peri-implant health, peri-implant mucositis, and peri-implantitis:Case definitions and diagnostic considerations. Journal of Periodontology, 89(Suppl. 1), S304–S312.

[4] Lindhe, J., Meyle, J., & Group D of European Workshop on Periodontology. (2008). Peri-implant diseases: Consensus Report of the Sixth European Workshop on Periodontology. Journal of Clinical Periodontology, 35, 282–285.

第48章
种植治疗的结果与种植体支持治疗

 相关术语

术语	释义
种植治疗的效果	指通过临床调查或研究人员的测量、调查和报道等多种途径获知种植治疗效果，如种植体成功率、种植体存留率、患者报告治疗后的生活质量等
种植体成形术	使用高速车针去除暴露的种植体的螺纹，形成光滑的未受污染的表面，以避免未来的菌斑积聚

 观点快读

影响种植体周探诊的因素	• 探针尺寸 • 探诊的力量和角度 • 种植体周围组织的健康程度和阻力 • 种植体周支持骨的骨量 • 种植体的特征及其上部修复体的设计
种植体探诊建议	• 研究表明，传统金属牙周探针可用于种植体周探诊 • 安装修复体时对植体的探诊将提供基线信息，之后应每年记录探诊情况 • 种植体的探诊深度通常比天然牙要深，这取决于种植体植入的深度 • 此过程的主要目的是监测种植体周探诊深度随时间的变化
种植体叩诊	坚实的共鸣音通常表示骨结合，而沉闷的声音表示纤维愈合
种植体周围黏膜炎的治疗	• 使用手用或超声器械去除龈上和龈下的菌斑生物膜及牙石，是一种非手术治疗 • 可辅助应用抗菌药物
种植体周围炎的治疗	• 采用非手术治疗和手术治疗 • 非手术治疗与种植体周围黏膜炎的治疗相同 • 手术过程包括翻瓣，清洁植体表面，并用移植物填补缺损（需要时） • 目前，缺乏充分的证据以推荐种植体周围炎的最佳治疗方法
器械和种植体表面	众所周知，金属器械会在种植体表面造成划痕，因此建议使用特殊的工作尖清洁种植体的钛表面（如塑料、聚四氟乙烯树脂涂层、碳和金涂层刮治器）
影响种植效果的因素	• 解剖位置——牙槽骨不同区域的骨密度存在差异；在骨密度高的区域，种植效果往往更好。因此，上颌后牙区种植体的并发症通常比下颌前牙区多 • 种植体设计特点——尺寸、几何形状和表面特征 • 植入和负重的时机 • 危险因素的存在（吸烟、糖尿病史、牙周炎史）

核心知识

引言

种植治疗的理想结果包括种植体支持的修复体的修复成功和种植的外科手术成功（种植体周围健康的标准参见第 47 章），不理想的种植治疗效果包括[1]：

- 种植体脱落或折断。
- 种植体或上部修复体的松动。
- 修复体损坏。
- 持续性疼痛。
- 无法使用种植修复体咀嚼（功能丧失）。
- 进行性骨丧失和持续的种植体周低密度影。
- 种植体周围组织持续炎症 / 感染。
- 已完成骨结合的种植体无法进行修复。

临床思维拓展

进行种植体支持治疗的基本原理是什么？

- 虽然种植体不会发生龋病，但随着时间的推移，种植体易发生机械并发症和生物膜引起的种植体周围组织炎症（种植体周围黏膜炎和种植体周围炎）。
- 种植体周围黏膜炎与种植体周围炎的关系类似于牙龈炎和牙周炎。虽然种植体周围黏膜炎不一定会发展为种植体周围炎，但很可能是其前驱症状。
- 非手术机械治疗对于种植体周围黏膜炎是有效的，而种植体周围炎手术治疗的效果则具有不可预测性。预防、早期诊断、早期治疗种植体周围疾病，以及种植体支持治疗，对于种植牙治疗的远期预后至关重要。

判断种植体治疗成功与否的标准是维持一个稳定的、有功能的、美学上可接受的替换缺失牙齿和支持结构的种植修复体。表 48.1 列出了在种植体周支持结构，治疗中需要进行的定期检查，以监测种植体周围健康，并确保其成功。

种植体的维护

种植体周围的菌斑控制

种植体支持式修复体的菌斑控制技术与传统的天然牙口腔卫生维护措施相似，但需要根据修复体

临床思维拓展

在种植体支持治疗中应如何评估种植修复体？

在安装修复体时：

- 应拍摄与种植体平行投照的X线片，以记录基线，并确认修复体是否完全就位（尤其是在种植体－基台连接处）。
- 对于粘接固位的种植修复体，应在戴牙完成后立即彻底检查种植体周围龈沟内及其邻近部位是否残留过量的粘接剂，并及时清除多余粘接剂。

后期随访期间：

- 仔细检查种植修复体是否折断和螺丝松动。
- 对于松动的基台螺丝，应评估其需要更换还是正确拧紧。
- 种植覆盖义齿磨损的固位组件，必要时应及时更换（如 Hader 夹和定位器附件）。
- 应评估牙齿磨耗和种植修复体组织面的适合性，并在需要时调整。
- 若存在口腔功能异常，应使用𬌗垫保护种植体和修复体。

的设计方式进行一些改进。上述方法需要由有经验的临床医生专门指导患者（图 48.1）。

- 种植牙的龈沟比天然牙更深，龈沟刷牙法（如巴氏刷牙法）比其他技术更能有效清洁种植牙的龈下部分（见第 27 章）。对于种植体周围角化龈较窄的患者应谨慎推荐使用龈沟刷牙法。
- 在术后早期愈合阶段，可以使用棉签或软毛牙刷轻轻去除愈合基台或临时修复体上的菌斑生物膜（注意：种植体完成骨结合前，家庭护理时电动牙刷和强效冲牙器的使用应有所限制）。
- 在完成并确认种植体骨结合后，可以使用牙膏刷牙，并使用一些牙齿卫生维护的辅助工具（如牙线、橡皮尖和牙间隙刷）。

种植体周围的专业菌斑控制

如果种植的原因是为了取代因龋病或牙周炎导致的缺失牙，推荐每 3~4 个月进行一次牙周维护治疗。

表 45.2 种植体和上部修复体的检查：种植支持治疗中可能出现的情况 [2, 3]

		种植体周围健康	种植体周围黏膜炎	种植体周围炎
存在菌斑和牙石		+/−	+	+
种植修复体	稳定性	稳定	可能松动	可能松动
	完整性	完整	可能损坏	可能损坏
	龈沟内的粘接剂	无	可能存在	可能存在
种植体周围软组织	临床表现	粉红色 质韧 富有弹性	• 鲜红或暗红色 • 充血水肿 • 角化龈可能不足 • 可能存在炎性增生 • 可能存在瘘管和窦道	• 鲜红或暗红色 • 充血水肿 • 角化龈可能不足 • 可能存在炎性增生 • 可能存在瘘管和窦道
	探诊出血（BOP）和（或）探诊溢脓	−	+	+
	探诊深度（PD）	≤5mm	较戴牙时种植体周袋探诊深度增加	• 较戴牙时种植体周袋探诊深度增加 • 在缺乏初始探诊深度数据的情况下，PD≥6 mm 并伴有大量出血，可考虑种植体周围炎
	探诊疼痛	−	+/−	+/−
种植体周围硬组织	种植体叩诊	发出坚实的共鸣声音	发出坚实的共鸣声音	叩诊音可能沉闷或有叩诊疼痛
	种植体松动度	稳固	稳固	可能松动
影像学评估	种植体－基台连接	无间隙	可能存在间隙	可能存在间隙
	种植体骨界面	无种植体周围暗影	无种植体周围暗影	不同程度的种植体周围暗影
	种植体功能负重一年后，从植体平台到种植体周牙槽嵴顶的距离	不应超过或等于 2 mm（数值代表了植入后第一年牙槽嵴顶的改建水平）	不应超过或等于 2 mm（数值代表了植入后第一年牙槽嵴顶的改建水平）	• 种植体行使功能后，骨丧失水平超出初期改建后牙槽嵴顶水平改变的预期值，以及 BOP 阳性 • （缺乏基线数据时）植体平台与牙槽嵴顶距离不小于 3 mm 可作为影像学依据

- 使用传统金属探针进行探诊并无不可，因为金属探针的工作尖对基台造成的表面改变很小。也可以使用塑料探针，后者在探诊深度测量方面同样有效。
- 使用器械清除菌斑和牙石时，应注意尽量减少对种植体穿黏膜部分（如抛光钛种植体的颈部）的损伤。橡胶杯和抛光膏可用于去除加工和抛光表面的生物膜。对基台表面友好的材料

包括聚四氟乙烯、钛、金或塑料工作尖。
- 金合金或陶瓷表面可以被大多数洁治器和刮治器（如塑料、镀金、不锈钢）清洁，而表面不会被损坏。
- 谨慎使用金属工作尖的磁致伸缩和压电超声仪（如 Cavitron），因其很容易使种植体表面不平整。现在可以使用特殊的超声工作尖来有效清洁种植体，且不会损坏其表面。

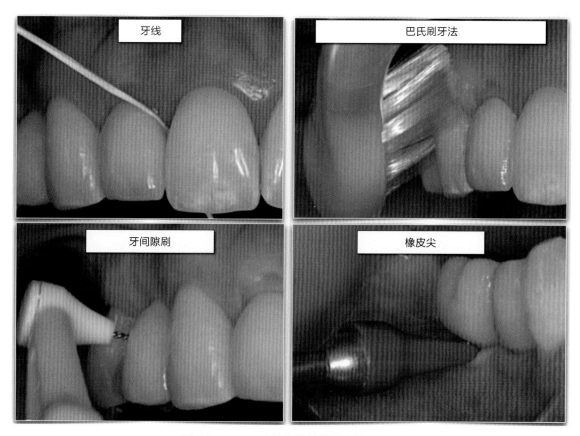

图 48.1　用于种植体维护的菌斑控制手段

摘自 Newman, M.G., Takei, H.H., Klokkevold, P.R., et al. (2019). Newman and Carranza's Clinical Periodontology (13th ed.). Philadelphia: Elsevier.

案例练习

　　临床场景：一位 18 岁女性主诉："我在一场意外中失去前牙，我想要找回笑容。"多学科团队合作，用种植体支持的修复体修复了她缺失的上前牙。患者每 6 个月在牙科诊所定期复查，她剩余的牙齿牙周健康。2 年后，她进行术后复查，并拍摄了根尖片。

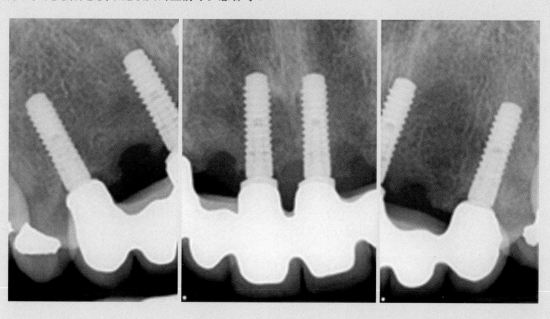

问题

1. 以下哪一项最不可能在治疗完成后的 2 年内发生？

　　a. 发音不清

　　b. 清洁困难

　　c. 螺丝断裂

　　d. 感觉异常

2. 相较粘接固位，螺丝固位的最终修复体的主要优势是什么？

　　a. 费用低

　　b. 美观

　　c. 可拆卸

3. 该患者菌斑控制良好，在以下选项中，她最有可能使用的工具是什么？

　　a. 牙线清洁桥体底面

　　b. 冲牙器

　　c. 牙刷

　　d. 以上都是

4. 考虑到最初失牙原因，患者牙周复查的频率应为 ＿＿＿＿。

　　a. 每月

　　b. 每季度

　　c. 每半年

　　d. 每年

答案解析

1. 答案：d

解析：感觉异常是最不可能在种植完成 2 年后发生的并发症。

2. 答案：c

解析：螺丝固位较粘接固位更容易拆卸，两者的费用和美观性相仿。

3. 答案：d

解析：患者对口腔卫生宣教的依从性较好，使用了所有推荐的工具来保持种植体周围的健康。

4. 答案：c

解析：考虑到患者牙周的整体健康情况和年龄，推荐每 6 个月进行牙周复查。如因严重龋病或牙周炎而导致牙齿脱落，可考虑每隔 3~4 个月进行牙周维护。

本章改编自《纽曼－卡兰萨临床牙周病学》（第 13 版）第 86 章和第 87 章，是对上述章节许多重要内容的总结。读者可阅读参考相关章节，以全面理解重要内容的知识点。

参考文献

[1] American Academy of Periodontology. (2000). Parameter on placement and management of the dental implant. Journal of Periodontology, 71(Suppl. 5), 870–872.

[2] Renvert, S., Persson, G. R., Pirih, F. Q., & Camargo, P. M. (2018). Peri-implant health, peri- implant mucositis, and peri-implantitis: case definitions and diagnostic considerations. Journal of Periodontology, 89(Suppl. 1), S304–S312.

[3] Berglundh, T., Armitage, G., Araujo, M. G., Avila-Ortiz, G., Blanco, J., Camargo, P. M., et al. (2018). Peri-implant diseases and conditions: consensus report of workgroup 4 of the 2017 World Workshop on the Classification of Periodontal and Periimplant Diseases and Conditions. Journal of Clinical Periodontology, 45(Suppl. 20), S286–S291. https://doi.org/10.1111/jcpe.12957.